創傷・褥瘡・熱傷ガイドライン 2018

公益社団法人　日本皮膚科学会
創傷・褥瘡・熱傷ガイドライン策定委員会 ｜ 編

金原出版株式会社

【出典】

第1章　日本皮膚科学会雑誌　第127巻　第8号　1659-1687, 2017
　　　　1：創傷一般ガイドライン

第2章　日本皮膚科学会雑誌　第127巻　第9号　1933-1988, 2017
　　　　2：褥瘡診療ガイドライン

第3章　日本皮膚科学会雑誌　第127巻　第9号　1989-2031, 2017
　　　　3：糖尿病性潰瘍・壊疽ガイドライン

第4章　日本皮膚科学会雑誌　第127巻　第9号　2033-2075, 2017
　　　　4：膠原病・血管炎にともなう皮膚潰瘍診療ガイドライン

第5章　日本皮膚科学会雑誌　第127巻　第10号　2239-2259, 2017
　　　　5：下腿潰瘍・下肢静脈瘤診療ガイドライン

第6章　日本皮膚科学会雑誌　第127巻　第10号　2261-2292, 2017
　　　　6：熱傷診療ガイドライン

改訂の辞

　創傷治療に関するガイドライン策定を求める声が医療者や患者さんからあがり，日本皮膚科学会からの依頼を受け，創傷診療に関するガイドラインを策定し，「創傷・熱傷ガイドライン」と命名し，2012年に金原出版から発刊しました．その反響は予想を超えたものであり，皮膚科専門医のみならず他科の専門医，若手医師，医学生，その他，看護師，薬剤師などの医療従事者，患者さんやその家族にも目を通して頂き，さまざまな意見を頂きました．「患者さんや医療関係者に貢献する，すなわち社会に貢献するガイドラインを策定する」という当初の目的はある程度達成できたのではないかと感じております．
　しかしながら，医療の進歩は非常に早く，6年経過した現在では2012年に発刊したガイドラインは創傷治療の最先端を反映していないのが現状でありますし，以前から約5年で改訂することを決定していました．今回の改訂に際しては，多くの方から名称に「褥瘡」を追加してほしいとの意見が多くありましたので，まず「創傷・褥瘡・熱傷ガイドライン」という名称に変更しました．今回の改訂におきましても「治療を中心としたガイドラインを」という基本的なコンセプトは守りつつ，世界で近年ガイドラインに採用されつつある，最先端のGRADEシステムを採用した点が画期的かと考えます．また，この6年間で新しく使用可能となった医薬品，医療機器についても可能な限り記載するようにしました．
　委員には日本全国の創傷治療において著名な先生方50名に加わって頂き，従来通り，構成として「創傷一般」で創傷治療の基本的考え方を示し，「褥瘡」，「糖尿病性潰瘍・壊疽」，「膠原病・血管炎に伴う皮膚潰瘍」，「下腿潰瘍・下肢静脈瘤」，「熱傷」に分けて診療ガイドラインを策定・改訂し，策定・改訂されたガイドラインを委員長，副委員長，6名の代表委員の総勢8名で何度も検討，吟味し，この「創傷・褥瘡・熱傷ガイドライン」が完成いたしました．
　日常診療でお忙しいにもかかわらず膨大な時間を割いて，このガイドラインを改訂頂いた委員の方々に深謝しております．また，この「創傷・褥瘡・熱傷ガイドライン」により，わが国における創傷治療一般のレベルが向上し，創傷で苦しむ多くの方々の治療にこの「創傷・褥瘡・熱傷ガイドライン」が役立ち，一人でも多くの方の創傷が治癒することを願っております．

2018年5月

創傷・褥瘡・熱傷ガイドライン委員会委員長
熊本大学大学院生命科学研究部皮膚病態治療再建学分野教授
尹　浩信

はじめに（初版）

　皮膚科診療において創傷は最も頻度が多い疾患の一つであり，皮膚科医は自他ともに認める創傷治療のスペシャリストです．しかしながら，創傷治療に多くの職種が乱入し，近年創傷治療において科学的根拠に基づかない診療，治療が横行し，混乱を生じているのが現状です．厚生労働省の指導もあり，多くの学会で，多くの疾患に関して，医療者と患者さんを支援する目的でガイドラインが作成されつつあります．

　そのような状況のもと創傷治療に関するガイドライン策定を求める声が医療者や患者さんからあがり，日本皮膚科学会でも創傷診療に関するガイドラインを策定することが決定されました．しかしながら，創傷といっても急性創傷から慢性創傷，また各種疾患を基盤として創傷が生じるため，そのガイドラインを策定することは困難を極めることが想定されていました．日本皮膚科学会教育委員会（当時委員長　九州大学古江増隆教授）から創傷・熱傷に関するガイドラインを策定するように依頼があった時，想像を絶する困難が待ち構えていることを感じ，まずお断りを致しました．しかしながら，古江教授から困難を乗り越えて，患者さんや医療関係者に貢献する，すなわち社会に貢献するガイドラインを策定する重要性を諄々と説かれ，私を委員長とし，現大阪赤十字病院皮膚科部長立花隆夫先生を副委員長とする「創傷・熱傷ガイドライン策定委員会」を立ち上げることになりました．立花先生とも御相談し，治療を中心としたガイドラインを策定すること，創傷が生じるものの治療が異なる「褥瘡」，「糖尿病性潰瘍・壊疽」，「膠原病・血管炎に伴う皮膚潰瘍」，「下腿潰瘍・下肢静脈瘤」，「熱傷」に分けて診療ガイドラインを策定し，さらに「創傷一般」で創傷治療の基本的考え方を示すこととしました．委員には日本全国で創傷治療において著名な先生方 35 名に加わって頂き，その中でも中心的役割を果たして頂く代表委員 6 名を各疾患で決めて，代表委員を中心としてまず疾患ごとのガイドラインを策定し，策定されたガイドラインを委員長，副委員長，6 名の代表委員の総勢 8 名で何度も検討，吟味し，この「創傷・熱傷ガイドライン」が完成致しました．

　日常診療でお忙しいにもかかわらず膨大な時間を割いて，この「創傷・熱傷ガイドライン」を策定して頂いた委員の方々に深謝しております．また，このガイドラインによりわが国における創傷治療一般のレベルが向上し，創傷で苦しむ多くの方々の治療にこのガイドラインが役立ち，一人でも多くの方の創傷が治癒することを願っております．

　2012 年 6 月

創傷・熱傷ガイドライン策定委員会委員長
熊本大学大学院皮膚病態治療再建学分野教授
尹　　浩信

日本皮膚科学会　創傷・褥瘡・熱傷ガイドライン策定委員会 (各代表委員)

委員長：尹　浩信　　熊本大学大学院生命科学研究部皮膚病態治療再建学教授
副委員長：立花隆夫　大阪赤十字病院皮膚科部長

1. 創傷一般ガイドライン

井上　雄二	水前寺皮フ科医院院長
金子　　栄	島根大学医学部皮膚科准教授
加納　宏行	岐阜大学大学院医学系研究科皮膚病態学准教授
新谷　洋一	シンタニ皮フ科院長
辻田　　淳	福岡県社会保険医療協会社会保険稲築病院皮膚科部長
長谷川　稔	福井大学医学部感覚運動医学講座皮膚科学教授
藤田　英樹	日本大学医学部皮膚科学分野准教授
茂木　精一郎	群馬大学大学院医学系研究科皮膚科学講師
レパヴー・アンドレ	いちげ皮フ科クリニック院長

2. 褥瘡診療ガイドライン

磯貝　善蔵	国立長寿医療研究センター先端診療部皮膚科医長
入澤　亮吉	東京医科大学皮膚科学分野助教
大塚　正樹	静岡がんセンター皮膚科副医長
門野　岳史	聖マリアンナ医科大学皮膚科准教授
古賀　文二	福岡大学医学部皮膚科学教室講師
廣崎　邦紀	北海道医療センター皮膚科医長
藤原　　浩	新潟大学医歯学総合病院地域医療教育センター特任教授，魚沼基幹病院皮膚科部長

3. 糖尿病性潰瘍・壊疽診療ガイドライン

安部　正敏	札幌皮膚科クリニック副院長
池上　隆太	JCHO 大阪病院皮膚科診療部長
爲政　大幾	大阪医療センター皮膚科科長
加藤　裕史	名古屋市立大学大学院医学研究科加齢・環境皮膚科講師
櫻井　英一	皮ふ科桜井医院副院長
谷崎　英昭	大阪医科大学皮膚科学教室講師
中西　健史	滋賀医科大学皮膚科学講座特任准教授
松尾　光馬	中野皮膚科クリニック院長
山崎　　修	岡山大学大学院医歯薬総合研究科皮膚科学分野講師

4. 膠原病・血管炎に伴う皮膚潰瘍診療ガイドライン

浅 井　　 純	京都府立医科大学大学院医学研究科皮膚科学講師
浅 野　善 英	東京大学大学院医学系研究科・医学部皮膚科准教授
石 井　貴 之	富山県立中央病院皮膚科医長
岩 田　洋 平	藤田保健衛生大学医学部皮膚科学准教授
川 上　民 裕	聖マリアンナ医科大学皮膚科准教授
小 寺　雅 也	独立行政法人地域医療機能推進機構中京病院皮膚科診療部長
藤 本　　 学	筑波大学医学医療系皮膚科教授

5. 下腿潰瘍・下肢静脈瘤診療ガイドライン

伊 藤　孝 明	兵庫医科大学医学部皮膚科学講師
久木野　竜 一	くきの皮膚科院長
皿 山　泰 子	神戸労災病院皮膚科副部長
谷 岡　未 樹	谷岡皮フ科クリニック院長
前 川　武 雄	自治医科大学医学部皮膚科学准教授
八 代　　 浩	福井県済生会病院皮膚科医長

6. 熱傷診療ガイドライン

天 野　正 宏	宮崎大学医学部感覚運動医学講座皮膚科学分野教授
尾 本　陽 一	市立四日市病院皮膚科医長
川 口　雅 一	山形大学医学部皮膚科准教授
境　　 恵 祐	水俣市立総合医療センター皮膚科部長
土 井　直 孝	和歌山県立医科大学皮膚科助教
橋 本　　 彰	東北大学医学部皮膚科助教
林　　 昌 浩	山形大学医学部皮膚科講師
間 所　直 樹	マツダ病院皮膚科部長
吉 野　雄一郎	熊本赤十字病院皮膚科部長

7. EBM 担当

幸 野　　 健	日本医科大学千葉北総病院皮膚科教授

目　次

- ○改訂の辞　*iii*
- ○はじめに（初版）　*iv*
- ○日本皮膚科学会　創傷・褥瘡・熱傷ガイドライン策定委員会　*v*

本ガイドラインについて　1

- Ⅰ．本ガイドラインの位置付け　1
- Ⅱ．資金提供者，利益相反　1
- Ⅲ．エビデンスの収集　1
- Ⅳ．エビデンスレベルと推奨度決定基準　2
- Ⅴ．公表前のレビュー　2
- Ⅵ．更新計画　2

第1章　創傷一般ガイドライン　3

- Ⅰ．「創傷一般」ガイドライン策定の背景　4
- Ⅱ．第2版での主な変更点　4
- Ⅲ．用語の定義　4
- ① CQ と回答　7
    - CQ 1　慢性皮膚創傷に対し，創傷治癒環境を整えるにはどのように対処すればよいのか？　7
    - 解説　1．急性皮膚創傷および慢性皮膚創傷　7
    - 　　　2．浅い慢性皮膚創傷への対処　9
    - 　　　3．深い慢性皮膚創傷への対処　10
    - 　　　　1）壊死組織の除去　10
    - 　　　　2）滲出液のコントロール　11
    - 　　　　3）その他の対処　12
    - CQ 2　慢性皮膚創傷の創傷治癒のためには洗浄をした方がよいのか？　14
    - 解説　1．洗浄の意義と注意　14
    - 　　　2．洗浄の方法　15
    - 　　　　1）浅い慢性皮膚創傷について　15
    - 　　　　2）感染，壊死組織を伴う深い慢性皮膚創傷について　15
    - 　　　　3）肉芽形成・上皮形成期にある深い慢性皮膚創傷について　15
    - CQ 3　慢性皮膚創傷に対して，創面をどのように消毒すればよいのか？　17
    - 解説　1．消毒薬の種類　18
    - 　　　2．消毒の方法　18
    - 　　　3．皮膚創傷の種類による消毒　19
    - 　　　　1）浅い慢性皮膚創傷　20
    - 　　　　2）深い慢性皮膚創傷　20

CQ 4　　慢性皮膚創傷にはどのような外用薬を用いればよいのか？　21
解説　1. 外用薬使用の意義と使用上の注意　22
　　　2. 外用薬の基剤　22
　　　3. 外用薬の選択　23
　　　　1）浅い慢性皮膚創傷について　23
　　　　2）深い慢性皮膚創傷について　23

CQ 5　　ドレッシング材はどのように用いればよいのか？　28
解説　1. 使用の意義と使用上の注意　28
　　　2. 各ドレッシング材の特徴　30
　　　3. 滲出液の量や創傷の深さに応じたドレッシング材の選択　31
　　　4. 慢性皮膚創傷の時期に応じたドレッシング材の選択　31
　　　　1）浅い慢性皮膚創傷について　31
　　　　2）深い慢性皮膚創傷について　31
　　　5. 銀含有ドレッシング材の使用について　32

CQ 6　　創傷の痛みをどう考えるか，コントロールするにはどうすればよいか？　34
解説　1. 痛みの基礎　34
　　　　1）痛みの分類　34
　　　2. 慢性創傷の痛みとその存在意義　36
　　　　1）侵害受容性疼痛　36
　　　　2）神経障害性疼痛　36
　　　3. 創傷の痛み対策の実際　36
　　　　1）創傷の原因を明らかにしたうえで治療する　36
　　　　2）痛みを頻回に評価し記録する　36
　　　　3）処置に関連した痛みに配慮する　38
　　　　4）痛みの悪化因子に注意する　39
　　　　5）創部痛を最小限にする適切なドレッシング材，外用薬の選択　40
　　　　6）疼痛に対する薬物療法　41
　　　　7）患者との信頼関係を築く　41

第2章　褥瘡診療ガイドライン　43

Ⅰ．「褥瘡」診療ガイドライン策定の背景　44
Ⅱ．第2版での主な変更点　44
Ⅲ．用語の定義　44
Ⅳ．予防・ケア・治療のコンセプトと診療アルゴリズム　47
Ⅴ．Clinical Question（CQ）のまとめ　49
① 褥瘡かどうか　56
　CQ 1　　ステージⅠの褥瘡と反応性充血とはどのように見分けるのか？　56
　CQ 2　　褥瘡と鑑別を要する疾患にはどのようなものがあるのか？　57
② 予防，ケア，危険因子の評価，疼痛対策　58
　CQ 3　　危険因子に対してはどのようなアセスメントスケールがあるのか？　58
　CQ 4　　褥瘡を予防するにはどのようなスキンケアを行えばよいのか？　59
　CQ 5　　栄養補給は褥瘡の予防とケアに有用か？　61

CQ 6　体位変換，体圧分散機器は褥瘡の予防とケアに有用か？　64
CQ 7　褥瘡患者は入浴してもよいのか？　66
CQ 8　褥瘡を持つ対麻痺・脊髄損傷者の車椅子のシーティングに関してはどのような注意をはらえばよいのか？　67
CQ 9　栄養状態を改善することで褥瘡の治癒は促進するか？　67
CQ 10　褥瘡の痛みに対してはどのように対処すればよいのか？　69

③ 急性期の褥瘡　71
CQ 11　急性期の褥瘡には減圧以外にどのような局所処置を行えばよいのか？　71
CQ 12　Deep tissue injury（DTI）を疑った時はどのような検査を行えばよいのか？　73
CQ 13　Deep tissue injury（DTI）を疑った時はどのように対処すればよいのか？　74

④ 浅い褥瘡　76
CQ 14　浅い褥瘡のケアにポリウレタンフィルムは有用か？　76
CQ 15　浅い褥瘡には減圧以外にどのような局所処置を行えばよいのか？　76

⑤ 深い褥瘡　81

> 前半の治療：TIME コンセプトにより wound bed preparation を目指す

T：壊死組織の除去　81
CQ 16　壊死組織の除去に外科的デブリードマンは有用か？　81
CQ 17　外科的デブリードマン以外ではどのような局所処置を行えばよいのか？　82

I：感染の制御・除去　87
CQ 18　褥瘡では感染をどのように診断するのか？　87
CQ 19　どのような時に抗菌薬の全身投与を行うのか？　89
CQ 20　感染を制御する時の局所処置にはどのような外用薬を用いればよいのか？　90
CQ 21　感染を制御する時の局所処置にはどのようなドレッシング材を用いればよいのか？　94

M：湿潤環境の保持（滲出液の制御・除去）　96
CQ 22　黒色期〜黄色期褥瘡で滲出液が過剰な時の局所処置にはどのような外用薬を用いればよいのか？　96
CQ 23　黒色期〜黄色期褥瘡で滲出液が過剰な時の局所処置にはどのようなドレッシング材を用いればよいのか？　98
CQ 24　黒色期〜黄色期褥瘡で滲出液が少ない時の局所処置にはどのような外用薬を用いればよいのか？　101
CQ 25　黒色期〜黄色期褥瘡で滲出液が少ない時の局所処置にはどのようなドレッシング材を用いればよいのか？　102

E：創辺縁の管理（ポケットの解消・除去）　103
CQ 26　ポケットがある時はどのような局所治療を行えばよいのか？　103
CQ 27　ポケット切開はどのように行えばよいのか？　105
CQ 28　ポケットのある褥瘡の陰圧閉鎖療法は有用か？　106

> 後半の治療：moist wound healing を目指す

CQ 29　赤色期〜白色期褥瘡の局所処置にはどのような外用薬を用いればよいのか？　107
CQ 30　赤色期〜白色期褥瘡の局所処置にはどのようなドレッシング材を用いればよいのか？　112

CQ 31 赤色期褥瘡に陰圧閉鎖療法は有用か？ *118*
6 改善しているか *120*
CQ 32 どのような方法で褥瘡の評価を行えばよいのか？ *120*
7 他の治療法の選択 *122*
CQ 33 創閉鎖を目的とした外科的治療はどのような時に行えばよいのか？ *122*
CQ 34 褥瘡にラップ療法は行ってもよいのか？ *123*
CQ 35 外科的治療，ラップ療法以外では，どのような局所治療が行われているのか？ *125*

第3章　糖尿病性潰瘍・壊疽診療ガイドライン　*129*

Ⅰ．「糖尿病性潰瘍・壊疽」診療ガイドライン策定の背景 *130*
Ⅱ．第2版での主な変更点 *130*
Ⅲ．用語の定義 *130*
Ⅳ．疾患の定義 *136*
Ⅴ．糖尿病における創傷治癒過程とその障害 *136*
Ⅵ．診断・治療に関する考え方と診療アルゴリズム *137*
Ⅶ．Clinical Question（CQ）のまとめ *139*

1 糖尿病性潰瘍・壊疽の診断 *144*
CQ 1 糖尿病性潰瘍・壊疽の日常診療で用いる臨床重症度分類としてWagner分類とテキサス大学分類は有用か？ *144*
2 感染症合併のコントロール *147*
CQ 2 糖尿病性潰瘍の細菌感染の診断はどのように行えばよいか？ *147*
CQ 3 骨髄炎の診断に画像所見は有用か？ *148*
CQ 4 糖尿病性潰瘍の細菌感染にどのような外用薬が有用か？ *149*
CQ 5 糖尿病性潰瘍における局所急性感染症に対して抗菌薬の全身投与を行うことは有用か？ *151*
CQ 6 骨髄炎に対して抗菌薬の全身投与をどの程度の期間行うべきか？ *153*
3 重症虚血・PAD *155*
CQ 7 外来初期診療において四肢虚血の診断はどのように行えばよいか？ *155*
CQ 8 外来初期診療において四肢虚血が疑われた場合の精査にはどのような画像検査が有用か？ *159*
4 神経障害・足変形 *162*
CQ 9 糖尿病性末梢神経障害を診断するためにはどのような検査が有用か？ *162*
5 潰瘍治療 *165*
CQ 10 糖尿病性潰瘍患者に対する保存的治療の有用性を判定するにはどの程度の期間が必要か？ *165*
CQ 11 糖尿病性潰瘍の壊死組織を除去するために外科的デブリードマンは有用か？ *166*
CQ 12 感染徴候のない糖尿病性潰瘍にはどのような外用薬を用いればよいか？ *169*
CQ 13 感染徴候のない糖尿病性潰瘍に対してどのようなドレッシング材を用いればよいのか？ *171*
CQ 14 糖尿病性潰瘍に対して陰圧閉鎖療法は有用か？ *173*
CQ 15 免荷装具の装着は糖尿病性潰瘍の治療および予防に有用か？ *175*

- CQ 16　血行障害による糖尿病性潰瘍にはどのような薬物が有用か？　177
- CQ 17　神経障害による糖尿病性潰瘍にはどのような薬物が有用か？　179
- CQ 18　糖尿病性神経障害に対してはどのような薬剤が有用か？　181
- CQ 19　血糖コントロールは糖尿病性潰瘍の治癒率向上に有用か？　184
- CQ 20　糖尿病患者の栄養状態を改善することは糖尿病性潰瘍の治癒を促進するか？　185
- CQ 21　血液透析を受けていることは糖尿病性潰瘍の発生および治癒遷延因子になりえるか？　186

6 他の治療法の選択，再発予防　188
- CQ 22　高圧酸素療法（hyperbaric oxygen therapy）は糖尿病性潰瘍に有用か？　188
- CQ 23　LDLアフェレーシスは糖尿病性潰瘍に有用か？　189
- CQ 24　糖尿病性潰瘍の発症や悪化の予防に足白癬，足趾爪白癬の治療は有用か？　190
- CQ 25　糖尿病性皮膚潰瘍の発症予防に胼胝，鶏眼に対する処置は有用か？　191
- CQ 26　糖尿病性潰瘍患者に対する患者教育（入浴，足浴を含む）は皮膚潰瘍の治療に有用か？　193

第4章　膠原病・血管炎に伴う皮膚潰瘍診療ガイドライン　195

- Ⅰ．「膠原病・血管炎に伴う皮膚潰瘍」診療ガイドライン策定の背景　196
- Ⅱ．第2版での主な変更点　196
- Ⅲ．用語の定義　196
- Ⅳ．Clinical Question（CQ）のまとめ　199
- □ はじめに　204

1 全身性強皮症（強皮症）に伴う皮膚潰瘍　207
- 序論　207
- 治療アルゴリズム　208
- CQ 1　カルシウム拮抗薬は強皮症の皮膚潰瘍の治療に有用か？　208
- CQ 2　抗血小板薬は強皮症の皮膚潰瘍の治療に有用か？　209
- CQ 3　プロスタグランジン製剤は強皮症の皮膚潰瘍の治療に有用か？　209
- CQ 4　アンジオテンシン変換酵素阻害薬，アンジオテンシンⅡ受容体拮抗薬は強皮症の皮膚潰瘍の治療に有用か？　211
- CQ 5　抗トロンビン薬は強皮症の皮膚潰瘍の治療に有用か？　212
- CQ 6　エンドセリン受容体拮抗薬は強皮症の皮膚潰瘍の治療に有用か？　212
- CQ 7　ホスホジエステラーゼ5阻害薬は強皮症の皮膚潰瘍の治療に有用か？　214
- CQ 8　強皮症患者が難治性皮膚潰瘍の治療において外科的治療を行うのは有用か？　215
- CQ 9　強皮症患者が難治性皮膚潰瘍や壊疽の治療において指趾切断術を行うのは有用か？　216
- CQ 10　強皮症の皮膚石灰沈着に対してどのような治療が有用か？　217
- CQ 11　強皮症の皮膚石灰沈着に対して外科的治療は有用か？　219

2 全身性エリテマトーデス（SLE）に伴う皮膚潰瘍　221
- 序論　221
- 治療アルゴリズム　222
- CQ 12　SLE患者に水疱やびらんの形成をみた場合にどのような検査・治療を行えば

　　　　　　よいか？　*223*

　　CQ 13　深在性エリテマトーデスに対してどのような治療が有用か？　*225*
　　CQ 14　SLE患者に生じる下腿潰瘍にはどのような原因があるか，またどのような検査を行えばよいか？　*226*
　　CQ 15　SLE患者に口腔内潰瘍の形成をみた場合にどのような検査を行えばよいか？　*227*

③皮膚筋炎に伴う皮膚潰瘍　*229*
　序論　*229*
　治療アルゴリズム　*229*
　　CQ 16　皮膚筋炎に合併した皮膚潰瘍の評価にどのような検査が有用か？　*230*
　　CQ 17　皮膚筋炎患者にみられた皮膚潰瘍に紫斑や壊死を伴っている場合に肺病変の評価が必要か？　*231*
　　CQ 18　皮膚筋炎の皮膚石灰沈着にはどのような検査が有用か？　*232*
　　CQ 19　皮膚筋炎患者の皮膚石灰沈着に対してどのような治療が有用か？　*233*
　　CQ 20　皮膚筋炎患者に生じた脂肪織炎に対してどのような治療が有用か？　*235*

④血管炎に伴う皮膚潰瘍　*237*
　序論　*237*
　治療アルゴリズム　*238*
　　CQ 21　血管炎による皮膚潰瘍の治療においてステロイドや免疫抑制薬の全身投与は有用か？　*239*
　　CQ 22　血管炎による皮膚潰瘍の治療において免疫グロブリン大量静注療法は有用か？　*240*
　　CQ 23　血管炎による皮膚潰瘍の治療において外科的治療は有用か？　*241*

⑤関節リウマチに伴う皮膚潰瘍　*243*
　序論　*243*
　治療アルゴリズム　*244*
　　CQ 24　リウマトイド血管炎に対してステロイドや免疫抑制薬の全身投与は有用か？　*245*
　　CQ 25　リウマトイド血管炎に伴う皮膚潰瘍に対してDDS（Diamino-Diphenyl-Sulfone）は有用か？　*247*
　　CQ 26　リウマトイド血管炎の皮膚潰瘍の治療にTNF（tumor necrosis factor）阻害薬は有用か？　*248*
　　CQ 27　TNF阻害薬治療中にリウマトイド血管炎が発症・悪化した場合，TNF阻害薬を中止すべきか？　*249*
　　CQ 28　リウマトイド血管炎の治療にリツキシマブ（抗CD20抗体）は有用か？　*251*
　　CQ 29　関節リウマチに伴う難治性皮膚潰瘍に白血球除去療法（leukocytapheresis；LCAP），顆粒球・単球除去療法（granulocyte and monocyte/macrophage adsorptive apheresis；GCAP）は有用か？　*252*
　　CQ 30　関節リウマチに伴う皮膚潰瘍の治療に末梢循環改善薬・抗血小板薬は有用か？　*254*

⑥抗リン脂質抗体症候群に伴う皮膚潰瘍　*256*
　序論　*256*
　治療アルゴリズム　*257*
　　CQ 31　抗凝固療法は抗リン脂質抗体症候群に伴う皮膚潰瘍の予防に有用か？　*258*

- CQ 32 抗血小板薬の投与は抗リン脂質抗体症候群に伴う皮膚潰瘍の予防に有用か？ *259*
- CQ 33 長期間の抗凝固薬の投与は抗リン脂質抗体症候群に伴う皮膚潰瘍の予防に有用か？ *260*
- CQ 34 抗リン脂質抗体症候群に伴う皮膚潰瘍に対してどのような治療が有用か？ *261*

第5章　下腿潰瘍・下肢静脈瘤診療ガイドライン　*263*

- Ⅰ．「下腿潰瘍・下肢静脈瘤」診療ガイドライン策定の背景　*264*
- Ⅱ．第2版での主な変更点　*264*
- Ⅲ．用語の定義・説明　*264*
- Ⅳ．ガイドラインと診療アルゴリズムの基本指針　*276*
- Ⅴ．Clinical Question（CQ）のまとめ　*276*
    - CQ 1 下腿潰瘍があればその原因として下肢静脈の評価を行うことは有用か？ *278*
    - CQ 2 下腿潰瘍の評価に際して下肢静脈のドプラ聴診を行うことは有用か？ *279*
    - CQ 3 一次性あるいは二次性静脈瘤による下腿潰瘍に圧迫療法は有用か？ *280*
    - CQ 4 壊死物質を伴った下腿潰瘍（一次性あるいは二次性静脈瘤による）にデブリードマンは有用か？ *282*
    - CQ 5 一次性あるいは二次性静脈瘤による下腿潰瘍に外用薬やドレッシング材は有用か？ *283*
    - CQ 6 下肢静脈瘤肢に深部静脈の開存を確認するための画像検査を行うことは有用か？ *285*
    - CQ 7 一次性静脈瘤による下腿潰瘍に抜去切除術，高位結紮術は有用か？ *286*
    - CQ 8 一次性静脈瘤による下腿潰瘍に血管内焼灼術（レーザー，高周波）は有用か？ *287*
    - CQ 9 下肢静脈瘤による下腿潰瘍に硬化療法は有用か？ *288*
    - CQ 10 一次性静脈瘤による下腿潰瘍に対し植皮は有用か？ *290*
    - CQ 11 二次性静脈瘤に静脈瘤手術（抜去切除術，高位結紮術，血管内焼灼術）は禁忌か？ *291*

第6章　熱傷診療ガイドライン　*293*

- Ⅰ．「熱傷」診療ガイドライン策定の背景　*294*
- Ⅱ．第2での主な変更点　*294*
- Ⅲ．用語の定義　*294*
- Ⅳ．診療アルゴリズム　*296*
- Ⅴ．Clinical Question（CQ）のまとめ　*297*
- 1 重症度判定　*301*
    - CQ 1 熱傷の深度を推定するよい方法はなにか？ *301*
    - CQ 2 熱傷面積を推定するよい方法はなにか？ *302*
    - CQ 3 熱傷の重症度判定にArtzの基準は有用か？ *303*
    - CQ 4 熱傷の予後因子および予後推定にはなにが有用か？ *304*
- 2 全身管理：輸液療法　*306*

- CQ 5　どのような症例に輸液治療を行うのか？　*306*
- CQ 6　初期輸液療法はいつから開始すればよいか？　*307*
- CQ 7　初期輸液にはなにを用いるか？　*308*
- CQ 8　初期輸液量はどのように算定するか？　*310*
- CQ 9　輸液投与速度の指標にはなにを用いればよいか？　*312*

③ 全身管理：気道熱傷　*313*
- CQ 10　気道熱傷の存在を疑うべき因子はなにか？　*313*
- CQ 11　気道熱傷の診断に気管支鏡検査は有用か？　*313*
- CQ 12　気道熱傷による呼吸障害の診断に胸部単純 X 線検査は有用か？　*314*
- CQ 13　気道熱傷が疑われる場合に気管内挿管を行った方がよいか？　*314*
- CQ 14　気道熱傷へのステロイド投与は有用か？　*315*
- CQ 15　電撃による熱傷はどのように治療するのか？　*316*
- CQ 16　化学熱傷の初期対応はどうすればよいか？　*317*

④ 感染管理　*319*
- CQ 17　熱傷初期の予防的抗菌薬全身投与は有用か？　*319*

⑤ 破傷風について　*322*
- CQ 18　熱傷創に対して破傷風発症予防に抗破傷風療法は必要か？　*322*
- CQ 19　水治療（シャワー，入浴，洗浄）は熱傷の感染予防に有効か？　*324*

⑥ 消毒について　*326*
- CQ 20　熱傷の感染予防に消毒は有効か？　*326*

⑦ 排便管理装置・システムについて　*328*
- CQ 21　肛門周囲の熱傷の感染予防に排便管理チューブは有効か？　*328*

⑧ 局所治療　*330*
- CQ 22　どのような場合に減張切開を行うのか？　*330*
- CQ 23　Ⅱ度熱傷に対してドレッシング材は有用か？　*331*

⑨ 局所治療：外用薬　*335*
- CQ 24　Ⅱ度熱傷の治療にはどのような外用薬を用いればよいか？　*335*
- CQ 25　広範囲Ⅲ度熱傷にスルファジアジン銀外用は有用か？　*339*
- CQ 26　小範囲Ⅲ度熱傷の壊死組織を除去するためにどのような外用薬を用いればよいか？　*341*
- CQ 27　Ⅰ度熱傷，浅達性Ⅱ度熱傷に対して，ステロイド外用薬は有用か？　*342*

索引　*344*

本ガイドラインについて

I 本ガイドラインの位置付け

　　創傷・熱傷・褥瘡ガイドライン委員会は日本皮膚科学会理事会より委嘱されたメンバーにより構成され，2013年6月より数回におよぶ委員会および書面審議を行い，日本皮膚科学会の学術委員会，理事会の意見を加味して創傷一般の解説および5つの診療ガイドラインの改訂を行った。また，本稿に示す創傷一般および5つの診療ガイドラインでの解説は，現時点におけるわが国での標準診療を示すものであるが，患者においては，基礎疾患の違い，症状の程度の違い，あるいは，合併症などの個々の背景の多様性が存在することから，診療に当たる医師が患者とともに診断・治療の方針を決定すべきものであり，その内容が本ガイドラインに完全に合致することを求めるものではない。また，裁判等に引用される性質のものでもない。

II 資金提供者，利益相反

　　創傷一般および5つの診療ガイドラインの改訂に要した費用はすべて日本皮膚科学会が負担しており，特定の団体・企業，製薬会社などから支援を受けてはいない。なお，ガイドラインの策定に参画する委員が関連特定薬剤の開発などに関与していた場合は，当該項目の推奨度判定に関与しないこととした。これ以外に各委員は，本ガイドライン策定に当たって明らかにすべき利益相反はない。

III エビデンスの収集

使用したデータベース
Medline，PubMed，医学中央雑誌 Web，ALL EBM Reviews のうち Cochrane database systematic reviews，および，各自ハンドサーチのものも加えた。

検索期間
1980年1月から2013年12月までに検索可能であった文献を検索した。また，重要な最新の文献は適宜追加した。

採択基準
ランダム化比較試験（Randomized Controlled Trial：RCT）のシステマティック・レビュー，個々のRCTの論文を優先した。それが収集できない場合は，コホート研究，症例対照研究などの論文を採用した。さらに，症例集積研究の論文も一部参考としたが，基礎的実験の文献は除外した。

IV エビデンスレベルと推奨度決定基準

エビデンスレベルについては，以下に示す日本皮膚科学会編皮膚悪性腫瘍診療ガイドラインに採用されている基準を参考にした。

エビデンスレベルの分類

I	システマティックレビュー／メタアナリシス
II	1つ以上のランダム化比較試験
III	非ランダム化比較試験（統計処理のある前後比較試験を含む）
IVa	分析疫学的研究（コホート研究）
IVb	分析疫学的研究（症例対照研究・横断研究）
V	記述研究（症例報告や症例集積研究）
VI	専門委員会や専門家個人の意見

また，推奨度については，Minds 診療ガイドライン作成の手引き 2014 を参考にした。

推奨度，推奨文の分類

推奨の強さは，
「1」：推奨する
「2」：選択肢の1つとして提案する
の2通りで提示する。

- どうしても推奨の強さを決められないときには「なし」とし，明確な推奨ができない場合もある。
- 推奨文は，上記推奨の強さにエビデンスの強さ（A，B，C，D）を併記し，以下のように記載する。
- 例）
    1) 患者 P に対して治療 I を行うことを推奨する（1A）
       =（強い推奨，強い根拠に基づく）
    2) 患者 P に対して治療 I を行うことを選択肢の1つとして提案する（2C）
       =（弱い推奨，弱い根拠に基づく）
    3) 患者 P に対して治療 I を行わないことを提案する（2D）
       =（弱い推奨，とても弱い根拠に基づく）
    4) 患者 P に対して治療 I を行わないことを推奨する（1B）
       =（強い推奨，中程度の根拠に基づく）

V 公表前のレビュー

ガイドラインの公開に先立ち，2012 年から 2015 年の日本皮膚科学会総会において，毎年成果を発表すると共に，学会員からの意見を求め，必要に応じて修正を行った。

VI 更新計画

本ガイドラインは3ないし5年を目途に更新する予定である。ただし，部分的更新が必要になった場合は，適宜，日本皮膚科学会ホームページ上に掲載する。

第1章 創傷一般

ガイドライン

I．「創傷一般」ガイドライン策定の背景

　ガイドラインは，「特定の臨床状況において，適切な判断を行うために，医療者と患者を支援する目的で系統的に作成された文書」である。日本皮膚科学会では皮膚科の臨床現場に即するよう治療に重点を置いた創傷・褥瘡・熱傷ガイドラインを作成することになった。その中でも「創傷一般」の位置づけとしては，ある疾患に限定されない，「傷を治す」ために，必要な知識について解説した。その目標は，創傷・褥瘡・熱傷ガイドラインの各項目別の解説の前に創傷の取り扱いに対する治療の基本方針を整理することである。さらに，これにより，わが国における創傷治療一般のレベルアップを図ることである。内容的には創傷初期より治癒にいたる創傷治癒全般について述べた。さらに，皮膚科で扱う創傷は，難治性の慢性期皮膚創傷がほとんどであり，本ガイドラインも熱傷を除くと慢性期皮膚創傷に関する項目である。慢性期皮膚創傷に対する治療においては，浅い皮膚創傷と壊死物質や不良肉芽が付着した深い皮膚創傷では治療方針が異なる。そこで，「創傷一般」においては，皮膚創傷の治療を，真皮上層までの浅い慢性期皮膚創傷とそれより深部まで及ぶ深い慢性期皮膚創傷に分けて記述した。

II．第 2 版での主な変更点

　全項目で第1版公表後に出版された文献を収集することによりアップデートを行った。特に，新たに発売された創傷被覆材や外用剤を追加した。さらに，第1版では触れていなかった創の痛みに対する項目として，「CQ6：創傷の痛みをどう考えるか，コントロールするにはどうすればよいか」を新設した。

III．用語の定義

　本ガイドラインでは，わが国の総説および教科書での記載を基に，ガイドライン中で使用する用語を以下の通り定義した。また，一部は日本褥瘡学会用語委員会（委員長：立花隆夫）の用語集より引用し，ガイドライン内での統一性を考慮した。

　wound bed preparation（創面環境調整）　創傷の治癒を促進するため，創面の環境を整えること。具体的には壊死組織の除去，細菌負荷の軽減，創部の乾燥防止，過剰な滲出液の制御，ポケットや創縁の処理を行う。

　TIME　Wound bed preparation の実践的指針として，創傷治癒阻害要因を T（組織），I（感染または炎症），M（湿潤），E（創縁）の側面から検証し，治療・ケア介入に活用しようとするコンセプトをいう。

　肉芽組織　組織障害に対する修復・炎症反応として作られる新生組織のことをいう。肉眼的には赤色調の軟らかい組織で，新生血管，結合組織，線維芽細胞，炎症性細胞などによって構成されている。

上皮化／上皮形成 欠損した皮膚や粘膜が治癒過程において上皮すなわち表皮や粘膜上皮で再度被覆されること。皮膚では欠損部周囲表皮や皮膚付属器から表皮の再生が起こる（再生治癒）。しかし，付属器の残存しない深い皮膚欠損では，創面が肉芽組織で置換された後に周囲から表皮が伸張してくる（瘢痕治癒）。

moist wound healing（湿潤環境下療法） 創面を湿潤した環境に保持する方法。滲出液に含まれる多核白血球，マクロファージ，酵素，細胞増殖因子などを創面に保持する。自己融解を促進して壊死組織除去に有効であり，また細胞遊走を妨げない環境でもある。

サイトカイン 細胞が産生・放出する分子量 30 kD 以下の小さな可溶性蛋白あるいは糖蛋白であり，標的細胞表面の受容体に結合して細胞の分化，増殖，活性化を制御することで，炎症，免疫応答，細胞増殖など生体の生理機能を調節する液性因子を総称してサイトカインと呼ぶ。

増殖因子／成長因子 細胞の増殖，分化を促進する因子の総称である。ほとんどがペプチドであり，通常，産生された局所で作用し，近傍の細胞に作用するパラクリン，あるいは産生した細胞自身に作用するオートクリンの作用形式をとる。代表的なものとして線維芽細胞増殖因子（fibroblast growth factor；FGF），表皮細胞増殖因子（epidermal growth factor；EGF），血小板由来増殖因子（platelet-derived growth factor），トランスフォーミング増殖因子（transforming growth factor-α/-β），肝細胞成長因子（hepatocyte growth factor）などがある。

洗　浄 液体の水圧や溶解作用を利用して，皮膚表面や創傷表面から化学的刺激物，感染源，異物などを取り除くことをいう。洗浄液の種類によって，生理食塩水による洗浄，水道水による洗浄，これらに石鹸や洗浄剤などの界面活性剤を組み合わせて行う石鹸洗浄などと呼ばれる方法がある。また，水量による効果を期待する方法と水圧による効果を期待する方法がある。

デブリードマン 死滅した組織，成長因子などの創傷治癒促進因子の刺激に応答しなくなった老化した細胞，異物，およびこれらにしばしば伴う細菌感染巣を除去して創を清浄化する治療行為。①閉塞性ドレッシングを用いて自己融解作用を利用する方法，②機械的方法（wet to dry dressing，高圧洗浄，水治療法，超音波洗浄など），③蛋白分解酵素による方法，④外科的方法，⑤ウジによる生物学的方法などがある。

wet-to-wet dressing（生食ガーゼドレッシング法） 創に生理食塩水で湿らせたガーゼを当て湿潤環境を維持するドレッシング法をいう。

滲 出 液 上皮が欠損した創から滲み出す組織間液。蛋白に富み，創傷治癒にかかわるさまざまな炎症細胞，サイトカイン，増殖因子などを含む。

外 用 薬 皮膚を通して，あるいは皮膚病巣に直接加える局所治療に用いる薬剤であり，基剤に各種の主剤を配合して使用するものをいう。

ドレッシング材 創における湿潤環境形成を目的とした近代的な創傷被覆材をいい，従来の滅菌ガーゼは除く。

創傷被覆材 創傷被覆材は，ドレッシング材（近代的な創傷被覆材）とガーゼなど

の医療材料（古典的な創傷被覆材）に大別される。前者は，湿潤環境を維持して創傷治癒に最適な環境を提供する医療材料であり，創傷の状態や滲出液の量によって使い分ける必要がある。後者は滲出液が少ない場合，創が乾燥し湿潤環境を維持できない。創傷を被覆することにより湿潤環境を維持して創傷治癒に最適な環境を提供する，従来のガーゼ以外の医療材料を創傷被覆材あるいはドレッシング材と呼称することもある。

閉塞性ドレッシング 創を乾燥させないで moist wound healing を期待する被覆法すべてを閉塞性ドレッシングと呼称しており，従来のガーゼドレッシング以外の近代的な創傷被覆材を用いたドレッシングの総称である。

外科的治療 手術療法と外科的デブリードマン，および皮下ポケットに対する観血的処置をいう。

陰圧閉鎖療法 物理療法の一法である。創部を閉鎖環境に保ち，原則的に 125 mmHg から 150 mmHg の陰圧になるように吸引する。細菌や真菌から放出される外毒素を直接排出する作用と，肉芽組織の血管新生作用や浮腫を除去する作用がある。

ポケット 皮膚欠損部より広い創腔をポケットと称する。ポケットを覆う体壁を被壁または被蓋と呼ぶ。

洗浄圧 創傷表面の滲出液や残留物を除去するための圧力をいう。その圧力は，psi で表現される。

contamination（汚染） 潰瘍創面に分裂増殖しない細菌が存在する状態。

colonization（定着） 潰瘍創面に分裂増殖する細菌が存在する状態。宿主の免疫力に対し，細菌の増殖力が平衡状態にある状態である。

infection（感染） 潰瘍創面に分裂増殖する細菌がさらに増加し，宿主の免疫力に対し，細菌の増殖力が優るため創傷治癒に障害が及ぶ状態。

critical colonization（臨界的定着） 創部の微生物学的環境を，これまでの無菌あるいは有菌という捉え方から，両者を連続的に捉えるのが主流となっている（bacterial balance の概念）。すなわち，創部の有菌状態を汚染（contamination），定着（colonization），感染（infection）というように連続的に捉え，その菌の創部への負担（bacterial burden）と生体側の抵抗力のバランスにより感染が生じるとする考え方である。臨界的定着（critical colonization）はその中の定着と感染の間に位置し，両者のバランスにより定着よりも細菌数が多くなり感染へと移行しかけた状態を指す。

潰　瘍 基底膜（表皮・真皮境界部，粘膜）を越える皮膚粘膜の組織欠損で，通常瘢痕を残して治癒する。

びらん 基底膜（表皮・真皮境界部，粘膜）を越えない皮膚粘膜の組織欠損で，通常瘢痕を残さずに治癒する。

褥　瘡 身体に加わった外力は骨と皮膚表層の間の軟部組織の血流を低下，あるいは停止させる。この状況が一定時間持続されると組織は不可逆的な阻血性障害に陥り褥瘡となる。

浸　軟 組織，特に角質が水分を大量に吸収して白色に膨潤した状態。皮膚バリア機能が低下し，びらんや感染を生じやすい。褥瘡潰瘍の辺縁ではしばしばみられる。

痂　　皮　漿液，膿汁，壊死組織などが乾燥して形成される硬い構造物。血液の乾固したものを血痂という。皮膚欠損創では創面が乾燥するため痂皮が形成されやすい。

1 CQ と回答

CQ1 慢性皮膚創傷に対し，創傷治癒環境を整えるにはどのように対処すればよいのか？

回　答　慢性皮膚創傷の創傷治癒促進のためには，創傷治癒を阻害する因子を取り除く wound bed preparation（創面環境調整）と創傷治癒力を促進させるために創面を湿潤した環境に保持する moist wound healing（湿潤環境下療法）を実践することが重要である。初期では壊死物質を除去し，過剰な滲出液を制御し，創の乾燥を防止して湿潤環境を保つようにする wound bed preparation に心がける。その評価法として TIME[1] の概念が提唱されている。なお，細菌感染や真菌感染を合併した汚染創については，湿潤環境を保つことで，かえって創傷治癒を遅延させる可能性がある。そのため，創部の観察および創培養を含めた検査が重要である。Moist wound healing は治療過程の全経過中において実践することが望ましい。

● 解説　**1. 急性皮膚創傷および慢性皮膚創傷**

　　抗生物質の発見以前，創からの細菌感染により敗血症を引き起こし，重篤な転帰をとることが少なくなかった。そこで，創傷治癒において最も重要なことは，感染症の制御であり，傷は消毒して乾燥させて治すというのが長い間の常識であった。そのため滅菌ガーゼによる創ドレッシングが広く行われてきた。しかしながら，近年，ガーゼドレッシングでは創表面を乾燥させ，ガーゼ交換に伴って肉芽組織や再生上皮を損傷する可能性が高く，かえって創傷治癒を遅延させるという考え方がわが国でも一般化してきた。これらのことより，創は湿潤させて治すこと moist wound healing が推奨されるようになってきている[2,3]。

　　皮膚創傷は，急性皮膚創傷と慢性皮膚創傷に分類される。急性皮膚創傷は，新鮮外傷や手術創など，創傷治癒機転が正常に働く創のことをいい，慢性皮膚創傷は，正常な創傷治癒機転が働かない何らかの原因を持つ創のことをいう[4,5]。慢性皮膚創傷の治癒を遷延させる原因としては，基礎疾患など全身的な要因と局所的な要因との大きく2つに分けられる（図1）。

　　慢性皮膚創傷の治癒過程は，炎症期，増殖期，成熟期の3相に分けられる[6,7]（図2）。病期によって，創傷治癒の主役となる細胞やサイトカイン，増殖因子が異なるため[8]，その相にあった創傷治癒環境を整えることが大切である[9,10]。

　　炎症期は，好中球やマクロファージなどの浸潤により病原体の進入を防ぎ，異物の除去に当たる時期である。この時期に過剰な洗浄や消毒を行うと浸潤してきた細胞まで洗

図1 慢性皮膚創傷の治療方針

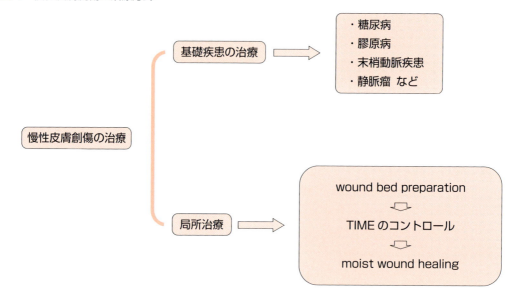

図2 慢性皮膚創傷の治癒過程と関連するパラメーター

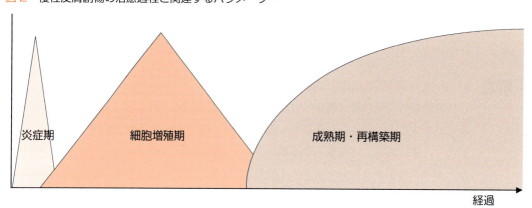

相	主な作用	主役となる細胞/蛋白	サイトカイン
炎症期	炎症細胞浸潤	血小板, コラーゲン, 血管内皮細胞, 好中球, マクロファージ	TGF-α, EGF, PDGF, IL-1, TNF-α, TGF-β, FGF
細胞増殖期	肉芽形成	血管内皮細胞, 線維芽細胞, 表皮細胞	EGF, TGF-β, PDGF, IL-1, TNF-α, IL-2, IL-6, FGF, VEGF
成熟期・再構築期	創収縮, 上皮化	コラーゲン, 線維芽細胞, 表皮細胞	TGF-α, β, PDGF, IL-1, EGF

TGF-α：transforming growth factor-α, EGF：epidermal growth factor, PDGF：platelet derived growth factor, IL-1：interleukin-1, TNF-α：tumor necrosis factor-α, TGF-β：transforming growth factor-β, FGF：fibroblast growth factor, IL-2：interleukin-2, IL-6：interleukin-6, VEGF：vascular endothelial growth factor

い流し，細胞自体を障害することになる。よりスムーズな炎症細胞浸潤のためには，清潔な湿潤環境を保つべきである。清潔な湿潤環境を保つことによって，瘢痕形成を抑制できることも動物実験で示されている[11]。ただし，過度の炎症は創傷治癒を遅らせるため，創の状態によっては冷却効果のある湿布やwet-to-wet dressing（生食ガーゼドレッシング法）を選択してもいい時期である。

　細胞増殖期においては，血管新生と細胞外マトリックスが形成され，肉芽形成が起こる。さまざまなサイトカインが導入される時期であり，細胞の増殖を促進するためには，創面を湿潤環境におくべきである。この時期に壊死物質が付着すると細菌感染の温床となり，細胞外マトリックスの成熟が阻害されるため，積極的な壊死物質のデブリードマンや洗浄などが必要になる場合もある。

　成熟期・再構築期においては，細胞外マトリックスの成熟と皮膚細胞の再生・遊走が主体となる時期である。感染をコントロールしつつ，創面は湿潤環境に保つべきである。この時期の頻回のガーゼあるいはドレッシング材の交換は，再生・遊走した表皮細胞を障害する可能性があるので慎重に行う必要がある。

　圧迫による創傷（褥瘡）においては上記の過程だけではなく，虚血再還流による組織障害が加わる。虚血再還流障害とは，虚血に陥った組織に血液が再還流すると，組織障害因子であるフリーラジカルなどが発生し，炎症性サイトカインの増加によって好中球，マクロファージが浸潤して炎症，組織障害が増悪するという概念である[12)13)]。

2．浅い慢性皮膚創傷への対処

　創の深さが，真皮上層レベルの浅い慢性皮膚創傷の wound bed preparation のためには，表皮細胞の再生・遊走に適した環境を整えることが大切である。細菌感染がコントロールされ，壊死物質の付着もない状態であるので，消毒や過度の洗浄は行わずに，湿潤環境を整えることが必要である。なぜなら，創傷治癒において，湿潤環境は乾燥環境と比較して表皮細胞の増殖や血管新生にとって有利であり[14)〜17)]，痛みのコントロールに対しても有用である[18)]。

　創を湿潤環境に保つ方法には，①湿布，②wet-to-wet dressing，③油脂性軟膏貼付，④閉塞性ドレッシングなどがある。

　①湿布や②wet-to-wet dressing は湿潤環境を保つと同時に，創部の冷却や壊死物質・滲出液のデブリードマンを行えるので，炎症期の創コントロールとして有用であるが，その手技には多くの手間を必要とする。また，大きな面積の創や長期間の創傷治療法としては実用的でない。さらに，炎症期の創の被覆法としては，冷却も同時に行うことができて効果的であるが，増殖期や成熟期・再構築期においては，保温することによる創傷治癒促進効果が確認されており[19)]，冷却することは創傷治癒遅延を引き起こす可能性がある。湿布や wet-to-wet dressing は，手術創や感染症が合併した創部に対して，限られた期間で用いるべき手法である。

　③油脂性軟膏を貼付して湿潤環境を保つことは，保湿ができ，なおかつ定期的な機械的デブリードマンも行えるために浅い皮膚創傷に対しては有用である[20)]。しかしな

がら，外用薬を用いることで接触皮膚炎の可能性があり，軟膏交換に伴い創面から創傷治癒に有用な細胞や滲出液も同時に除去してしまうというマイナス面もある。具体的な外用薬については，別項（CQ4）参照。

④閉塞性ドレッシングによる創傷治癒促進効果は，多くの論文[21)22)]で確認されており，最近ではさまざまな材料が臨床応用されている[23)24)]。Wound bed preparation と moist wound healing を実践するためのドレッシング材を適切に選択して使用することができれば，創傷治癒促進効果が得られる。しかしながら，ドレッシング材についてはハイドロコロイド以外には明らかな創傷治癒促進効果は確認されないというシステマティックレビューも存在する[25)]。Moist wound healing の効果は，分層採皮された創部の再上皮化[14)]や手術を必要としないⅡ度熱傷における上皮化促進効果が注目されていたが[26)]，最近では，骨露出を伴った深い創[27)]やレーザー照射後の上皮化に対する有効性[28)]を示す論文も散見される。医療費の面から閉塞性ドレッシングを推奨する意見もあり[29)]，さらに，医療材料ではないフィルム材を創に貼付する被覆法についての有効性やコスト面の利点がいわれている[30)]。しかしながら，本来の目的外使用であり注意が必要である[31)]。

3. 深い慢性皮膚創傷への対処

感染や壊死物質を付着した深い慢性皮膚創傷の治療において大切なことは，主として壊死組織のデブリードマンと滲出液のコントロールである。その評価法として，2005年に TIME[1)5)34)]（表1）の概念が提唱された。

TIME を評価しつつ，wound bed preparation に努めることが大切である。

1）壊死組織の除去

壊死物質は，上皮化を妨げるだけではなく，滲出液増加の一因や細菌感染の温床ともなり得る[32)]。そこで，可及的早期にデブリードマンする必要がある。デブリードマンには，メスやせん刀を用いて壊死物質を切除・搔爬する外科的デブリードマンと酵素製剤などを用いて壊死物質を融解させる化学的デブリードマンなどがある。壊死物質の質や量を考えて外科的デブリードマンか化学的デブリードマンかを選択する。

外科的デブリードマンは，患者の全身状態の悪化により，緊急的な対応が必要な場合や，広範囲の壊死物質に対して麻酔が必要となる場合もある。しかしながら，慢性期の狭い範囲の皮膚創傷に対しては，ほとんどはベッドサイドにおいて無麻酔下で，出血しない範囲でのデブリードマンが可能である。なお，外科的なデブリードマンを行う場合に注意すべきことは，出血傾向と抗凝固薬・抗血小板薬の内服歴の有無である。日本循環器科学会のガイドラインによれば，小手術で，術後出血が起こった場合に対処が容易な場合には，ワルファリンや抗血小板薬内服続行下での施行が望ましいとされている[33)]。しかしながら，患者によってはリスク無くこれらを中断できる場合もあり，担当医と相談の上，患者の全身状態や創部の大きさを考慮して，その継続か中断を判断するべきである。

化学的デブリードマンは，酵素製剤含有軟膏などを用いて壊死物質を融解させる。外

科的デブリードマンと比べると長期間の治療を必要とするが，出血などの危険性が少なく，また，痛みも少ないという利点がある。壊死物質は，油脂性軟膏やドレッシング材を用いて創部を湿潤環境に置くだけでも自然融解する。ただし，その場合には細菌感染の増悪に十分な注意が必要であり，抗菌薬を用いて感染症をコントロールする必要がある。さらに，酵素製剤と疎水軟膏などを重層することにより，よりスムーズなデブリードマン効果が期待できる。具体的な製剤は別項（CQ4）に譲る。

感染・壊死物質が付着した慢性皮膚創傷においては，1回だけの外科的デブリードマンによって壊死物質を完全に取り除くことはできない。患者の負担を考えながら数回に分けて外科的デブリードマンを行い，同時に化学的デブリードマンなどを併用することにより，より安全に効率よく壊死物質を取り除くことができる。

2）滲出液のコントロール

乾燥環境下においては，創表面に壊死物質が付着することにより，表皮細胞の遊走が阻害され，表皮細胞自体も乾燥により壊死するために，再上皮化が妨げられることになる。また，滲出液は血管内皮細胞や血球細胞などさまざまな細胞に富み，さらに，細胞増殖因子やサイトカインを多く含んでおり傷の再生には有用である[35]。

一方，湿潤環境下では，真皮部分で，肉芽形成が起こり，ケラチノサイト遊走のための足場が築かれるのにも適している。ただし，過剰な滲出液は下床の浮腫を引き起こし，細菌感染を助長することで創傷治癒を阻害する[36)39]。適切な処置を行うことで細菌感染の機会は減少する[37)38]ことがわかっており，創傷治癒促進のためには，適度に滲出液をコントロールする必要がある。湿潤環境を保つときには，感染症の合併に十分な注意が必要である。

また，過剰な湿潤による創周囲の浸軟は上皮化が遅延する原因となるので注意が必要である。滲出液の管理としては，陰圧閉鎖療法（negative pressure therapy）も挙げられる。陰圧によって創縁の引き寄せ，肉芽形成の促進，滲出液の排除，浮腫の軽減などの効果をもたらし，moist wound healing ばかりか wound bed preparation の効果も得られる[40]。

表1 TIME（文献5，34より改変引用）

TIME	WBPの評価項目	治療法	具体的処置
Tissue non-viable or deficient	壊死組織・活性のない組織	デブリードマン	5種のデブリードマン（自己融解的・外科的・化学的・物理的・生物学的）
Infection or inflammation	感染または炎症	感染原因の除去	局所洗浄，局所・全身への抗菌薬投与
Moisture imbalance	滲出液のアンバランス	最適な湿潤環境の維持	適切な創傷被覆材，陰圧閉鎖療法
Edge of wound-non advancing or undermined epidermal margin	創辺縁の治癒遅延またはポケット	デブリードマン，理学的治療法	外科的デブリードマン，陰圧閉鎖療法

WBP：wound bed preparation

3）その他の対処

創部に，肉芽形成促進や上皮化促進目的以外の外用薬を併用することの利点は明らかでない。特に，抗生物質（抗菌薬）含有軟膏を使用する場合には，細菌に対して耐性を獲得させる可能性があるために推奨できない[41]。最近では，自己の血液[42]や骨髄細胞[43]を散布して閉塞性ドレッシング療法を行うことで，一定の創傷治癒促進効果が認められるとの報告があるが，症例報告に止まっており，それ以上の検討は行われていない。動物実験で，湿潤環境下に細かく砕いた皮膚を加えると創傷治癒が促進することも報告されている[44]が今後のさらなる検討が必要である。

糖尿病，末梢動脈性疾患，膠原病などに伴う動脈性の血流障害に起因する創傷については，moist wound healing によって壊死組織が融解し，さらに拡大する可能性もあるため，創部を乾燥させ，時には dry gangrene（いわゆるミイラ化）にした方がよい場合もある[45]。創面が周囲の健常皮膚よりも隆起した状態は過剰肉芽といい，上皮化を遷延させてしまう。過剰肉芽は一般に浮腫状の不良肉芽であることが多く，これを収縮させる目的で副腎皮質ステロイド外用薬を塗布する場合もある。局所感染のリスクがあるため漫然と使用せず，創面の状態が整ったら速やかに中止することが重要である。

【文献】

1) Schults G, Mozingo D, Romanelli M, Claxton K: Wound healing and TIME; new concepts and scientific application, *Wound Repair Regen*, 2005 ; 13: S1-S11.
2) Hinman CD, Maibach H: Effect of air exposure and occlusion on experimental human skin wounds, *Nature*, 1963 ; 200 : 377-379.
3) Winter GD: Formation of the scab and the rate of epithelization of superficial wound in the skin of the young domestic pig, *Nature*, 1962 ; 193 : 293-294.
4) 市岡 滋，南村 愛：外科系医師のための「創傷外科」update，難治性皮膚潰瘍の分類と診断・治療アルゴリズム，形成外科，2008; 51 : S105-113.
5) 大浦紀彦，波利井清紀：慢性創傷，治療，2009; 91: 237-242.
6) Martin M: Wound healing-aiming for perfect skin regeneration, *Science*, 1997 ; 276 : 75-81.
7) Greaves NS, Ashcroft KJ, Baguneid M, et al: Current understanding of molecular and cellular mechanisms in fibroplasia and angiogenesis during acute wound healing, *J Dermatol Sci*, 2013 ; 72 : 206-217.
8) 藤原作平：創傷治癒機構（I）—基本的経過をメディエーターを中心に解説する—，西日皮，2008 ; 70 : 55-66.
9) Vaneau M, Chaby G, Guillot B, et al: Consensus panel recommendations for chronic and acute wound dressings, *Arch Dermatol*, 2007 ; 143 : 1291-1294.
10) Junker J, Kamel R, Caterson E, et al: Clinical Impact Upon Wound Healing and Inflammation in Moist, Wet, and Dry Environments, *Adv Wound Care（New Rochelle）*, 2013 ; 2 : 348-356.
11) Reish RG, Zuhaili B, Bergmann J, et al: Development of a new chitosan hydrogel for wound dressing, *Wound Repair Regen*, 2009 ; 17 : 806-816.
12) Saito Y, Hasegawa M, Fujimoto M, et al: The loss of MCP-1 attenuates cutaneous ischemia-reperfusion injury in a mouse model of pressure ulcer, *J Invest Dermatol*, 2008 ; 128 : 1838-1851.
13) 七川正一，森 將晏：褥瘡発生初期段階における虚血再灌流傷害の関与，褥瘡会誌，2005 ; 7 : 93-98.
14) Wiechula R: The use of moist wound-healing dressings in the management of split-thickness skin graft donor sites: a systematic review, *Int J Nurs Pract*, 2003 ; 9 : S9-S17.
15) Field FK, Kerstein MD: Overview of wound healing in a moist environment, *Am J Surg*, 1994 ; 167 : 2S-6S.
16) Alvarez OM, Mertz PM, Eaglstein WH: The effect of occlusive dressings on collagen synthesis and re-epithelialization in superficial wounds, *J Surg Res*, 1983 ; 35 : 142-148.

17) Dyson M, Young SR, Hart J, Lynch JA, Lang S: Comparison of the effects of moist and drycondictions on the process of angiogenesis during dermal repair, *J Invest Dermatol*, 1992 ; 99 : 729-733.
18) Eaglstein WH, Mertz PM: New methods for assessing epidermal wound healing: the effects of triamcinolone acetonide and polyethelene film occlusion, *J Invest Dermatol*, 1978 ; 71 : 382-384.
19) Whitney JD, Wickline MM: Treating chronic and acute wounds with warming: review of the science and practice implications, *J Wound Ostomy Continence Nurs*, 2003 ; 30 : 199-209.
20) Michie DD: Influence of occlusive and impregnated gauze dressings on incisional healing: aprospective, randomized, controlled study, *Ann Plast Surg*, 1994 ; 32 : 57-64.
21) Heffernan A, Martin AJ: A comparison of a modified form of Granuflex (Granuflex Extra Thin) and a conventional dressing in the management of lacerations, abrasions and minor operationwounds in an accident and emergency department, *J Accid Emerg Med*, 1994 ; 11 : 227-230.
22) Eaglstein WH: Moist wound healing with occlusive dressings: a clinical focus, *Dermatol Surg*, 2001 ; 27 : 175-181.
23) 水口 敬，寺師浩人，田原真也，佐溝政宏，塚本好彦：各種フィルムドレッシング材の特徴に着目したドレッシング法，形成外科，2008; 51 : 561?568.
24) Hermans MH: Hydrocolloid dressing (DuoDerm) for the treatment of superficial and deep partial thickness burns, *Scand J Plast Reconstr Surg Hand Surg*, 1987 ; 21 : 283-285.
25) Chaby G, Senet P, Vaneau M, et al: Dressings for acute and chronic wounds: a systematic review, *Arch Dermatol*, 2007 ; 143 : 1297-1304.
26) Wyatt D, McGowan DN, Najarian M: Comparison of a hydrocolloid dressing and silver sulfadiazine cream in the outpatient management of second-degree burns, *Trauma*, 1990 ; 30 : 857-865.
27) Yamaguchi Y, Sumikawa Y, Yoshida S, Kubo T, Yoshikawa K, Itami S: Prevention of amputation caused by rheumatic diseases following a novel therapy of exosing bone marrow, occlusive dressing and subsequent epidermal grafting, *Br J Dermatol*, 2005 ; 152 : 664-672.
28) Atiyeh BS, Dham R, Costagliola M, Al-Amm CA, Belhaouari L: Moist exposed therapy: an effective and valid alternative to occlusive dressings for postlaser resurfacing wound care, *Dermatol Surg*, 2004 ; 30 : 18-25.
29) Ubbink DT, Vermeulen H, van Hattem J: Comparison of homecare costs of local wound care in surgical patients randomized between occlusive and gauze dressings, *J Clin Nurs*, 2008 ; 17 : 593-601.
30) Takahashi J, Yokota O, Fujisawa Y, et al: An evaluation of polyvinylidene film dressing for treatment of pressure ulcers in older people, *J Wound Care*, 2006 ; 15 : 449-454.
31) 松永佳世子：ラップ療法―ディベートのまとめと私見―，Visual Dermatology, 2007 ; 6 : 996-999.
32) Shultz GS, Sibbald RG, et al: wound bed preparation: A systematic approach to wound management, *Wound Repair Regen*, 2003 ; 11 : S1-28.
33) 増田智一，加藤英行，曽根清昭，小松星児，横山水映，森山一郎：糖尿病に合併した足の深部細菌感染症．当科2年間のまとめ，臨皮，2006 ; 60 : 516-520.
34) http://www.j-circ.or.jp/guideline/pdf/JCS2009_hori_ d.pdf
35) De Mattei M, Ongaro L, Magaldi S, Gemmati D, Legnaro A, Palazzo A, et al: Time- and dose-dependent effects of chronic wound fluid on human adult dermal fibroblasts, *Dermatol Surg*, 2008 ; 34 : 347-356.
36) 松村 一：滲出液のコントロールに関する新知見，形成外科，2007; 50: 637-644.
37) Hutchinson JJ, McGuckin M: Occlusive dressings: a microbiologic and clinical review, *Am J Infect Control*, 1990 ; 18 : 257-268.
38) Weed T, Ratliff C, Drake DB: Quantifying bacterial bioburden during negative pressure wound therapy: does the wound VAC enhance bacterial clearance?, *Ann Plast Surg*, 2004 ; 52 : 279-280.
39) Lawrence JC: Dressing and wound infection, Am J Surg, 1994 ; 167 : 21S-24S.
40) Huang C, Leavitt T, Bayer LR, Orgill DP: Effect of negative pressure wound therapy on wound healing, *Curr Probl Surg*, 2014 ; 51 : 301-331.
41) Dixon AJ, Dixon MP, Dixon JB: Randomized clinical trial of the effect of applying ointment to surgical wounds before occlusive dressing, *Br J Surg*, 2006 ; 93 : 937-943.
42) Iwayama-Hibino M, Sugiura M, Muro K, Tomita Y: Successful topical hemotherapy with a new occlusive dressing for an intractable ulcer on the toe, *J Dermatol*, 2009 ; 36 : 245-248.
43) Yamaguchi Y, Yoshida S, Sumikawa Y, et al: Rapid healng of intractable diabetic foot ulcers with

exposed bones following a novel therapy of exposing bone marrow cells and then grafting epidermal sheets, *Br J Dermatol*, 2004 ; 151 : 1019-1028.
44) Hackl F, Bergmann J, Granter SR: Epidermal regeneration by micrograft transplantation with immediate 100-fold expansion, *Plast Reconstr Surg*, 2012 ; 129 : 443e-452e.
45) Bogoch ER, Gross DK: Surgery of the hand in patients with systemic sclerosis: outcomes and considerations, *J Rheumato*, 2005 : 32 : 642-648.

CQ2　慢性皮膚創傷の創傷治癒のためには洗浄をした方がよいのか？

回　答　創傷治癒促進のためには，洗浄した方がよい。まず創傷の状態を把握することが重要である。基礎疾患の有無，創傷治癒のどの段階にあるか，傷の深さ，ポケットの有無，感染の有無，壊死組織の有無などを把握する。創の洗浄には，細胞毒性のある消毒薬の使用などは避け，十分な量の生理食塩水や蒸留水，水道水を使用し，創面を愛護的に扱う必要がある。創の状態に応じて，デブリードマンを行い，洗浄液の量を増やし，洗浄圧を調節し，洗浄液を体温程度に温めることなどが勧められる。

● 解説

1. 洗浄の意義と注意

　正常な創傷治癒機転が働かない何らかの原因を持つ慢性皮膚創傷[46)47)]において，洗浄は局所的な原因を取り除くために行われる。洗浄によって異物，汚染物，微生物などを取り除き，創傷治癒を促進させることがwound bed preparation（創面環境調整）につながる[48)～50)]。近年 wound bed preparation では TIME コンセプト（CQ 1 参照）が提唱されている[49)51)]。TIME をそれぞれに改善することで創傷治癒機転は正常に稼働し，wound bed preparation が進んでいく。創の洗浄はすべての創傷において用いられる処置であるが，特に TIME の I（infection or inflammation）に対する治療として，とても重要と考えられる。

　創の洗浄においては十分な量の生理食塩水や蒸留水，水道水を用い，治癒を遷延させる原因物質をしっかりと洗い流すことが重要となる[52)～58)]。これらの洗浄液の違いによる感染率，治癒率に差はない。石鹸などの洗浄剤を使用することで，より効果的に細菌数や汚れを減らすことができる[59)～61)]。褥瘡において創周囲皮膚の洗浄を，洗浄剤を用いて行うと，生理食塩水を用いて行う場合より創自体の治癒期間が短縮するという報告がある[62)]。しかし，どのような種類の洗浄剤あるいは石鹸が創傷治癒において優れているかについては報告がない。また，創面を傷つけてしまうと創傷治癒を遅らせることになるので，創面は愛護的に扱う必要がある。洗浄時に圧をかけることで，細菌や残留物を除去することができるが[63)～67)]，圧が高すぎると創面の肉芽を損傷するため注意を要する。洗浄液は体温程度に温めることが望ましい[68)]。低温の洗浄液は汚れを落とす効果が落ちるだけではなく，糖尿病性潰瘍や血管炎，膠原病に伴う潰瘍に対しては血管を収縮させる可能性があるため避けた方がよい。逆に洗浄液の温度が高すぎれば創面のタンパク質を変性させる可能性がある。広範囲の熱傷などでは，低温の洗浄液により体

温の喪失も危惧される．また，極端な低温・高温の洗浄液は，洗浄時の不快感，痛みの原因にもなる．

2．洗浄の方法
1）浅い慢性皮膚創傷について
　びらんや浅い潰瘍に対しては，急性皮膚創傷と同様，正常な創傷治癒機転が働くことが期待される．ここで最も大切なことは感染や壊死などを起こし，深い創傷にならないようにすることである．洗浄により，細菌数を減らし，軟膏などの残留物や異物を除去し，創を清浄に保つことを心がける．また，この段階での過度な洗浄は創傷治癒に必要なサイトカインを減らすことになり，創傷治癒を遅延させることがあるため，注意を要する．

2）感染，壊死組織を伴う深い慢性皮膚創傷について
　感染，壊死組織の存在は創傷治癒を遷延化させる最大の局所的要因となる．また，明らかな感染の一歩手前である臨界的定着（critical colonization）に対しても，洗浄は非常に大きな意味を持つ．感染に対しての抗菌薬投与，壊死組織のデブリードマンと共に，十分な洗浄が wound bed preparation を進める上で不可欠である[47)49)69)～72)]．明らかな感染がある状態では消毒薬を用いることもあるが，その際も消毒後に洗浄することで無用な組織障害を最小限に留め，消毒薬への感作を避けて接触皮膚炎発症を抑える効果が期待できる．

　この時期での洗浄には，十分量の洗浄液を使用することが重要である．少量の洗浄液では細菌や汚染物をしっかりと取り除くことが難しい．十分な洗浄を行う方法として，シャワーや入浴が簡易な方法でもあり推奨できる．しかし例外として，広範囲熱傷では共用の設備を用いたシャワーや入浴での洗浄は院内感染の原因になり，また正常部皮膚や感染していない創部の細菌数を増加させるとの報告もあり注意を要する[73)～75)]．さらに，糖尿病や末梢動脈疾患に伴う下肢潰瘍での検討では，足浴よりもシャワー浴を行った方が患肢の予後がよいという報告がなされており[76)]，足浴では感染を拡大させる可能性が指摘されている．

　洗浄時に圧をかけることにより，除菌やデブリードマンの効果が期待できるが，一方で肉芽組織を損傷しないよう注意が必要である．しかし，具体的にどの程度の圧をかけるべきかについては一定の見解はない．褥瘡において機器を用いて拍動的に圧をかけて洗浄することで，創がより早く改善するとの報告[77)]がある．

　洗浄液の種類は生理食塩水や蒸留水，水道水で十分であるが，褥瘡において強酸性電解水が生理食塩水に比べ優位に細菌数を減らしたという報告もある[78)]．しかしながら，強酸性電解水は医療機器の消毒薬として認可され，また食品添加物の殺菌料としても認可されているが，医薬品の認可は受けていないため，その使用については注意が必要である．

3）肉芽形成・上皮形成期にある深い慢性皮膚創傷について
　感染が制御され，壊死組織が除去されれば，創傷治癒機転が正常に働き，肉芽形成・

上皮形成が進んでくる．この時期での洗浄は，創面を傷つけず愛護的に行うことが大切であり，表面に残留した軟膏や汚染物を取り除くことを目的とする．また，この時期では moist wound healing を目指す段階であるため，ドレッシング材で被覆することがあるが，その際には必ずしも連日の洗浄は必要ない．

【文献】

46) 市岡　滋，南村　愛：外科系医師のための「創傷外科」update．難治性皮膚潰瘍の分類と診断・治療アルゴリズム．形成外科，2008；51：S105-113.
47) 大浦紀彦，波利井清紀：慢性創傷．治療，2009；91：237-242.
48) Chin C, Shult G, Stacey M: Principles of wound bed preparation and their application to the treatment of chronic wounds, *Primary Intention*, 2003；11：171-182.
49) 大浦紀彦：Wound bed preparation とは．形成外科，2007；50：533-541.
50) 立花隆夫：褥瘡―創の保護と wound bed preparation, moist wound healing を目指した局所治療．診断と治療，2007；95：1559-1566.
51) Shultz GS, Sibbald RG, et al: Wound bed preparation: A systematic approach to wound management, *Wound Repair Regen*, 2003；11：S1-28.
52) Angeras MH, Brandberg A, Falk A, Seeman T: Comparison between sterile saline and tap water for the cleaning of acute traumatic soft tissue wounds, *Eur J Surg*, 1992；158：347-350.
53) Griffiths RD, Fernandez RS, Ussia CA: Is tap water a safe alternative to normal saline for wound irrigation in the community setting?, *J Wound Care*, 2001；10：407-411.
54) Godinez FS, Grant-Levy TR, McGuirk TD, Lettetle S, Eich M, O'Malley GF: Comparison of normal saline vs tap water for irrigation of lacerations in the emergency department, *Academic Emergency Medicine*, 2002；19：396-397.
55) Bansal BC, Wiebe RA, Perkins SD, Abramo TJ: Tap water for irrigation of lacerations, *Am J Emerg Med*, 2002；20：469-472.
56) Valente JH, Forti RJ, Freundlich LF, Zandieh SO, Crain EF: Wound irrigation in children: saline solution or tap water?, *Ann Emerg Med*, 2003；41：609-616.
57) Moscati RM, Mayrose J, Reardon RF, Janicke DM, Jehle DV: A multicenter comparison of tap water versus sterile saline for wound irrigation, *Acad Emerg Med*, 2007；14：404-409.
58) Fernandez R, Griffiths R: Water for wound cleansing, *Cochrane Database Syst Rev*, 2012；2：nopage.
59) 真田弘美，大西美千代，北山幸枝ほか：褥瘡を有する高齢者の創周囲皮膚における石鹸洗浄の有効性の検討．褥瘡会誌，2000；2：32-39.
60) 北山幸枝，真田弘美，紺家千津子ほか：褥瘡を有する高齢者の創周囲皮膚の汚れの解析．日本褥瘡オストミー失禁ケア研究会誌，2001；23：5.
61) 石山伸二，冨樫博靖，田村　成ほか：合成セラミド含有皮膚洗浄剤の褥瘡周囲皮膚への影響．褥瘡会誌，2003；15：508-514.
62) Konya C, Sanada H, Sugama J, Okuwa M, Kitagawa: Does the use of a cleanser on skin surrounding pressure ulcers in older people promote healing?, *J Wound Care*, 2005；1：169-171.
63) Stevenson TR, Thacker JG, Rodeheaver GT, Bacchetta C, Edgerton MT, Edlich RF: Cleansingthe the traumatic wound by high pressure syringe irrigation, *JACEP*, 1976；5：17-21.
64) Longmire AW, Broom LA, Burch J: Wound infection following high-pressure syringe and needle irrigation, *Am J Emerg Med*, 1987；5：179-181.
65) Grower MF, Bhaskar SN, Horan MJ, Cutright DE: Effect of water lavage on removal of tissue fragments from crush wounds, *Oral Surg Oral Med Oral Pathol*, 1972；33：1031-1036.
66) Green VA, Carlson HC, Briggs RL, Stewart JL: A comparison of the efficacy of pulsed mechanical lavage with that of rubber-bulb syringe irrigation in removal of debris from avulsive wounds, *Oral Surg Oral Med Oral Pathol*, 1971；32：158-164.
67) Stewart JL, Carlson HC, Briggs RL, Green VA: The bacteria-removal efficiency of mechanical lavage and rubber-bulb syringe irrigation in contaminated avulsive wounds, *Oral Surg Oral Med Oral Pathol*, 1971；31：842-848.
68) Museru LM, Kumar A, Ickler P: Comparison of isotonic saline, distilled water and boiled water in irrigation of open fractures, *Int Orthop*, 1989；13：179-180.
69) Sibbald RG, Browne AC, Coutts P, Queen D: Screening evaluation of an ionized nanocrystalline

silver dressing in chronic wound care, *Ostomy Wound Manage*, 2001 ; 47 : 38-43.
70) 市岡　滋，大浦紀彦，中塚貴志，波利井清紀：創洗浄における簡易局所シャワーの有用性，褥瘡会誌，2001 ; 3 : 32-37.
71) White RJ, Cutting KF: Critical colonization ; The concept under scrutiny, *Ost Wound Mgt*, 2006 ; 52 : 50-56.
72) 武田　睦，館　正弘：慢性創傷；褥瘡，褥瘡の病態と保存的治療，形成外科，2008 ; 51 : S173-176.
73) Embil JM, McLeod JA, Al-Barrak AM, et al: An outbreak of methicillin resistant Staphylococcus aureus on a burn unit: potential role of contaminated hydrotherapy equipment, *Burns*, 2001 ; 27 : 681-688.
74) Simor AE, Lee M, Vearncombe M, et al: An outbreak due to multiresistant Acinetobacter baumannii in a burn unit: risk factors for acquisition and management, *Infect Control Hosp Epidemiol*, 2002 ; 23 : 261-267.
75) Tredget EE, Shankowsky HA, Joffe AM, et al: Epidemiology of infections with Pseudomonas aeruginosa in burn patients: the role of hydrotherapy, *Clin Infect Dis*, 1992 ; 15 : 941-949.
76) Sano H, Ichioka S: Which cleansing care is better, foot bath or shower? Analysis of 236 limb ulcers, *Int Wound J*, Epub 2013 Nov 20.
77) Ho CH, Bensitel T, Wang X, Bogie KM: Pulsatile lavage for the enhancement of pressure ulcer healing: a randomized controlled trial, *Phys Ther*, 2012 ; 92 : 38-48.
78) 大浦武彦，芳賀理巳，中村博彦：強酸性電解水を用いた褥瘡部の洗浄効果—細菌数に対する生理食塩水との比較検討，臨床医薬，2006 ; 22 : 541-545.

CQ3　慢性皮膚創傷に対して，創面をどのように消毒すればよいのか？

回答　一般に，浅い皮膚創傷では消毒は必要ない。深い皮膚創傷でも，感染が成立していなければ消毒による除菌にとらわれることなく洗浄が勧められる。しかし，感染に移行しつつある状態・感染が成立した状態では多少の組織障害を犠牲にしてでも消毒を行い，感染を抑えることが必要である。

● **解説**　消毒は，皮膚やその他の対象物に存在する病原性微生物（細菌など）を死滅もしくは減少させ，病原性をなくさせることである。細菌は endotoxin, exotoxin などを産生することによっても創傷治癒を遅延させる。それら微生物による潜在的な感染の機会を減らすことが目的であり，一般に消毒薬が使われる。熱や物理化学的作用により微生物を完全に死滅させることを滅菌といい，消毒とは区別しなければならない。

　消毒薬は，蛋白凝固作用や酸化力により殺菌力を発揮するが，同じ作用を微生物のみならず宿主側（創面）にも与えることを認識しておかなければならない[79)～81)]。一方で，消毒薬の組織障害性の検討は動物モデルや実験室による検討が多く，これらの結果をそのまま目の前の皮膚創傷にあてはめることに疑問が残る。いずれにしても，目的なく漫然と消毒を継続するべきではない。

　消毒薬には各種あるが，各々の消毒薬がすべての病原性微生物に対して殺菌作用があるわけではない（表2）。

　この中で，慢性皮膚創傷に対して用いるのが適当と考えられるものは，1) ポビドンヨード，2) グルコン酸クロルヘキシジン，3) 塩化ベンザルコニウムなどである。以下に，各種消毒薬の種類と使用法を述べる。

表2 消毒薬と殺菌効果（文献82より一部改変引用）

	一般細菌	MRSA	緑膿菌	耐性緑膿菌	結核菌	真菌	細菌芽胞	肝炎ウイルス	HIV
塩化ベンザルコニウム	○	△	○	×	×	△	×	×	×
塩化ベンゼトニウム	○	△	○	×	×	△	×	×	×
グルコン酸クロルヘキシジン	○	△	○	×	×	△	×	×	×
消毒用エタノール	○	○	○	○	○	○	×	×	○
ポビドンヨード	○	○	○	○	○	○	△	×	○
マーキュロクロム	○	○	○	○	×	△	×	×	×
オキシドール	○	△	△	△	×	△	×	×	×

HIV : Human Immunodeficiency Virus
MRSA : Methicillin-resistant *Staphylococcus aureus*

1. 消毒薬の種類

1）ポビドンヨード

　10％濃度のイソジン®が代表的である。褐色であり，この色がつくため消毒範囲がわかりやすい。この殺菌作用は，ヨウ素の酸化力によるとされる[83]。イソジン®添付文書によると塗布後30秒程度でほとんどの細菌は死滅するとされている[84]。汗や滲出液による湿潤環境下で，しばしば接触皮膚炎[85)86]や化学熱傷[87]を生じることがあるので，消毒後はよく洗浄することが必要である。高濃度で組織に残留すると，刺激症状ばかりか，局所の血流障害を生じうるとの報告[88]があるため，組織に残留しないように十分洗い流すことが重要である[89]。顔面や粘膜には刺激が強いため，希釈して用いる。また，甲状腺機能に異常のある患者では，甲状腺ホルモン関連物質に影響を与えるおそれがあり注意が必要である[90]。

2）グルコン酸クロルヘキシジン

　ヒビテン®やマスキン®が一般的で，無臭で透明である。製品により色をつけているものもある。ポビドンヨードに比べて刺激が少なく，顔面や外陰部などにも使用できる。殺菌能は弱く，5分以上の接触でも殺菌されない菌株が存在する。皮膚の創傷部の消毒には0.05％の濃度で用いる[91)92]。アナフィラキシーショックの報告があるため，吸収が高い粘膜面（腟・膀胱・口腔内など）や耳への使用は禁忌とされている[93]。

3）塩化ベンザルコニウム

　オスバン®の他，同系列のものに塩化ベンゼトニウム：ハイアミン®やベゼトン液®などがある。臭気・刺激がほとんどなく，皮膚・粘膜の消毒に適している。粘膜では0.01〜0.025％，皮膚の創傷部でも同様の濃度で用いる。感染皮膚面では0.01％の濃度で消毒する[94]。

2. 消毒の方法

　これらの消毒薬は，細菌に対して菌体蛋白質（多くは細胞膜の蛋白質）の変性・凝固

を行うことで溶菌が生じ殺菌力を呈する。それと同時に同じ作用を宿主の細胞にも与えるため，組織障害性を呈する。そのため，漫然とした消毒は創傷治癒の遷延化を来す。血液・膿・滲出液や壊死組織などの有機物が存在する場合，消毒液はこれらの変性に関わってしまうため創部へと消毒液が浸透しにくくなる。その結果として，目的とする肝心の細菌への殺菌作用がみられない事態に陥ってしまう。創部から壊死物質を除去し，十分洗浄した後に用いることで効力を示すが，洗浄に用いる石鹸成分が残留していることでも殺菌力は低下してしまう。

消毒液を塗布したら，殺菌にはある程度の時間がかかることを理解し，数十秒～数分間待つ。創部と消毒液が十分接触した後，付着している消毒液を洗浄してぬぐい去る。こうすることで，残留している消毒液による宿主に対する細胞障害を最小限に食い止めることができる。

3. 皮膚創傷の種類による消毒

創傷における菌の作用は①汚染（contamination：菌の増殖なし）②定着（colonization：菌は増殖しているが，創部に対して無害）③感染（infection：菌は増殖しており，感染を起こしており有害）に分けられる。これらは連続的に捉えることができ，菌の創部への作用（bacterial burden）と宿主の抵抗力のバランスが崩れることで感染が生じるとの考え方が主流である[95]。②定着と③感染の中間の位置づけにあるのが臨界的定着（critical colonization）であり，定着から感染へ移行しつつある状態を示す。創感染には特徴的な臨床症状がある。創部の表層の感染が疑われた際にみられる所見の頭文字をとって NERDS，また深部の感染時の頭文字をとって STONES も，局所感染時判断の一助となる（表3）。

定着と判断すれば創部の消毒は必ずしも必要ではない。消毒が重要となるのは創部に感染徴候がみられつつある状態，すなわち臨界的定着（critical colonization）と感染の場合である[96]。

慢性皮膚創傷（糖尿病性潰瘍・静脈性潰瘍・褥瘡など）において局所の滲出液などに検体1グラムあたり 1×10^6 CFU（colony forming unit）以上の細菌数がみられた場

表3 NERDSとSTONES（文献95より一部改変引用）

NERDS：創部表層の細菌負荷の増加 Superficial increased bacterial burden	STONES：深部感染 Deep component infection
N：nonhealing wound　治癒遷延	S：size is bigger　創の拡大
E：exudative wound　滲出液の増加	T：temperature increased　熱感
R：red and bleeding wound　赤く易出血	O：os/probes to or exposed bone　骨髄炎・骨の露出
D：debris in the wound　壊死組織	N：new area of breakdown　近傍の破綻
S：smell from the wound　悪臭	E：exudates, erythema, edema　滲出液・発赤・浮腫
	S：smell　悪臭

合，消毒によって菌量を減らすことがWHS（Wound Healing Society）のガイドラインで強く推奨されている[97〜99]。また，感染が制御できたら，消毒薬の毒性を考慮し速やかに中止することも推奨されている。ただし，同ガイドラインでは虚血性潰瘍についてのみ，局所感染の制御に対し消毒の推奨度は他よりは低くなっている[100]。

また，International Consensus[101]では，局所の感染に全身の感染を併発している場合，易感染のリスクのある患者の場合，洗浄など他の方法で感染徴候が増悪している場合などはヨウ素による消毒を推奨している。ただし，創部が改善の方向へ向かえば，消毒の中断を検討すべきとしている。

1）浅い慢性皮膚創傷

表皮のみ，あるいは真皮の上層までが欠損している創部では，明らかな感染徴候がみられなければ消毒の意義は乏しい[102]。上皮化しつつある創部において，創面の浄化のためには生理食塩水や水道水などによる洗浄で十分である。創面には各種サイトカインが存在し，また形成されつつある表皮は薄い。そのため，これらを愛護的に扱い，洗浄時のこすり洗いは必ずしも必要ではない。

2）深い慢性皮膚創傷

① 感染・壊死を伴う深い慢性皮膚創傷について

通常は，広範囲に壊死組織が付着していることが多い。壊死組織の存在は感染のリスクを高め，常に臨界的定着の状態と認識される。実際，感染に傾くと局所の熱感・膿などの滲出液の増加・発赤・腫脹・疼痛などの他，発熱などの全身症状を呈することがある。感染のコントロールなしには創傷治癒は期待できない。このため，① 壊死組織の除去（デブリードマン），② 洗浄および消毒，③ 抗菌薬の全身投与などが必要となる。前述の通り，壊死組織が存在すると消毒薬が創面に浸透しないため，これらの積極的な除去と創面の洗浄による浄化の後，消毒薬を使用することが肝要である。また，感染がコントロールでき，臨界的定着から定着に向かえば，適宜消毒を中止する[103)104]。すなわち，創部感染が成立していなければ，消毒による除菌にとらわれることはない。しかしながら，感染が成立すれば，あるいは，しそうであれば（臨界的定着），多少の組織障害を犠牲にしてでも感染を抑えるべく消毒が必要である[105]。消毒を要する期間は，個々の症例で異なるが数日〜1週間程度であることが多い。

② 肉芽形成・上皮形成期にある深い慢性皮膚創傷について

真皮の下層，あるいは皮膚の全層欠損などの場合，感染のリスクは浅い創部よりも高くなる。菌の状態は定着であることが多い。上皮化するまでにはまだ時間がかかる状態で，肉芽形成の時期である。このため，無用な消毒による組織障害で肉芽形成を遷延させてはならない。創部の清潔を保つには洗浄が必要かつ十分で，ある程度の圧をかけて創面を洗う必要がある[81)106]。

【文献】

79) 岩沢　篤, 中村良子：ポビドンヨード製剤の使用上の留意点, *Infection Control*, 2002 ; 4 : 18-24.
80) Fernandez R, Griffiths R, Ussia C: Water for Wound Cleansing（review）, *Cochtane Database Syst*

Rev, 2012;(2):CD003861.
81) 大西山大,塩籠和也,下村龍一,小出 直,堤 寛:創傷治癒に対するポピドンヨード消毒の有害性と水道水洗浄の有効性,熱傷,2006;32:26-32.
82) 小林寛伊,大久保 憲,尾家重治:厚生省保健医療局結核感染症課(監):消毒と滅菌のガイドライン,へるす出版:1999.
83) 波多江新平,毛部川弘行,浜野有美子,丸山 徹:医療を中心とした消毒と滅菌 ポピドンヨード製剤,臨床と微生物,2002;29:367-372.
84) イソジン液®10%添付文書,明治製菓,2008.
85) Iijima S, Kuramochi M: Investigation of irritant skin reaction by 10% povidone-iodine solution after surgery, *Dermatology*, 2002;204:S103-S108.
86) 飯島茂子:10% ポピドンヨード液による一次刺激性接触皮膚炎.医薬ジャーナル,2002;38:5-13.
87) Rees A, Sherrod Q, Young L: Chemichal burn from povidone-iodine: case and review, *J Drugs Dermatol*, 2011;10:414-417.
88) Brennan SS, Leaper DJ: The effect of antiseptics on the healing wound: a study using the rabbit ear chamber, *Br J Surg*, 1985;72:780-782.
89) Burks RI: Povidone-iodine solution in wound treatment, *Phys Thr*, 1998;78:212-218.
90) 杉原國扶,尾家重治,松月みどり:皮膚の創傷部位の消毒法の検討,Pharma Medica, 2003;21:79-89.
91) 0.05% マスキン水添付文書,丸石製薬,2005.
92) 今沢 隆,小室裕造,斎藤雄一郎:医療を中心とした消毒と滅菌 グルコン酸クロルヘキシジン,臨床と微生物,2002;29:377-380.
93) 井上雅博,グルコン酸クロルヘキシジン使用後にアナフィラキシーショックを起こした1症例,日形会誌,2003;23:582-588.
94) ベゼトン液0.02 添付文書,健栄製薬,2008.
95) Sibbald RG, Woo K, Ayello EA: Increased bacterial burden and infection: the story of NERDS and STONES, *Adv Skin Wound Care*, 2006;19:447-461.
96) 幸野 健,谷口彰治:エビデンスに基づく創傷消毒の是非 Clinical Dermatorogy 2005,臨皮,2005;59:117-122.
97) Whitney J, Phillips L, Aslam R, et al : Guidelines for the treatment of pressure ulcers, *Wound Rep Reg*, 2006;14:663-679.
98) Steed DL, Attinger C, Colaizzi T, et al: Guidelines for the treatment of diabetic ulcers, *Wound Rep Reg*, 2006;14:680-692.
99) Robson MC, Cooper DM, Aslam R, et al: Guidelines for the treatment of venous ulcers, *Wound Rep Reg*, 2006;14:649-662.
100) Hopf HW, Ueno C, Aslam R: Guidelines for the treatment of arterial insufficiency ulcers, *Wound Rep Reg*, 2006;14:693-710.
101) Wound Infection in Clinical Practice: an International Consensus Supported by an unrestricted educational grant from Smith & Nephew, *Int Wound J*, 2008;5:s3.
102) 市岡 滋:創傷治療における感染管理,治療,2003;85:2729-2733.
103) Sibbald RG,Williamson D, Orsted HL, et al: Preparing the wound bed- debridement, bacterial balance and moisture balance, *Ostomy Wound Management*, 2000;46:14-35.
104) Sibbald RG, Orsted H, Schultz GS, et al: Preparing the wound bed 2003: focus on infection and inflammation, *Ostomy Wound Management*, 2003;49:24-51.
105) 本間健一,大浦武彦.MRSA 感染・汚染潰瘍と褥瘡の治療,*Infection Control*, 2001;10:460-463.
106) Longmire AW, Broom LA, Burch J: Wound infection following high pressure syringe and needle irrigation, *Am J Emerg Med*, 1987;5:179-181.

CQ4 慢性皮膚創傷にはどのような外用薬を用いればよいのか？

回 答 慢性皮膚創傷の創傷治癒を促進するためには，創の深さ，治癒過程のどの段階にあるか，治癒を妨げているものがあればそれが何かなどを把握する。そして，主剤や基剤を考慮したうえで，治癒を妨げている原因の除去に役立つ外用薬や，治癒過程を促進する外用薬を選択して使用することを勧める。

●解説 1. 外用薬使用の意義と使用上の注意

前述（CQ1参照）の創傷治癒過程において，壊死組織，感染，乾燥や過度の湿潤，ポケットなどが存在すれば，創の治癒は遅延する。その障害を取り除くため，あるいは正常の治癒過程をさらに加速するためには，創傷の状況に応じて適切な外用薬を選択する必要がある。外用治療が創傷治癒を促進しうることは，これまでの多数の外用薬の臨床試験やエキスパートにより記載された総説などからよく知られている[107)〜114)]。一方，不適切な外用薬の長期使用により，創面の乾燥・過度の湿潤が生じうる。また，周囲の皮膚に接触皮膚炎や浸軟を起こす可能性もある。そこで，状態に応じて2週間程度を目安に外用薬の効果を検討することで，効果のない薬を漫然と使用しないようにする。方法の一案としては，軟膏の場合はガーゼの上に軟膏ベラか舌圧子で厚めに一定の厚さ（1〜3 mm前後）で伸ばし，創面が乾いたり，創面とガーゼが固着しないように配慮する[110)]。特に，滲出液が少ない場合は，塗布量を増やしたり，ガーゼの上からポリウレタンフィルムなどで覆ってもよい。また，ポケットを形成している場合は，外用薬を充填する必要がある。

2. 外用薬の基剤

外用薬については，主剤だけでなく，基剤もその効果に重要な役割を果たす[107)〜113)]。創傷治療薬として使用されることの多い軟膏の基剤は，油脂性基剤，乳剤性基剤，水溶性基剤に大きく分類される（表4）。

油脂性基剤には，白色ワセリン，プラスチベースなどの鉱物性油由来のものと，亜鉛華単軟膏などの動植物性油から作られるものが含まれる。皮膚の保護・保湿作用が強

表4 軟膏基剤の特徴（文献113より改変引用）

分類			基剤の種類	外用剤（代表的な製品）
疎水性基剤	油脂性基剤	鉱物性 動植物性	白色ワセリン，プラスチベース，単軟膏，亜鉛華軟膏	亜鉛華軟膏 アズノール®軟膏 プロスタンディン®軟膏
親水性基剤	乳剤性基剤	水中油型（O/W）	親水軟膏，バニシングクリーム	オルセノン®軟膏 ゲーベン®クリーム
		油中水型（W/O）	吸水軟膏，コールドクリーム，親水ワセリン，ラノリン	リフラップ®軟膏 ソルコセリル®軟膏
	水溶性基剤		マクロゴール軟膏	アクトシン®軟膏 アルキサ®軟膏 ブロメライン軟膏
			マクロゴール軟膏（＋白糖） マクロゴール600（＋ビーズ） マクロゴール（＋吸水性ポリマー） マクロゴール（＋ビーズ）	ユーパスタコーワ軟膏 デブリサン®ペースト ヨードコート®軟膏 カデックス®軟膏

く，刺激性も少ない。滲出液が少ない創面に適する。

　乳剤性基剤は油脂性成分と水溶性成分を界面活性剤により乳化したもので，水の中に油が分散した水中油型基剤（O/W）と，油の中に水が分散した油中水型基剤（W/O）に分類される。水中油型基剤（O/W）は，含有する水分量が多く，創面にたいして補水する機能をもつ。一方，油中水型基剤（W/O）は，水分は含まれているもののわずかであり，滲出液の吸収はほとんどなく，油脂性基剤と同様の保湿性を有する。これらの利点は，水溶性と油溶性の薬剤のいずれをも配合することが可能であることである。また，浸透性に優れ，薬剤の強力な浸透性を必要とする深い潰瘍や壊死組織を伴う創傷にも有用である。

　水溶性基剤は，完全に水に溶ける基剤であり，代表的なものに酸化エチレンと水の縮重合体であるマクロゴールがある。配合薬の経皮吸収性は低いが，刺激性が少なく，吸水性がきわめて高いことから滲出液の多い創面に有用である。水で容易に洗い流せるという利点も有する。

　その他の基剤として，白糖を配合した基剤や吸収性ポリマー粒子を配合したものは，非常に高い吸水性を有し，滲出液が多い創部に最適である。要約すると，滲出液が少ない浅い創面には，創部の保護と保湿効果に優れる油脂性軟膏が適している。一方，滲出液が多い深い創傷には，水溶性基剤や白糖やポリマー粒子を含有する基剤が適している。

3. 外用薬の選択（表5参照）

1）浅い慢性皮膚創傷について

　本来，皮膚は外界から内部の臓器を防御する役割，水分の保持などの重要な役割を有している。そのため，皮膚の一部が欠損した場合には，治癒するまで同部を保護して，さらに適度な湿潤環境を保つ必要がある。このため，浅い創傷（びらんや真皮上層までの浅い潰瘍）ではドレッシング材が良い適応となるが，外用薬も有効な手段である。保湿作用の強い油脂性基剤であるイソプロピルアズレン軟膏，抗生物質（抗菌薬）含有軟膏（フシジン®軟膏やゲンタシン®軟膏など，ほとんどが油脂性基剤である），酸化亜鉛軟膏，白色ワセリンなどが使用される。ただし，抗生物質（抗菌薬）含有軟膏は耐性菌の出現を招き得るので，2週間以上の使用は控えた方がよい。

2）深い慢性皮膚創傷について

① 感染/壊死組織を伴う場合

　肉芽形成に必要な成長因子やサイトカインを産生する炎症細胞の創部への遊走は創傷治癒に不可欠であるが，過剰な炎症や炎症の遷延化は，肉芽形成やその後の上皮化を妨げて創傷治癒を遷延化させる。異物，感染，壊死組織などがその原因となるため，まずは外科的なデブリードマンや十分な洗浄などにより，これらをできるだけ取り除く必要がある。壊死組織の自己融解を促進させるためには，酵素製剤であるブロメライン軟膏[115]，フランセチン®・T・パウダー[116]の他，カデキソマー・ヨウ素軟膏・外用散[117〜119]がしばしば選択される。また，水分を多く含むスルファジアジン銀含有ク

リームは，壊死組織の軟化，融解を促進すると考えられており，滲出液の少ない創部での壊死組織除去に有用である[120]。このような化学的デブリードマンだけでは，完全に壊死組織を取り除くことは困難なことが多いが，これにより壊死組織が柔らかくなると，その後の外科的デブリードマンがより安全で容易になってくる。感染を伴う創部への外用療法には，強い抗菌力を有するヨウ素を含むカデキソマー・ヨウ素軟膏・外用散[117)~119)121)122]，ポピドンヨードシュガー[123)124]，ヨウ素含有軟膏[125]，ヨードホルムガーゼ[126]が使用される。また，スルファジアジン銀含有クリーム[127)~129]やスルファジアジン軟膏も強い抗菌力を有するのでよく用いられる。感染や強い炎症などにより創部の滲出液が異常に多い場合，肉芽形成が妨げられたり，更なる感染や炎症を招きうる。また，周囲の健常皮膚が浸軟して外的刺激によりびらんなどができやすくなる。このため，滲出液を吸収するような外用薬の使用が必要になる。代表的なものに，ポリマー粒子を含有したカデキソマー・ヨウ素軟膏・外用散[117)~120)122]やデキストラノマーポリマー[130]，白糖を含有するポピドンヨードシュガー[123)124]などがある。ヨウ素の持続的放出による殺菌効果，滲出液吸収効果を持ちながら，ポリマー基剤よりも扱いやすいヨウ素含有軟膏[125]も有用と考えられる。

②肉芽/上皮形成期の場合

感染が落ち着いて，壊死組織が除去された創部では肉芽が形成されるが，深い潰瘍や何らかの理由で肉芽形成が遅延している場合には，肉芽形成を促進する外用薬を使用すべきである。強い肉芽形成促進作用を持つトラフェルミン（basic fibroblast growth factor, bFGF）製剤[131)~134]のほかに，アルプロスタジルアルファデクス（プロスタグランディン E_1）軟膏[135]，アルミニウムクロロヒドロキシアラントイネート軟膏・外用散[136]，リゾチーム塩酸塩含有軟膏[137]，ソルコセリル含有軟膏[138]，トレチノイントコフェリル軟膏[139)140]，ブクラデシンナトリウム軟膏[141)142]などの肉芽形成促進作用が知られている。

潰瘍部が良好な肉芽で充填されると，上皮化が生じてくる。この時期には，創表面の保護と湿潤環境を保つことが重要である。前述の浅い慢性皮膚創傷に用いられるような軟膏が適応となる。また，積極的に上皮化による創を縮小する目的では，アルプロスタジルアルファデクス（プロスタグランディン E_1）軟膏[135]やブクラデシンナトリウム軟膏[141)142]が有用と考えられる。

表5 外用薬の選択 （文献114より改変引用）

皮膚創傷の深さと状態	適応となる代表的外用薬	対応する代表的な製品	備考
浅い慢性皮膚創傷	イソプロピルアズレン軟膏	アズノール®軟膏	創面保護と弱い抗炎症作用
	抗生物質（抗菌薬）含有軟膏	ゲンタシン®軟膏 フシジンレオ®軟膏	抗生物質などの抗菌薬を含有することで，抗菌作用を示す。長期使用は，耐性菌の出現を招くので控える。

	酸化亜鉛軟膏	亜鉛華単軟膏	薄く塗れば創面保護,厚く塗れば乾燥作用を示す。
	白色ワセリン	白色ワセリン	創面保護に使用。接触皮膚炎を生じないのが利点。
深い慢性皮膚創傷(感染/壊死組織を伴う場合)	カデキソマー・ヨウ素軟膏・外用散	カデックス®軟膏 カデックス®外用散	放出されるヨウ素による強い抗菌力の他,ポリマー粒子による滲出液の吸収,壊死組織や細菌の除去作用。乾燥した創部には適さない。散剤の方が吸水性は高いが,マクロゴール基剤の軟膏の方が使用しやすい。洗浄時に,古いポリマー粒子をよく洗い流す必要がある。ヨウ素過敏症では禁忌。
	スルファジアジン銀含有クリーム	ゲーベン®クリーム	含有するサルファ剤と銀が,細菌や真菌に対して幅広い抗菌力を発揮。組織浸透性も高く,水分含有率が高いために壊死組織の軟化,融解を促進。滲出液の多い創部には適さない。サルファ剤に過敏のある症例,新生児や低出生体重児(高ビリルビン血症を起こしうる),軽症熱傷(疼痛を起こす)には禁忌。広範囲熱傷では,血清浸透圧の上昇に注意。
	スルファジアジン軟膏	テラジアパスタ®	スルファジアジンを含有する。基剤はマクロゴールであり,滲出液の吸収能が高い。
	デキストラノマーポリマー	デブリサン® デブリサン®ペースト	ポリマー粒子の作用により,滲出液の吸収に優れ,細菌や分解産物を除去。マクロゴール基剤のペーストの方が使用しやすい。ポリマー粒子は洗浄時に十分洗い流す必要があり,洗浄困難なポケット状潰瘍には使用しない。乾燥した創部には適さない。
	ブロメライン含有軟膏	ブロメライン軟膏	蛋白分解酵素であるブロメラインが,壊死組織の化学的デブリードマンに働く。辺縁に付着すると発赤や痛みを伴うことがあるので,あらかじめ周囲に油脂性軟膏を外用しておくとよい。感染を伴う創傷には向かない。
	ポピドンヨードゲル	イソジンゲル®	ヨウ素の強い抗菌作用により,感染を抑制。基剤はマクロゴール。ヨウ素過敏症では禁忌。
	ポピドンヨードシュガー	ユーパスタ®コーワ	ヨウ素による強い抗菌力と白糖の滲出液吸収,浮腫軽減作用。乾燥した創部には適さない。十分攪拌してから使用する。ヨウ素過敏症では禁忌。

	ヨウ素含有軟膏	ヨードコート®	ポリマー粒子ではないが，カデキソマー・ヨウ素と同様の作用を持つ。ヨード過敏症には禁忌。
	硫酸フラジオマイシン・トリプシンパウダー	フランセチン®・T・パウダー	硫酸フラジオマイシンの抗菌作用と蛋白分解酵素トリプシンの壊死組織融解作用を併せ持つ。散剤のため，乾いた創面には適さない。創面から出血のある場合や，重篤な肝腎障害のある場合は禁忌。
	ヨードホルム	ヨードホルムガーゼ	創傷・潰瘍からでる血液や滲出液に溶けて分解し，ヨウ素を遊離する結果，殺菌作用を現す。大量使用時には，せん妄，不穏，傾眠などヨード中毒症状を来すことがあり，十分な観察を行う必要がある。
深い慢性皮膚創傷（肉芽／上皮形成期の場合）	アルプロスタジルアルファデクス（プロスタグランディンE_1）軟膏	プロスタンディン®軟膏	皮膚血流増加や血管新生を介して肉芽形成を促進。表皮細胞の増殖・遊走作用により上皮化を促進。油脂性のプラスチベースを基剤とするため，乾燥した創面に適する。妊婦，心不全や出血のある症例では禁忌。
	アルミニウムクロロヒドロキシアラントイネート	アルキサ®軟膏 イサロパン®（散剤）	本剤はアラントイン誘導体のアルミニウム塩であるが，アラントインには肉芽形成作用，壊死組織除去作用がある。
	リゾチーム塩酸塩含有軟膏	リフラップ®軟膏 リフラップ®シート	線維芽細胞の増殖促進などの組織修復作用と膿性分泌物分解作用。卵白に過敏症のある症例には禁忌。
	ソルコセリル含有軟膏	ソルコセリル®軟膏 ソルコセリル®ゼリー	幼牛血液抽出物であり，血管新生や線維芽細胞増殖を促進して，肉芽形成に作用。牛血液製剤に過敏な症例には禁忌。
	トラフェルミン (basic fibroblast growth factor, bFGF) 製剤	フィブラスト®スプレー	遺伝子組み換えヒトbFGF製剤。血管新生，線維芽細胞増殖・遊走に作用し，良質な肉芽形成を強力に促進。使用開始時に専用のスプレー容器内で溶解し，創面に噴霧。その細胞増殖作用のために，投与部位に悪性腫瘍やその既往のある症例では禁忌。
	トレチノイントコフェリル軟膏	オルセノン®軟膏	血管内皮細胞や線維芽細胞の増殖・遊走に作用し，肉芽形成を強く促進。水分含有量の多い乳剤性基剤で，乾燥した創面に適する。滲出液の多い場合には，浮腫などを生じやすい。黄色調のために感染と紛らわしいことがある。

| ブクラデシンナトリウム軟膏 | アクトシン®軟膏 | 血管拡張，血流改善，血管内皮細胞や線維芽細胞の増殖・遊走作用により，肉芽形成，上皮化を促進。基剤がマクロゴールであるため，吸水性を有する。特異臭が気になることがある。 |

【文献】

107) 石川　治，福井基成：V．保存的治療，宮地良樹編：褥瘡の予防・治療ガイドライン，東京，照林社：1998；64-89.
108) 八幡陽子：2．理にかなった外用療法は何か？，橋本公二，宮地良樹，瀧川雅浩編：皮膚科診療プラクティス―15 難治性皮膚潰瘍を治すスキル―，東京，文光堂：2003；8-14.
109) 立花隆夫：6 章　皮膚欠損の修復，真田弘美，中條俊夫，宮地良樹，森口隆彦編，塩谷信幸監修：創傷治癒，東京，ブレーン出版：2005；117-132.
110) 小野一郎：創傷部における外用薬の状況．形成外科 ADVANCE シリーズ I-3，波利井清紀，森口隆彦編著：創傷の治療　最近の進歩　第 2 版，東京，克誠堂出版：2005；97-115.
111) 田村敦志：第 II 章　皮膚潰瘍治療外用薬と創傷被覆材の種類と使い方，石川　治，田村敦志編著：創傷治療プラクティス，東京，南江堂：2006；15-29.
112) 古田勝経：外用薬にはどんなものがあるか―基剤，褥瘡における薬効別分類，外用薬の利点と欠点―，宮地良樹，真田弘美編：褥瘡局所治療―ガイドライン編―，東京，メディカルレビュー社：2007；59-80.
113) 日本褥瘡学会「褥瘡予防・管理ガイドライン」策定委員会：第 4 章　褥瘡の治療，日本褥瘡学会編集：褥瘡予防・管理ガイドライン　第 3 版，東京，照林社：2015；97-120.
114) 日本褥瘡学会学術教育委員会ガイドライン改訂委員会：PART II 褥瘡の治療，日本褥瘡学会編集：褥瘡ガイドブック　第 2 版，東京，照林社：2015；27-112.
115) 小川　豊，黒岡定浩，片上佐和子ほか：ブロメライン軟膏の熱傷，褥瘡，その他種々の創に対する壊死組織除去効果，新薬と臨床，1999；48：1301-1309.
116) 柴田清人，江崎柳節，佐藤史朗：抗生剤と消炎酵素剤の併用，治療，1972；54：1447-1451.
117) 石橋康正，大河原章，久木田　淳ほか：各種皮膚潰瘍に対する NI-009 の臨床評価―デブリサン®を対照薬とした群間比較試験―，臨床医薬，1990；6：785-816.
118) 久木田　淳，大浦武彦，青木虎吉ほか：各種皮膚潰瘍に対する NI-009 の臨床評価―エレース C 軟膏を対照薬とした群間比較試験―，臨床医薬，1990；6：817-848.
119) 安西　喬，白取　昭，大友英一ほか：各種皮膚潰瘍に対する NI-009 の有用性の検討―基剤を対照とした群間比較試験―，臨床医薬，1989；5：2585-2612.
120) 立花隆夫，宮地良樹：褥瘡の治療に関する update I―薬剤による保存的治療―，形成外科，2003；46：459-470.
121) O'Meara S, Al-Kurdi D, Ovington LG: Antibiotics and antiseptics for venous leg ulcers (Review). In: The Cochrane Collaboration, *John Wiley & Sons*, 2008；1-60.
122) Sundberg J, Meller R: A retrospective review of the use of cadexomer iodine in the treatment of chronic wounds, *Wounds*, 1997；9：68-86.
123) 今村貞夫，内野治人，井村裕人ほか：白糖・ポビドンヨード配合軟膏（KT-136）の褥瘡に対する有用性の検討―塩化リゾチーム軟膏を対照にした比較臨床試験―，薬理と治療，1989；17：255-280.
124) 斎藤義雄，古瀬善朗，石井敏直ほか：褥瘡に対する白糖ポビドンヨード軟膏（ユーパスタコーワ）と塩化リゾチーム軟膏（リフラップ軟膏）配合白糖ポビドンヨード軟膏の無作為化比較試験による臨床研究，薬理と治療，1994；22：2403-2413.
125) 樋掛早亜子，小林勝則，三輪泰司，鐺本英利，山崎啓子：褥瘡及び皮膚潰瘍治療薬 MRX-201（ヨードコート軟膏® 0.9%）の開発と製剤特性，薬剤学，2007；67：260-265.
126) Mizokami F, Murasawa Y, Furuta K, Isogai Z: Iodoform gauze removes necrotic by fibrinolytic activity tissue from pressure ulcer wounds, *Biol Pharm Bull*, 2012；35：1048-1053.
127) Kucan JO, Robson MC, Heggers JP, Ko F: Comparison of silver sulfadiazine, povidone-iodine and physiologic saline in the treatment of chronic pressure ulcers, *J Am Geriatr Soc*, 1981；29：232-235.
128) 由良二郎，安藤正英，石川　周ほか：Silver sulfadiazine（T107）の褥瘡，慢性皮膚潰瘍に対する臨床評価―二重盲検法による placebo との比較検討―，日本化学療法会誌，1984；32：208-222.

129) T-107 中国地区研究班：褥瘡など慢性皮膚潰瘍に対する Silver Sulfadiazine Cream（T-107）と Gentamicin Sulfate Cream の二重盲検試験，西日皮，1984；46：582-591.
130) 堀尾 武，河合修三，森口隆彦，稲川喜一：褥瘡に対する SK-P-9701（デキストラノマーペースト）の臨床効果，褥瘡会誌，2001；3：355-364.
131) 古江増隆，吉永健太郎，師井洋一，高原正和，内 博史：bFGF・フィブラスト®スプレーの全て—過去・現在・未来—，新薬と臨床，2007；56：1924-1931.
132) 石橋康正，添田周吾，大浦武彦ほか：遺伝子組み換えヒト型 bFGF（KCB-1）の皮膚潰瘍に対する臨床評価—白糖・ポビドンヨード配合製剤を対照薬とした第 III 相臨床試験—，臨床医薬，1996；12：2159-2187.
133) 石橋康正，添田周吾，大浦武彦ほか：bFGF（KCB-1）の各種難治性皮膚潰瘍に対する臨床効果—二重盲検比較試験による用量反応試験—，臨床医薬，1996；12：1809-1834.
134) 大浦武彦，中條俊夫，森口隆彦ほか：bFGF 製剤の褥瘡に対する臨床効果の検討—新評価法による症例・対照研究—，褥瘡会誌，2004；6：23-34.
135) 今村貞夫，相模成一郎，石橋康正，新村眞人，吉川邦彦，小川暢也：G-511 軟膏の褥瘡・皮膚潰瘍に対する臨床試験—塩化リゾチーム軟膏を対照とした電話法による無作為割付け比較試験—，臨床医薬，1994；10：127-147.
136) 水谷 弘，大槻利衛，松本英一ほか：褥瘡に対するアルミニウムクロロヒドロキシアラントイネート散剤（ISP）の臨床効果—ソルコセリル軟膏との比較試験—，臨床と研究，1982；59：339-354.
137) KH-101 研究班：KH-101 軟膏（リフラップ軟膏）の皮膚潰瘍に対する治療効果の検討 Well-Controlled Comparative Study の新解析，西日皮，1986；4：553-562.
138) 浅沼弘一：SS-094 軟膏の使用経験，基礎と臨床，1981；15：5499-5508.
139) L-300 臨床試験研究班：L-300 軟膏の皮膚潰瘍に対する臨床評価—Controlled Comparative Study による塩化リゾチーム軟膏との比較—，臨床医薬，1991；7：645-665.
140) L-300 臨床試験研究班：L-300 軟膏の皮膚潰瘍に対する臨床的有用性の検討—ベンザタック軟膏を対照薬とした Controlled Comparative Study—，臨床医薬，1991；7：437-456.
141) 新村眞人，石橋康正，今村貞夫ほか：DT-5621 の褥瘡・皮膚潰瘍に対する臨床効果—塩化リゾチーム軟膏との無作為割付け群間比較試験—，臨床医薬，1991；7：677-692.
142) 新村眞人，山本桂三，岸本三郎，大原國章，小川暢也：褥瘡・皮膚潰瘍に対する DT-5621（ジブチリルサイクリック AMP 含有軟膏）の臨床効果検討—基剤（マクロゴール）を対照とした二重盲検比較試験—，薬理と治療，1990；18：2757-2770.

CQ5　ドレッシング材はどのように用いればよいのか？

回答　ドレッシング材は基本的に水分を保持する作用を持つが，滲出液の吸収力が材型によってそれぞれ異なるため，滲出液の量に応じて選択することで創傷治癒に適切な湿潤環境を調整できる。また，滲出液の量以外にも，個々のドレッシング材の材型や形態などを十分に理解したうえで使用することを勧める。過度な湿潤は創部および周辺正常組織の浸軟を招き潰瘍の治癒を遅らせ，また感染を誘発する可能性があり注意が必要である。

● 解説　**1. 使用の意義と使用上の注意**

前述（CQ1 参照）の TIME コンセプトや moist wound healing に基づいた慢性皮膚創傷の治療において，ドレッシング材を上手に使用することは有効な手段のひとつである[143)～149)]。このガイドラインにおけるドレッシング材とは，創における湿潤環境の形成を目的とした近代的な創傷被覆材を指し，従来の滅菌ガーゼは除くものとする。

ドレッシング材のうち，皮膚保護や二次性ドレッシング材として使用するポリウレタンフィルムは保険適用がなく，技術料に包括される。真皮に至る，あるいはそれ以上に深い創傷には，創傷の深さに応じて保険収載された皮膚欠損用ドレッシング材（特定保

険医療材料）が使用できる．薬剤ではないために処方ができないが，医師が処置の際に用いた場合は保険点数を算定できる．同一部位に複数のドレッシング材を用いた場合は，主たるもののみ算定可能である．2012年の診療報酬の改定によって，在宅療養指導管理料を算定している場合であって，在宅での療養を行っている通院困難な患者のうち，皮下組織に至る褥瘡（筋肉，骨等に至る褥瘡を含む．）（DESIGN-R®分類 D3, D4 および D5）を有する患者の褥瘡に対して使用した場合には，患者自身が使用した場合でも保険算定が可能となった．手術の縫合創や深さの適応が異なる創部では，保険適用外になるので注意が必要である．

　ドレッシング材で創傷を閉塞することは，湿潤環境を作ることにより，滲出液中の細胞増殖因子やサイトカインなどの維持，表皮細胞などの遊走促進，壊死組織の拡大防止や自己融解の促進などを介して創傷治癒に働くだけでなく，創周囲の皮膚の保護，汚染防止，疼痛緩和，保温などの作用も有する．Hutchinson ら[150]は従来のガーゼによる被覆と比較してドレッシング材による閉鎖した湿潤環境下療法は有意に感染率が低いことを報告している．ドレッシング材の多くは外界からの細菌を透過せず，貯留した滲出液は細菌に対する抵抗力を持つので細菌の増殖を抑制すると考えられている[151]．ただし，感染が疑われる創部では，湿潤を保つことは，細菌増殖の温床となり感染の増悪が危惧され，創傷治癒を著しく遅らせるだけでなく悪化させることとなるため，創の観察ができないドレッシング材は使用すべきではない．

　最近になり銀含有ドレッシング材が各種使用できるようになった．これらも明らかな感染創に使うことは推奨しないが，critical colonization を疑う，もしくは感染のリスクのある潰瘍に対しての使用で潰瘍の縮小を早める報告もあり用いても良い[149,152]．ただし治癒率に関して，銀含有ドレッシング材と銀非含有ドレッシング材を比較して改善率に差はないとの報告もあり，エビデンスは不足している[153,154]．また，ドレッシング材の使用については，保険の適用期間が限定されていること（通常は 2 週間まで，最大で 3 週間），その選択や使用は医師のみに裁量権が限られていることに注意が必要である．ドレッシング材は必ずしも毎日交換の必要がない点が利点であるが，毎日表面から創傷の感染徴候や汚染，ドレッシング材の剝離などがないか観察しつつ，交換の時期や連用日数（最長 1 週間）などを適宜判断していく必要がある．なお，末梢動脈閉塞性疾患（peripheral arterial diseases；PAD，従来は主に閉塞性動脈硬化症（arteriosclerosis obliterans；ASO）と呼ばれていた）などで創部への血流が乏しい場合，あるいは免疫の低下状態にある症例では，感染に対する抵抗力が落ちているので，閉塞性ドレッシングは行わないか，行う場合は毎日交換を行ってドレッシング材の下で感染が生じていないか確認するなど，十分な注意が必要である．ドレッシング材は適切に使用すれば有効な手段となりうるが，ドレッシング材に関しての知識や使用経験が乏しい場合には，かえって創傷治癒を妨げる可能性があるので注意が必要である．

2. 各ドレッシング材の特徴

1）ポリウレタンフィルム

ポリウレタンフィルムの片面に粘着剤がついたもの。滲出液の少ない浅い創傷の保護目的や二次性の被覆に使用する。酸素や蒸気は透過するが，細菌などは通過できない。透明なので，創部の観察が容易である。

2）ハイドロコロイド

外層は防水性で，内層は親水性コロイド粒子を含む粘着面になっている。閉塞性の湿潤環境を形成し，創傷治癒を妨げない環境を形成する。吸水するとゲル化し，滲出液の多い創面には向かない。半透明で観察しやすい。

3）ハイドロジェル

親水性ポリマー分子がマトリックス構造をとり，その中に水分を含む。乾燥した壊死組織に水分を与え，自己融解を促進する。

4）キチン

甲殻類の甲羅から抽出されたムコ多糖類キチンを繊維状の不織布にしたもの。創内に軽く充填し，その上に被覆材を必要とする。吸水，吸着作用による創面の清浄化と止血効果を有する。仮に残存しても分解される。

5）アルギン酸塩

海藻類から抽出したアルギン酸ナトリウムカルシウム塩を繊維化したもの。創内に軽く充填し，その上に被覆材を貼付する。滲出液の吸収力が強く，吸収するとゲル状に変化する。

6）ハイドロファイバー

カルボキシメチルセルロースナトリウムを繊維状の不織布にしたもの。創内に軽く充填し，その上にドレッシング材で覆う。滲出液の吸収作用が強く，吸収後に崩壊しないゲルを形成する。

7）ハイドロポリマー

親水性ポリウレタンフォームなどから成る吸収パッドが，過剰な滲出液を吸収して膨張することでくぼんだ創傷面にもフィットする。周囲は粘着テープとなっていて，中央の吸収パッドはゲル化しないため，交換が容易である。

8）ポリウレタンフォーム

創部接触面が非固着性ポリウレタン，中央が親水性ポリウレタンフォーム，背面がポリウレタンフィルムという3層構造をとる。過剰な滲出液を，毛細管現象により吸収しフォーム内の小孔（セル）内にとどめ後戻りしない。粘着性がないので，創傷表面を傷つけにくい。厚みがあるために患部の保護作用があるが，貼付には工夫が必要である。粘着フィルムでそのまま貼付できるタイプのものもある。

9）銀含有ドレッシング材

表7に示すように，各種材料に銀を付加することで抗菌作用を持たせた材料が発売されている。

3. 滲出液の量や創傷の深さに応じたドレッシング材の選択

ドレッシング材を選択する際は，このような各ドレッシング材の機能や特徴を考慮したうえで，滲出液の量がドレッシング材の種類を使い分けるひとつの目安となる（表6）。滲出液の多い創面に吸水作用の少ないドレッシング材を使えば過度な湿潤となり，滲出液の少ない創面に吸水作用の多いドレッシング材を使えば乾燥傾向となり創に固着することになるため注意が必要である。滲出液また，創傷の深さに応じたドレッシング材と代表的な商品名を表7に示す。

表6 滲出液の量とドレッシング材の選択

滲出液	適するドレッシング材
普通〜少ない	ポリウレタンフィルム ハイドロコロイド
少ない（乾燥した壊死組織あり）	ハイドロジェル
多い	アルギン酸塩 キチン ハイドロファイバー® ハイドロポリマー ポリウレタンフォーム

4. 慢性皮膚創傷の時期に応じたドレッシング材の選択

1）浅い慢性皮膚創傷について

びらんや水疱などでは，創面を保護するために，保険収載はされていないが，ポリウレタンフィルムを使用することが多い。感染を伴わない真皮上層までの浅い潰瘍では，やはり創傷面の保護や湿潤環境保持を目的に，薄型のハイドロコロイド，薄型のポリウレタンフォームなどが使用される。

2）深い慢性皮膚創傷について

・感染・壊死組織を伴う場合

前述のごとく，慢性皮膚創傷の感染や壊死組織を伴う時期には，壊死組織の除去，抗菌薬の投与による感染の制御，滲出液の調整などが重要であり，特に感染に対する治療が重要になってくる。この過程では，閉塞することにより感染の悪化が危惧されるため，基本的に閉塞性ドレッシングは行わない方が良く，抗菌作用を有した外用薬を中心に治療すべきである。乾燥した壊死組織に対して，ハイドロジェルは水分を増すことにより壊死組織の自己融解を促進する。

・肉芽・上皮化形成期の場合

慢性皮膚創傷の後半の時期である肉芽形成や上皮化の時期には，創部が乾燥して創傷治癒機転が障害されたり，被覆材の交換時に肉芽組織や新生表皮が損傷されないよう，moist wound healing を念頭においた閉塞性ドレッシング材の使用が重要になってくる。この時期に使用する外用薬の中には，肉芽形成や上皮化を積極的に促す作用を有するものが多いが，ドレッシング材は主として湿潤環境を保つとともに，創部のサイトカ

表7 ドレッシング材の機能と選択（文献149より改変引用）

機能	種類	主な商品名
創面保護	ポリウレタンフィルム	オプサイト®ウンド，3M™ テガダーム™ トランスペアレント ドレッシング，パーミエイドS
創面閉鎖と湿潤環境	ハイドロコロイド	デュオアクティブ®，コムフィール®，アブソキュア®-ウンド
乾燥した創の湿潤	ハイドロジェル	ビューゲル®，グラニュゲル®，イントラサイト ジェル システム
滲出液吸収性	ポリウレタンフォーム	ハイドロサイト®プラス
	アルギン酸/CMC	アスキナ ソーブ
	ポリウレタンフォーム/ソフトシリコン	メピレックス®ボーダー
	アルギン酸塩	カルトスタット®
	アルギン酸フォーム	クラビオ®FG
	キチン	ベスキチン®W-A
	ハイドロファイバー	アクアセル®，アクアセル®Ag
	ハイドロファイバー/ハイドロコロイド	バーシバ®XC
	ハイドロポリマー	ティエール®
感染抑制作用	銀含有ドレッシング材	アクアセル®Ag
		アルジサイト銀
		ハイドロサイト銀
		メピレックスAg
疼痛緩和	ハイドロコロイド	ディオアクティブ®
	ポリウレタンフォーム/ソフトシリコン	ハイドロサイト®AD ジェントル，メピレックス®ボーダー
	ハイドロファイバー	アクアセル®，アクアセル®Ag
	ハイドロファイバー/ハイドロコロイド	バーシバ®XC®
	キチン	ベスキチン®W-A
	ハイドロジェル	グラニュゲル®

インなどを温存して創部を治癒させる目的で使用される。滲出液の少ない場合はハイドロコロイドを，滲出液の多い場合は，アルギン酸塩，キチン，ハイドロファイバー，ハイドロポリマー，ポリウレタンフォームなどを使用することが勧められる。critical colonization を疑うような浮腫性の肉芽が出てきている場合などには，銀含有ドレッシング材を使用してもよい。

5. 銀含有ドレッシング材の使用について

銀はイオン状態（Ag^+）となることで，メチシリン耐性黄色ブドウ球菌（MRSA），バンコマイシン耐性腸球菌などを含む細菌，真菌，ウイルスなどに広い抗菌作用を持ち耐性菌の発生は稀である[155)～160)]。熱傷，静脈性下腿潰瘍，褥瘡，糖尿病性潰瘍におい

て，既存治療に比較して早期の創傷治癒効果がみられたとの報告があり，また外科的デブリードマン後創傷，静脈性下腿潰瘍，褥瘡において細菌数・感染徴候に関して有意な効果がみられたとの報告がある[152)153)161)〜166)]。わが国で発売されているものは海外で発売されているものに比較して銀含有量の少ない製品が多く，すべてがこのまま適応となるものではないが参考となる内容である。安全性については，血中へAgイオンが吸収され，血中，尿中のAg濃度の上昇と肝機能障害が出現した報告がACTICOAT®（日本未発売）にてみられる[167)]が，国内販売中の銀含有ドレッシング材の有害事象としては，両下肢を主体としたⅢ度熱傷の症例に対して使用し，貧血が進行したとされるアクアセル®Agの報告[168)]がある。また，銀製剤特有の局所への黒色色素沈着の可能性はあるので注意して使用する。

【文献】

143) 鈴木茂彦：ドレッシング材による保存的治療，形成外科，2003；46：471-475.
144) 五十嵐敦之：創傷被覆材をどう使うか，MB Derma，2007；132：121-127.
145) 德永惠子：ドレッシング材にはどんなものがあるか，宮地良樹，真田弘美編：褥瘡局所治療—ガイドライン編—，東京，メディカルレビュー社：2007；81-88.
146) 美濃良夫：ドレッシング材で肉芽形成を促進するには？，宮地良樹，真田弘美編：褥瘡局所治療—ガイドライン編—，東京，メディカルレビュー社：2007；207-216.
147) Heyneman A, Beele H, Vanderwee K, Defloor T: A systematic review of the use of hydrocolloids in the treatment of pressure ulcers, J Clin Nurs, 2008；17：1164-73.
148) 館　正弘，武田　睦：創傷被覆材，治療，2009；91：283-288.
149) 日本褥瘡学会「褥瘡予防・管理ガイドライン」策定委員会：第2章 褥瘡の治療，日本褥瘡学会編集：褥瘡ガイドブック，照林社：2015；28-52.
150) Hutchinson JJ, McGuckin Mam: Occlusive dressings: a microbiologic and clinical review, Am J Infect Control, 1990；18：257-268.
151) 市岡　滋：創傷治癒の臨床，金芳堂：2009.
152) Beele H, Meuleneire F, Nahuys M, Percival SL: A prospective randomised open label study to evaluate the potential of a new silver alginate/carboxymethylcellulose antimicrobial wound dressing to promote wound healing, Int Wound J, 2010；7：262-270.
153) Jude EB, Apelqvist J, Spraul M, Martini J: Prospective randomized controlled study of Hydrofiber dressing containing ionic silver or calcium alginate dressings in non-ischaemicdiabetic foot ulcers, Diabet Med, 2007；24：280-288.
154) Michaels JA, Campbell B, King B, Palfreyman SJ, Shackley P, Stevenson M: Randomized controlled trial and costeffectiveness analysis of silver-donating antimicro bial dressings for venous leg ulcers（VULCAN trial）, Br J Surg, 2009；96：1147-1156.
155) Percival SL, Bowler PG, Dolman J: Antimicrobial activity of silver-containing dressings on wound microorganisms using an in vitro biofilm model, Int Wound J, 2007；4：186-191.
156) Percival SL, Bowler PG, Russell D: Bacterial resistance to silver in wound care, J Hosp Infect, 2005；60：1-7.
157) Jones SA, Bowler PG, Walker M, Parsons D: Controlling wound bioburden with a novel silver-containing Hydrofiber dressing, Wound Repair Regen, 2004；12：288-294.
158) Walker M, Jones S, Parsons D, Booth R, Cochrane C, Bowler P: Evaluation of low-adherent antimicrobial dressings, Wounds UK, 2011；7：32-45.
159) Lansdown AB: Silver. I: Its antibacterial properties and mechanism of action, J Wound Care, 2002；11：125-130.
160) Trial C, Darbas H, Lavigne JP, et al: Assessment of the antimicrobial effectiveness of a new silver alginate wound dressing: a RCT, J Wound Care, 2010；19：20-26.
161) Muangman P, Pundee C, Opasanon S, Muangman S: A prospective, randomized trial of silver containing hydrofiber dressing versus 1% silver sulfadiazine for the treatment of partial thickness burns, Int Wound J, 2010；7：271-276.
162) Wunderlich U, Orfanos CE: Treatment of venous ulcera cruris with dry wound dressings. Phase

overlapping use of silver impregnated activated charcoal xerodressing, *Hautarzt*, 1991 ; 42 : 446-450.
163) Meaume S, Vallet D, Morere MN, Téot L: Evaluation of a silver-releasing hydroalginate dressing in chronic wounds with signs of local infection, *J Wound Care*, 2005 ; 14 : 411-419.
164) Münter KC, Beele H, Russell L, et al: Effect of a sustained silver-releasing dressing on ulcers with delayed healing: the CONTOP study, *J Wound Care*, 2006 ; 15 : 199-206.
165) 佐藤智也，石川昌一，寺部雄太，田嶋沙織，市岡　滋：外科的デブリードマン直後の創に対する銀含有アルギン酸カルシウムドレッシングの細菌制御効果，褥瘡会誌，2013 ; 15 : 105-110.
166) MacGregor L, Day K eds. *INTERNATIONAL CONSENSUS: APPROPRIATE USE OF SILVER DRESSINGS IN WOUNDS*, *Wounds international* : 2012.
167) Trop M, Novak M, Rodl S, Hellbom B, Kroell W, Goessler W: Silver-coated dressing acticoat caused raised liver enzymes and argyria-like symptoms in burn patient, *J Trauma*, 2006 ; 60 : 648-652.
168) 佐治智子，伴　碧，伴　緑也，松尾　清，久島英雄：銀含有創傷被覆材により輸血を要する重症貧血をきたした下半身熱傷の1例，日形会誌，2014 ; 34 : 293-297.

CQ6　創傷の痛みをどう考えるか，コントロールするにはどうすればよいか？

回　答　創傷治療におけるアウトカムは「治癒」だけで評価されるべきではなく，患者のquality of life（QOL）への配慮も重要である。慢性創傷の痛みはQOLを低下させ，痛みによるストレスが創傷治癒を阻害することも示唆されている。創傷の原因に基づいた治療方針のもと，痛みにも配慮した適切な外用薬・ドレッシング材を選択し，処置に伴う痛みへも十分配慮することが必要で，それを怠ると神経障害性疼痛を生じる可能性がある。痛みを経時的に評価し，悪化因子の発見に努めることは創傷治療そのものを改善する。痛みの本質は「感覚・情動体験」である。医療者は常に患者に問いかけ，訴えに耳を傾け，言葉以外のサインも注視する姿勢が大切である。

● 解説　1．痛みの基礎

1）痛みの分類[169)〜172)]

　痛みは，病態により侵害受容性疼痛（nociceptive pain），神経障害性疼痛（neuropathic pain），心因性疼痛（psychogenic pain）に分類される。これらの疼痛はしばしば重複して存在する。また，持続時間によって急性疼痛と慢性疼痛に分類される。

①病態による分類（表8）

　a．侵害受容性疼痛：痛みを誘発するほどの強い熱や機械的刺激，化学的刺激は，組織を損傷する刺激なので侵害刺激（noxious stimuli）という（触覚，圧覚，振動覚などの刺激は非侵害刺激という）。侵害受容性疼痛は侵害刺激により生じる痛みで，組織損傷の程度と一致し，神経線維自体の損傷はない。体性脊髄神経を介する体性痛と内臓神経を介する内臓痛に分類される。体性痛はさらに創傷など皮膚粘膜の表在痛と骨関節（骨膜・骨髄）などの深部痛に分けられる。局在が明確な鋭い疼痛で，体性神経の支配領域の知覚低下を伴うことがある。一方，内臓痛は疼痛部位が明確でなく鈍く締め付け

表8 病態による痛みの分類（文献169より引用）

分類	原因	特徴	サブタイプ		痛みの特徴
侵害受容性疼痛	侵害刺激	組織損傷の程度と一致 神経線維自体の損傷なし	体性痛	表在痛（皮膚粘膜） 深部痛（骨膜，骨髄など）	局在が明確な鋭い痛み，知覚低下を伴うことあり
			内臓痛		局在不明瞭で鈍く締め付けられるような痛み，知覚低下は伴わない
神経障害性疼痛	体性感覚神経系の病変・疾患	神経を含む組織損傷の修復後に持続する痛み	末梢性		知覚過敏（自発痛，アロディニア，痛覚過敏）時に知覚低下 電撃痛，刺すような痛み，灼熱痛，鈍痛，うずく痛み，拍動痛
			中枢性		
心因性疼痛	心理的因子（抑うつなど）	抑うつと疼痛は共通の病理の異なる表現型			

られるような痛みで，疼痛部位の知覚低下は伴わない。

　b．神経障害性疼痛：侵害受容器の興奮が関与しない痛みで，臨床的には「末梢神経や中枢神経系を含む生体組織の損傷が修復された後に持続する難治性の激しい痛み」と理解されている。皮膚科領域では帯状疱疹後神経痛が代表的疾患である。特徴として①知覚過敏，つまり自発痛，アロディニア（通常であれば痛みを起こさないような触刺激で痛みが起きる），痛覚過敏を伴い，時に知覚低下を伴う，②痛みの性質は電撃痛，刺すような痛み，灼熱痛，鈍痛，うずく痛み，拍動痛など，③持続性自発痛または発作痛の単独または両者，などが挙げられる。

　c．心因性疼痛：身体表現性疼痛障害とも呼ばれる。痛みは「情動体験」であり，心理的因子で増強する。特に抑うつと痛みはしばしば共存し，抑うつの症状として疼痛が生じることがある。一方，疼痛が抑うつを引き起こすこともあるという関係から，両者は共通の 病理の異なる表現型であるともされる。

② 持続時間による分類

　急性疼痛は侵害刺激による侵害受容器の一過性の興奮によってもたらされる痛みで，原因となる外傷や疾患の治癒とともに消失する。代表疾患は外傷等の急性創傷である。慢性疼痛には，痛みを引き起こす原因となった疾患が治癒した後も長期にわたって疼痛の持続を認める場合と，治癒が困難な疾患によって長期間の持続性疼痛を認める場合などがある。前者の代表は帯状疱疹後神経痛で，病態としては神経障害性疼痛，後者の代表は関節リウマチの痛みで，病態は侵害受容性疼痛である。急性疼痛は通常侵害受容性疼痛であるが，慢性疼痛は神経障害性，侵害受容性，心因性のいずれの場合もある。

2. 慢性創傷の痛みとその存在意義

1）侵害受容性疼痛

　慢性創傷では皮膚バリアが破壊されているので，その痛みは侵害受容性疼痛が基本であり，創傷被覆材の交換や洗浄，不適切な薬剤あるいはドレッシング材の使用，デブリードマンなどによって誘発される。遷延する炎症や感染を合併すれば，組織の損傷により誘導されるブラジキニン，あるいは炎症性メディエータであるセロトニン，プロスタグランディンなどが発痛物質として絶え間ない自発痛を生じ，また発痛増強物質として侵害受容器の感受性を亢進して痛覚過敏を生じる[171)～173)]。

2）神経障害性疼痛

　末梢神経が損傷する創傷や繰り返す侵害刺激を受ける慢性創傷では，末梢神経・中枢神経の可塑的変化により侵害受容器の興奮が関与しない神経障害性疼痛を引き起こす可能性がある。

　神経障害性疼痛を「生体組織の損傷が修復された後に持続する難治性の激しい痛み」と捉えると「慢性創傷」には存在しない痛みになるが，実際には，不適切な処置，炎症・感染の不十分なコントロール等で侵害刺激が持続すると上記機序で神経障害性疼痛を引き起こす。その結果，創の痛覚過敏や慢性の自発痛，創周囲の知覚過敏やアロディニアを生じ，創周囲に貼ったテープの剥離の際に不相応な強い痛みを生じる場合もある。

3. 創傷の痛み対策の実際

　創傷の痛み対策の実際を，Principles of Best Practice 2008[174)] に準じ，わが国の実情に合わせて概説する。

1）創傷の原因を明らかにしたうえで治療する

　原因を明らかにして治療することは創傷治療の基本であり，それが慢性的な持続痛（背景痛）の緩和にも つながる。例えば静脈性潰瘍や褥瘡に対しては，それぞれ患肢の挙上・圧迫療法，除圧が，虚血性潰瘍に対してはバイパス術やカテーテル治療など血流の改善が必要で，それが痛みの改善に結びつく可能性がある。

2）痛みを頻回に評価し記録する

　創傷の痛みは常に変化するので頻回に評価すべきである。処置に関連した痛みと処置に関連しない慢性的な持続痛（背景痛）を意識する。

　継続的な疼痛評価の目的は以下の4つが挙げられる[174)]。

①痛みの経時的変化を分析し，それに則した治療法の選択・計画をする
②治療の効果・有用性を判定する
③痛みの悪化・改善因子を明らかにする
④疼痛管理に影響を及ぼす因子（患者由来，医療システムなど）を明らかにする

　創傷の痛みの評価は身体所見と問診で行う。身体所見は一般的な視診，触診に加え，軟部組織や骨の損傷，感染を評価するために画像検査や細菌培養検査も考慮する。問診

表9　NOPQRSTによる痛みの包括評価（文献175より引用）

N：Number of painful sites（痛む箇所の数）
O：Origin of pain（痛みの原因）
P：Palliative/Provocative factors（増悪・軽快因子）
Q：Quality of pain（痛みの質）
R：Region/Radiation of pain（痛みの部位/放散方向）
S：Severity of pain（痛みの程度・強さ）
T：Temporal aspect of the pain（痛みの時間経過※）

※日内変動，持続性か間欠性か

表10　日本版神経障害性疼痛スクリーニング質問表（文献176より引用）

1．針で刺されるような痛みがある
2．電気が走るような痛みがある
3．焼けるようなひりひりする痛みがある
4．しびれの強い痛みがある
5．衣服が擦れたり，冷風に当たったりするだけで痛みが走る
6．痛みの部分の感覚が低下したり，敏感になっていたりする
7．痛みの部分の皮膚がむくんだり，赤や赤紫に変色したりする

各質問に対し以下のポイントで評価
全くない0，少しある1，ある2，強くある3，非常に強くある4
合計9ポイント以上で神経障害性疼痛の可能性（感度70％，特異度76％）

日本版神経障害性疼痛スクリーニング質問表作成ワーキンググループ

による痛みの包括的評価法としてNOPQRSTを用いた問診法がある[175]（表9）。また，神経障害性疼痛のスクリーニング用に，日本版神経障害性疼痛スクリーニング質問表作成ワーキンググループが作成した質問表がある[176]（表10）。

　痛みの強さの評価には①患者の自己報告による主観的評価法，②医療者の患者観察による客観的評価法（日常生活動作（ADL）で評価する），③心理状態の分析による心理的評価法，④生理的，画像的検査による評価法がある[177]。痛みは個人の主観に基づく感覚なので，客観性を担保するにはこれらを組み合わせるべきであるが，実際の臨床では主観的評価法がよく使われる。なかでも視覚的アナログスケール（Visual Analogue Scale；VAS）[178]は感度が高く再現性もあり用いられる。その他，高齢者には，0から10のどの数字に近いか選ぶ数値評価スケール（Numeric Rating Scale；NRS）や，選択肢の表現から近いものを選ぶ言語評価スケール（Verbal Rating Scale；VRS）など簡便な方法を，小児や認知障害のある患者にはWong-Baker FACES® scale（フェイススケール）（図3）が用いられている。なお，NRSは患者自身が今までに経験した最高度の痛みを10に設定する方法と，治療前の最大の痛みを10に設定する方法（pain relief scale）がある。

　主観的評価法は他者との比較には使えないが，同一患者には経過中，同一評価法を使うことが重要である。

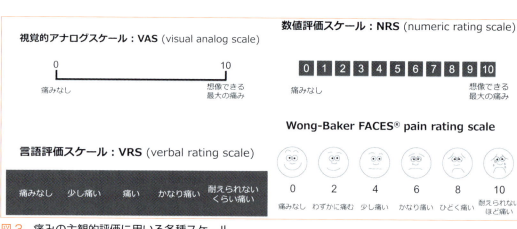

図3 痛みの主観的評価に用いる各種スケール

3）処置に関連した痛みに配慮する

①創の洗浄：冷たい洗浄液は避け，擦って傷つけないなど，創は愛護的に洗浄する

疼痛を最小限にするため洗浄液は体温と同程度に温めて用いる[179]。ガーゼ等で直接創面を擦ると組織が損傷され痛みが持続するので，適度な水圧で愛護的に洗浄する。慢性創傷では通常創面に神経終末が露出していないので，洗浄液の浸透圧を考慮する必要はなく，生理食塩水以外に蒸留水，水道水でも問題はない[180]。なお，消毒が必要と判断された場合，消毒用エタノール，マーキュロクロム，オキシドールは組織障害性が強い。10％ポビドンヨードは刺激性が高いが，塩化ベンザルコニウム，塩化ベンゼトニウム，グルコン酸クロルヘキシジンは刺激性が低いとされている（CQ3参照）。

②デブリードマン：適切な方法を選択し，痛みには十分配慮する

外科的，自己融解，物理的，酵素的，生物学的方法（マゴット療法：わが国では保険適用がない）などがある。それぞれの方法でさまざまな程度の痛みを伴うので，その適応には緊急性，組織の血流が確保されているか等を考慮し，基礎疾患，範囲，深さ等によって手技を選択する。外科的デブリードマンは境界明瞭な壊死組織の部分切除をする場合は無痛であるが，新鮮な組織が現れるまで行う場合は通常局所麻酔等が必要になる。慢性創傷では肉芽組織に混在する壊死組織除去に対しての痛み対策が必要である。静脈性下腿潰瘍の外科的デブリードマンの痛みに，外用局所麻酔薬（エムラ®クリーム）の有効性が報告されている[181]（わが国では保険適用がない）。潰瘍面に外用局所麻酔薬を使用する場合には局所麻酔中毒に十分な注意が必要である。創面に生理食塩水を浸したガーゼをのせ，その上に乾ガーゼをのせる wet-to-dry dressing は，壊死組織をガーゼに付着させて除去する物理的デブリードマンの1つであるが，組織損傷と痛みを伴うわりに効果は限定的である[174]。蛋白分解酵素ブロメラインを含有する軟膏（ブロメライン軟膏）による化学的デブリードマンは，マクロゴール基剤の吸湿作用により創が乾燥しやすく主剤にも刺激性があるために，焼けるような，あるいはひりひりする痛みを生じることが多い。スルファジアジン銀含有クリーム（ゲーベン®クリーム）は水中油型乳剤性基剤による壊死組織の軟化，自己融解促進作用があり滲出液の少ない創

表11 ドレッシング材に用いられる粘着剤の特徴（文献174より一部引用）

粘着剤	貼付時	除去時
アクリル*	・皮膚に強く接着する（時間とともに強くなる） ・アレルギー性接触皮膚炎を生じる可能性	・痛みや組織損傷（皮膚剥離）を生じる可能性あり** ・皮膚にも粘着剤が残る可能性
ハイドロコロイド	・密着するよう皮膚表面に押さえつける必要がある ・辺縁が丸まってしまう可能性がある ・粘着剤が滲出液に溶解する可能性がある	・皮膚，創面に粘着剤が残る可能性 ・浸軟や皮膚剥離を生じる可能性 ・痛みや組織損傷を生じる可能性
ソフトシリコン	・固着することなく適度な接着 ・すみやかに皮膚に接着する	・ドレッシング交換時の痛みが最小限 ・再貼付が可能なので創部の状態を確認しやすい

＊ポリウレタンフィルムの粘着剤
＊＊対策として創周囲の皮膚に保護膜を形成する液体フィルムの塗布や剥離剤の使用を考慮する。

のデブリードマン目的に使用できる[182]。ドレッシング交換時の組織損傷と疼痛が少なく，湿潤環境を保ち自己融解を促すハイドロジェル，ハイドロコロイドなどのドレッシング材の使用を考慮すべきである。ただし時間がかかり効果も限定的なため他の方法の併用が必要な場合が多く，また感染創には禁忌である[183]。

③ 創傷被覆材交換時の配慮

ドレッシング材交換時の疼痛は，乾燥したドレッシング材，痂皮化した滲出液，ドレッシング材の強い粘着性が原因となる[174]。粘着剤の種類と特徴を表11に示す。ソフトシリコンは従来のドレッシング材（あるいはそれに使われる粘着剤）よりも剥がす際の痛みや角層剥離が最も少ないと報告されている[184～186]。

適切な湿潤環境の提供を目的に開発されたドレッシング材と比較すると，ガーゼは湿潤環境を維持しにくく，創が乾燥して除去時の痛みが強いとされている[187,188]。

しかし，この評価は創傷治療に外用薬を通常用いない欧米の事情を考慮する必要があり，十分量の軟膏を使用したガーゼが使われているが，ポリウレタンフィルムなどを二次ドレッシングとして併用すれば創は乾燥せず必ずしも痛みを生じない（ただし，ポリウレタンフィルムを剥がす時の創辺縁皮膚に対する刺激には注意が必要である）。また，非固着性ガーゼの使用やシリコンテープなど剥離刺激の少ないテープによる固定も考慮するとよい。

4）痛みの悪化因子に注意する

① 局所感染

創傷感染は痛みの原因となり，痛みは創傷感染において最も頻度の高い症状である[189,190]。創傷感染はNERDS，STONES（CQ3参照）として示される臨床所見を参考に，定着，臨界的定着，感染の判断をして治療する（表12）[191]。特に深部感染の場合，痛みの増強は診断に最も有用な臨床所見である。

表12 感染による創の痛み（文献174より引用）

細菌との関連	疼痛	臨床上の特徴
定着	通常疼痛はみられない（細菌による組織損傷の程度による）	良好な肉芽
表層感染（臨界的定着，細菌負荷の増加）	疼痛を伴う可能性	NERDS*
深部組織と創傷周囲の感染	疼痛の悪化（感染の診断に最も有用な所見）	STONES*

＊NERDS，STONESの詳細はCQ3の表3を参照

表13 創の痛みのメカニズムと治療法（文献174より引用）

組織損傷の種類	疼痛の病態生理	治療法
炎症	MMP増加，組織損傷，免疫複合体沈着，ブラジキニンとその関連物質の活性化	抗炎症薬の投与（局所・全身）
外傷（摩擦・ズレを含む）	炎症性メディエータの活性化 神経障害を伴う組織損傷	創面に露出した神経線維を保護（ドレッシング材で湿潤環境を）
圧力	虚血性組織障害，神経線維への刺激，血液の再灌流障害	圧力の分散
浮腫	間質液貯留による組織内圧亢進によって生じる組織障害	静脈性，リンパ性：圧迫　心不全，アルブミン低下：原因治療

② その他の因子

感染以外にも炎症，外傷，圧力，浮腫などが痛みの原因になるので，痛みの増強時には鑑別に挙げる[174]（表13）。炎症は基礎疾患によっては痛みの大きな要因になり，炎症細胞や滲出液中の炎症性メディエータによって肉芽組織だけでなく創周囲の健常皮膚も障害し，感染を増悪させ組織障害を助長する。

5）創部痛を最小限にする適切なドレッシング材，外用薬の選択

神経終末が創面に露出している創傷では，創が空気に曝露，刺激されると痛みが生じ[192)193)]，創面の乾燥はドレッシング交換時の痛みの原因にもなるため，創面を適切な湿潤環境におくことが重要である。滲出液の量とドレッシング材の水分吸収能（CQ5，表6参照）のバランス，適度な粘着性の2点を考慮してドレッシング材を選択する。非粘着性でも水分吸収能の高い製品では創面の乾燥による固着に注意が必要であり，逆に水分吸収能が低く粘着性のある製品を滲出液の多い創に使用すると，創縁の浸軟を生じて痛みの原因となる。ソフトシリコンは創面には付着せず創縁の皮膚には密着するために滲出液で創縁が浸軟することが少ないため，創傷接着面にソフトシリコンあるいはシリコンゲルを使用したポリウレタンフォーム製品（メピレックス®ボーダー，メピレックス®ライト，ハイドロサイト®ADジェントルなど）の使用が推奨される[174]。

外用薬は主剤の作用を第一選択基準とするが，滲出液の量に応じた基剤を選択し創面を適度な湿潤環境に保つことが重要である。マクロゴールなどの吸水性の高い基剤の軟膏は創の乾燥による痛みを生じる可能性がある。わが国のヨウ素含有軟膏（ユーパスタ®コーワ軟膏，カデックス®軟膏，ヨードコート®軟膏など）は基剤がマクロゴールで

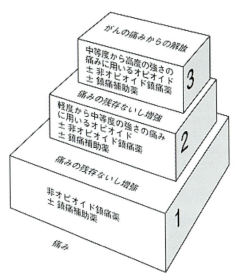

図4　WHOの3段階除痛ラダー

少し刺激感もある。蛋白分解酵素含有軟膏（ブロメライン軟膏）も基剤がマクロゴールで，主剤に刺激性もあるので注意が必要である。また，スルファジアジン銀含有クリーム（ゲーベン®クリーム）は軽症熱傷には痛みを生ずるために禁忌となっている。

6）疼痛に対する薬物療法

薬物療法を行う場合，侵害受容性疼痛と神経障害性疼痛がそれぞれどれほど関与しているか推測し鎮痛薬を選択する必要がある。侵害受容性疼痛の治療はWHOの3段階除痛ラダー[194]にしたがって行う（図4）。軽度の痛みには非オピオイド（NSAIDsまたはアセトアミノフェン）から開始するとよい。処置時の痛みが強い場合は処置前の投与を考慮する。効果が不十分な場合，オピオイドの使用を考慮する。広範囲熱傷の処置時の強い痛みなどに有効である。

現在，非癌性慢性疼痛の適応を有するオピオイドとしては，速放性モルヒネ製剤（モルヒネ塩酸塩錠など），コデイン製剤，フェンタニル貼付剤（デュロテップ®MTパッチ），トラマドール/アセトアミノフェンの合剤（トラムセット®），ブプレノルフィン貼布剤（ノルスパン®テープ）などである。神経障害性疼痛にはプレガバリンや鎮痛補助薬（抗うつ剤，抗てんかん薬，抗不整脈薬，局所麻酔薬など）を使用する。神経ブロックはいずれの疼痛にも有効である。

7）患者との信頼関係を築く

慢性疼痛患者の多くは抑うつ状態であり，無力感，社会的孤独を感じている。痛みの訴えは個人により異なる。医療者は常に患者に問いかけ，訴えに耳を傾け，言葉以外のサインも注視する姿勢が大切である。治療現場では患者との良好なコミュニケーションを保ち，患者の意志を尊重し，信頼関係を築くことが重要である。痛みは慢性創傷患者の最大のQOL阻害因子であるが[195)196]，慢性創傷患者が最も望むことは短い治療期間であるので，的確な判断のもとで治療を行うことを心がけねばならない。

【文献】

169) 樋口比登美：慢性難治性疼痛との向き合い方，樋口比登美編：難治性疼痛の薬物療法，南山堂：2010；90-94．
170) 細川豊史：定義と臨床的特徴，小川節郎編：神経障害性 疼痛診療ハンドブック，南山堂：2010；2-4．
171) 松崎恭一，熊谷憲夫：慢性創傷の疼痛，PEPARS，2010；39：83-95．
172) 新倉慶一，成田　年，鈴木　勉：痛みの薬理学：痛みはどのようにして感じるか，樋口比登美編：難治性疼痛の薬物療法，南山堂：2010；96-115．
173) 中塚映政，藤田亜美，熊本栄一：難治性疼痛を理解するための最新基礎知識＜基礎編＞，医学のあゆみ，2007；223：791-793．
174) Principles of best practice: Minimising pain at wound dressing-related procedures. A consensus document, Toronto, Ontario, Canada: Wound Pedia 2007.
175) Twycross R: Pain Relief in Advanced Cancer, London: Churchill Livingstone, 240, 288, 325, 353：409-416.
176) 小川節郎：日本人慢性疼痛患者における神経障害性疼痛スクリーニング質問票の開発，ペインクリニック，2010；31：1187-1194．
177) 爲政大幾：痛みの評価法，尹　浩信，谷岡未樹編：創傷と痛み，金原出版：2013；21-25．
178) Huskisson EC: Measurement of pain, *Lancet*, 1974；2：1127-1131.
179) Ernst AA, Gershoff L, Miller P, Tilden E, Weiss SJ: Warmed versus room temperature saline for laceration irrigation: a randomized clinical trial, *South Med J*, 2003；96：436-439.
180) Museru LM, Kumar A, Ickler P: Comparison of isotonic saline, distilled water and boiled water in irrigation of open fractures, *Int Orthop*, 1989；13：179-180.
181) Rosenthal D, Murphy F, Gottschalk R, Baxter M, Lycka B, Nevin K: Using a topical anaesthetic cream to reduce pain during sharp debridement of chronic leg ulcers, *J Wound Care*, 2001；10：503-505.
182) 吉野雄一郎，大塚幹夫，川口雅一ほか：熱傷診療ガイドライン，創傷・熱傷ガイドライン策定委員会編：創傷・熱傷ガイドライン，金原出版：2012；274-275．
183) Gray D : Consensus guidance for the use of debridement techniques in the UK, *Wounds UK*, 2011；7：77-84.
184) Dykes PJ, Heggie R: The link between the peel force of adhesive dressings and subjective discomfort in volunteer subjects, *J Wound Care*, 2003；12：260-262.
185) White R: A multinational survey of the assessment of pain when removing dressings, *Wounds UK*, 2008；4：1-6.
186) Waring M, Bielfeldt S, Mätzold K, Wilhelm KP, Butcher M: An evaluation of the skin stripping of wound dressing adhesives, *J Wound Care*, 2011；20：412-422.
187) Cannavo M, Fairbrother G, Owen D, Ingle J, Lumley T: A comparison of dressings in the management of surgical abdominal wounds, *J Wound Care*, 1998；7：57-62.
188) Vermeulen H, Ubbink DT, de Zwart F, Goossens A, de Vos R: Preferences of patients, doctors, and nurses regarding wound dressing characteristics: a conjoint analysis, *Wound Repair Regen*, 2007；15：302-307.
189) Reddy M, Kohr R, Queen D, Keast D, Sibbald RG: Practical treatment of wound pain and trauma: a patient-centered approach. An overview, *Ostomy Wound Manage*, 2003；49（Suppl）：2-15.
190) Tengvall OM, Björnhagen VC, Lindholm C, Jonsson CE, Wengström Y: Differences in pain patterns for infected and noninfected patients with burn injuries, *Pain Manag Nurs*, 2006；7：176-182.
191) Sibbald RG, Woo K, Ayello EA: Increased bacterial burden and infection: the story of NERDS and STONES, *Adv Skin Wound Care*, 2006；19：447-461.
192) Hinman CD, Maibach H: Effect of air exposure and occlusion on experimental human skin wounds, *Nature*, 1963；200：377-378.
193) Friedman SJ, Su WP: Management of leg ulcers with hydrocolloid occlusive dressing, *Arch Dermatol*, 1984；120：1329-1336.
194) World Health Organization（WHO）: WHO's cancer pain ladder for adults. http://www.who.int/cancer/palliative/painladder/en/
195) Hofman D, et al: Pain in venous leg uicer, *J Wound Care*, 1997；6：222-224.
196) Price PE, Fagervik-Morton H, Mudge EJ, et al: Dressing-related pain in patients with chronic wounds: an international patient perspective, *Int Wound J*, 2008；5：159-171.

第2章
褥瘡
診療ガイドライン

Ⅰ.「褥瘡」診療ガイドライン策定の背景

　　ガイドラインは,「特定の臨床状況において,適切な判断を行うために,医療者と患者を支援する目的で系統的に作成された文書」であり,褥瘡においては,2009 年 2 月に日本褥瘡学会から「褥瘡予防・管理ガイドライン」が公表され,改訂を経て 2015 年には第 4 版が公表された。しかしながら,褥瘡学会のガイドラインは医師のみならず看護師,栄養士,薬剤師,理学療養士・作業療養士なども対象としており,また,治療よりその予防,ケアを重視した内容であるため,より治療に重点を置いた褥瘡診療ガイドラインを作成した。もちろん,本ガイドラインも褥瘡学会のガイドラインと同様に,褥瘡の予防・ケア・治療における臨床決断を支援する推奨をエビデンスに基づいて系統的に示すことにより,個々の褥瘡患者に対する診療の質を向上させるツールとして機能させ,ひいては我が国における褥瘡診療がレベルアップすることを目標としている。

Ⅱ. 第 2 版での主な変更点

- 全項目で第 1 版公表後に出版された文献を収集することによりアップデートを行った。特にドレッシング材のうちポリウレタンフォーム,ソフトシリコン,アルギン酸フォーム,銀含有製材などにつき,新たな文献が数多く発表されたため,それぞれについて推奨度の評価を行った。
- 従来,慣習的に褥瘡の深達度をⅠ度,Ⅱ度と呼んでいたが,今回の改訂では国内外の褥瘡ガイドラインに合わせステージⅠ,ステージⅡと表記した。
- Clinical question (CQ) の変更：痛みに関する CQ を急性期のみでなく褥瘡全般に変更した (CQ10)。感染時の局所処置について,外用薬とドレッシング材とに分けた (CQ20, 21)。
- なお,近年問題となっている医療関連機器圧迫創傷（チューブ,フットポンプなどの圧迫により生じた pressure ulcer）について,このガイドラインでは対象としなかった。

Ⅲ. 用語の定義

　　本ガイドラインでは,わが国の総説および教科書での記載を基に,ガイドライン中で使用する用語を以下の通り定義した．また,一部は日本褥瘡学会用語委員会（委員長：立花隆夫）の用語集より引用し,ガイドライン内での統一性を考慮した．

　　褥　　瘡　身体に加わった外力は骨と皮膚表層の間の軟部組織の血流を低下,あるいは停止させる。この状況が一定時間持続されると組織は不可逆的な阻血性障害に陥り褥瘡となる。

　　外 用 薬　皮膚を通して,あるいは皮膚病巣に直接加える局所治療に用いる薬剤であり,基剤に各種の主剤を配合して使用するものをいう。

ドレッシング材　創における湿潤環境形成を目的とした近代的な創傷被覆材をいい，従来の滅菌ガーゼは除く。

創傷被覆材　創傷被覆材は，ドレッシング材（近代的な創傷被覆材）とガーゼなどの医療材料（古典的な創傷被覆材）に大別される。前者は，湿潤環境を維持して創傷治癒に最適な環境を提供する医療材料であり，創傷の状態や滲出液の量によって使い分ける必要がある。後者は滲出液が少ない場合，創が乾燥し湿潤環境を維持できない。創傷を被覆することにより湿潤環境を維持して創傷治癒に最適な環境を提供する，従来のガーゼ以外の医療材料を創傷被覆材あるいはドレッシング材と呼称することもある。

閉塞性ドレッシング　創を乾燥させないで moist wound healing を期待する被覆法すべてを閉塞性ドレッシングと呼称しており，従来のガーゼドレッシング以外の近代的な創傷被覆材を用いたドレッシングの総称である。

wet-to-dry dressing　生理食塩水で湿らせたガーゼを創に当て，乾燥したガーゼに固着する異物や壊死組織をガーゼ交換とともに非選択的に除去する，デブリードマンを目的としたドレッシング法をいう。

外科的治療　手術療法と外科的デブリードマン，および皮下ポケットに対する観血的処置をいう。

物理療法　生体に物理的刺激手段を用いる療法である。物理的手段には，熱，水，光線，極超短波，電気，超音波，振動，圧，牽引などの物理的エネルギーがある。物理療法には温熱療法，寒冷療法，水治療法，光線療法，極超短波療法，電気刺激療法，超音波療法，陰圧閉鎖療法，高圧酸素療法，牽引療法などがある。疼痛の緩和，創傷の治癒促進，筋・靱帯などの組織の弾性促進などを目的に物理療法が行われる。なお，physical therapy は理学療法一般を示す用語として使用され，混同を避けるため物理療法には治療手段を示す physical agents を慣用的に使用している。

NPUAP 分類　褥瘡の深達度を表す分類の1つであり，米国褥瘡諮問委員会（National Pressure Ulcer Advisory Panel；NPUAP）が 1989 年に提唱したステージングシステムである。従来はステージ I，II，III，IV に分類されてきた。しかし，近年は皮膚表面の損傷がなくとも深部ですでに損傷が起こっていることがあるという考え方から，deep tissue injury（DTI）という病態が追加された。これらのことから，2007 年の NPUAP 新分類では「深部損傷褥瘡疑い」（(suspected) deep tissue injury），ステージ I，II，III，IV，さらに褥瘡の深達度 III か IV か判断できない場合の「判定不能」（Unstageable）の 6 病期とした。

DESIGN®　日本褥瘡学会が 2002 年に公表した褥瘡状態判定スケールであり，深さ（Depth），滲出液（Exudate），大きさ（Size），炎症／感染（Inflammation/Infection），肉芽組織（Granulation tissue），壊死組織（Necrotic tissue），ポケット（Pocket）の 7 項目からなるアセスメントツールである。重度，軽度を大文字，小文字で表した重症度分類用と，治癒過程をモニタリングできるように数量化した経過評価用の 2 種類がある。後者には 2002 年版と，褥瘡経過を評価するだけではなくより正確に重症度を判定できる DESIGN-R®（2008 年改訂版，R は rating（評価，評点）の頭文字）の 2 つが

ある。

DTI（深部損傷褥瘡） NPUAP が 2005 年に使用した用語である。表皮剥離のない褥瘡（stage I）のうち，皮下組織より深部の組織の損傷が疑われる所見がある褥瘡をいう。2007 年に改正された NPUAP の褥瘡ステージ分類では，（suspected）deep tissue injury（深部損傷褥瘡疑い）という新しい病期（stage）が加えられている。また，褥瘡以外の損傷に対しては「深部組織損傷」と訳されることもある。

NST（栄養サポートチーム） 日本栄養療法推進協議会（Japan Council Nutritional Therapy：JCNT）では，栄養管理を症例個々や各疾患治療に応じて適切に実施することを栄養サポート（nutrition support）といい，これを医師，看護師，薬剤師，管理栄養士，臨床検査技師などの多職種で実践する集団（チーム）を NST（Nutrition Support Team：栄養サポートチーム）とすると定義している。

びらん 基底膜（表皮・真皮境界部，粘膜）を越えない皮膚粘膜の組織欠損で，通常瘢痕を残さずに治癒する。

潰瘍 基底膜（表皮・真皮境界部，粘膜）を越える皮膚粘膜の組織欠損で，通常瘢痕を残して治癒する。

減圧 除圧と同様に接触圧力を下げることをいう。毛細血管の内圧とされてきた 32 mmHg を基準とし，それ未満にすることを除圧，それ以上を減圧と定義していたこともあったが，現在は区別していない。

体圧分散用具 ベッド，椅子などの支持体と接触しているときに単位体表面に受ける圧力を，接触面積を広くすることで減少させる，もしくは，圧力が加わる場所を時間で移動させることにより，長時間，同一部位にかかる圧力を減少させるための用具。臥位時に使用するものには特殊ベッドの他，マットレスや布団に重ねて使用する上敷きマットレス，マットレスや布団と入れ替えて使用する交換マットレスなどがあり，座位時には椅子や車椅子に敷いて使用するクッションおよび，姿勢を整えるパッドなどがある。体圧分散用具に用いる材質には，エア，ウォーター，ウレタンフォーム，ゲル，ゴムなどがある。

wound bed preparation（創面環境調整） 創傷の治癒を促進するため，創面の環境を整えること。具体的には壊死組織の除去，細菌負荷の軽減，創部の乾燥防止，過剰な滲出液の制御，ポケットや創縁の処理を行う。

TIME Wound bed preparation の実践的指針として，創傷治癒阻害要因を T（組織），I（感染または炎症），M（湿潤），E（創縁）の側面から検証し，治療・ケア介入に活用しようとするコンセプトをいう。

moist wound healing（湿潤環境下療法） 創面を湿潤した環境に保持する方法。滲出液に含まれる多核白血球，マクロファージ，酵素，細胞増殖因子などを創面に保持する。自己融解を促進して壊死組織除去に有効であり，また細胞遊走を妨げない環境でもある。

陰圧閉鎖療法 物理療法の一法である。創部を閉鎖環境に保ち，原則的に 125 mmHg から 150 mmHg の陰圧になるように吸引する。細菌や細菌から放出される外毒

素を直接排出する作用と，肉芽組織の血管新生作用や浮腫を除去する作用がある。

ポケット 皮膚欠損部より広い創腔をポケットと称する。ポケットを覆う体壁を被壁または被蓋と呼ぶ。

洗　浄 液体の水圧や溶解作用を利用して，皮膚表面や創傷表面から化学的刺激物，感染源，異物などを取り除くことを言う。洗浄液の種類によって，生理食塩水による洗浄，水道水による洗浄，これらに石鹸や洗浄剤などの界面活性剤を組み合わせて行う石鹸洗浄などと呼ばれる方法がある。また，水量による効果を期待する方法と水圧による効果を期待する方法がある。

デブリードマン 死滅した組織，成長因子などの創傷治癒促進因子の刺激に応答しなくなった老化した細胞，異物，およびこれらにしばしば伴う細菌感染巣を除去して創を清浄化する治療行為。①閉塞性ドレッシングを用いて自己融解作用を利用する方法，②機械的方法（wet-to-dry dressing，高圧洗浄，水治療法，超音波洗浄など），③蛋白分解酵素による方法，④外科的方法，⑤ウジによる生物学的方法などがある。

critical colonization（臨界的定着） 創部の微生物学的環境を，これまでの無菌あるいは有菌という捉え方から，両者を連続的に捉えるのが主流となっている（bacterial balance の概念）。すなわち，創部の有菌状態を汚染（contamination），定着（colonization），感染（infection）というように連続的に捉え，その菌の創部への負担（bacterial burden）と生体側の抵抗力のバランスにより感染が生じるとする考え方である。臨界的定着（critical colonization）はその中の定着と感染の間に位置し，両者のバランスにより定着よりも細菌数が多くなり感染へと移行しかけた状態を指す。

バイオフィルム 異物表面や壊死組織などに生着した細菌は，菌体表面に多糖体を産生することがある。それぞれの菌周囲の多糖体は次第に融合し，膜状の構造物を形成し，菌はその中に包み込まれるようになる。これをバイオフィルムと呼ぶ。この中に存在する細菌に対しては，一般の抗生物質や白血球も無力であり，感染が持続しやすい。

シーティング 重力の影響を配慮した身体評価により，クッションなどを活用して座位姿勢を安全・快適にする支援技術である。特に端座位がとれない者が座位をとれるようにすることをいう。

IV. 予防・ケア・治療のコンセプトと診療アルゴリズム

褥瘡に対する予防・ケアの基本コンセプトとして，他の創傷の場合と同様に創に不要な圧迫，ずれなどの外力を加えないこと，すなわち，創面保護の維持を基本方針とした。また，不幸にして褥瘡が生じた時には，深い褥瘡の治療前半（黒色期，黄色期）ではTIMEコンセプトによる wound bed preparation を，一方，浅い褥瘡と深い褥瘡の治療後半（赤色期，白色期）では moist wound healing を治療コンセプトとした。なお，TIME コンセプトとは T（tissue non viable or deficient の改善，すなわち壊死・不活性組織の管理），I（infection or Inflammation の改善，すなわち感染・炎症の管理），

M（moisture imbalance の改善，すなわち滲出液の管理），E（edge of wound：nonadvancing or undermined の改善，すなわち創辺縁の管理）の頭文字をとったものである。

　上記コンセプトを元に作成した診療アルゴリズム（図1）と Clinical Question（CQ）のまとめ（表1）を以下に示す。治療においては，皮膚創傷，すなわち，びらん・潰瘍に対して保険適用のある外用薬，ドレッシング材のすべてと，通常行われている外科的治療，物理療法を対象とした。外用薬のうち，油脂性基剤の抗生物質（抗菌薬）含有軟膏などはびらん・潰瘍の適応を持っているものの，長期使用による耐性菌の出現の危険性もあるので，慢性期の深い褥瘡の治療には用いない方がよい。しかしながら，急性期や慢性期の浅い褥瘡に対して油脂性基剤の創面保護作用を期待して用いるのであればその限りでない。また，開放性湿潤療法などをはじめとする，いわゆるラップ療法は保険適用とはなっていないが，医師の使用者責任として在宅などでは広く普及している現状を鑑み，診療ガイドラインに含めた。

図1-a　褥瘡の診療アルゴリズム

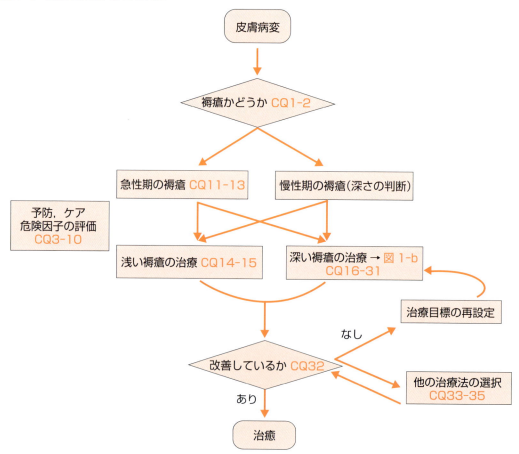

図 1-b　深い慢性期褥瘡の診療アルゴリズム

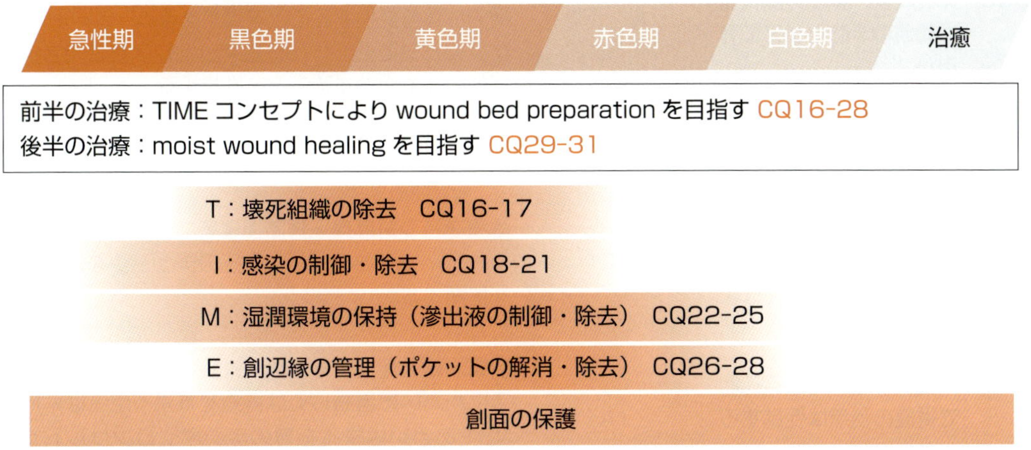

| 急性期 | 黒色期 | 黄色期 | 赤色期 | 白色期 | 治癒 |

前半の治療：TIME コンセプトにより wound bed preparation を目指す CQ16-28
後半の治療：moist wound healing を目指す CQ29-31

T：壊死組織の除去　CQ16-17
I：感染の制御・除去　CQ18-21
M：湿潤環境の保持（滲出液の制御・除去）　CQ22-25
E：創辺縁の管理（ポケットの解消・除去）　CQ26-28

創面の保護

立花隆夫，宮地良樹：褥瘡治癒のメカニズム．臨床栄養，2003；103：353-356．より一部改変して引用

V．Clinical Question（CQ）のまとめ

表1にCQ，および，それぞれのCQに対する推奨度と推奨文を付す．

表1　Clinical Question のまとめ

Clinical Question		推奨度	推奨文
1．褥瘡かどうか			
CQ1	ステージIの褥瘡と反応性充血とはどのように見分けるのか？	2C	ガラス板圧診法，もしくは指押し法を用いて見分けることを選択肢の1つとして提案する．
CQ2	褥瘡と鑑別を要する疾患にはどのようなものがあるのか？	2C	反応性充血，そのほか糖尿病などによる末梢動脈疾患，便や尿の刺激による皮膚炎，皮膚カンジダ症，接触皮膚炎，電気メスによる熱傷，消毒薬による化学熱傷などを，鑑別疾患に加えることを提案する．
2．予防，ケア，危険因子の評価，疼痛対策			
CQ3	危険因子に対してはどのようなアセスメントスケールがあるのか？	1A	危険因子のアセスメントスケールとしては Braden Scale，K式スケール，OHスケール，在宅版K式スケール，厚生労働省によって示されている褥瘡危険因子評価表などがあり，これらを適宜利用することを推奨する．
CQ4	褥瘡を予防するにはどのようなスキンケアを行えばよいのか？	1A	皮膚の保護および褥瘡予防のために保湿クリームなどを用いることを推奨する．また，骨突出部に褥瘡予防を目的にポリウレタンフィルム，ポリウレタンフォーム，ポリウレタンフォーム/ソフトシリコンなどを使用することを推奨する．
CQ5	栄養補給は褥瘡の予防とケアに有用か？	1A	褥瘡の予防とケアには栄養（熱量，蛋白質）補給を行うことを推奨する．また，アミノ酸，ビタミン，微量元素の補給を行うことを推奨する．

CQ6	体位変換，体圧分散機器は褥瘡の予防とケアに有用か？	1A：予防 1A：ケア	褥瘡の予防には，体圧分散マットレスを使用し，定期的に体位変換することを推奨する。 ケアにおいても，体圧分散マットレスを使用し，定期的に体位変換することを推奨する。
CQ7	褥瘡患者は入浴してもよいのか？	1C	褥瘡患者の入浴を推奨する。
CQ8	褥瘡を持つ対麻痺・脊髄損傷者の車椅子のシーティングに関してはどのような注意をはらえばよいのか？	2C	褥瘡を持つ対麻痺・脊髄損傷者に対して，車椅子のシーティングを検討し，体圧のチェックを行うことを提案する。
CQ9	栄養状態を改善することで褥瘡の治癒は促進するか？	1A	創傷治癒を促進するため，栄養状態が悪く褥瘡のリスクが高い患者もしくは褥瘡を有する患者は早期にNSTあるいは栄養指導の専門家にコンサルトすることを推奨する。
CQ10	褥瘡の痛みに対してはどのように対処すればよいのか？	2C	褥瘡の痛みに対し，消炎鎮痛薬，向精神薬などの薬剤，体圧分散寝具，ドレッシング材の使用を選択肢の1つとして提案する。
3．急性期の褥瘡			
CQ11	急性期の褥瘡には減圧以外にどのような局所処置を行えばよいのか？	1D 2D	急性期にドレッシング材を使用するのであれば，創面が観察できるポリウレタンフィルム，ハイドロコロイドなどの使用を，外用薬を使用する場合には，創面保護の目的で白色ワセリン，酸化亜鉛，ジメチルイソプロピルアズレンなどの油脂性基剤軟膏を，また，感染予防の目的でスルファジアジン銀の使用を推奨する。 急性期の短期間使用であれば，抗生物質（抗菌薬）含有軟膏などの使用を選択肢の1つとして提案する。
CQ12	Deep tissue injury（DTI）を疑った時はどのような検査を行えばよいのか？	2C	DTIの診断として画像検査（MRI，超音波検査），血液生化学的検査を選択肢の1つとして提案する。
CQ13	Deep tissue injury（DTI）を疑った時はどのように対処すればよいのか？	1D	局所の減圧を行いながら，全身状態と病変の経過を慎重に観察することを推奨する。また，局所処置については，患部が観察できるようポリウレタンフィルム，半透明のハイドロコロイドドレッシングなどを用いて創面を被覆することを推奨する。
4．浅い褥瘡			
CQ14	浅い褥瘡のケアにポリウレタンフィルムは有用か？	2D	感染がなく上皮形成過程にある浅い褥瘡に対しては，ポリウレタンフィルムの使用を選択肢の1つとして提案する。

CQ	質問	推奨	解説
CQ15	浅い褥瘡には減圧以外にどのような局所処置を行えばよいのか？	1A：ハイドロコロイド 1B：ハイドロジェル，ポリウレタンフォーム 1C：キチン	真皮レベルまでの浅い褥瘡（びらん，浅い潰瘍）の治癒には，創の保護と適度な湿潤環境の維持が必要である。そのため，ドレッシング材が治療の中心となることが多く，ハイドロコロイド，ハイドロジェル，ポリウレタンフォーム，キチンの使用を推奨する。
		1D	外用薬を使用するのであれば，創面保護の目的で白色ワセリン，酸化亜鉛，ジメチルイソプロピルアズレンなどの油脂性基剤軟膏，短期間の使用であれば抗生物質（抗菌薬）含有軟膏，ブクラデシンナトリウム，プロスタグランジン E_1 などの肉芽形成促進薬の使用を推奨する。

5．深い褥瘡

前半の治療：TIME コンセプトにより wound bed preparation を目指す　CQ16-28

T：壊死組織の除去

CQ	質問	推奨	解説
CQ16	壊死組織の除去に外科的デブリードマンは有用か？	1D	適応について十分に検討した上で，患者の全身状態が許す時に壊死組織の外科的デブリードマンを行うよう推奨する。
CQ17	外科的デブリードマン以外ではどのような局所処置を行えばよいのか？	1A：カデキソマー・ヨウ素 1B：デキストラノマー 1C：ヨードホルム 1D：ブロメライン	深い褥瘡の壊死組織を除去するには，カデキソマー・ヨウ素，デキストラノマー，ヨードホルム，ブロメラインの使用を推奨する。
		1D：スルファジアジン銀 1B：ハイドロジェル	乾燥した壊死組織を除去するには，スルファジアジン銀の使用を推奨する。また，ドレッシング材ではハイドロジェルの使用を推奨する。
		2D：フラジオマイシン硫酸塩・結晶トリプシン（使用しないことを提案） 2B：wet-to-dry dressing（使用しないことを提案）	フラジオマイシン硫酸塩・結晶トリプシンは十分な根拠がないので，（現時点では）使用しないことを提案する。また，wet-to-dry dressing も十分な根拠がないので，（現時点では）使用しないことを提案する。

I：感染の制御・除去			
CQ18	褥瘡では感染をどのように診断するのか？	1A：疼痛 1D：発赤，腫脹，熱感，発熱などの全身症状，創面からの細菌学的検査，血液学的，血液生化学検査	潰瘍面およびその周囲の皮膚の局所症状（理学所見），すなわち炎症の4徴（疼痛，発赤，腫脹，熱感）と，発熱などの全身症状，創面からの細菌学的検査，あるいは，血液学的，血液生化学検査などを総合的に判断して，感染の有無を診断することを推奨する。
CQ19	どのような時に抗菌薬の全身投与を行うのか？	1D	潰瘍面からの細菌培養のみならず，潰瘍周囲の皮膚の炎症所見や発熱，白血球増多，炎症反応亢進がみられる時に抗菌薬の全身投与を行うことを推奨する。
CQ20	感染を制御する時の局所処置にはどのような外用薬を用いればよいのか？	1A：カデキソマー・ヨウ素，スルファジアジン銀，ポビドンヨード・シュガー 1C：ポビドンヨードゲル 1D：ヨウ素軟膏，ヨードホルム	褥瘡の感染を制御する目的でカデキソマー・ヨウ素，スルファジアジン銀，ポビドンヨード・シュガー，ポビドンヨードゲル，ヨウ素軟膏，ヨードホルムの使用を推奨する。
		2A：抗生物質（抗菌薬）含有軟膏（<u>使用しないことを提案</u>）	抗生物質（抗菌薬）含有軟膏の使用は十分な根拠がないので，（現時点では）<u>使用しないことを提案する</u>。
CQ21	感染を制御する時の局所処置にはどのようなドレッシング材を用いればよいのか？	1A	創感染が局所にとどまっている場合にドレッシング材を使用するのであれば，銀含有ハイドロファイバー®，銀含有ポリウレタンフォーム，銀含有アルギン酸塩の使用を推奨する。
M：湿潤環境の保持（滲出液の制御・除去）			
CQ22	黒色期〜黄色期褥瘡で滲出液が過剰な時の局所処置にはどのような外用薬を用いればよいのか？	1A：カデキソマー・ヨウ素，デキストラノマー，ポビドンヨード・シュガー 1D：ヨウ素軟膏	滲出液が過剰な時期にはカデキソマー・ヨウ素，デキストラノマー，ポビドンヨード・シュガー，ヨウ素軟膏の使用を推奨する。

CQ23	黒色期〜黄色期褥瘡で滲出液が過剰な時の局所処置にはどのようなドレッシング材を用いればよいのか？	1A：アルギン酸塩，ポリウレタンフォーム（銀含有製材を含む） 1C：キチン，ハイドロファイバー®（銀含有製材を含む），ハイドロポリマー 1D：ポリウレタンフォーム／ソフトシリコン	滲出液が過剰な時には，吸収性の高いアルギン酸塩，ポリウレタンフォーム（銀含有製材を含む），キチン，ハイドロファイバー®（銀含有製材を含む），ハイドロポリマー，ポリウレタンフォーム／ソフトシリコンの使用を推奨する。
CQ24	黒色期〜黄色期褥瘡で滲出液が少ない時の局所処置にはどのような外用薬を用いればよいのか？	1D	滲出液が少ない時期にはスルファジアジン銀，および，白色ワセリン，酸化亜鉛，ジメチルイソプロピルアズレンなどの油脂性軟膏の使用を推奨する。
CQ25	黒色期〜黄色期褥瘡で滲出液が少ない時の局所処置にはどのようなドレッシング材を用いればよいのか？	1B	乾燥した壊死組織が付着し滲出液が少ない時期はハイドロジェルの使用を推奨する。

E：創辺縁の管理（ポケットの解消・除去）

CQ26	ポケットがある時はどのような局所治療を行えばよいのか？	1B：ポビドンヨード・シュガー 1C：トラフェルミン 1D：トレチノイントコフェリル	ポケット内に滲出液の多い創面であれば，ポビドンヨード・シュガーの使用を，滲出液が少なければトラフェルミン，トレチノイントコフェリルの使用を推奨する。 改善しなければ外科的治療あるいは物理療法を検討する。
CQ27	ポケット切開はどのように行えばよいのか？	1C	出血を適切にコントロールしながらポケット切開することを推奨する。ポケット蓋を残すか，全摘するかは，条件を考慮して判断する。
CQ28	ポケットのある褥瘡の陰圧閉鎖療法は有用か？	1C	陰圧閉鎖療法として市販の機器を用いる方法，自家製の用具を用いる方法があり，いずれの方法も推奨する。

後半の治療：moist wound healing を目指す　CQ29-31			
CQ29：赤色期～白色期褥瘡の局所処置にはどのような外用薬を用いればよいのか？		1A：トラフェルミン，トレチノイントコフェリル，プロスタグランジンE$_1$ 1B：塩化リゾチーム 1D：幼牛血液抽出物，白色ワセリン，酸化亜鉛，ジメチルイソプロピルアズレンなどの油脂性軟	滲出液が適正～少ない創面にはトラフェルミン，トレチノイントコフェリル，プロスタグランジンE$_1$，塩化リゾチーム，幼牛血液抽出物，白色ワセリン，酸化亜鉛，ジメチルイソプロピルアズレンなどの油脂性軟膏の使用を推奨する。
		1A：ブクラデシンナトリウム 1B：アルミニウムクロロヒドロキシアラントイネート（アルクロキサ），ポビドンヨード・シュガー	滲出液が過剰または浮腫が強い創面にはブクラデシンナトリウム，アルミニウムクロロヒドロキシアラントイネート（アルクロキサ），ポビドンヨード・シュガーの使用を推奨する。
CQ30	赤色期～白色期褥瘡の局所処置にはどのようなドレッシング材を用いればよいのか？	1A：ハイドロコロイド 1B：ハイドロジェル，ハイドロポリマー，ポリウレタンフォーム，ポリウレタンフォーム/ソフトシリコン	滲出液が適正～少ない創面にはハイドロコロイド，ハイドロジェル，ハイドロポリマー，ポリウレタンフォーム，ポリウレタンフォーム/ソフトシリコンの使用を推奨する。
		1C	滲出液の過剰または浮腫が強い創面にはアルギン酸塩，キチンの使用を推奨する。
CQ31	赤色期褥瘡に陰圧閉鎖療法は有用か？	1B	ステージIII，IVの赤色期褥瘡に対して陰圧閉鎖療法を行うことを推奨する。なお，感染がある場合は注意深い観察を要する。
6. 改善しているか			
CQ32	どのような方法で褥瘡の評価を行えばよいのか？	1C	褥瘡の評価を行うためにDESIGN®，DESIGN-R®，あるいはPUSH（Pressure Ulcer Scale for Healing），PSST（Pressure Sore Status Tool）を用いることを推奨する。

7. 他の治療法の選択

CQ			
CQ33	創閉鎖を目的とした外科的治療はどのような時に行えばよいのか？	1C	ステージⅢ以上の褥瘡では外科的治療を推奨するが，全身状態，適応を見極めてから行う。また，予め感染の制御や外科的，化学的デブリードマンなどを行っておく。
CQ34	褥瘡にラップ療法は行ってもよいのか？	2B	ラップ療法は，慎重に適応を検討した上で行うことを選択肢の1つとして提案する。ただし，食品用ラップなどの医療材料として承認されていない材料の使用は，使用者責任となるため，治療前に患者および家族の同意を得ておく。
CQ35	外科的治療，ラップ療法以外では，どのような局所治療が行われているのか？	1A：水治療法，赤外線～可視光線療法 1B：低出力レーザー療法 1C：高圧酸素療法 2A：紫外線療法，電気刺激療法	水治療法，赤外線～可視光線療法，低出力レーザー療法，高圧酸素療法を推奨する。また，紫外線療法，電気刺激療法を選択肢の1つとして提案する。

1 褥瘡かどうか

CQ1 ステージⅠの褥瘡と反応性充血とはどのように見分けるのか？

推奨文 ガラス板圧診法，もしくは指押し法を用いて見分けることを選択肢の1つとして提案する。

推奨度 2C ガラス板圧診法，指押し法

● **解説**
- ステージⅠの褥瘡と反応性充血とを見分けるのにガラス板圧診法と指押し法のどちらが優れているかを比較した症例対照研究[1]，および透明なプラスチックのディスクを用いる方法と指押し法との間で褥瘡発生率に差があるかどうかを比較した症例対照研究[2]がある。共にエビデンスレベルⅣbであり，推奨度2Cである。
- 日常診療においてはステージⅠの褥瘡と反応性充血とを見分けるのにガラス板圧診法もしくは指押し法が用いられている。この両者のどちらが優れているかに関して，評価者間信頼度（interrater reliability），一致度（Cohen's Kappa），感度，特異度，陽性的中率，陰性的中率を用いて評価した症例対照研究がある[1]。感度でわずかにガラス板圧診法が勝っていたものの，2つの方法に明らかに有意な差はみられず，どちらの方法も有用であると考えられる。また，透明なプラスチックのディスクを用いる方法と指押し法との間に褥瘡の発生率に差が出るかどうかを検討したところ，透明なプラスチックのディスクを用いる方法では3.9%であったのに対して，指押し法では7.1%と有意に高かった[2]。しかしながら，どちらの方法がより正確であるかどうかに関しては不明としている。
- この他，レーザードプラーを用いて血流を測定することにより見分ける試み[3,4]，皮膚温より鑑別する試み[5]，スペクトロスコピーを用いて皮膚色より鑑別する試み[6]，皮膚水分量を測定する試み[7]などが行われているが，ステージⅠの褥瘡と反応性充血とを有意に区別するまでには至っていない。

文献

1) Vanderwee K, Grypdonck MH, De Bacquer D, Defloor T: The reliability of two observation methods of nonblanchable erythema, Grade 1 pressure ulcer. *Appl Nurs Res*, 2006 ; 19 : 156-162.（エビデンスレベル Ⅳb）
2) Kottner J, Dassen T, Lahmann N: Comparison of two skin examination methods for grade 1pressure ulcers. *J Clin Nurs*, 2009 ; 18 : 2464-2469.（エビデンスレベル Ⅳb）
3) Nixon J, Cranny G, Bond S: Pathology, diagnosis, and classification of pressure ulcers: comparing clinical and imaging techniques. *Wound Repair Regen*, 2005 ; 13 : 365-372.
4) Lindgren M, Malmqvist LA, Sjöberg F, Ek AC: Altered skin blood perfusion in areas with non blanchable erythema: an explorative study. *Int Wound J*, 2006 ; 3 : 215-223.
5) Sprigle S, Linden M, McKenna D, Davis K, Riordan B: Clinical skin temperature measurement to predict incipient pressure ulcers. *Adv Skin Wound Care*, 2001 ; 14 : 133-137.

6) Sprigle S, Linden M, Riordan B: Analysis of localized erythema using clinical indicators and spectroscopy, *Ostomy Wound Manage*, 2003 ; 49 : 42-52.
7) Bates-Jensen BM, McCreath HE, Pongquan V, Apeles NC: Subepidermal moisture differentiates erythema and stage I pressure ulcers in nursing home residents, *Wound Repair Regen*, 2008 ; 16 : 189-197.

CQ2　褥瘡と鑑別を要する疾患にはどのようなものがあるのか？

推奨文
推奨度 2C

反応性充血，そのほか糖尿病などによる末梢動脈疾患，便や尿の刺激による皮膚炎，皮膚カンジダ症，接触皮膚炎，電気メスによる熱傷，消毒薬による化学熱傷などを，鑑別疾患に加えることを提案する。

解説

- ステージⅠの褥瘡と反応性充血がどの程度見分けられるかを検討した症例対照研究[8)9)]はあるが，それ以外の疾患に関してはすべてエキスパートオピニオンである[10)]。エビデンスレベルはそれぞれ IVb および VI であり，推奨度 2C である。

- 褥瘡と鑑別を要する疾患としてさまざまなものが挙げられている。最も問題になるのは反応性充血であるが，一定の訓練を受けたものが診断する場合は，評価者間信頼度，一致度は高かった[8)9)]。次に鑑別を要する疾患として挙げられるのが糖尿病などによる末梢動脈疾患（peripheral arterial diseases；PAD）であり，従来は主に閉塞性動脈硬化症（arteriosclerosis obliterans；ASO）と呼ばれていた。その他には，便や尿の刺激による皮膚炎，おむつ皮膚炎，皮膚カンジダ症，接触皮膚炎，帯状疱疹，水疱症などが考えられる。

- また，術後発生のものとして電気メスによる熱傷，消毒薬による化学熱傷などが挙げられる[10)]。電気メスによる熱傷は近年ほとんどみられないが，漏電によって生じる不規則な形の境界明瞭な紅斑であり，術直後より認められ臀裂部の側方や上方などに生じる。消毒薬による化学熱傷はポビドンヨード液による一次刺激皮膚炎であり，境界明瞭な不整形の紅斑が消毒範囲と隣接した臀部も含めた接地面に生じるもので，症例によっては 3 日後に気付かれることもあるが，詳細に観察すれば術直後より認めうる。一方，褥瘡は術直後あるいは遅発性に生じる境界不明瞭な紅斑である。皮膚病変の部位，大きさ，あるいは，形態などを参考にするが，これらから鑑別することは困難であり術直後の創部観察が診断の手助けとなる[10)]。

文献

8) Stausberg J, Lehmann N, Kröger K, Maier I, Niebel W: Reliability and validity of pressure ulcer diagnosis and grading: an image-based survey, *Int J Nurs Stud*, 2007 ; 44 : 1316-1323.（エビデンスレベル IVb）
9) Nixon J, Thorpe H, Barrow H, et al: Reliability of pressure ulcer classification and diagnosis, *J Adv Nurs*, 2005 ; 50 : 613-623.（エビデンスレベル IVb）
10) 立花隆夫：褥瘡，Visual Dermatol, 2007 ; 6 : 1158-1160.（エビデンスレベル VI）

2 予防，ケア，危険因子の評価，疼痛対策

CQ3 危険因子に対してはどのようなアセスメントスケールがあるのか？

推奨文
推奨度 1A
危険因子のアセスメントスケールとしては Braden Scale，K式スケール，OHスケール，在宅版K式スケール，厚生労働省によって示されている褥瘡危険因子評価表などがあり，これらを適宜利用することを推奨する。

- 解説
  - 複数のアセスメントスケールの予測妥当性を比較検討したシステマティックレビュー[11]がある。エビデンスレベルⅠであり，推奨度1Aである。やせ，病的骨突出などを特徴とする日本人の褥瘡に対しての検討として，K式スケールに関しては前向きコホート研究[12]が存在する。同様に，OHスケールに関しては症例対照研究[13]，在宅版K式スケールに関しては前向きコホート研究[14]がみられる。また，厚生労働省によって示されている褥瘡危険因子評価表については後ろ向きコホート研究[15]がある。
  - 危険因子のアセスメントスケールとしては Braden Scale，K式スケール，OHスケール，在宅版K式スケール，厚生労働省によって示されている褥瘡危険因子評価表などが知られている。複数のアセスメントスケールの予測妥当性を比較検討したシステマティックレビューでは，Braden Scale は Norton Scale，Waterlow Scale，Nurses' clinical judgement よりも妥当性，感度，特異度を総合してみると優れていたとしている[11]。ただし，やせや病的骨突出を特徴とするような日本人に対しての検討は行われていない。また，対象が黄色人種の報告としては modified Braden Scale, Braden Scale, Norton Scale を比較したところ，予測妥当性に関しては modified Braden Scale が最も優れていたとするものがある[16]。小児の褥瘡アセスメントスケールに関するメタアナリシスでは，Neonatal Skin Risk Assessment Scale for Predicting Skin Breakdown, Braden Q Scale, Burn Pressure Skin Risk Assessment Scale, Starkid Skin Scale, Glamorgan Scale が取り上げられているが，どれが優れているかは一概に言えないとしている[17]。こうした褥瘡発生予測のためのアセスメントスケールは褥瘡対策の強化と効率化に貢献するが，褥瘡の発症率を有意に減少させるかどうかは明らかでない[18]。危険因子のアセスメントスケールと褥瘡予防に関するシステマティックレビューでは，Waterlow Scale を用いても褥瘡の発症率に有意な変化はなく，Braden Scale および Norton Scale に関しては結果が一定せず，データが不十分であるとしている[19]。
  - わが国における検討では，寝たきり患者に対してはK式スケールを用いた前向きコホート研究[12]，OHスケールを用いた症例対照研究[13]，および，厚生労働省によって示されている褥瘡危険因子評価表を利用した後ろ向きコホート研究があり，各々有

用性が示されている。また，在宅高齢者に対しては在宅版K式スケールを用いた前向きコホート研究があり，感度，特異度などにおいて有用としている。

文献

11) Pancorbo-Hidalgo PL, Garcia-Fernandez FP, Lopez-Medina IM, Alvarez-Nieto C: Risk assessment scales for pressure ulcer prevention: a systematic review, *J Adv Nurs*, 2006；54：94-110.（エビデンスレベル I）
12) 大桑麻由美，真田弘美，須釜淳子ほか：K式スケール（金沢大学式褥瘡発生予測スケール）の信頼性と妥当性の検討 高齢者を対象にして，褥瘡会誌，2001；3：7-13.（エビデンスレベル IVa）
13) 藤岡正樹，浜田裕一：大浦式褥瘡発生危険因子判定法活用の有効性の検討 寝たきり患者424症例の褥瘡発生状況から，褥瘡会誌，2004；6：68-74.（エビデンスレベル IVb）
14) 村山志津子，北山幸枝，大桑麻由美ほか：在宅版褥瘡発生リスクアセスメントスケールの開発，褥瘡会誌，2007；9：28-37.（エビデンスレベル IVa）
15) 貝川恵子，森口隆彦，岡 博昭，稲川喜一：寝たきり患者（日常生活自立度ランクC患者）における褥瘡発生危険因子の検討，褥瘡会誌，2006；8：54-57.（エビデンスレベル IVa）
16) Kwong E, Pang S, Wong T, Ho J, Shao-ling X, Li-jun T: Predicting pressure ulcer risk with the modified Braden, Braden, and Norton scales in acute care hospitals in Mainland China, *Appl Nurs Res*, 2005；18：122-128.
17) Kottner J, Hauss A, Schlüer AB, Dassen T: Validation and clinical impact of paediatric pressure ulcer risk assessment scales: A systematic review, *Int J Nurs Stud*, 2013；50：807-818.
18) Moore ZE, Cowman S: Risk assessment tools for the prevention of pressure ulcers, *Cochrane Database Syst Rev*, 2008；16：CD006471.
19) Chou R, Dana T, Bougatsos C, et al: Pressure ulcer risk assessment and prevention: a systematic comparative effectiveness review, *Ann Intern Med*, 2013；159：28-38.

CQ4 褥瘡を予防するにはどのようなスキンケアを行えばよいのか？

推奨文 皮膚の保護および褥瘡予防のために保湿クリームなどを用いることを推奨する。また，骨突出部に褥瘡予防を目的にポリウレタンフィルム，ポリウレタンフォーム，ポリウレタンフォーム／ソフトシリコンなどを使用することを推奨する。

推奨度 1A 保湿クリーム，ポリウレタンフィルム，ポリウレタンフォーム，ポリウレタンフォーム／ソフトシリコン

●解説

- 皮膚の洗浄保護と褥瘡の予防に関してはスクワレン含有のクリームや hyperoxygenated fatty acid compound などを用いたランダム化比較試験が5編[20)〜24)]ある。また，ポリウレタンフィルムによる予防に関してのランダム化比較試験が3編[25)〜27)]，ポリウレタンフォームによる予防に関してのランダム化比較試験が2編[28)29)]ある。ともにエビデンスレベルⅡであり推奨度1Aである。
- 褥瘡の予防において，皮膚の洗浄や保湿クリームなどによるスキンケアが有効であるかどうかに関してはスクワレン含有のクリームや hyperoxygenated fatty acid compound などを用いたランダム化比較試験が5編あり，そのうち3編[20)〜22)]で有意に予防効果があったとしている。また，このほかにも皮膚洗浄に加えて皮膚保護剤を用いることで褥瘡の治癒期間が短縮し治癒率が改善したことが複数の報告で示されて

いる[30)~32)]。しかしながら，用いられた方法や，使用されたクリームなどは報告によって異なる。また，わが国で使用されていないものが多く，具体的にどの成分が最も有効であるかどうかについては不明である。

- ポリウレタンフィルムによる予防に関してはランダム化比較試験が3編あり，いずれもその有用性が示されている[25)~27)]。高齢者の骨突出部にポリウレタンフィルムを用いた報告では褥瘡発生の有意な低下がみられ[25)]，持続する発赤の発生率が有意に低下した[26)]。また，術中発生の褥瘡を予防する目的で，ポリウレタンフィルムを仙骨部に用いることにより褥瘡の発生率が有意に低下した[27)]。また，ポリウレタンフォームに関しては踵部に用いることで褥瘡の発生率が有意に低下したとするランダム化比較試験[28)]，および心臓手術後にポリウレタンフォーム／ソフトシリコンを仙骨部に用いることにより褥瘡の発生率が有意に低下したとするランダム化比較試験[29)]がある。

- 同様に，術中発生を予防する目的で踵部にハイドロポリマーを貼付した報告でも，褥瘡発生率の有意な低下を得ている[33)]。

- ポリウレタンフィルムは，ポリウレタン製フィルムに耐水性でアレルギー誘発性の低いアクリル系あるいはビニールエーテル系の粘着剤をつけたものであり，創の密封・閉鎖が可能となっている。透明あるいは半透明のため，外部から観察が可能である。また，耐水性のため，水や細菌の侵入を防ぐ一方で，ガスや水蒸気は透過するという半透過性の性質を有しており，創の湿潤環境を保つだけでなく，体内からの発汗や不感蒸泄を妨げない。そのため，創周囲の皮膚は浸軟せず，皮膚のバリア機能を正常に保つことができる。しかしながら，感染創では湿潤環境下で細菌が急激に増殖する可能性が指摘されているため，用いない方がよい。

【文献】

20) Cooper P, Gray D: Comparison of two skin care regimes for incontinence. *Br J Nurs*, 2001 ; 10 : S6, S8, S10 passim.（エビデンスレベル II）
21) Torra i Bou JE, Segovia Gómez T, Verdú Soriano J, et al: The effectiveness of a hyperoxygenated fatty acid compound in preventing pressure ulcers. *J Wound Care*, 2005 ; 14 : 117-121.（エビデンスレベル II）
22) Green MF, Exton-Smith AN, Helps EP, et al: Prophylaxis of pressure sores using a new lotion. *Modern Geriatr*, 1974 ; 4 : 376-382.（エビデンスレベル II）
23) van der Cammen TJ, O'Callaghan U, Whitefield M: Prevention of pressure sores. A comparison of new and old pressure sore treatments. *Br J Clin Pract*, 1987 ; 41 : 1009-1011.（エビデンスレベル II）
24) Verdú J, Soldevilla J: IPARZINE-SKR study: randomized, double-blind clinical trial of a new topical product versus placebo to prevent pressure ulcers. *Int Wound J*, 2012 ; 9 : 557-565.（エビデンスレベル II）
25) 伊藤由美子，安田　操，米　順子，高次寛治，久保隆徳，佐藤健二：仙骨部位へのポリウレタンフィルムドレッシング貼用の褥瘡予防効果．褥瘡会誌，2007 ; 9 : 38-42.（エビデンスレベル II）
26) Nakagami G, Sanada H, Konya C, Kitagawa A, Tadaka E, Matsuyama Y: Evaluation of a new pressure ulcer preventive dressing containing ceramide 2 with low frictional outer layer. *J Adv Nurs*, 2007 ; 59 : 520-529.（エビデンスレベル II）
27) Imanishi K, Morita K, Matsuoka M, et al: Prevention of postoperative pressure ulcers by a polyurethane film patch. *J Dermatol*, 2006 ; 33 : 236-237.（エビデンスレベル II）
28) Torra I Bou JE, Rueda López J, Camañes G, et al: Preventing pressure ulcers on the heel: a

Canadian cost study, *Dermatol Nurs*, 2009 ; 21 : 268-272.（エビデンスレベル II）
29) Brindle CT, Wegelin JA: Prophylactic dressing application to reduce pressure ulcer formation in cardiac surgery patients, *J Wound Ostomy Continence Nurs*, 2012 ; 39 : 133-142.（エビデンスレベル II）
30) Thompson P, Langemo D, Anderson J, Hanson D, Hunter S: Skin care protocols for pressure ulcers and incontinence in longterm care: a quasi-experimental study, *Adv Skin Wound Care*, 2005 ; 18 : 422-429.
31) Dealey C: Pressure sores and incontinence: a study evaluating the use of topical agents in skin care, *J Wound Care*, 1995 ; 4 : 103-105.
32) Clever K, Smith G, Bowser C, Monroe K: Evaluating the efficacy of a uniquely delivered skin protectant and its effect on the formation of sacral/buttock pressure ulcers, *Ostomy Wound Manage*, 2002 ; 48 : 60-67.
33) Bots TC, Apotheker BF: The prevention of heel pressure ulcers using a hydropolymer dressing in surgical patients, *J Wound Care*, 2004 ; 13 : 375-378.

CQ5　栄養補給は褥瘡の予防とケアに有用か？

推奨文　褥瘡の予防とケアには栄養（熱量，蛋白質）補給を行うことを推奨する。また，アミノ酸，ビタミン，微量元素の補給を行うことを推奨する。

推奨度 1A　栄養（熱量，蛋白質），アミノ酸，ビタミン，微量元素

● **解説**
- 褥瘡のリスクのある患者および褥瘡患者への栄養補給（熱量，蛋白質）に関するメタアナリシスが 2 編[34)35)] あり，そのうち 1 編[34)] で予防および治療において栄養補給の有用性が認められている。エビデンスレベル I であり，推奨度 1A である。
  アミノ酸，ビタミン，微量元素に関するメタアナリシスが 2 編[34)35)] あり 1 編[34)] では予防，ケアへの有用性を認めているが，もう 1 編[35)] では認めていない。また，アミノ酸，ビタミン，微量元素の補充によるケアへの有用性を示したランダム化比較試験が 2 編[36)37)] ある。エビデンスレベル I であり，推奨度 1A である。
- 低栄養は褥瘡発症の重要なリスクファクターであり，必要な栄養（熱量，蛋白質）の供給は，リスク患者において発症を予防し，発症した患者においては治癒を促進し褥瘡の改善に有効であることが 1 つのメタアナリシス[34)] で示され，日米欧いずれのガイドラインでも推奨されている[38)〜40)]。特に，創の改善には蛋白質の補充が重要であることが示されている。
- 褥瘡患者の安静時熱量消費量はしばしば亢進しており，これに見合う熱量と蛋白質を補う必要がある。必要熱量は，体重 × 25（kcal）または基礎エネルギー消費量（Harris-Benedict の式から計算される）× 活動係数 × ストレス係数（kcal）から計算され，褥瘡治療の場合は活動係数 1.2〜1.3，ストレス係数 1.2〜1.3 が適切と考えられている。また，蛋白質は 1.1〜1.5 g/kg/day を目標とする。通常食の摂取が不十分，不可能な患者では経腸栄養剤（L-6PM®，エレンタール®，エンシュアリキッド®，ヘパン ED®，メイバランス®，リーナレン®，アイソカル・プラス EX® など）

などの処方可能な栄養補給を検討する。

> Harris-Benedict の式
> 男性：66.5 + (13.8 × 体重) + (5.0 × 身長) − (6.8 × 年齢)
> 女性：665.1 + (9.6 × 体重) + (1.8 × 身長) − (4.7 × 年齢)

- 栄養の評価は身体計測，臨床所見，血液生化学的検査値などから総合的に判断する。
- 体重は栄養状態を反映する指標で，身体計測からBMI（Body Mass Index）を算出し，肥満や痩せを診断する。

> BMI = 体重 kg/(身長 m)^2　標準体重 BMI = 22，痩せ<18.5，肥満≧25

さらに患者の通常体重（本人，家族などへの問診により求める）から85～95％の場合は軽度の栄養障害，75～84％で中等度障害，74％以下で高度障害と判断する。体重変化率では1週間で2％以上，1カ月で5％以上，3カ月で7％以上，6カ月で10％以上の低下がある場合は栄養障害の可能性がある。また，身体の筋肉量，体脂肪量を推測するのに以下の指標を参考にする。

> 上腕三頭筋皮下脂肪厚（TSF）：利き腕でない腕の肩峰と尺骨頭の中間点でキャリパーを用いて測定する。体脂肪量を推測できる。
> 上腕周囲（AC）：筋肉量を推測できる。
> 上腕筋周囲（AMC：AC（cm）− π × TSF（mm）/10）：全身の筋肉量，徐脂肪体重の指標となる。拘縮が強く身体計測が難しい患者においても測定可能であるが，測定誤差があるので継続的に測定して変化をみることが大事である。

- 臨床所見には主観的包括的評価（Subjective Global Assessment；SGA）を用いる。SGAは病歴の問診（体重変化，食物摂取変化，消化器症状，身体機能の程度，疾患と栄養必要量）と身体検査（脂肪量，筋肉量，浮腫の有無）の二本柱で構成される評価法で，主観的な栄養状態を評価するものではあるが，点数化されていないなど初心者には扱いづらい。従って，高度の栄養不良と判断した場合はNSTあるいは栄養指導の専門家に相談する。
- 血液生化学的検査では主に肝臓の合成能で栄養状態が評価され，半減期の長いものは長期的な，短いものは急性の栄養状態を反映する。血清アルブミンは半減期21日と長く，3.5 g/dl以下は栄養不良のリスクとされるが，高齢者ではそれ以下のことも多く3.0 g/dlを目安とする場合もある。慢性栄養不良では筋肉量や皮下脂肪が減少しても低下しにくい。一方で，栄養状態と血清アルブミン値は必ずしも一致しないため，栄養状態の指標とするには問題があるとする報告がある[41]。血清トランスサイレチン（プレアルブミン）は半減期2日と短く，急性栄養不良においては著明に低下するので現在の栄養状態の指標となる。17 mg/dl以下では栄養不良の可能性がある。そ

の他，血清トランスフェリン 200 mg/dl 以下，血清コレステロール 150 mg/dl 以下，総リンパ球数 1,200/mm^3 以下などが栄養状態不良の指標となりうる[42)43)]。

- 特定の栄養素の投与では，症例数は少ないがアルギニン，亜鉛，ビタミンＣなどの創傷治癒過程に関わる栄養素の投与で褥瘡の改善に有意差がみられたとするランダム化比較試験[36)37)]があり，欠乏状態に陥らないように注意する[44)]。アルギニンは条件付き必須アミノ酸で，ヒドロキシプロリンの合成によるコラーゲンの合成効果があり，創傷治癒に重要なアミノ酸である。ビタミンＣはプロコラーゲンがコラーゲンになる過程で必須のビタミンで，創傷治癒に重要である。ビタミンB1はコラーゲンの架橋形成に関連する補酵素で，体内での蓄積量が少なく，欠乏しやすいビタミンである。亜鉛は多くの金属酵素の活性中心に位置する重要な微量元素で，高齢者ほどその摂取量，体内含有量とも少なくなり，その欠乏は皮膚粘膜症状とともに創傷治癒の遷延を来す。また，国内で使われているこのような栄養補助食品にはアイソカル・アルジネード®，アバンド®，プロテインマックス®，ブイ・クレス®，テゾン®，エンジョイアルギーナ®などがある。嚥下の状態に応じて液状，ゼリー状などを選択する。

【文献】

34) Stratton RJ, Ek AC, Engfer M, et al: Enteral nutrional support in prevention and treatment of pressure ulcers: a systematic review and meta-analysis, *Ageing Res Rev*, 2005 ; 4 : 422-450.（エビデンスレベル I）
35) Langer G, Knerr A, Kuss O, et al: Nutritional interventions for preventing and treating pressure ulcers, *Cochrane Database Syst Rev*, 2008 ; 3 : CD003216.（エビデンスレベル I）
36) Cereda E, Gini A, Pedrolli C, et al: Disease-specific, versus standard nutritional support for the treatment of pressure ulcers in institutionalized older adults: a randomized controlled trial, *J Am Geriatr Soc*, 2009 ; 57 : 1395-1402.（エビデンスレベル II）
37) Desneves KJ, Todorovic BE, Cassar A, et al: Treatment with supplementary arginine, vitamin C and zinc in patients with pressure ulcers: a randomized controlled trial, *Clin Nutr*, 2005 ; 24 : 979-987.（エビデンスレベル II）
38) 日本褥瘡学会編：褥瘡予防・管理ガイドライン，東京，照林社：2008.
39) National Pressure Ulcer Advisory Panel: International Pressure Ulcer Guidelines, http://www.npuap.org/resources.htm
40) European Pressure Ulcer Advisory Panel: Pressure Ulcer Treatment Guidelines, http://www.npuap.org/gltreatment.htm
41) 田中佑佳，杉野博崇，中西秀樹，原田永勝，阪上 浩，中屋 豊：褥瘡患者において血清アルブミン値は栄養状態を表す良い指標か？日本病態栄養学会誌，2011 ; 14 ; 9-15.
42) 徳永佳子，足立香代子：栄養アセスメントの進め方，宮地良樹，溝上祐子編：褥瘡治療・ケアトータルガイド，東京，照林社：2009 ; 1205-1220.
43) 日本静脈経腸栄養学会編：コメディカルのための静脈経腸栄養ハンドブック，東京，南江堂：2008 ; 106-112.
44) 日本静脈経腸栄養学会編：静脈経腸栄養ガイドライン第2版，東京，南江堂：2006 ; 54-55.

| CQ6 | 体位変換，体圧分散機器は褥瘡の予防とケアに有用か？ |

推奨文 褥瘡の予防には，体圧分散マットレスを使用し，定期的に体位変換することを推奨する。
ケアにおいても，体圧分散マットレスを使用し，定期的に体位変換することを推奨する。

推奨度 1A 予防，ケア

● **解説**
- 体圧分散マットレスを用い，かつ，体位変換を行うことは，標準的なマットレスあるいは体位変換を行わない場合と比較して，褥瘡の発生率を低下させることがシステマティックレビュー[45)〜48)]で示されている。エビデンスレベルⅠであり，推奨度1Aである。ケアにおいてもその有用性がシステマティックレビュー[47)]で示されている。エビデンスレベルⅠであり，推奨度1Aである。また車いす患者を対象としたランダム化比較試験もある[49)]。

- 体圧分散マットレスはその仕様上，ベッド枠と一体で用いるもの（特殊ベッド），標準的マットレスと交換して用いるもの（交換マットレス），標準的マットレスの上に重ねて用いるもの（上敷マットレス）などに大別される。また，機能面から大まかに動的な空気圧切替により同一部分に高い圧力が長時間かからないようにしたタイプ，すなわち，低圧保持エアマットレスと静的な圧分散を行うタイプに分けられる。静的体圧分散マットレスにはウレタンフォーム，ゲル，ゴム，空気圧式などがある。

- 体圧分散マットレスは日本人に適したOHスケールなどのアセスメントツールで選択できるようになっているので，入院患者の場合は入院時にアセスメントを行っておく。大まかには，自力で寝返りができない（生活自立度C2）場合は圧分散を優先して低圧保持エアマットレスなどを選択，また，自力で寝返りできる（生活自立度C1）場合は体位変換を優先して沈み込みの少ない低圧保持エアマットレスか静的体圧分散マットレスを選ぶ。製品同士の比較は非常に数多くの試験が行われているが，どの製品が常に良いという優劣について結論は得られていない[45)〜48)50)]。したがって，患者の自立度や病態，環境や社会生活も考慮に入れた上で体圧分散マットレスを選択することが大切である。また，既に褥瘡のある患者に対しては原則として，褥瘡部を圧迫しない体位が可能な患者には静的体圧分散マットレスを，褥瘡部を圧迫しない体位が不可能な患者には圧切替型体圧分散マットレスを選択する[48)]。

- 一般的には，接触圧が40 mmHg以下であれば褥瘡は発生しにくいとされているので，体圧分散マットレスを用いた時の仙骨部の接触圧を簡易体圧測定器で確認する。あるいは，簡易体圧測定器がなければ，低圧保持エアマットレスの接触圧を底付き現象で確認する[51)]。なお，底付き現象とは，手掌を上にして指を低圧保持エアマットレスの下に差し込み，第2指か3指を曲げてみて適切なエアセル圧を評価する方法で

ある。また，適切圧とは，指を約2.5 cm曲げると骨突起部に軽く触れる程度とされている。

- 圧切替型体圧分散マットレスを用いても一定時間毎の体位変換は行うべきである[45)〜48)]。圧切替型を用いて体位変換を行わない場合は静的型を用いて体位変換を行う場合より発生率が高くなるというランダム化比較試験[52)]があるが，次に述べるように機種の特性に依存するように思われる。

- 体位変換の時間については，身体状況が許せば2時間以内の体位変換が推奨されている[53)]。しかしながら，静的体圧分散マットレスの素材や厚さによる機能格差，のみならず低圧保持エアマットレスの圧切替機能にも質的格差があること，さらには，自動体位変換機能（ローリング機能，マルチゾーン機能など）のついた低圧保持エアマットレスが新たに登場するなど，体圧分散マットレスと言っても一概に論じることはできないため，その体位変換の時間に関する明確な答えは現在のところないといわざるを得ない。

- 既に褥瘡がある患者においては，その部分が減圧できる体位を選択する。体位変換時あるいは頭側挙上時の背抜きや，頭側挙上時の30度ルールなどは，摩擦・ずれを解消するのに有用な手段である。また，ハンモック現象（シーツを張りすぎてテント状になることにより体圧分散マットレスの効果がなくなること）などのマットレスカバーやシーツの状況，あるいは，低圧保持エアマットレスの設定数値（例えば，患者と異なる体重設定）やチューブの圧迫，連結部のはずれなどに注意を払うことも大切である[54)]。

【文献】

45) McInnes E, Jammali-Blasi A, Bell-Syer SE, Dumville JC, Cullum N: Support surfaces for pressure ulcer prevention（review），*Cochrane Database Syst Rev*, 2011 ; 13 : CD001735.（エビデンスレベル I）
46) Cullum N, McInnes E, Bell-Syer SE, Legood R: Support surfaces for pressure ulcer prevention, *Cochrane Database Syst Rev*, 2004 : CD001735.（エビデンスレベル I）
47) Whitney J, Phillips L, Aslam R, et al: Guidelines for the treatment of pressure ulcers, *Wound Repair Regen*, 2006 ; 14 : 663-679.（エビデンスレベル VI）
48) Reddy M, Gill SS, Rochon PA: Preventing pressure ulcers: a systematic review, *JAMA*, 2006 ; 296 : 974-984.（エビデンスレベル I）
49) Brienza D, Kelsey S, Karg P, et al: A randomized clinical trial on preventing pressure ulcers with wheelchair seat cushions, *J Am Geriatr Soc*, 2010 ; 58 : 2308-2314.（エビデンスレベル II）
50) Demarré L, Beeckman D, Vanderwee K, Defloor T, Grypdonck M, Verhaeghe S: Multi-stage versus single-stage inflation and deflation cycle for alternating low pressure air mattresses to prevent pressure ulcers in hospitalised patients: a randomised-controlled clinical trial, *Int J Nurs Stud*, 2012 ; 49 : 416-426.（エビデンスレベル II）
51) Defloor T, De Bacquer D, Grypdonck MH: The effect of various combinations of turning and pressure reducing devices on the incidence of pressure ulcers, *Int J Nurs Stud*, 2005 ; 42 : 37-46.
52) Vanderwee K, Grypdonck MH, Defloor T: Effectiveness of an alternating pressure air mattress for the prevention of pressure ulcers, *Age Ageing*, 2005 ; 34 : 261-267.
53) European Pressure Ulcer Advisory Panel: Pressure Ulcer Treatment Guidelines, http://www.epuap.org/gltreatment.html
54) 西澤知江，酒井 梢，須釜淳子：ベッドサイドで何を観る，真田弘美，須釜淳子編：実践に基づく最新褥瘡看護技術，東京，照林社：2007；34-49.

CQ7 褥瘡患者は入浴してもよいのか？

推奨文 褥瘡患者の入浴を推奨する。

推奨度 1C

- **解説**
  - 入浴に関しては，入浴前後の皮膚の血流量，細菌量，pHを比較した前後研究が1編[55]あり，エビデンスレベルIVbである。入浴はスキンケアには必須であり，また，医療現場でも広く行われていることからも推奨度1Cである。
  - 褥瘡を有する患者の入浴に関しては，教科書的にはよいという記述が散見され，褥瘡を有する高齢者における入浴の有効性を報告したものが1編ある[55]。この報告では褥瘡を有する患者の入浴前後の皮膚の血流量，細菌量，pHを比較しており，入浴によって皮膚血流量が有意に増加し，細菌量が有意に減少したことが示されている。また，褥瘡を有する脊髄損傷の患者が入浴した場合，浴槽の細菌による汚染は褥瘡由来よりも腸管由来のものの方が多く，褥瘡部分を覆っても覆わなくても差はないとする報告[56]があるが，それが褥瘡にどのような影響を与えるかに関しては不明である。
  - 入浴の際，石鹸を用いて褥瘡周囲の皮膚を中心に洗浄することは有用と思われる[57]。また，脱脂力の弱い中性もしくは酸性の洗浄剤がよく用いられているが，タオルで擦らず皮膚表面で軽く泡立てる程度であれば，通常のアルカリ石鹸であっても特に問題はない[58]。
  - 入浴とは少し異なるが，踵部の褥瘡に対して足浴がよく用いられており，その有用性を報告したもの[59]や，渦状の水流を用いた水浴により褥瘡の大きさが有意に減少したという報告[60]がある。

【文献】

55) 真田弘美，須釜淳子，永川宅和ほか：褥瘡を有する高齢者における入浴の有効性の検討．日本創傷・オストミー・失禁ケア研究会誌，1999；3：40-47．(エビデンスレベルIVb)
56) Biering-Sørensen F, Schröder AK, Wilhelmsen M, Lomberg B, Nielsen H, Høiby N: Bacterial contamination of bath-water from spinal cord lesioned patients with pressure ulcers exercising in the water. *Spinal Cord*, 2000；38：100-105.
57) Konya C, Sanada H, Sugama J, Okuwa M, Kitagawa A: Does the use of a cleanser on skin surrounding pressure ulcers in older people promote healing?. *J Wound Care*, 2005；14：169-171.
58) 立花隆夫，宮地良樹：褥瘡と感染症．日本臨床，2007；65（増刊号）：495-499．
59) 真田弘美，紺家千津子，北川敦子ほか：褥瘡保有者における足浴の有効性の検討．褥瘡会誌，2002；4：358-363．
60) Burke DT, Ho CH, Saucier MA, Stewart G: Effects of hydrotherapy on pressure ulcer healing. *Am J Phys Med Rehabil*, 1998；77：394-398.

| CQ8 | 褥瘡を持つ対麻痺・脊髄損傷者の車椅子のシーティングに関してはどのような注意をはらえばよいのか？ |

推奨文

推奨度 2C

褥瘡を持つ対麻痺・脊髄損傷者に対して，車椅子のシーティングを検討し，体圧のチェックを行うことを提案する。

● **解説**

- 車椅子のシーティングクリニックを受けることにより褥瘡の再発率が減少したという後ろ向きコホート研究が1編ある[61]。エビデンスレベルIVaであり，推奨度2Cである。
- また，車椅子上での姿勢移動による除圧で組織酸素量が回復したという前後研究が1編[62]あり，エビデンスレベルIVbである。同様に，車椅子上の体圧チェックにより褥瘡が減少したという症例報告[63]があり，エビデンスレベルVである。
- 長時間車椅子上で同じ姿勢をとることは褥瘡の危険因子と考えられるが，対麻痺・脊髄損傷者がリハビリ専門職を受診し，シーティングクリニックを受けることで褥瘡の再発率が有意に減少する[61]。また，姿勢移動や体の挙上により，約2分間除圧することができれば圧迫されていた組織の酸素量が戻ることが報告されている[62]。体の挙上以外の体位変換としては45度以上の前傾姿勢が良く，この体位によって70％程度の除圧が可能である[64]。さらに，体圧のチェックを受けることにより，褥瘡が減少したという報告もある[63]。

【文献】

61) 廣瀬秀行，新妻淳子，岩崎 洋，吉田由美子，中村優子：脊髄損傷者に対する褥瘡再発予防アプローチの紹介とその結果．褥瘡会誌，2010；12：118-125.（エビデンスレベルIVa）
62) Coggrave MJ, Rose LS : A specialist seating assessment clinic: changing pressure relief practice, *Spinal Cord*, 2003 ; 41 : 692-695.（エビデンスレベルIVb）
63) Dover H, Pickard W, Swain I, Grundy D: The effectiveness of a pressure clinic in preventing pressure sores, *Paraplegia*, 1992 ; 30 : 267-272.（エビデンスレベルV）
64) Henderson JL, Price SH, Brandstater ME, Mandac BR: Efficacy of three measures to relieve pressure in seated persons with spinal cord injury, *Arch Phys Med Rehabil*, 1994 ; 75 : 535-539.

| CQ9 | 栄養状態を改善することで褥瘡の治癒は促進するか？ |

推奨文

推奨度 1A

創傷治癒を促進するため，栄養状態が悪く褥瘡のリスクが高い患者もしくは褥瘡を有する患者は早期にNSTあるいは栄養指導の専門家にコンサルトすることを推奨する。

- **解説**
  - 褥瘡患者に対する栄養投与に関しては外国人に関してはシステマティックレビューが2編[65)66)]あり，日本人に関してはランダム化比較試験が1編ある。エビデンスレベルIであり，推奨度1Aである。
  - また，NST導入の前後で術後の栄養状態および褥瘡の発生率を比較した前後研究が3編[68)〜70)]ある。
  - 褥瘡患者に対して栄養投与が褥瘡の予防と治療に有用であるかどうかについては，蛋白質とエネルギー補給を十分行うことが褥瘡の予防と治療に有効であることがシステマティックレビューによって示されており[65)66)]，また日本人の褥瘡に関しても栄養介入により，褥瘡の大きさが有意に減少したとするランダム化比較試験がある[67)]。
  - 栄養状態の把握および栄養投与の計画に関してはNSTあるいは栄養指導の専門家にコンサルトすることが必要である。実際，NST導入に伴って消化器外科手術の術後に生じた褥瘡発生が減少した（p = 0.051）とする報告があり，これは術後の絶食期間の短縮や周術期の血清アルブミンの上昇によるものと考えている[68)]。また，別の報告ではNST導入により褥瘡の発生率が約1/3になったとしている[69)]。タイミングに関して記された適切な文献は明らかでないものの，NSTあるいは栄養指導の専門家の介入は周術期のみならず慢性期においても有効と報告されている[70)]。
  - 栄養評価の指標として，血清アルブミン値（3.0〜3.5 g/dlが低栄養状態の一応の目安），体重減少（過去2週間の極度の減少，月5%，3カ月で7.5%，あるいは，6カ月で10%などが，低栄養状態の目安），喫食率（食事摂取率：2週間以上にわたり食事量がいつもの半分以下などが，低栄養状態の目安）などが用いられている[71)]。
  - 主観的包括的評価（Subjective Global Assess-ment：SGA）もNSTあるいは栄養指導の専門家には盛んに用いられている。SGAは病歴の問診（体重変化，食物摂取変化，消化器症状，身体機能の程度，疾患と栄養必要量）と身体検査（脂肪量，筋肉量，浮腫の有無）の二本柱で構成される評価法で，主観的な栄養状態を評価するものではあるが，点数化されていないなど初心者には扱いづらい。したがって，高度の栄養不良と判断した場合はNSTあるいは栄養指導の専門家に相談するのが望ましい。

【文献】

65) Langer G, Schloemer G, Knerr A, Kuss O, Behrens J: Nutritional interventions for preventing and treating pressure ulcers, *Cochrane Database Syst Rev*, 2003 ; 4 : CD003216.（エビデンスレベル I）

66) Stratton RJ, Ek AC, Engfer M, et al: Enteral nutritional support in prevention and treatment of pressure ulcers: a systematic review and meta-analysis, *Ageing Res Rev*, 2005 ; 4 : 422-450.（エビデンスレベル I）

67) Ohura T, Nakajo T, Okada S, Omura K, Adachi K: Evaluation of effects of nutrition intervention on healing of pressure ulcers and nutritional states（randomized controlled trial）, *Wound Repair Regen*, 2011 ; 19 : 330-336.（エビデンスレベル II）

68) 吉田厚子，神崎憲雄，鈴木美和，三森紗弥子，本間寿子，石井俊一：NST導入に伴う消化器外科手術の術後に生じる褥瘡発生の変化，褥瘡会誌，2007 ; 9 : 160-164.（エビデンスレベル IVb）

69) 奥出公美子，東口高志，福村早代子，奥村美香，野地みちる，川端千麻：栄養療法に基づいた褥瘡管理の経済効果，静脈経腸栄養，2002 ; 17 : 29-33.（エビデンスレベル IVb）

70) 小原　仁，栗原裕子，土肥　守：療養型リハビリテーション病棟における Nutrition Support Team による栄養管理の有用性，医療，2005；59：300-305．(エビデンスレベル IVb)
71) 徳永佳子，足立香代子：栄養アセスメントの進め方，宮地良樹，溝上祐子編：褥瘡治療・ケアトータルガイド，東京，照林社：2009；205-209．

CQ10　褥瘡の痛みに対してはどのように対処すればよいのか？

推奨文　褥瘡の痛みに対し，消炎鎮痛薬，向精神薬などの薬剤，体圧分散寝具，ドレッシング材の使用を選択肢の1つとして提案する。

推奨度 2C　消炎鎮痛薬，向精神薬などの薬剤，体圧分散寝具，ドレッシング材

●解説

- 褥瘡の痛みの対処法に関する報告には症例対照研究[72]，症例報告[73]がある。エビデンスレベルはIVbであり，推奨度2Cである。ただし，褥瘡の痛みは感染の可能性があるので，それを除外することが必要である。

- 褥瘡患者のうち，いずれかの時点で痛みを訴えたものの割合は37～66％と報告されている[74]。痛みの強さは褥瘡の深さと関係し，また，褥瘡処置時に痛みを感じる患者が多いと報告されている[75]。

- 痛みのコントロールには消炎鎮痛剤，向精神薬，抗不安薬，麻酔薬などが用いられ，ある程度の効果はあるが，無効のことも多い[72)73]。体圧分散寝具，ハイドロコロイド（創部に固着することなく湿潤環境を維持するため，露出した神経末端が空気に暴露されず，疼痛が軽減される[76)77]）によるドレッシングが，痛みのコントロールに有用だったという報告もある[72]。

- ドレッシング交換が痛みの原因になりうる[78]。ソフトシリコン製などのドレッシング材[79]や，ハイドロゲル，ハイドロファイバー®，アルギン酸が痛みを引き起こしにくいドレッシング材として挙げられる[80]。

- 受傷初期を除き，通常は傷が存在しても神経終末に対する刺激（物理的刺激，好中球からの蛋白分解酵素，補体などの化学的刺激など）がなければ，強い急性期痛は生じない。また，慢性期痛にたいする消炎鎮痛薬の効果は限られている（中枢神経作動薬，オピオイドの使用などを考慮）。痛みの原因を分析し，痛みが局所／全身の感染，栄養状態などに関連したものであれば，これら原因の治療が優先される。

【文献】

72) Dallam L, Smyth C, Jackson BS, et al: Pressure ulcer pain: assessment and quantification, *J WOCN*, 1995；22：211-217．(エビデンスレベル IVb)
73) Szor JK, Bourguigon C: Description of pressure ulcer pain at rest and at dressing change. *J WOCN*, 1999；26：115-120．(エビデンスレベル V)
74) LIndholm C, Bergsten A, Berglund E: Chronic wounds and nursing care, *J Wound Care*, 1999；8：5-10.
75) Eriksson E, Hietanen H, Asko-Seljavaara S: Prevalence and characteristics of pressure ulcer. A

one-day patient population in a Finnish city. *Clin Nurs Special*, 2000 ; 14 : 199-225.
76) Hinman CD, Maibach H: Effect of air exposure and occlusion on experimental human skin wounds. *Nature*, 1963 ; 200 : 377-378.
77) Friegman SJ, Su WP: Management of leg ulcer with hydrocolloid occlusive dressing. *Arch Dermatol*, 1984 ; 120 : 1329-1336.
78) Pieper B, Langemo D, Cuddigan J: Pressure Ulcer Pain: A systematic literature review and national pressure ulcer advisory panel white paper. *Ostomy Wound Management*, 2009 ; 55 : 16-31.
79) 松崎恭一, 熊谷憲夫：慢性創傷の疼痛. 実践 慢性創傷の治療戦略. *PEPERS*, 2010 ; 39 : 83-95.
80) Moffatt CJ, Franks PJ, Hollinworth H: Understanding wound pain and trauma ; an international perspective. *EWMA（European Wound Management Association）Position document*, Medical education partnership, 2002.

3 急性期の褥瘡

CQ11 急性期の褥瘡には減圧以外にどのような局所処置を行えばよいのか？

推奨文 急性期にドレッシング材を使用するのであれば，創面が観察できるポリウレタンフィルム，ハイドロコロイドなどの使用を，外用薬を使用する場合には，創面保護の目的で白色ワセリン，酸化亜鉛，ジメチルイソプロピルアズレンなどの油脂性基剤軟膏を，また，感染予防の目的でスルファジアジン銀の使用を推奨する。急性期の短期間使用であれば，抗生物質（抗菌薬）含有軟膏などの使用を選択肢の1つとして提案する。

推奨度 1D ポリウレタンフィルム，ハイドロコロイド，白色ワセリン，酸化亜鉛，ジメチルイソプロピルアズレンなどの油脂性基剤軟膏，スルファジアジン銀

2D 抗生物質（抗菌薬）含有軟膏

- **解説**
  - 急性期に対するドレッシング材や外用薬の選択についての論文はエキスパートオピニオン[81)～85)]以外になく，エビデンスレベルⅥであるが，moist wound healingを目指してドレッシング材や油脂性基剤の軟膏を用いるのは適切な選択であり，また，医療現場でも広く使われていることから，推奨度1Dとした。長期使用により耐性菌出現の可能性がある抗生物質（抗菌薬）含有軟膏の推奨度は2Dである。
  - 急性期の褥瘡は創が安定しない時期であるため，壊死範囲の特定も困難で，感染に対しても組織抵抗性が弱い時期である。反応性充血とステージⅠの褥瘡を判別することも困難であり（CQ1参照），場合によっては短時間に悪化する可能性がある。したがって，この時期の局所治療の要点は，十分な観察を行いながら創面の保護と感染予防に努めることである。
  - 創面保護を目的に，ドレッシング材が用いられることが多い。ただし，急性期の病態変化は急速なため，創を観察できるドレッシング材を選択することが大切である。また，創部およびその周囲の皮膚は脆弱化しているため，粘着力の弱いドレッシング材を使用することが望ましい。
  - ポリウレタンフィルムは，ポリウレタン製フィルムに耐水性でアレルギー誘発性の低いアクリル系あるいはビニールエーテル系の粘着剤をつけたものであり，創の密封・閉鎖が可能となっている。透明あるいは半透明のため，外部から観察が可能である。また，耐水性のため，水や細菌の侵入を防ぐ一方で，ガスや水蒸気は透過するという半透過性の性質を有しており，創の湿潤環境を保つだけでなく，体内からの発汗や不感蒸泄を妨げない。そのため，創周囲の皮膚は浸軟せず，皮膚のバリア機能を正常に保つことができる。

- ハイドロコロイドは創部に固着することなく湿潤環境を維持する。創部の乾燥によって生じる痂皮の形成を防ぐ。創部の湿潤環境によって表皮細胞の遊走を促進し，治癒を促す[81]。また，ハイドロコロイドは創部を閉鎖し，露出した神経末端が空気に曝されることを防ぐ。これによって，浅い創傷に特有なヒリヒリする疼痛を軽減する[82]。
- 半透明で貼付後の創部観察が可能なハイドロコロイド製材には，デュオアクティブ®ETなどが発売されている。また，医療材料には該当しないが，ビジダーム®（皮膚粘着層にハイドロコロイドを採用した半透明，防水性のポリウレタンフィルム製材）やリモイス®パッド（皮膚粘着層に保湿成分セラミド2配合のハイドロコロイド，その上の支持層にポリウレタンフィルム，さらにその上の最外層に摩擦係数の低い高すべり性ナイロンニットという3層構造を持った透明なポリウレタンフィルム製材）などを使用してもよい。
- 外用薬を用いる場合には，創面保護を目的に撥水性の高い白色ワセリン，酸化亜鉛，ジメチルイソプロピルアズレンなどの油脂性基剤軟膏を用いてもよい[83)84]。
- 感染予防に重きを置く場合は，抗菌力があり浸透性の強い乳剤性軟膏を基剤とするスルファジアジン銀を使用する[85]。ゲンタマイシン含有軟膏などの抗生物質（抗菌薬）含有軟膏は油脂性基剤なので，創面の保護目的と感染の制御，予防目的で短期間の使用であれば用いてもよいが，長期使用により耐性菌の出現する可能性があるので注意を要する。
- スルファジアジン銀に含有される銀自体の細胞膜，細胞壁に対する抗菌作用により，創面の感染制御効果を発揮する[86)87]。MRSAを含めた黄色ブドウ球菌のバイオフィルム形成を抑制する[88]。乳剤性基剤のため壊死組織の軟化・融解が生じることで創面の清浄化作用を発揮する。また，ポビドンヨードと併用すると効力が低下する。あるいは，他剤との併用，特に外皮用酵素製剤との併用は避ける。

【文献】

81) Hinman CD, Maibach H: Effect of air exposure and occlusion on experimental human skin wound. *Nature*, 1963 ; 200 : 377-378.（エビデンスレベル VI）
82) Friedman SJ, Su WP: Management of leg ulcer with hydrocolloid occlusive dressing. *Arch Dermatol*, 1984 ; 120 : 1329-1336.（エビデンスレベル VI）
83) 日本褥瘡学会「褥瘡予防・管理ガイドライン」策定委員会：急性期褥瘡の局所治療．褥瘡予防・管理ガイドライン，東京，照林社：2009 ; 92-93.（エビデンスレベル VI）
84) 立花隆夫：褥瘡の外用療法．*MB Med Reha*, 2007 ; 75 : 53-58.（エビデンスレベル VI）
85) 田村敦志：急性期褥瘡・治療の基本．*Expert Nurse*, 2004 ; 20 : 100-103.（エビデンスレベル VI）
86) Rosenkranz HS, Carr HS: Silver sulfadiazine: Effect on the growth and metabolism of bacteria. *Antimicrob Ag Chemother*, 1972 ; 2 : 362-372.
87) Coward JE, Carr HS, Rosenkranz HS: Silver sulfadiazine: Effect on the ultrastructure of Pseudomonas aeruginosa. *Antimicrob Ag Chemother*, 1973 ; 3 : 621-624.
88) 秋山尚範，多田讓治，荒田次郎：バイオフィルム（biofilm）．臨皮，1999 ; 53 : 59-63.

CQ12 Deep tissue injury（DTI）を疑った時はどのような検査を行えばよいのか？

推奨文　DTIの診断として画像検査（MRI，超音波検査），血液生化学的検査を選択肢の1つとして提案する。

推奨度 2C

● **解説**

- DTIの診断に関する検査に関しては現在症例報告[89)～92)]しかない。エビデンスレベルⅤであり推奨度2Cである。2010年にDTIに関する論文の記述的なシステマティックレビューが発表されているが，DTIの定義は未だ不明で，診断，治療について現在まで明らかに有効な方法はないとされる[93)]。

- DTIはNPUAP（National Pressure Ulcer Advisory Panel：米国褥瘡諮問委員会）において2005年に使用された用語で，表皮剥離のない褥瘡（ステージⅠ）のうち，皮下組織より深部の組織損傷が疑われる所見があるものをいう。その後，2007年に改正されたNPUAPの褥瘡ステージ分類では，(suspected) deep tissue injury（深部損傷褥瘡疑い）という新しい病期（ステージ）が加えられている[94)]。しかしながら，びらんなどがみられる褥瘡（ステージⅡ）においても，皮下組織より深部の組織の損傷が疑われたものはDTIに含まれる。また，理学所見のみでの早期の診断が困難な症状に対して与えられた名称であり，最も重要なことはDTIの可能性を想定して患者のケアに当たることである。

- 深部の病変の診断の補助として画像診断が期待されているが，現在までにDTIの診断に確実に役立つことが証明された検査法はない。超音波診断で予測できる可能性を示唆する症例報告がみられる[89)]。あるいは，MRIは筋や軟部組織の質的な変化を検出可能な検査で，深部の損傷を早期に可視化できたとする症例報告[90)]がある程度である。

- 画像診断は褥瘡以外の軟部組織感染症（壊死性筋膜炎，ガス壊疽，化膿性筋炎，骨髄炎など）や長期臥床の高齢者の後腹膜膿瘍からの皮膚瘻孔と褥瘡の鑑別診断にも有用である可能性がある。また，創部の単純X線写真はガス像（ガス壊疽）や骨髄炎の鑑別に有用である。

- DTIは筋組織の損傷を伴う場合があり，血清中の筋原性酵素（CPK，GOT，LDH，ミオグロビン）が上昇するとした症例報告[91)]があるので，白血球増多，CRPなどの炎症反応，尿中ミオグロビンなども含めて総合的に診断する必要がある。また，DTIは長時間手術や急な意識障害などで生じることが多く，詳しい病歴聴取も診断の一助となる。皮膚生検は脂肪組織や汗腺の壊死を証明することができ，診断に有用である可能性がある。

【文献】

89) Aoi N, Yoshimura K, Kadono T, et al: Ultrasound assessment of deep tissue injury in pressure ulcers: possible prediction of pressure ulcer progression, *Plast Reconstr Surg*, 2009 ; 124 : 540-550. (エビデンスレベル V)
90) Linder-Ganz E, Shabshin N, Gefen A: Patient-specific modeling of deep tissue injury biomechanics in an unconscious patient who developed myonecrosis after prolonged lying, *J Tissue Viability*, 2009 ; 18 : 62-71. (エビデンスレベル V)
91) Sari Y, Nakagami G, Kinoshita A, et al: Changes in serum and exudate creatine phosphokinase concentrations as an indicator of deep tissue injury: a pilot study, *Int Wound J*, 2008 ; 5 : 674-680. (エビデンスレベル V)
92) 西躰隆太, 三浦歓之, 江嵜秀和ほか：砕石位による腹腔鏡補助下直腸切除時に発生した deeptissue injury の 4 例, 日消外科誌, 2011 ; 44 : 353-360. (エビデンスレベル V)
93) Mao CL, Rivet AJ, Sidora T, Pasko MT: Update on pressure ulcer management and deep tissue injury, *Ann Pharmacother*, 2010 ; 44 : 325-332.
94) Black J, Baharestani M, Cuddigan J, et al: National Pressure Ulcer Advisory Panel. National Pressure ulcer advisory panel's updated pressure ulcer staging system, *Dermatol Nurs*, 2007 ; 19 : 343-349.

CQ13 Deep tissue injury（DTI）を疑った時はどのように対処すればよいのか？

推奨文 局所の減圧を行いながら，全身状態と病変の経過を慎重に観察することを推奨する。また，局所処置については，患部が観察できるようポリウレタンフィルム，半透明のハイドロコロイドドレッシングなどを用いて創面を被覆することを推奨する。

推奨度 1D 局所の減圧を行いながら，全身状態と病変の経過を慎重に観察。
ポリウレタンフィルム，半透明のハイドロコロイドドレッシング

● **解説**
- DTI と診断した時の取り扱いについてはエキスパートオピニオンしかなく，エビデンスレベル VI であるが，創面の経過観察は重要なので推奨度 1D とした。
- DTI は筋組織や軟部組織の阻血性の損傷を伴う病変で，質的な診断とともにその範囲の推測が重要である。DTI と診断した場合は，病変部に圧がかからないような体位をとるか，それが不可能な場合は体圧分散寝具を用いて可能な限り患部の減圧を行う[95]。また，皮膚表面の観察（水疱や紫斑が出現しないか），血清学的に筋原性酵素や炎症所見，尿所見の厳重な追跡，ミオグロビンによる腎不全を回避するための十分な輸液管理をしながら，本人・家族へ重症化の可能性の説明を早期に行う方がよい。
- 疼痛がある場合は下床に炎症を伴っている可能性が高く，NSAIDs などの対症的な治療に加えて，外科的処置などの方法を検討する。また，波動を触れ，表皮に壊死が認められる場合は CQ16 に準じて治療を開始する。
- ポリウレタンフィルム，半透明のハイドロコロイドなどの使用を検討した論文はエキスパートオピニオン以外にないが，創部を湿潤な環境におくことで，上皮の再生を促し，創の治癒化を図ることが期待される。また，真皮レベルまでの褥瘡では神経末端

が残存しているため，露出した神経末端が空気に曝されることで痛みを伴うことが指摘されているが，創面をドレッシング材で覆うことによって疼痛緩和を図ることもできる[96)〜98)]。

- ポリウレタンフィルムは，ポリウレタン製フィルムに耐水性でアレルギー誘発性の低いアクリル系あるいはビニールエーテル系の粘着剤をつけたものであり，創の密封・閉鎖が可能となっている。透明あるいは半透明のため，外部から観察が可能である。また，耐水性のため，水や細菌の侵入を防ぐ一方で，ガスや水蒸気は透過するという半透過性の性質を有しており，創の湿潤環境を保つだけでなく，体内からの発汗や不感蒸泄を妨げない。そのため，創周囲の皮膚は浸軟せず，皮膚のバリア機能を正常に保つことができる。しかしながら，感染創では湿潤環境下で細菌が急激に増殖する可能性が指摘されているため注意を要する。

- ハイドロコロイドは創部に固着することなく湿潤環境を維持する。創部の乾燥によって生じる痂皮の形成を防ぐ。創部の湿潤環境によって表皮細胞の遊走を促進し，治癒を促す[97)]。また，ハイドロコロイドは創部を閉鎖し，露出した神経末端が空気に曝されることを防ぐ。これによって，浅い創傷に特有のヒリヒリする疼痛を軽減する[98)]。

【文献】

95) National Pressure Ulcer Advisory Panel: International Pressure Ulcer Guidelines, http://www.npuap.org/ Final_Quick_Treatment_for_web.pdf
96) 川上重彦，宮永章一，塚田貞夫：テガダーム®によるトランスペアレントドレッシング—各種創傷における臨床効果—，基礎と臨床，1990；24：451-458.
97) Hinman CD, Maibach H: Effect of air exposure and occlusion on experimental human skin wound, *Nature*, 1963；200：377-378.
98) Friedman SJ, Su WP: Management of leg ulcer with hydrocolloid occlusive dressing, *Arch Dermatol*, 1984；120：1329-1336.

4 浅い褥瘡

CQ14 浅い褥瘡のケアにポリウレタンフィルムは有用か？

推奨文 感染がなく上皮形成過程にある浅い褥瘡に対しては，ポリウレタンフィルムの使用を選択肢の1つとして提案する。

推奨度 2D

● 解説
- 浅い褥瘡のケアにポリウレタンフィルム使用の有用性を検討した論文はエキスパートオピニオン以外にない。エビデンスレベルⅥであり，推奨度2Dである。
- 真皮レベルまでの浅い褥瘡（発赤，水疱，びらん，浅い潰瘍）に対して，ポリウレタンフィルムの使用を検討した論文はエキスパートオピニオン以外にない。発赤，水疱に使用することにより創部を摩擦，ずれから保護する。また，びらん，浅い潰瘍に使用することにより，創部を湿潤な環境におくことで，上皮の再生を促し，創の治癒化を図る。真皮レベルまでの褥瘡では神経末端が残存しているため，露出した神経末端が空気に曝されることで痛みを伴うことが指摘されているが，創面をフィルム材で覆うことによって疼痛緩和を図ることもできる[99]。
- ポリウレタンフィルムは，ポリウレタン製フィルムに耐水性でアレルギー誘発性の低いアクリル系あるいはビニールエーテル系の粘着剤をつけたものであり，創の密封・閉鎖が可能となっている。透明あるいは半透明のため，外部から観察が可能である。また，耐水性のため，水や細菌の侵入を防ぐ一方で，ガスや水蒸気は透過するという半透過性の性質を有しており，創の湿潤環境を保つだけでなく，体内からの発汗や不感蒸泄を妨げない。そのため，創周囲の皮膚は浸軟せず，皮膚のバリア機能を正常に保つことができる。しかしながら，感染創では湿潤環境下で細菌が急激に増殖する可能性が指摘されているため注意を要する。

【文献】

99) 川上重彦，宮永章一，塚田貞夫：テガダーム®によるトランスペアレントドレッシング—各種創傷における臨床効果—．基礎と臨床，1990；24：451-458．

CQ15 浅い褥瘡には減圧以外にどのような局所処置を行えばよいのか？

推奨文 真皮レベルまでの浅い褥瘡（びらん，浅い潰瘍）の治癒には，創の保護と適度な湿潤環境の維持が必要である。そのため，ドレッシング材が治療の中心となることが多く，ハイドロコロイド，ハイドロジェル，ポリウレタンフォーム，キチン

の使用を推奨する。
外用薬を使用するのであれば，創面保護の目的で白色ワセリン，酸化亜鉛，ジメチルイソプロピルアズレンなどの油脂性基剤軟膏，短期間の使用であれば抗生物質（抗菌薬）含有軟膏，ブクラデシンナトリウム，プロスタグランジンE_1などの肉芽形成促進薬の使用を推奨する。

推奨度	
1A	【ドレッシング材】 ハイドロコロイド
1B	ハイドロジェル，ポリウレタンフォーム
1C	キチン
推奨度 1D	【外用薬】 白色ワセリン，酸化亜鉛，ジメチルイソプロピルアズレンなどの油脂性基剤軟膏，抗生物質（抗菌薬）含有軟膏，ブクラデシンナトリウム，プロスタグランジンE_1などの肉芽形成促進薬

● 解説
- 浅い褥瘡（びらん，浅い潰瘍）の局所療法にハイドロコロイドを使用したランダム化比較試験が2編[100)101)]，システマティック・レビューが1編[102)]ある。エビデンスレベルIであり推奨度1Aである。生食ガーゼドレッシング法との比較では治癒率に有意差を認めているが，アルギン酸塩，ハイドロジェル，ポリウレタンフォームとは有意差を認めていない。

　ハイドロジェルを使用したランダム化比較試験が3編[103)～105)]あり，エビデンスレベルIIである。生食ガーゼドレッシング法[103)104)]，ハイドロコロイド[104)]，ポビドンヨードガーゼ[105)]との比較では治癒率に有意差を認めていないため，推奨度1Bとした。

　ポリウレタンフォームを使用したランダム化比較試験が5編[106)～110)]あり，エビデンスレベルIIである。生食ガーゼ＋ポリウレタンフィルム[106)]，ハイドロコロイド[107)108)]，ハイドロジェル[109)]，ハイドロポリマー[110)]との比較では治癒率に有意差を認めていないため，推奨度1Bとした。

　キチンを使用した症例研究が1編[111)]ある。エビデンスレベルIVbであり推奨度1Cである。キチンには表皮形成効果も報告されている。

　外用薬についての浅い褥瘡（びらん，浅い潰瘍）に関する論文はエキスパートオピニオン以外になく，エビデンスレベルVIであるが，moist wound healingを目指して油脂性基剤の軟膏を用いるのは適切な選択であり，また，医療現場で広く使われていることから，推奨度1Dとした。ブクラデシンナトリウム，プロスタグランジンE_1などの肉芽形成促進薬に関してもエキスパートオピニオン以外になく，エビデンスレベルVIであるが，油脂性基剤軟膏と同様に医療現場で広く使われていることから，

4. 浅い褥瘡

推奨度 1D とした。

- 真皮レベルまでの浅い褥瘡（びらん，浅い潰瘍）では，創の保護と適度な湿潤環境を維持することが必要であるため，ドレッシング材が治療に用いられることが多い。ハイドロコロイドを浅い褥瘡に対して使用したランダム化比較試験は 2 編 [100)101)] ある。生食ガーゼドレッシング法との比較 [100)] では，治癒率に有意差はみられなかった。一方，生食ガーゼドレッシング法，フェニトインクリームとの比較 [101)] では，完全治癒率に関してハイドロコロイドが有意に良好であった。また，それらを集約したシステマティック・レビュー [102)] では，ハイドロコロイドは主に grade2/3（EPUAP：European Pressure Ulcer Advisory Panel，欧州褥瘡諮問委員会）の褥瘡に使用されており，生食ガーゼドレッシング法との比較では，創傷治癒数，創傷縮小率，交換必要期間，滲出液吸収力，交換時の痛み，副作用，費用に関して有意に良好であったことから，ハイドロコロイドは生食ガーゼドレッシング法より効果，費用に関して優れているとしている。一方，アルギン酸塩，ハイドロジェル，ポリウレタンフォームに比べ，創傷治癒数，創傷治癒時間，創傷縮小率，扱いやすさ，交換必要期間，滲出液吸収力，交換時の痛みは劣っているとしている。特に，アルギン酸塩に比べ，創傷縮小率，交換時の痛みが有意に劣っており，ポリウレタンフォームに比べ，交換必要期間，滲出液吸収力，交換時の痛みが有意に劣っていた。費用に関して，ハイドロコロイドはハイドロジェル，ポリウレタンフォームに比べ高価であるとも述べられている。しかし，アルギン酸塩，ハイドロジェル，ポリウレタンフォームとの効果の違いはわずかであり，大規模な患者数での臨床試験が必要であるとしている。ただし，いずれも浅い褥瘡だけが対象となっているわけではない。

- ハイドロコロイドは創部に固着することなく湿潤環境を維持する。創部の乾燥によって生じる痂皮の形成を防ぐ。創部の湿潤環境によって表皮細胞の遊走を促進し，治癒を促す [112)]。また，ハイドロコロイドは創部を閉鎖し，露出した神経末端が空気に曝されることを防ぐ。これによって，浅い創傷に特有なヒリヒリする疼痛を軽減する [113)]。

- ハイドロジェルを浅い褥瘡に対して使用したランダム化比較試験は 3 編 [103)〜105)] ある。生食ガーゼドレッシング法 [103)104)]，ハイドロコロイド [104)] との比較では，治癒率に有意差はなかった。ポビドンヨードガーゼとの比較 [105)] では，創傷縮小率に有意差はないが，ハイドロジェル群の 84％，ポビドンヨードガーゼ群の 54％に上皮化がみられ，両者に有意差を認めたことから，ハイドロジェルは上皮化を早めることによって治癒を促進するとしている。ただし，いずれも浅い褥瘡だけが対象となっているわけではない。その他，ハイドロジェルを浅い褥瘡に対して使用した症例研究が 1 編 [114)] あり，面積縮小，疼痛，周囲の発赤に対する効果が報告されている。

- ハイドロジェルは湿潤環境を維持して肉芽や上皮の形成を促進するとともに，速やかな冷却効果により炎症を軽減して疼痛を軽減する [115)]。また，透明なので創面の観察が可能である [116)]。

- ポリウレタンフォームを浅い褥瘡に対して使用したランダム化比較試験は 5

編[106)~110)]ある。生食ガーゼ＋ポリウレタンフィルム[106)]，ハイドロジェル[109)]との比較では治癒率に有意差はなかった。また，ハイドロコロイドとの比較では，治癒率に有意差はなかった[107)108)]が，剥がしやすさ[107)108)]，漏れ[107)]に関してはポリウレタンフォームが有意に優れていた。一方，交換に要する時間はポリウレタンフォーム12.3分，ハイドロコロイド7.6分と有意に劣っていた[107)]。また，ハイドロポリマーとの比較[110)]では，治癒率に有意差はなかったが，創周囲皮膚の損傷，浸軟，残渣はポリウレタンフォームが有意に少なかった。ただし，いずれも浅い褥瘡だけが対象となっているわけではない。

- ポリウレタンフォームは自重の約10倍の滲出液を吸収し，適切な湿潤環境を維持して肉芽や上皮の形成を促進する。ドレッシング材の溶解や剥落による創部の残渣がない。また，創部接触面は非固着性ポリウレタンネットのため，創面からずれても形成された上皮の剥離を起こしにくい[115)]。

- キチンを浅い褥瘡に対して使用した症例研究が1編[111)]ある。褥瘡患者32人のうち真皮乳頭層までにとどまるものが11人含まれている。また，鎮痛効果，滲出液抑制効果，肉芽保護効果，表皮形成効果が報告されており，11例中7例で治癒がみられた。ただし，使用したキチンは真皮に至る創傷用の不織布状キチンではなく，綿状キチンである。

- キチン綿は柔軟性があり創面に貼付しやすく創面の保護ができる[111)]。自重の25倍の吸収性を有する[117)]。また，肉芽形成が良好であり，生成される肉芽が赤みをおび良質である[111)]。圧迫止血が可能で，壊死切除の止血に対応することができる[117)]。

- 外用薬を用いる場合，創面保護を目的とするなら，撥水性の高い白色ワセリンに代表されるような油脂性基剤の軟膏を用いるとよい[118)]。基剤が油脂性軟膏の酸化亜鉛，ジメチルイソプロピルアズレンなども同様であり，moist wound healingを目指して使用する。

- ゲンタマイシン含有軟膏などの油脂性基剤抗生物質（抗菌薬）含有軟膏は創面の保護目的と感染の制御，予防の目的で急性期，あるいは慢性期の浅い褥瘡に対して，短期間であれば用いてもよいが，長期使用により耐性菌の出現する可能性があるので注意を要する。

- 皮膚潰瘍治療薬としての外用薬の多くは肉芽形成促進薬の範疇に入り，そのほとんどは創面保護，あるいは，線維芽細胞増殖作用による基質成分（ムコ多糖類）や線維成分（コラーゲン）の形成促進，血管新生の促進，局所血流改善などによる組織修復，肉芽形成の促進などの内のいずれかの効果を有する[119)]。

【文献】

100) Colwell JC, Foreman MD, Trotter JP: A comparison of the efficacy and cost-effectiveness of two methods of managing pressure ulcers, *Decubitus*, 1993 ; 6 : 28-36.（エビデンスレベル II）

101) Hollisaz MT, Khedmat H, Yari F: A randomized clinical trial comparing hydrocolloid, phenytoin and simple dressings for the treatment of pressure ulcers［ISRCTN33429693］, *BMC Dermatol*, 2004 ; 4 : 18.（エビデンスレベル II）

102) Heyneman A, Beele H, Vanderwee K, Defloor T: A systematic review of the use of hydrocolloids in the treatment of pressure ulcers. *J Clin Nurs*, 2008 ; 17 : 1164-1173.（エビデンスレベル I）
103) Thomas DR, Goode PS, LaMaster K, Tennyson T: Acemannan hydrogel dressing versus saline dressing for pressure ulcers. A randomized, controlled trial. *Adv Wound Care*, 1998 ; 11 : 273-276.（エビデンスレベル II）
104) Mulder GD, Altman M, Seeley JE, Tintle T: Prospective randomized study of the efficacy of hydrogel, hydrocolloid, and saline solution-moistened dressings on the management of pressure ulcers. *Wound Repair Regen*, 1993 ; 1 : 213-218.（エビデンスレベル II）
105) Kaya AZ, Turani N, Akyuz M: The effectiveness of a hydrogel dressing compared with standard management of pressure ulcers. *J Wound Care*, 2005 ; 14 : 42-44.（エビデンスレベル II）
106) Banks V, Bale S, Harding KG: Superficial pressure sores: comparing two regimes. *J Wound Care*, 1994 ; 3 : 8-10.（エビデンスレベル II）
107) Seeley J, Jensen JL, Hutcherson J: A randomized clinical study comparing a hydrocellular dressing to a hydrocolloid dressing in the management of pressure ulcers. *Ostomy Wound Manage*, 1999 ; 45 : 39-44, 46-47.（エビデンスレベル II）
108) Banks V, Bale S, Harding KG: The use of two dressings for moderately exuding pressure sores. *J Wound Care*, 1994 ; 3 : 132-134.（エビデンスレベル II）
109) Sopata M, Luczak J, Ciupinska M: Effect of bacteriological status on pressure ulcer healing in patients with advanced cancer. *J Wound Care*, 2002 ; 11 : 107-110（エビデンスレベル II）
110) Maume S, Van De Looverbosch D, Heyman H, Romanelli M, Ciangherotti A, Charpin S: A study to compare a new self-adherent soft silicone dressing with a self-adherent polymer dressing in stage II pressure ulcers. *Ostomy Wound Manage*, 2003 ; 49 : 44-51.（エビデンスレベル II）
111) 上山武郎：綿状キチンによる褥瘡の治療．新薬と臨牀，1994；43：291-299.（エビデンスレベル IVb）
112) Hinman CD, Maibach H: Effect of air exposure and occlusion on experimental human skin wound. *Nature*, 1963 ; 200 : 377-378.
113) Friedman SJ, Su WP: Management of leg ulcer with hydrocolloid occlusive dressing. *Arch Dermatol*, 1984 ; 120 : 1329-1336.
114) 軽部俊二，坂元寛志，関　直樹：褥瘡に対するニュージェルの臨床使用経験．基礎と臨床，1996；30：2311-2318.
115) 美濃良夫：ドレッシング材の使い方．*Visual Dermatol*, 2003；2：546-554.
116) 鈴木茂彦：ドレッシング材による保存的治療．形成外科，2003；46：471-475.
117) 和田秀俊，宮岡達也，山野龍文：スポンジタイプキチン膜による褥瘡の治療．西日皮，1990；52：761-765.
118) 立花隆夫：褥瘡の外用療法．*MB Med Reha*, 2007；75：53-58.（エビデンスレベル VI）
119) 立花隆夫，宮地良樹：褥瘡・皮膚潰瘍治療薬　看護のための最新医学講座（第2版），日野原重明，井村裕夫，岩井郁子，北村　聖，中川秀己編：皮膚科疾患，19．東京，中山書店：2007；404-408.

5 深い褥瘡

　急性期を過ぎ，創状態が安定，潰瘍化した深い褥瘡に対しては，以下のように wound bed preparation（CQ16～28），moist wound healing（CQ29～31）を目指す。ただし，踵，足趾などの四肢末梢の圧迫部に生じた潰瘍は，基礎疾患として閉塞性動脈硬化症などの末梢動脈疾患（PAD）が存在することが多い。これらの潰瘍は褥瘡に類似していても，PADによる虚血性病変が圧迫により顕症化したもののことが多いので，治癒のためには血行再建術などを考慮する必要がある。また，脊髄損傷などによる感覚神経障害を合併した患者の坐骨結節部褥瘡に対しては，創の治療と共に，適切なシーティングが必要となる。

　なお，末期の悪性腫瘍などのため全身状態が悪く，観血的治療を行っても褥瘡の改善，治癒が望めない場合は，主治医，他の医療従事者，家族などと共に，観血的治療の適応について検討する必要がある。

> 前半の治療：TIME コンセプトにより wound bed preparation を目指す（CQ16～28）

T：壊死組織の除去

CQ16 壊死組織の除去に外科的デブリードマンは有用か？

推奨文　適応について十分に検討した上で，患者の全身状態が許す時に壊死組織の外科的デブリードマンを行うよう推奨する。

推奨度 1D

● 解説
- 壊死組織の外科的デブリードマンの有用性についてはエキスパートオピニオン以外になく，エビデンスレベル VI である。しかしながら，創傷治癒のために壊死組織の除去は必須であり，また，他のガイドラインでもその重要性が強調されているため[120]，推奨度 1D とした。
- 壊死組織が存在したままだと，創傷治癒は望めない。外科的デブリードマンは，感染の温床を除去し，創傷治癒を促進する。また，正しい創の深さの判定にも寄与する[120]。観血的な手技であり，術後に全身状態が悪化，場合によっては死亡することもありうる[121][122]。適応の有無につき十分に検討し，適応と判断した場合は，本人，家族に十分な説明を行い，書面での同意を得た後，デブリードマンを施行する。状況によっては，壊死組織の除去が不十分ではあるが，血流のない壊死組織表面を，クーパーなどで除去する方法も有効である。
- 術前に全身状態，抗血小板薬，抗凝固薬などの投与薬剤を確認する。なお，循環器疾

患ガイドラインでは，出血のコントロールが容易な小手術では，これらの薬剤を中止せず実施するよう勧めている[123]。脳卒中ガイドラインでも，ワルファリンは「内服継続が望ましい」，抗血小板療法は「続行してよい」としている[124]。出血などのリスクについて担当医と相談の上，個々の症例ごとに対応するのが望ましい。

- 明らかに感染徴候があり，褥瘡が蜂窩織炎，壊死性筋膜炎，敗血症の原因になっている時は，出血などのリスク，デブリードマンを行わないときの予後などについて患者，家族に説明し，文章による同意を得た後，救命のため速やかに外科的デブリードマンを行う必要がある。一方，緊急性がない場合は，外用療法，密閉性ドレッシング材などを用いて自己融解を促す方法もある。密閉する場合は，感染の有無に気をつける必要がある[120]。水圧式ナイフで，選択的に壊死組織を除去する機器も認可されている（保険適用は「創傷デブリードマン」）。消耗品コストの問題があり，今のところあまり普及していない。

- 踵，足趾などの四肢末梢の圧迫部に生じた潰瘍は，基礎疾患として閉塞性動脈硬化症などの末梢動脈疾患（PAD）が存在することが多く，褥瘡の治療を行っても改善が得られないことが多い。外科的デブリードマンの適応の判断は慎重に行うべきである。骨髄炎などの感染がある場合は，足趾，下腿の切断術を行った方が全身のストレスの軽減に寄与することもある。

【文献】

120) European Pressure Ulcer Advisory Panel/National Pressure Ulcer Advisory Panel: Pressure ulcer treatment Quick reference guide 2009. （エビデンスレベル VI）
121) Schiffman J, Golinko MA, Yan A, Flattau A, Tomic-Canic M, Brem H: Operative debridement of pressure ulcers. *Wound J Surg*, 2009；33：1396-1402.
122) 栗田昌和，大島淑夫，市岡 滋，大和田愛，青井則之：褥瘡患者に対する観血的処置の全身状態に対する影響（POSSUM による分析）．褥瘡会誌，2005；7：178-183.
123) 循環器病の診断と治療に関するガイドライン（2008 年度合同研究班報告）：循環器疾患における抗凝固・抗血小板療法に関するガイドライン（2009 年改訂版）．http://www.j-circ.or.jp/guideline/pdf/JCS2009_hori_h.pdf
124) 篠原幸人：脳卒中治療ガイドライン 2009．東京，協和企画：2010．

CQ17 外科的デブリードマン以外ではどのような局所処置を行えばよいのか？

推奨文　深い褥瘡の壊死組織を除去するには，カデキソマー・ヨウ素，デキストラノマー，ヨードホルム，ブロメラインの使用を推奨する。

乾燥した壊死組織を除去するには，スルファジアジン銀の使用を推奨する。また，ドレッシング材ではハイドロジェルの使用を推奨する。

フラジオマイシン硫酸塩・結晶トリプシンは十分な根拠がないので，（現時点では）使用しないことを提案する。また，wet-to-dry dressing も十分な根拠がないので，（現時点では）使用しないことを提案する。

推奨度	
1A	【深い褥瘡の壊死組織】 カデキソマー・ヨウ素
1B	デキストラノマー
1C	ヨードホルム
1D	ブロメライン
推奨度 1D	【乾燥した壊死組織】 スルファジアジン銀
1B	ハイドロジェル

● 解説
- カデキソマー・ヨウ素の壊死組織除去に関する論文には非盲検のランダム化比較試験が 3 編[125)〜127)] あり，エビデンスレベル II である。フィブリノリジン・デオキシリボヌクレアーゼ配合薬と比較した論文[126)] で優位性がしめされたことから，推奨度 1A である。
- デキストラノマーの壊死組織除去に関する論文には，非盲検のランダム化比較試験が 1 編[128)] あり，エビデンスレベル II である。しかしながら，生理食塩水ドレッシングとの間に有意差は認めていない。また，対照群なしの非ランダム化比較試験[129)〜131)]（エビデンスレベル III）では，改善を認めていたため，推奨度 1B とした。
- ヨードホルムの壊死組織除去作用に関する論文には症例対照研究が 1 編[132)] ある。エビデンスレベル IVb であり，推奨度 1C である。
- ブロメラインの壊死組織除去作用に関する論文には，褥瘡を含まないランダム化比較試験が 1 編[133)] ある。褥瘡に関してはエキスパートオピニオンのみである。エビデンスレベル VI であり，推奨度 1D である。
- スルファジアジン銀の壊死組織除去作用に関する論文はエキスパートオピニオン[134)135)] 以外になく，エビデンスレベル VI である。壊死物質の除去を目指して乳剤性基剤の軟膏を用いるのは適切な選択であり，また，医療現場でも広く使われていることから，推奨度は 1D である。
- 壊死組織のある褥瘡患者にハイドロジェルを使用した壊死組織除去作用に関するランダム化比較試験が 1 編[136)] ある。エビデンスレベル II であるが，壊死組織の除去率でデキストラノマーとの間に有意差を認めていないため，推奨度 1B とした。
- フラジオマイシン硫酸塩・結晶トリプシンは壊死組織の除去に関するエキスパートオピニオンがあるものの，長期使用により耐性菌の出現する可能性がある。推奨度 2D である。Wet-to-dry dressing の壊死組織除去作用に関する論文には非盲検のランダ

ム化比較試験が 2 編 [137)138)] あるが，そのいずれも治癒速度に有意差を認めていない。また，処置に費やす時間が長く，経済効率の点でも問題がある。推奨度 2B とした。

- 壊死組織の除去には外科的デブリードマンのほかに，創の状況によっては，外用薬など，その他の方法を組み合わせることで，さらに早く壊死組織の除去効果を高めることが可能になる。また，全身状態などの問題で外科的デブリードマンが不可能な場合にも，外用薬によるデブリードマンが選択されることが多い。外用薬によるデブリードマンには酵素製剤による化学的デブリードマンのほかに適切な湿潤環境を保つことによって自己融解を促進させる方法などがある。

- カデキソマー・ヨウ素の壊死組織除去作用に関する論文には，非盲検のランダム化比較試験が 3 編 [125)～127)] ある。デキストラノマーまたは基剤のデキストリンポリマーと比較した論文 [125)127)] では有意差なしとなっているが，フィブリノリジン・デオキシリボヌクレアーゼ配合薬と比較した論文 [126)] では 4 週と 6 週後の判定でエスカー（eschar：乾燥した硬い壊死組織）の改善度においてカデキソマー・ヨウ素が有意に優っていた。

- カデキソマー・ヨウ素は徐放性にヨウ素を放出することにより殺菌作用を発揮する [139)]。デキストリンポリマーは滲出液の吸収作用と共に細菌などを吸収する作用もある [139)～141)]。したがって，滲出液や膿の多い創に有用であるが，交換時に古いポリマービーズを残さないようにしっかり洗浄する必要があり，洗浄の難しいポケットには用いない [134)]。滲出液が乏しい場合には，創面が乾燥してかえって創傷治癒を遅延させることがある。肉芽組織が盛り上がった段階では，ヨードによってかえって肉芽組織が障害されることもある。また，ヨードアレルギーに注意が必要である [134)]。

- デキストラノマーの壊死組織除去作用に関する論文には，非盲検のランダム化比較試験が 1 編 [128)] ある。生理食塩水ドレッシングの改善率は 13％であったが，デキストラノマーでは 80％の改善率であったとされるが有意差は認めていない。また，対照群のない非ランダム化比較試験が 3 編 [129)～131)] あり，8 例の褥瘡中 3 例で 4 週後に壊死物質の改善率が 91.3％であったとする報告 [129)]，褥瘡を 25 例含む皮膚潰瘍 93 例において 4 週後の改善率が 84.1％であったとする報告 [130)]，また，壊死組織が多量であった 4 例が 1 週後には 1 例に減少したとする報告 [131)] がある。

- デキストラノマーは滲出液を吸収することにより，創面を清浄化する効果があるとされる [142)]。滲出液を吸収するとともに細菌なども除去する [143)]。散剤およびマクロゴールと精製水を添加したペースト状のものがあり，特定医療保険材料として使用される。吸水性の製剤のため，滲出液の過剰～適正な患者が良い適応で，創面の乾燥には注意が必要である。

- 蛋白分解酵素であるブロメラインの壊死組織除去作用に関する論文には，二重盲検のランダム化比較試験が 1 編 [132)] ある。不活化したプラセボと比較して有意に改善をみたとしているが，熱傷を対象とした試験であり褥瘡は含まれていない。また，褥瘡を対象とした論文では対照群なしの非ランダム化比較試験が 2 編 [144)145)] あり，1 編では軽度除去以上が 14/16（88％），もう 1 編では 10/11（91％）と報告されている。

- ブロメラインを使用する場合には，疼痛が高頻度に発生することに注意を払う。潰瘍周囲の正常皮膚は油脂性基剤の軟膏で保護する[134]。また，吸水性の高いマクロゴール基剤のため，滲出液の減少や創面水分量の低下時には壊死組織の除去作用が減弱するので注意する[134]。
- ヨードホルムの壊死組織除去作用に関する論文には症例対照研究が1編[133]ある。過去2年間で壊死組織を有する患者を抽出。ヨードホルムガーゼ30例と一般的な外用療法（スルファジアジン銀，ポビドンヨード・シュガー）30例で壊死組織の除去率を比較したところ，1週後から4週目までのすべての観察期間中でヨードホルムガーゼが有意に優れていた。
- ヨードホルムはヨードホルムを含有するガーゼで消毒性包帯材料として用いる。ヨードホルムは体液に溶けて遊離したヨウ素が殺菌作用を発揮し，制臭，分泌抑制作用，軽度の鎮痛作用を示す[146]が，壊死組織の除去作用を有するので特に感染を伴う壊死組織に使用しやすい。一般にポケット内の清浄化に頻用されるが大量使用で中毒症状を呈することがあり[147]，また，ヨードアレルギーに注意が必要である[148]。
- スルファジアジン銀は壊死組織の自己融解を目的に乾燥した壊死組織に対し使用されることが多いが，エキスパートオピニオン[134)135)]以外に壊死組織除去を検討した論文はない。
- スルファジアジン銀は水分含有量の多い乳剤性基剤であるため，壊死組織の自己融解を目的に乾燥した壊死組織に対し使用されることが多い[135]。滲出液が多い時は創面の浮腫を来たす恐れがあるので注意する[134]。また，ポビドンヨードと併用すると効力が低下する。あるいは，他剤との併用，特に外皮用酵素製剤との併用は避ける[133)134)]。
- 壊死組織のある褥瘡患者にハイドロジェルを使用した壊死組織除去作用に関するランダム化比較試験は1編[136]ある。21日目でのデキストラノマーとの比較において，創傷縮小率はハイドロジェルが有意に良好であったが，壊死組織の除去率では両者に有意差を認めなかった。
- ハイドロジェルは，滲出液を吸収保持すると共に，それ自体に水分を含んでいるため創および壊死組織を浸軟化することで，その除去を促進する[149]。また，ハイドロジェルでは酵素製剤による化学的デブリードマンのような疼痛や周囲の健常皮膚の発赤や炎症は起こらない[150]。なお，交換時に壊死組織が浸軟している時は，可能な限り外科的デブリードマンを併用する[150]。
- フラジオマイシン硫酸塩・結晶トリプシンの壊死組織除去作用に関する論文はエキスパートオピニオン以外にない。
- フラジオマイシン硫酸塩・結晶トリプシンは抗生物質フラジオマイシン硫酸塩と，壊死組織融解作用を有する蛋白分解酵素トリプシンを配合した外用散布剤である。両者の併用により病巣の清浄化作用並びに蛋白分解酵素製剤による化学的デブリードマン作用により抗生物質の病巣内移行が亢進し，治癒機転が促進されるとされる[151]。しかし，抗生物質（抗菌薬）含有軟膏を深い褥瘡の感染制御を目的に使用する場合，長

期間に渡って使用されることが多いため菌交代現象をおこす可能性がある（CQ20参照）。

- Wet-to-dry dressingの壊死組織除去作用に関する論文には非盲検のランダム化比較試験が2編[137)138)]ある。44例の褥瘡患者で行ったハイドロコロイドとの比較では治癒率，治癒速度とも有意差はなく，むしろハイドロコロイドの方が早いという結果であった。また，治療に要する時間は圧倒的にwet-to-dry dressingの方が長く，コストも有意に高額であった[137)]。自作の持続陰圧療法との比較でも創の閉鎖までの時間に有意差はなく，コストもwet-to-dry dressingの方が割高であった[138)]。
- Wet-to-dry dressingは生理食塩水などで湿らせたガーゼを創面に当て，乾燥したガーゼに固着する異物や壊死組織をガーゼ交換とともに非選択的に除去する，デブリードマンを目的としたドレッシング法である。古くから行われている方法であり，いずれの医療施設でも常備されているガーゼと生理食塩水で行える方法なので導入しやすいが，デメリットとして交換時に疼痛を伴うこと，1日に2～3回の交換を必要とすること，過剰に湿潤環境を作りすぎて周囲の健常皮膚が浸軟してしまうこと，外部の汚染物を創内に引き込む可能性があること，乾燥したガーゼが新生肉芽をくっつけて引き剥がしてしまう可能性があることなどが指摘されている[152)153)]。

【文献】

125) 石橋康正, 大河原 章, 久木田 淳ほか：各種皮膚潰瘍に対するNI-009の臨床評価．デブリサンを対照薬とした群間比較試験. 臨医薬, 1990 ; 6 : 785-816.（エビデンスレベル II）
126) 久木田 淳, 大浦武彦, 青木虎吉ほか：各種皮膚潰瘍に対するNI-009の臨床評価．エースC軟膏を対照薬とした群間比較試験. 臨医薬, 1990 ; 6 : 817-848.（エビデンスレベル II）
127) 安西 喬, 白取 昭, 大友英一ほか：各種皮膚潰瘍に対するNI-009の有用性の検討―基剤を対照とした群間比較試験―. 臨医薬, 1989 ; 5 : 2585-2612.（エビデンスレベル II）
128) Ljungberg S: Comparison of dextranomer paste and saline dressing for management of decubital ulcers. Clin Ther, 1998 ; 20 : 737-743.（エビデンスレベル II）
129) 河合修三, 堀尾 武, 鈴木健司ほか：SK-P-9701.（デキストラノマーペースト）の各種皮膚潰瘍に対する臨床効果. 皮膚, 2000 ; 42 : 514-527.（エビデンスレベル III）
130) SK-P-9701研究班：各種皮膚潰瘍に対するSK-P-9701.（デキストラノマーペースト）の臨床試験成績. 臨医薬, 2000 ; 16 : 1419-1437.（エビデンスレベル III）
131) 堀尾 武, 河合修三, 森口隆彦, 稲川喜一：褥瘡に対するSK-P-9701.（デキストラノマーペースト）の臨床効果. 褥瘡会誌, 2001 ; 3 : 355-364.（エビデンスレベル III）
132) Mizokami F, Murasawa Y, Furuta K, Isogai Z: Iodoform gauze removes necrotic tissue from pressure ulcer wouds by fibrinolytic activity. Biol Pharm Bull, 012 ; 35 : 1048-1053.（エビデンスレベル IVb）
133) 安西 喬, 富澤尊儀, 村松正久ほか：ブロメライン軟膏の壊死組織に対する影響―二重盲検法による比較―. 形成外科, 1972 ; 15 : 456-462.
134) 日本褥瘡学会「褥瘡予防・管理ガイドライン」策定委員会：Nをnにする 壊死組織の除去, 褥瘡予防・管理ガイドライン, 東京, 照林社：2009 ; 107-113.（エビデンスレベル VI）
135) 立花隆夫, 宮地良樹：薬剤による保存的治療. 形成外科, 2003 ; 46 : 459-470.（エビデンスレベル VI）
136) Colin D, Kurring PA, Yvon C: Managing sloughy pressure sores. J Wound Care, 1996 ; 5 : 444-446.（エビデンスレベル II）
137) Kim YC, Shin JC, Park CI, Oh SH, Choi SM, Kim YS: Efficacy of hydrocolloid occlusive dressing technique in decubitus ulucer treatment: A comparative study. Yonsei Med J, 1996 ; 37 : 181-185.（エビデンスレベル II）
138) Mody GN, Nirmal IA, Duraisamy S, Perakath B: A blinded, prospective, randomized controlled trial of topical negative pressure wound closure in India. Ostomy Wound Manage, 2008 ; 54 : 36-

46.（エビデンスレベルⅡ）
139) 黒崎美保，能登ゆかり，竹森真美ほか：カデックス軟膏0.9％の殺菌作用およびヨウ素放出性について，薬理と治療，2001；29：839-847.
140) Hellgen L, Vincent J: Absorbtion effect in vitro of iodophor gel on debris fractions in leg ulcers. (Perstort 社社内資料) ―鳥居薬品株式会社カデックス軟膏文献集に掲載.
141) Lawrence JC, et al: Studies on the distribution of bacteria within two modern synthetic dressings using an artificial wound. (Perstort 社社内資料) ―鳥居薬品株式会社カデックス軟膏文献集に掲載.
142) 堀尾　武，河合修三，森口隆彦，猪名川喜一：褥瘡に対するSK-P-9701（デキストラノマーペースト）の臨床効果，褥瘡会誌，2001；3：355-364.
143) Jacobsson S, Rothman U, Arturson G, Ganrot K, Haeger K, Juhlin I: A new principle for the cleaning of infected wound, *J Plast Reconstr Surg*, 1976；10：65-72.
144) 小川　豊，黒岡定浩，片上佐和子ほか：ブロメライン軟膏の熱傷，褥瘡，そのほか種々の創に対する壊死組織除去効果，新薬と臨床，1999；48：1301-1309.
145) 河合修三，堀尾　武：褥瘡に対するブロメライン軟膏の使用経験，新薬と臨床，2003；52：1210-1216.
146) 日本薬局方解説書編集委員会編：第十四改正日本薬局方条文と注釈，東京，廣川書店：2001；2181-2182.
147) 堀田健人，竹澤敬人，大山正彦ほか：褥瘡患者に生じたヨードホルム中毒，皮膚臨床，2004；46：2072-2073.
148) 日本褥瘡学会「褥瘡予防・管理ガイドライン」策定委員会：Iをiにする　感染・炎症の制御，褥瘡予防・管理ガイドライン，東京，照林社：2009；134-137.
149) 竹森　繁，田澤賢次，新井英樹ほか：創傷被覆材「Duo-DERM® Hydroactive Gel」の各種創傷における治療効果について，新薬と臨牀，1996；45：1970-1982.
150) 美濃良夫：ドレッシング材の使い方，*Visual Dermatol*, 2003；2：546-554.
151) 柴田清人，江崎柳節，佐藤史朗：抗生剤と消炎酵素剤との併用，治療，1972；54：1447-1451.
152) 石井義輝：保存的治療とケア，大浦武彦，田中マキ子編：TIMEの視点による褥瘡ケア　創床環境調整理論に基づくアプローチ，東京，学研研究社：2004；47-48.
153) Fowler E, Goupil DL: Comparison of the wet-to-dry dressing and a copolymer starch in the management of debrided pressure sores, *J Enterostomal Ther*, 1984；11：22-25.

I：感染の制御・除去

CQ18 褥瘡では感染をどのように診断するのか？

推奨文 潰瘍面およびその周囲の皮膚の局所症状（理学所見），すなわち炎症の4徴（疼痛，発赤，腫脹，熱感）と発熱などの全身症状，創面からの細菌学的検査，あるいは，血液学的，血液生化学検査などを総合的に判断して，感染の有無を診断することを推奨する。

推奨度 1A 疼痛

1D 発赤，腫脹，熱感，発熱などの全身症状。
創面からの細菌学的検査，血液学的，血液生化学検査など

●解説
・褥瘡の感染について，臨床症状で診断できるかを検討した15試験985患者を集めたメタアナリシスがあり[154]エビデンスレベルⅠである。それによると，疼痛の感染に対する陽性尤度比は11～20と高く，陰性尤度比も0.64～0.88であり有意であった。

エビデンスレベルIであり，推奨度1Aである。しかし他の臨床症状，検査値は感染を診断するのに有意なものはなかった。この報告以外にはエキスパートオピニオン[155]しかなくエビデンスレベルVIであるが，実際の臨床の場においては，感染があっても痛みを訴えない患者もおり，臨床症状，検査データを総合して感染の有無を診断することが重要なので，推奨度1Dとした。

- 感染の診断は潰瘍面およびその周囲の皮膚の発赤，腫脹，圧痛，排膿，滲出液の増加，悪臭などの所見から判断する[155]。通常，褥瘡潰瘍面には一定量の細菌が付着しているが，感染を起こしているわけではない。すなわち，これまでの無菌あるいは有菌という捉え方から，創部の有菌状態を汚染（contamination），定着（colonization），感染（infection）というように連続的に捉え，その菌の創部への負担（bacterial burden）と生体側の抵抗力のバランスにより感染が生じるとする考え方が，最近は主流となっている（bacterial balanceの概念）[156]。また，臨界的定着（critical colonization）はその中の定着と感染の間に位置し，両者のバランスにより定着よりも細菌数が多くなり感染へと移行しかけた状態を指すものであり，具体例には，創の収縮や上皮化などの改善傾向が2週間みられない時などが挙げられる[157]。

- 創部の観察とその評価はその判定に重要な情報を与えてくれる[158]。感染を生じると，黒色壊死組織の下床に波動を触れるようになったり，細顆粒状の肉芽が粗大結節状となり浮腫を伴ったり，肉芽の色が鮮紅色からくすんだ色に変化したり，表面にぬめりを伴ったりする。あるいは，感染が起こると滲出液が増加して膿性または粘稠性となり，鎮静化すると減少して淡血性または漿液性となる。

- 発熱などの全身症状を伴う場合は末梢血白血球数，CRPなどの炎症の指標も合わせて測定する。高熱がみられる場合は敗血症を疑い，血液培養を行う。また，感染の場合は培養により起炎菌を同定して，同時に感受性検査を行う。なお，浅い褥瘡では表皮ブドウ球菌などの常在菌が多く，深い褥瘡では黄色ブドウ球菌，化膿性連鎖球菌あるいは緑膿菌などと共に大腸菌，腸球菌，変形菌などの混合感染をみることが多い[157][158]。

- 滲出液が多く，悪臭が強い場合は下床の膿瘍などを疑って切開，排膿を行うのがよいが，その際には術前に全身状態の把握，血算，凝固因子，抗血小板薬，抗凝固薬など投与薬剤の確認をしておく。なお，循環器疾患のガイドラインでは，出血のコントロールが容易な小手術では，これらの薬剤を中止せず実施するよう勧めている[159]。脳梗塞のガイドラインでも，ワルファリンは「内服継続が望ましい」，抗血小板療法は「続行してよい」としている[160]。しかしながら中止可能な患者もいるので，まず担当医に相談の上，個々の症例ごとに対応するのが望ましい。また，在宅で処置により出血が予想される場合は処置可能な施設へ紹介する。

- 軟部組織感染は疼痛の愁訴により発見される場合が多いが，脊髄損傷者では知覚鈍麻のため疼痛を訴えない場合が多く重症化しやすい[161]ので，特に注意が必要である。また，感染がある場合，外用薬の選択などにも注意する（CQ20参照）。

【文献】

154) Reddy M, Gill SS, Wu W, Kalkar SR, Rochon PA: Does this patient have an infection of a chronic wound?, *JAMA*, 2012; 8: 605-611.（エビデンスレベル I）
155) 日本褥瘡学会編：在宅褥瘡予防・治療ガイドブック，東京，照林社：2008；25-26.（エビデンスレベル VI）
156) 立花隆夫：Critical colonization とは，臨皮，2009；63：42-46.
157) Whitney J, Phillips L, Aslam R, et al: Guidelines for the treatment of pressure ulcers, *Wound Repair Regen*, 2006; 14: 663-679.
158) 立花隆夫，宮地良樹：褥瘡と感染症，日本臨床，2007；65（増刊号）：495-499.
159) 循環器病の診断と治療に関するガイドライン（2008 年度合同研究班報告）：循環器疾患における抗凝固・抗血小板療法に関するガイドライン（2009 年改訂版），http://www.j-circ.or.jp/guideline/pdf/JCS2009_hori_h.pdf
160) 篠原幸人：脳卒中治療ガイドライン 2009，東京，協和企画：2010.
161) Bates-Jensen BM, Guihan M, Garber SL, Chin AS, Burns SP: Characteristics of recurrent pressure ulcers in veterans with spinal cord injury, *J Spinal Cord Med*, 2009; 32: 34-42.

CQ19 どのような時に抗菌薬の全身投与を行うのか？

推奨文
推奨度 1D

潰瘍面からの細菌培養のみならず，潰瘍周囲の皮膚の炎症所見や発熱，白血球増多，炎症反応亢進がみられる時に抗菌薬の全身投与を行うことを推奨する。

● 解説

- 褥瘡の感染に対する抗菌薬の全身投与の効果についてはエキスパートオピニオン[162]以外になく，エビデンスレベル VI である。しかしながら，創部感染を制御することは必須であり，また医療現場でも全身投与が広く行われていることから推奨度 1D とした。

- 一般的な創の汚染についてはまず生理食塩水などでよく洗浄し，壊死組織を伴うときは外科的にデブリードマンを行う。それでも潰瘍面およびその周囲の皮膚の発赤，腫脹，熱感，疼痛などの炎症所見がみられたら抗菌薬の全身投与を検討する[162]。褥瘡から生じる感染症には蜂窩織炎，筋膜炎，骨髄炎，敗血症などがあり，これらを疑わせる発熱，白血球増多，CRP 上昇などの全身症状がみられる時は速やかに抗菌薬の全身投与を開始する[162,163]。また，褥瘡患者が尿路や弁膜，副鼻腔など褥瘡以外の部分に感染症を生じた場合も速やかに抗菌薬の全身投与を行う[162]。

- 全身または局所の感染の兆候があり細菌培養の結果が出るまでは第 2 世代のセフェム系抗菌薬を選択し，感受性試験の結果が出たら，それに基づきスペクトルを絞って投与することが耐性菌を誘発しない上で大切である。抗菌薬を投与しても効果が現れない場合は漫然と使用せずに，起炎菌とそのフォーカス（例えば下床に膿瘍があるか，敗血症があるかなど）を再度検討する。MRSA（メチシリン耐性ブドウ球菌）が考えられる場合は速やかに抗 MRSA 薬に変更する。なお，浅い褥瘡では表皮ブドウ球菌などの常在菌が多く，深い褥瘡では黄色ブドウ球菌，化膿性連鎖球菌あるいは緑膿菌などと共に大腸菌，腸球菌，変形菌などの混合感染をみることが多い[164]。

- 感染性褥瘡の原因菌を推定するのに，創部の臭いやガーゼに付着する滲出液の色も役立つ[164]。例えば，表皮ブドウ球菌の感染のある時には灰白色，黄色ブドウ球菌では黄緑色，緑膿菌では淡い緑青色を呈し，甘酸っぱい臭いがする。また，嫌気性菌との混合感染があると茶褐色になり腐敗臭がする。
- 褥瘡患者は保菌者となりやすく，MRSA，多剤耐性緑膿菌，多剤耐性アシネトバクターなどの耐性菌が検出された場合は院内感染を防ぐためにガウン，マスク，キャップ，手袋などを着用する。また，使用する道具をすべてディスポーザブルにして対応し，監視培養を行う[163]。

【文献】

162) Whitney J, Phillips L, Aslam R, et al: Guidelines for the treatment of pressure ulcers. *Wound Repair Regen*, 2006;14:663-679.（エビデンスレベル VI）
163) National Pressure Ulcer Advisory Panel: International Pressure Ulcer Guidelines, http://www.npuap.org/ Final_Quick_Treatment_for_web.pdf
164) 立花隆夫，宮地良樹：褥瘡と感染症．日本臨床，2007;65（増刊号）:495-499.

CQ20 感染を制御する時の局所処置にはどのような外用薬を用いればよいのか？

推奨文
褥瘡の感染を制御する目的でカデキソマー・ヨウ素，スルファジアジン銀，ポビドンヨード・シュガー，ポビドンヨードゲル，ヨウ素軟膏，ヨードホルムの使用を推奨する。

抗生物質（抗菌薬）含有軟膏の使用は十分な根拠がないので，（現時点では）使用しないことを提案する。

推奨度	
1A	カデキソマー・ヨウ素，スルファジアジン銀，ポビドンヨード・シュガー
1C	ポビドンヨードゲル
1D	ヨウ素軟膏，ヨードホルム

解説
- カデキソマー・ヨウ素，スルファジアジン銀，ポビドンヨード・シュガーの感染制御に関するランダム比較試験がそれぞれ3編[165〜173]ずつあり，共にエビデンスレベルⅡである。カデキソマー・ヨウ素にはデキストラノマーおよび基剤のデキストリンポリマーとの比較で，優位性が示されたことから，推奨度は1Aである。スルファジアジン銀にはポビドンヨード液や基剤との比較で優位性が示されたことから，推奨度1Aである。ポビドンヨード・シュガーには，白糖または幼牛血液抽出物との比較で優位性が示されたことから，推奨度1Aである。

- ポビドンヨードゲルには症例報告[174]が1編あり，エビデンスレベルVである。有効例の報告であり，推奨度は1Cである。
- ヨウ素軟膏，ヨードホルムの感染制御に関する論文はエキスパートオピニオン[175)176]以外になく，エビデンスレベルVIである。感染制御に有効な薬剤であり，また，医療現場でも広く使われていることから，推奨度1Dとした。
- 抗生物質または抗菌薬含有軟膏の感染制御に関する論文はランダム化比較試験が2編[166)170]ありエビデンスレベルIIであるが，いずれにおいても抗生物質軟膏の優位性を示すものではない。また，慢性期の深い褥瘡では長期間に渡って使用されることが多く，菌交代現象を起こす可能性が高いと考えられる。推奨度2Aである。
- カデキソマー・ヨウ素には感染制御に関する非盲検のランダム比較試験が3編[165)～167]あり，デキストラノマーとの比較で膿量に有意差を認めた[165]。さらに，基剤のデキストリンポリマーとの比較では，褥瘡においては菌の消失率および新たな菌の出現率で有意にカデキソマー・ヨウ素が優っていた[167]。また，フィブリノリジン・デオキシリボヌクレアーゼ配合薬（クロラムフェニコール含有）との比較では有意差を認めず，クロラムフェニコールとほぼ同程度の細菌に対する臨床効果が期待できるとしている[166]。
- カデキソマー・ヨウ素は徐放性にヨウ素を放出することにより殺菌作用を発揮する[177]。デキストリンポリマーは滲出液の吸収作用とともに細菌などを吸収する作用もある[177)～179]。したがって，滲出液や膿の多い創に有用であるが，交換時に古いポリマービーズを残さないようにしっかり洗浄する必要があり，洗浄の難しいポケットには用いない[175]。滲出液が乏しい場合には，創面が乾燥してかえって創傷治癒を遅延させることがある。肉芽組織が盛り上がった段階では，ヨードによってかえって肉芽組織が障害されることもある。また，ヨードアレルギーに注意が必要である[175]。
- スルファジアジン銀の感染制御に関する論文には，ポビドンヨード液，基剤，硫酸ゲンタマイシンとのランダム化比較試験が3編ある[168)～170]。ポビドンヨード液との比較では有意に感染を抑制した[168]。基剤との二重盲検法でも，有意差をもってスルファジアジン銀が優れていた[169]。また，硫酸ゲンタマイシンクリームとの二重盲検試験では有効率に差はなかった[170]。
- スルファジアジン銀に含有される銀自体の細胞膜，細胞壁に対する抗菌作用により，創面の感染制御効果を発揮する[180)181]。MRSAを含めた黄色ブドウ球菌のバイオフィルム形成を抑制する[182]。乳剤性基剤のため壊死組織の軟化・融解が生じることで創面の清浄化作用を発揮する。滲出液が多い時は創面の浮腫を来たす恐れがあるので注意する[175]。また，ポビドンヨードと併用すると効力が低下する。あるいは，他剤との併用，特に外皮用酵素製薬との併用は避ける[175]。
- ポビドンヨード・シュガーの感染制御に関する論文は，非盲検のランダム化比較試験が3編[171)～173]あり，白糖または幼牛血液抽出物との比較では有意に優れていた。また，塩化リゾチームとは消毒なしの症例で比較した場合に有意に優れていた。
- ポビドンヨード・シュガーに含有されるヨウ素の抗菌作用により感染抑制効果を発揮

する[183]。白糖は細菌の成長を阻害しMRSAを含めた黄色ブドウ球菌のバイオフィルム形成を抑制する[184]。白糖の吸水作用により創面の浮腫を軽減すると共に，線維芽細胞のコラーゲン合成を促進して良好な肉芽形成効果を発揮する半面[185]，滲出液が乏しい場合には創面が乾燥してかえって創傷治癒が遅延することがある[175]。肉芽組織が盛り上がった赤色期では，ポビドンヨードによってかえって肉芽組織が傷害される恐れがある。また，ヨードアレルギーにも注意が必要である[175]。

- ポビドンヨードゲルの感染制御に関する論文は症例報告がある[174]。皮膚疾患20例のうち2例が褥瘡であり，抗生物質（抗菌薬）含有軟膏の使用で消失しない黄色ブドウ球菌や緑膿菌を消失させた。

- ポビドンヨードゲルはヨウ素の抗菌作用により感染制御作用を発揮するが，殺菌効果についてはポビドンヨード・シュガーより強い[183)186]。MRSAを含む細菌のみならず，ウイルスに対しても強い殺菌（あるいは不活化）作用を有する[187)188]。大量に使用すると一過性に甲状腺機能低下を起こしうる[175]。ヨードアレルギーに注意する[175]。

- ヨードホルムの感染制御に関する論文はエキスパートオピニオン[175]以外にない。ヨウ素の抗菌作用により感染抑制作用を発揮する。

- ヨードホルムは体液に溶けて遊離したヨウ素が殺菌作用を発揮し，制臭，分泌抑制作用，軽度の鎮痛作用を示す[189]。大量使用で中毒症状を呈することがあり，また，ヨードアレルギーに注意が必要である[175]。

- ヨウ素軟膏の感染制御に関する論文はエキスパートオピニオン[176]以外になく，感染した創に適するとされている。

- ヨウ素軟膏はカデキソマー・ヨウ素と同等のヨウ素放出性を示し，試験をしたMRSAを含むすべての菌種において菌の生育は認められず，カデキソマー・ヨウ素と同等の殺菌作用を示した[190)191]。ゲル化することにより処置時の負担軽減に寄与することが期待される[176]。また，吸水能は精製水で7.3 ml/g[191]と各種製剤中で最大級である。したがって，滲出液の多い創に適するが，滲出液が少ない場合はゲル化しにくく[191]，創面の乾燥に注意が必要である。ヨードアレルギーに注意する。

- 抗生物質（抗菌薬）含有軟膏についてのランダム化比較試験が2編[160)170]ある。硫酸ゲンタシマイシン(クリーム基剤) vs スルファジアジン銀[170]では，二重盲検で行われ2週の評価期間で細菌の推移に有意差なしとしている。フィブリノリジン・デオキシリボヌクレアーゼ配合薬（クロラムフェニコール含有）vs カデキソマー・ヨウ素1編[166]では，緑膿菌に対する4週後の消失率ではフィブリノリジン・デオキシリボヌクレアーゼ配合薬（クロラムフェニコール含有）がカデキソマー・ヨウ素に優っていたが，4週および6週後判定における新たな菌の出現率については有意差なしとしている。また，手術創に対する試験ではあるが，白色ワセリン vs Bacitracin軟膏の大規模なランダム化比較試験では感染率で有意差なく，Bacitracin軟膏には少数ながら接触皮膚炎が発生したことから，白色ワセリンの方が安全であると結論付けられている[192]。いずれの試験においても抗生物質（抗菌薬）含有軟膏の優位性を示すエビ

デンスはなく，さらに文献[170]で述べられているように，抗生物質（抗菌薬）含有軟膏を深い褥瘡の感染制御を目的に使用する場合，長期間に渡って使用されることが多く，菌交代現象を起こす可能性があるため用いない方がよい。なお，フラジオマイシン硫酸塩・結晶トリプシンについても，以上の理由から勧められない。

【文献】

165) 石橋康正，大河原 章，久木田 淳ほか：各種皮膚潰瘍に対する NI-009 の臨床評価，デブリサンを対照薬とした群間比較試験，臨医薬，1990；6：785-816.（エビデンスレベル II）
166) 久木田 淳，大浦武彦，青木虎吉ほか：各種皮膚潰瘍に対する NI-009 の臨床評価，エレース C 軟膏を対照薬とした群間比較試験，臨医薬，1990；6：817-848.（エビデンスレベル II）
167) 安西 喬，白取 昭，大友英一ほか：各種皮膚潰瘍に対する NI-009 の有用性の検討―基剤を対照とした群間比較―，臨医薬，1989；5：2585-2612.（エビデンスレベル II）
168) Kukan JO, Robson MC, Heggers JP, Ko F: Comparison of silver sulfadiazine, povidone-iodine and physiologic saline in the treatment of chronic pressure ulcers, *J Am Geriatr Soc*, 1981；5：232-235.（エビデンスレベル II）
169) 由良二郎，安藤正英，石川 周ほか：Silver sulfadiazine（T107）の褥瘡，慢性皮膚潰瘍に対する臨床評価―二重盲検法による placebo との比較検討―，*Chemotherapy*, 1984；32：208-222.（エビデンスレベル II）
170) T-107 中国地区研究会：褥瘡など慢性皮膚潰瘍に対する Silver Sulfazine Cream（T-107）と Gentamicin Sulfate Cream の二重盲検試験，西日皮，1984; 46: 582-591.（エビデンスレベル II）
171) 今村貞夫，内野治人，井村裕夫ほか：白糖・ポピドンヨード配合軟膏（KT-136）の褥瘡に対する有用性の検討―塩化リゾチーム軟膏を対照とした比較臨床試験―，薬理と治療，1989；17：255-279.（エビデンスレベル II）
172) KT-136 関西地区研究班：皮膚潰瘍に対する KT-136（白糖・ポピドンヨード配合軟膏）の臨床効果―ポピドンヨード配合に関する検討―，薬理と治療，1989；17：S237-S254.（エビデンスレベル II）
173) KT-136 皮膚潰瘍比較試験研究班：白糖・ポピドンヨード配合軟膏（KT-136）の皮膚潰瘍に対するソルコセリル軟膏（SS-094 軟膏）との比較臨床試験―テレフォン法による Controlled Study―，薬理と治療，1989；17：1789-1813.（エビデンスレベル II）
174) 福井米正：若干の皮膚疾患に対するイソジンゲルの使用経験，基礎と臨床，1979；13：4440-4444.（エビデンスレベル V）
175) 日本褥瘡学会「褥瘡予防・管理ガイドライン」策定委員会：I を i にする 感染・炎症の制御，褥瘡予防・管理ガイドライン，東京，照林社：2009；134-137.（エビデンスレベル VI）
176) 濱本英利：褥瘡患部でゲル化する軟膏剤，ヨードコート®軟膏 0.9％の開発，薬剤学，2007；67：32-36.（エビデンスレベル VI）
177) 黒崎美保，能登ゆかり，竹森真美ほか：カデックス軟膏 0.9％の殺菌作用およびヨウ素放出性について，薬理と治療，2001；29：839-847.
178) Hellgen L, Vincent J: Absorbtion effect in vitro of iodophorgel on debris fractions in legulcers.（Perstort 社社内資料）―鳥居薬品株式会社カデックス軟膏文献集に掲載．
179) Lawrence JC, et al: Studies on the distribution of bacteria within two modern synthetic dressings using an artificial wound.（Perstort 社社内資料）―鳥居薬品株式会社カデックス軟膏文献集に掲載．
180) Rosenkranz HS, Carr HS: Silver sulfadiazine: Effect on the growth and metabolism of bacteria, *Antimicrob Ag Chemother*, 1972；2：362-372.
181) Coward JE, Carr HS, Rosenkrantz HS: Silver sulfadiazine: Effect on the ultrastructure of Pseudomonas aeruginosa, *Antimicrob Ag Chemother*, 1973；3：621-624.
182) 秋山尚範，多田譲治，荒田次郎：バイオフィルム（biofilm），臨皮，1999；53：59-63.
183) 朝田康夫，臼井 通，福井 巖ほか：臨床分離株に対する KT-136 の殺菌作用，薬理と治療，1991；19：3851-3854.
184) 中尾裕史，坪井良治，小川秀興：白糖・ポピドンヨード混合性剤の創傷治癒促進メカニズム―培養細胞および動物モデルを用いた解析―，*Ther Res*, 2002；23：1625-1626.
185) 山崎 修，秋山尚範，大野貴司，岩月啓氏：黄色ぶどう球菌のバイオフィルムに対する白糖・ポピドンヨード配合軟膏（ユーパスタ）の効果，*Ther Res*, 2002；23：1619-1622.
186) 白石 正，高橋信明，仲川義人：MRSA および緑膿菌に対するユーパスタの殺菌効果，薬理と治

療，1992；20：2455-2458.
187）日本薬局方解説書編集委員会編：第十四改正日本薬局方 条文と注釈，東京，廣川書店：2001；2005-2007.
188）日本病院薬剤師会編：院内における消毒剤の使用指針改訂版，東京，薬事日報社：1998；49-50.
189）日本薬局方解説書編集委員会編：第十四改正日本薬局方 条文と注釈，東京，廣川書店：2001；2181-2182.
190）樋掛早亜子，小林勝則，三輪康司ほか：褥瘡及び皮膚潰瘍治療薬 MRX-201（ヨードコート®軟膏0.9％）の開発と製剤特性，薬剤学，2007；67：260-265.
191）古田勝経：褥瘡治療薬，薬局，2006；57：1885-1897.
192）Smack DP, Harrington AC, Dunn C, et al: Infection and allergy incidence in ambulatory surgery patients using white petrolatum vs bacitracin ointment. A randomized controlled trial. *JAMA*, 1996；276：972-977.

CQ21 感染を制御する時の局所処置にはどのようなドレッシング材を用いればよいのか？

推奨文 創感染が局所にとどまっている場合にドレッシング材を使用するのであれば，銀含有ハイドロファイバー®，銀含有ポリウレタンフォーム，銀含有アルギン酸塩の使用を推奨する。

推奨度 1A 銀含有ハイドロファイバー®，銀含有ポリウレタンフォーム，銀含有アルギン酸塩

解説

- 銀含有ハイドロファイバー®，銀含有ポリウレタンフォームを感染の制御を必要とする慢性創傷に使用したシステマティック・レビューが1編[193]ある。エビデンスレベルⅠであり，推奨度1Aである。銀含有ドレッシング材の感染制御における有用性が報告されているが，慢性創傷のうち褥瘡の割合が少ない。また，良質のランダム化比較試験も少数である。

  銀含有アルギン酸塩，銀含有ポリウレタンフォームを感染の制御を必要とする慢性創傷に使用したランダム化比較試験3編をまとめた報告が1編[194]，銀含有アルギン酸塩を局所に感染兆候を有する主に慢性創傷に使用したランダム化比較試験が2編[195][196]あり，銀含有ドレッシング材の感染制御における効果に差がみられる。エビデンスレベルⅡであり，推奨度1Aである。

- 銀含有ハイドロファイバー®，銀含有ポリウレタンフォームを感染の制御を必要とする慢性創傷に使用したシステマティック・レビューが1編[193]ある。14研究のうち4研究で感染制御が検討されており，いずれも対照群と比較して有意に感染制御が示された。創傷の改善，感染制御，水分バランス，上皮化など複数の項目においても対照群と比較して有意差を認めたが，慢性創傷1,285症例のうち褥瘡は210症例と少数であった。また，良質のランダム化比較試験が少ないことから，これら有意差を示した項目について交絡因子の影響が除外されていないと結論付けられている。

- 銀含有アルギン酸塩，銀含有ポリウレタンフォームを感染の制御を必要とする慢性創傷に使用したランダム化比較試験3編をまとめた報告が1編[194]ある。感染した慢性

用に関しては，SNaP®，PICO®が保険請求可能である（保険請求可能期間は入院中使用と同じ）。医療機関に来院して交換することが必要であり，来院しない在宅患者の使用については保険請求できない。

- どのような方法で行うにしても，壊死組織，感染巣の適切な処理は，創治療の原則である。陰圧閉鎖療法中の感染悪化は決して珍しくない[272)〜274)]。コントロールされていない感染巣がある場合は，通常，陰圧閉鎖療法は行わない。陰圧閉鎖療法を安全，有効に行うには，注意深い観察，適切なデブリードマン，全身状態の改善が必要である。

【文献】

267) 室　孝明，大西　清，猪股直美，山田哲郎，佐瀬道郎，丸山　優：褥瘡の陰圧閉鎖療法　bFGF 製剤併用の治療経験，薬理と治療，2008；36：325-331. (エビデンスレベル V)
268) Tachi M, Hirabayashi S, Yonehara Y, Uchida G, Tohyama T, Ishii H: Topical negative pressure using a drainage pouch without foam dressing for the treatment of undermined pressure ulcers, *Ann Plast Surg*, 2004；53：338-342. (エビデンスレベル V)
269) Isago T, Nozaki M, Kikuchi Y, Honda T, Nakazawa H: Negative-pressure dressings in the treatment of pressure ulcers, *J Dermatol*, 2003；30：299-305. (エビデンスレベル V)
270) 藤井　康，中西雄二，井上和子，友田佳介，濱口真帆，杉戸伸好：褥瘡に対する皮弁形成術におけるtwo-step drain 法の経験，褥瘡会誌，2002；4：431-435. (エビデンスレベル V)
271) 四津里英，長瀬　敬，真田弘美，玉木　毅：在宅 SNaP 陰圧閉鎖療法にて治癒した難治性仙骨部褥瘡の 1 例，日皮会誌，2013；123：2269-2272. (エビデンスレベル V)
272) Weed T, Ratliff CRN, Drake DB: Quantifying bacterial bioburden during negative pressure wound therapy: does the wound VAC enhance bacterial clearance?, *Ann Plast Surg*, 2004；52：276-279.
273) Citak M, Backhaus M, Meindl R, Muhr G, Fehmer T: Rare complication after VAC-therapy in the treatment of deep sore ulcers in a paraplegic patient, *Arch Orthop Trauma Surg*, 2010；130：1511-1514.
274) Ashby RL, Dumville JC, Soares MO, et al: A pilot randomised controlled trial of negative pressure wound therapy to treat grade III/IV pressure ulcers, *Trials*, 2012；13：119.

後半の治療：moist wound healing を目指す（CQ29〜31）

CQ29 赤色期〜白色期褥瘡の局所処置にはどのような外用薬を用いればよいのか？

推奨文　滲出液が適正〜少ない創面にはトラフェルミン，トレチノイントコフェリル，プロスタグランジン E$_1$，塩化リゾチーム，幼牛血液抽出物，白色ワセリン，酸化亜鉛，ジメチルイソプロピルアズレンなどの油脂性軟膏の使用を推奨する。
滲出液が過剰または浮腫が強い創面にはブクラデシンナトリウム，アルミニウムクロロヒドロキシアラントイネート（アルクロキサ），ポビドンヨード・シュガーの使用を推奨する。

推奨度 1A　【滲出液が適正〜少ない創面】
トラフェルミン，トレチノイントコフェリル，プロスタグランジン E$_1$

1B	塩化リゾチーム
1D	幼牛血液抽出物，白色ワセリン，酸化亜鉛，ジメチルイソプロピルアズレンなどの油脂性軟膏
推奨度 1A	【滲出液が過剰または浮腫が強い創面】 ブクラデシンナトリウム
1B	アルミニウムクロロヒドロキシアラントイネート（アルクロキサ），ポビドンヨード・シュガー

● 解説

- トラフェルミン，トレチノイントコフェリル，ブクラデシンナトリウム，プロスタグランジン E_1 には肉芽形成促進作用，創の縮小作用などに対するランダム化比較試験がそれぞれ2編[275)276)]，2編[277)278)]，2編[279)280)]，1編[281)]ある。エビデンスレベルⅡであり，推奨度1Aである。トラフェルミンでは創の縮小に関するGM-CSFとの比較で創の縮小率が有意に高かった。トレチノイントコフェリルでは塩化リゾチーム，ベンダザック含有軟膏との比較で，いずれも優位性が認められた。ブクラデシンナトリウムでは基剤のマクロゴールとの比較で有意な潰瘍の縮小を認めた。プロスタグランジン E_1 では塩化リゾチームとの比較で，褥瘡の潰瘍面積，潰瘍の深さの有意な縮小を認めた。

- 塩化リゾチームには肉芽形成や潰瘍の大きさなどに関する非盲検のランダム化比較試験が3編[282)〜284)]ある。エビデンスレベルⅡであるが，試験デザインに不備があるため推奨度1Bとした。

- 幼牛血液抽出物，および白色ワセリン，酸化亜鉛，ジメチルイソプロピルアズレンなどの油脂性軟膏にはエキスパートオピニオン[285)]以外になく，エビデンスレベルⅥである。moist wound healingを目指して油脂性基剤の軟膏を用いるのは適切な選択であり，また，医療現場でも広く使われていることから，推奨度1Dとした。

- アルミニウムクロロヒドロキシアラントイネートにはランダム化比較試験が2編[286)287)]あり，エビデンスレベルⅡである。基剤あるいは幼牛血液抽出物に比して有意に肉芽形成の促進を認めているが，古い薬剤であり，新薬が開発・上市されるとともに使用される頻度が少なくなってきたため，推奨度1Bとした。

- ポビドンヨード・シュガーには肉芽形成や潰瘍の大きさなどに関する非盲検のランダム化比較試験が4編[276)288)〜290)]あり，エビデンスレベルⅡである。塩化リゾチームを対照とした非盲検のランダム化比較試験の2編では有意に肉芽形成の促進を認めているが，試験デザインに不備があるため，推奨度1Bとした。

- 治療後半になると，創面は赤色期となり，感染の危険は低下する。また，この時期には適度な湿潤環境を維持することが最も重要となる。そして良好な肉芽が形成されてくると創は縮小を始める。したがって，治療の要点は創面の保護，肉芽形成促進作用，創面の縮小作用を有する外用薬を選択することである。わが国においては，肉芽

形成促進作用を有する外用薬が複数開発されており，これらを創面の滲出液の多寡や浮腫の有無で選択するのがよい．なお，厳密に moist wound healing のコンセプトを取り入れた試験デザインを行うためには，その対象となる褥瘡患者の選択には治療後半の赤色期の患者のみに焦点を絞る必要があるが，そのような報告は少ない．

- トラフェルミンには創の縮小に関する GM-CSF とのランダム化比較試験があり[275]，創の縮小率が有意に高かったとされている．また，ポビドンヨード・シュガーを対照としたランダム化比較試験[276]があり，潰瘍の深さの縮小率が有意に優れていたとされるが，ポビドンヨード・シュガーは赤色期に使用する対照薬としては問題があるように思われる．

- トラフェルミンは血管新生作用，肉芽形成促進作用等によって創傷治癒を促進する[291〜293]．創傷治癒効果は強いが，スプレータイプのため単剤では創部の湿潤環境を維持しにくいので，他の外用薬やドレッシング材などを併用するとよい[285]．また，トラフェルミンは高価ではあるが，費用対効果についての症例対照研究が 1 編[294]あり，ドレッシング材のみとトラフェルミンとドレッシング材を併用した場合の治癒までの材料費を比較したところ，材料費に差はなかったものの治癒までの期間は大幅に短縮されたため処置料や入院費用などを考慮すると経済的効果を認めるとしている．

- トレチノイントコフェリルには塩化リゾチーム，ベンダザック含有軟膏と比較した非盲検のランダム化比較試験が 2 編[278][279]ある．塩化リゾチームに比べ肉芽形成と潰瘍の縮小率に有意差を認め，また，ベンダザック含有軟膏との比較では潰瘍の縮小率に差はなかったが肉芽形成には有意差を認めている．

- トレチノイントコフェリルは線維芽細胞の遊走能亢進作用，細胞遊走促進作用，細胞増殖促進作用などにより肉芽形成促進作用および血管新生促進作用を発揮する[295〜298]．基剤が水分を 70％含む乳剤性基剤を用いるため，乾燥傾向の強い創面に適している[285]が，滲出液の多い創面や浮腫の強い創面には向かない．

- ブクラデシンナトリウムには塩化リゾチームとの非盲検のランダム化比較試験が 1 編[280]あり，潰瘍の大きさや肉芽形成作用などの症状別改善度については難治性潰瘍全般においては改善を示すものの，褥瘡単独での比較がなく有意差判定は不能である．しかし，基剤のマクロゴールとの二重盲検ランダム化比較試験が 1 編[281]あり，有意な潰瘍の縮小を認めている．また，良質な対象群のない非ランダム化比較試験 3 編[299〜301]でも，褥瘡に対して肉芽促進作用が示されている．

- ブクラデシンナトリウムは局所血流改善作用，血管新生促進作用，肉芽形成促進作用，表皮形成促進作用などにより創傷治癒を促進する[302〜305]．基剤のマクロゴールは吸湿性のため滲出液過多の創面や浮腫の強い創面に使用するのがよい．一方，滲出液の少ない創ではかえって乾燥するので注意が必要である．

- プロスタグランジン E_1 には塩化リゾチームと比較した非盲検のランダム化比較試験が 1 編[277]あり，褥瘡の潰瘍面積，潰瘍の深さの有意な縮小を認めている．

- プロスタグランジン E_1 は皮膚血流増加作用[306]，血管新生促進作用[307][308]により，創傷治癒を促進する．また，線維芽細胞にも作用して増殖を促進し[307][308]，さらに線維

芽細胞からのIL-6を増加させることで，角化細胞の増殖をも促進する[309)310)]。油脂性のプラスチベースが基剤として用いられているので，滲出液量が適正〜少ない創に適しているが，反対に滲出液の多い創面や浮腫の強い創面には向かない。

- 塩化リゾチームには肉芽形成や潰瘍の大きさなどに対する非盲検のランダム化比較試験の論文が3編[282)〜284)]あり，いずれも塩化リゾチームに改善を認めているが有意差判定が行われていない。また，そのいずれも対照薬がポビドンヨード・シュガーであり，乾燥傾向を助長する外用薬であるため，赤色期の対照薬としては問題があるように思われる。

- 塩化リゾチームは表皮細胞の増殖作用と線維芽細胞の増殖促進作用を有し，ムコ多糖合成を刺激することで，創傷治癒を促進する[311)〜314)]。水分含有量23％の乳剤性基剤を用いているため，創面への水分供給作用よりは保護効果が主な作用である。

- 幼牛血液抽出物は組織機能を賦活し，線維芽細胞増殖を促進することで，肉芽形成，血管再生を促進して創傷の治癒を速めるとされる[315)〜317)]。水分を25％含む乳剤性基剤を用いているため，その保護作用により滲出液が適性〜少ない創面に適するが，滲出液の多い創面や浮腫の強い創面には向かない。

- 撥水性の高い白色ワセリンに代表されるような油脂性基剤の軟膏，例えば，酸化亜鉛，ジメチルイソプロピルアズレンなどには創面保護作用があり，創面の湿潤環境を保つことで創の縮小を促進する[285)]。したがって，滲出液が適正〜少ない創面には適するが，滲出液の多い創面や浮腫の強い創面には向かない。なお，ゲンタマイシン含有軟膏などの抗生物質（抗菌薬）含有軟膏も油脂性基剤ではあるが，赤色期においては感染の制御の必要はなく，また，長期使用により耐性菌の出現する可能性があるので，通常は用いない（CQ20参照）。

- ポビドンヨード・シュガーは白糖の肉芽形成促進作用と滲出液吸収作用に加え，ヨードの殺菌作用を有する薬剤で，感染の制御や滲出液の過剰な黄色期の褥瘡に頻用される。滲出液が乏しい場合には，創面が乾燥して創傷治癒が遅延することがある[318)]。また，肉芽組織が盛り上がった段階では，ポビドンヨードによって肉芽組織が傷害される恐れがある[318)]ので，赤色期の肉芽に使用するのは赤色期の初期で滲出液の多い状態にある場合かcritical colonizationを伴う場合などに良い適応となる。また，ヨードアレルギーにも注意が必要である[318)]。

- アルミニウムクロロヒドロキシアラントイネートは血管新生促進作用，創面の乾燥化促進作用，肉芽形成促進作用，表皮再生促進作用，創面縮小作用を有するとされる[319)]。基剤には散剤とゲル剤があるがどちらも吸湿能力を有しているので，滲出液が過剰な創面や浮腫の強い創面に使用し，乾燥した創面への使用は避ける。

【文献】

275) Martin CR: Sequential cytokine therapy for pressure ulcers, clinical and mechanistic responcse. *Annals of Surgery*, 2000 ; 231 : 600-611.（エビデンスレベル II）
276) 石橋康正，添田周吾，大浦武彦ほか：遺伝子組み換えヒト型bFGF（KCB-1）の皮膚潰瘍に対する臨床評価．白糖・ポビドンヨード配合製剤を対照薬とした第III相臨床試験．臨床医薬，1996 ; 12 :

2159-2187.（エビデンスレベルⅡ）
277）L-300 臨床試験研究班：L-300 の皮膚潰瘍に対する臨床評価 Controlled Comparative Study による塩化リゾチーム軟膏との比較，臨床医薬，1991；7：645-665.（エビデンスレベルⅡ）
278）L-300 臨床試験研究班：L-300 の皮膚潰瘍に対する臨床的有用性の検討，ベンザダック軟膏を対照薬とした Controlled Comparative Study，臨床医薬，1991；7：437-456.（エビデンスレベルⅡ）
279）新村眞人，石橋康正，今村貞夫ほか：DT-5621 の褥瘡・皮膚潰瘍に対する臨床効果—塩化リゾチーム軟膏との無作為割付群間比較試験—，臨床医薬，1991；7：677-692.（エビデンスレベルⅡ）
280）新村眞人，山本桂三，岸本三郎，大原国章，小川暢也：褥瘡・皮膚潰瘍に対する DT-5621.（ジブチリルサイクリック AMP 含有軟膏）の臨床効果検討，薬理と治療，1990；18：2757-2770.（エビデンスレベルⅡ）
281）今村貞夫，相模成一郎，石橋康正，新村眞人，吉川邦彦，小川暢也：G-511 軟膏の褥瘡・皮膚潰瘍に対する臨床試験—塩化リゾチーム軟膏を対照とした電話法による無作為割付け比較試験—，臨床医薬，1994；10：127-147.（エビデンスレベルⅡ）
282）リフラップ軟膏他剤配合臨床試験研究班：リフラップ軟膏とポビドンヨード・シュガー軟膏及びポビドンヨード・シュガー配合リフラップ軟膏の褥瘡に対する治療効果の比較検討，皮膚，1990；32：547-563.（エビデンスレベルⅡ）
283）リフラップ軟膏他剤配合臨床研究班：褥瘡に対するリフラップ軟膏とポビドンヨード・シュガー軟膏及びポビドンヨード・シュガー配合リフラップ軟膏の臨床効果の比較試験，皮膚，1990；32：564-573.（エビデンスレベルⅡ）
284）リフラップ軟膏他剤配合臨床研究班：リフラップ軟膏とポビドンヨード・シュガー軟膏及びポビドンヨード・シュガー配合リフラップ軟膏の褥瘡に対する治療効果の比較検討，皮膚，1990；32：547-563.（エビデンスレベルⅡ）
285）日本褥瘡学会「褥瘡予防・管理ガイドライン」策定委員会：G を g にする　肉芽形成の促進，S を s にする　創の縮小，褥瘡予防・管理ガイドライン，東京，照林社：2009；114-125.（エビデンスレベルⅥ）
286）野町昭三郎，大谷　清，木村哲彦ほか：外用アルミニウムクロロヒドロキシアラントイネート散剤（IPS）の臨床評価—褥創に対する Inactive Placebo との多施設二重盲検試験成績—，薬理と治療，1982；10：5793-5812.（エビデンスレベルⅡ）
287）水谷　弘，大槻利衞，松本英一ほか：褥創に対する外用アルミニウムクロロヒドロキシアラントイネート散剤（ISP）の臨床効果—ソルコセリル軟膏との比較試験—，臨床と研究，1982；59：2097-2112.（エビデンスレベルⅡ）
288）今村貞夫，内野治人，井村裕夫ほか：白糖・ポピドンヨード配合軟膏（KT-136）の褥瘡に対する有用性の検討—塩化リゾチーム軟膏を対照とした比較臨床試験—，薬理と治療，1989；17：255-279.（エビデンスレベルⅡ）
289）KT-136 関西地区研究班：皮膚潰瘍に対する KT-136（白糖・ポビドンヨード配合軟膏）の臨床効果—ポビドンヨード配合に関する検討—，薬理と治療，1989；17：S237-S254.（エビデンスレベルⅡ）
290）KT-136 皮膚潰瘍比較試験研究班：白糖・ポビドンヨード配合軟膏（KT-136）の皮膚潰瘍に対するソルコセリル軟膏（SS-094 軟膏）との比較臨床試験—テレフォン法による Controlled Study—，薬理と治療，1989；17：1789-1813.（エビデンスレベルⅡ）
291）Okumura M, Okuda T, Nakamura T, Yajima M: Acceleration of wound heeling in diabetic mice by basic fibroblast growth factor, Biol Pharm Bull, 1996；19：530-535.
292）Okumura M, Okuda T, Okamoto T, Nakamura T, Yajima M: Enhanced angiogenesis and granulation tissue formation by basic fibrobrast growth factor in healing-impaired animals, Arzneimittelforschung, 1996；46：1021-1026.
293）Okumura M, Okuda T, Nakamura T, Yajima M: Effect of basic growth factor of wound healing in healing-impaired animal models, Arzneimittelforschung, 1996；46：547-551.
294）切手俊弘：創傷治癒の観点から褥瘡の効果的な治療法を検討する—フィブラストスプレーの有効性について—，Pro. Med, 2003；23：2584-2590.
295）浜田浩之，佐京かつふみ，田中　博，尾川　修，西木克侑：細胞遊走活性に及ぼす Tocoretinate の影響，応用薬理，1992；43：97-102.
296）佐京かつふみ，石川智一，西木克侑，大塚紀子，伊東　晃，森　陽：Tocoretinate の肉芽形成促進作用および血管新生促進作用，応用薬理，1992；43：87-95.
297）佐京かつふみ，石川智一，西木克侑ほか：正常ヒト皮膚線維芽細胞に及ぼす Tocoretinate の影響，応用薬理，1992；43：103-110.
298）佐京かつふみ，石川智一，増川善和ほか：ラット皮膚熱傷，欠損傷および切傷に対する Tocoretinate 軟膏の効果，応用薬理，1992；43：121-127.

299) 松村都江, 海老原全, 中山秀夫：アクトシン軟膏の褥瘡・皮膚潰瘍に対する臨床的有用性の検討, 西日皮, 1998；60：79-87.
300) 川原 繁：アクトシン軟膏の褥瘡における長期（16週）観察下の有効性と安全性の検討, 北陸地区における成績, 西日皮, 2000；62：540-547.
301) 沖縄地区褥瘡治療研究会：アクトシン軟膏の褥瘡における長期（16週）観察下の有用性と安全性の検討, 西日皮, 2000；62：672-678.
302) 岡田忠彦：ブクラデシンNa含有軟膏の創傷後血管再構築に対する影響, 皮紀要, 1990；85：119-127.
303) 増澤幹男, 大川 司, 藤村響男：DBcAMPのヒト皮膚微小血管内皮細胞に対する細胞増殖作用の検討, 皮紀要, 1990；85：453-456.
304) Falanga V, Katz MZ, Alvarez AF: Dibutyryl cyclic AMP by itself or in combination with growth factors can stimulate or inhibit growth of human keratinocytes and dermal fibroblasts, *Wounds*, 1991；3：70-78.
305) Iwasaki T, Chen JD, Kim JP, Wynn KC, Woodley DT: Dibutyryl cyclic AMP modulates keratinocyte migration without alteration of integrin expression, *J Invest Dermatol*, 1994；102：891-897.
306) 白地孝光, 松本亮二, 松本範人ほか：各種実験的創傷モデルにおけるプロスタグランディン・α-シクロデキストリン包接化合物（PGE1・CD）含有軟膏の効果, 西日皮, 1994；53：499-507.
307) Matsumoto R: Effect of PO-41483-α-CD, a prostacyclin analog, on a clamp-induced endothelial injury in rats, *Life Science*, 1994；53：893-900.
308) Yuzuriha S, Matsuo K, Noguchi M: Topical application of prostaglandin E_1 ointment to cutaneous wounds in ischemic rabbit ears, *Eur J Plast Surg*, 1999；22：225-229.
309) Effects of prostaglandin E1 on human keratinocytes and dermal fibroblasts: a possible mechanism for the healing of skin ulcers, *Exp Dermatol*, 1994；3：164-170.
310) 小野一郎, 郡司裕則, 張 建中, 丸山幸治, 金子史男：Prostaglandin E_1の創傷治癒促進効果の発現機序についての研究, *Prog Med*, 1994；14：2506-2508.
311) Brendolan S: Lysozyme's effect on the healing process of experimental wounds, Proc 2nd Inter Symp on Fleming's lysozyme, Milano, Vol II sec IX, 1961；51-63.
312) 高橋信博, 向尾正昭：リゾチームの正常ヒト皮膚線維芽細胞に対する作用, 基礎と臨床, 1984；18：6303-6311.
313) 高橋信博, 深沢一也, 川越清隆, 向尾正昭：KH-101軟膏（リフラップ軟膏）の実験的創傷治癒に対する効果, 基礎と臨床, 1984；18：6312-6318.
314) 立花隆夫：褥瘡の外用療法, *MB Med Reha*, 2007；75：53-58.
315) 井上昌一ほか：ソルコセリルの生化学的研究（第1報）―ソルコセリルの組織呼吸促進作用について―, 基礎と臨床, 1974；8：4013-4018.
316) 吉里勝利：培養ヒト線維芽細胞の増殖に対するNaHCO3の影響, *Cyto-protection & biology*, 1984；2：79-83.
317) 山浦哲明, 石井 誠, 楳原典光, 武永邦三, 沼本輝孝, 登坂邦雄：幼牛血液より得られる組織呼吸賦活物質（ソルコセリル）のラットおよびウサギの創傷治癒促進作用, 応用薬理, 1983；25：275-282.
318) 日本褥瘡学会「褥瘡予防・管理ガイドライン」策定委員会：IをiにするⅠ 感染・炎症の制御, 褥瘡予防・管理ガイドライン, 東京, 照林社：2009；134-137.
319) 府川和永, 伊藤義彦, 岩館克治：ラット実験的褥瘡モデルの確立に関する研究―外用Aluminum Chlorohydroxy Allantoinate散剤の褥瘡治療効果, 応用薬理, 1982；23：999-1011.

CQ30 赤色期～白色期褥瘡の局所処置にはどのようなドレッシング材を用いればよいのか？

推奨文 滲出液が適正～少ない創面にはハイドロコロイド，ハイドロジェル，ハイドロポリマー，ポリウレタンフォーム，ポリウレタンフォーム／ソフトシリコンの使用を推奨する。

滲出液の過剰または浮腫が強い創面にはアルギン酸塩，キチンの使用を推奨する。

推奨度 1A	【滲出液が適正～少ない創面】 ハイドロコロイド
1B	ハイドロジェル，ハイドロポリマー，ポリウレタンフォーム，ポリウレタンフォーム／ソフトシリコン
推奨度 1C	【滲出液の過剰または浮腫が強い創面】 アルギン酸塩，キチン

● 解説

- ハイドロコロイドを褥瘡の局所療法に使用したシステマティック・レビューが1編[320]，メタアナリシスが1編[321]ある。エビデンスレベルⅠであり，推奨度1Aである。生食ガーゼドレッシング法との比較では治癒率に有意差を認めているが[320)321)]，アルギン酸塩，ハイドロジェル，ポリウレタンフォームとは有意差を認めていない[320]。また，いずれも赤色期～白色期褥瘡だけが対象となったわけではない。

  ハイドロジェルを褥瘡の局所療法に使用したランダム化比較試験は3編[322)～324)]あり，エビデンスレベルⅡである。生食ガーゼドレッシング法[322)323)]，ハイドロコロイド[323)]，ポビドンヨードガーゼ[324)]との比較では治癒率に有意差を認めていないため，推奨度1Bとした。

  ハイドロポリマーを褥瘡の局所療法に使用したランダム化比較試験は2編[325)326)]あり，エビデンスレベルⅡである。ハイドロコロイドとの比較では治癒率に有意差を認めていないため，推奨度1Bとした。

  ポリウレタンフォームを褥瘡の局所療法に使用したランダム化比較試験は3編[327)～329)]あり，エビデンスレベルⅡである。生食ガーゼドレッシング法[327)]，ハイドロコロイド[328)]，ハイドロジェル[329)]との比較では治癒率に有意差を認めていないため，推奨度1Bとした。

  ポリウレタンフォーム／ソフトシリコンを褥瘡の局所療法に使用したランダム化比較試験が1編[330)]ある。エビデンスレベルⅡであるが，ハイドロポリマーとの比較では治癒率に有意差を認めていないため，推奨度1Bとした。

  アルギン酸塩，キチンを褥瘡の局所療法に使用した症例研究はそれぞれ1編[331)332)]ある。エビデンスレベルⅤであり，推奨度1Cである。

- 創傷治癒における moist wound healing の基本は創部の適切な水分バランスであり，滲出液の過度に少ない乾燥状態だけでなく，滲出液の過剰な状態はかえって創傷治癒を遅らせることになる。黒色期～黄色期で滲出液が過剰な時（CQ23），少ない時（CQ25）のドレッシング材については前述したので，本項では適度な滲出液となった赤色期～白色期の褥瘡について述べる。

- ハイドロコロイドを褥瘡の局所療法に使用したシステマティック・レビュー[320)]では，ハイドロコロイドは主にグレードⅡ/Ⅲ（EPUAP；European Pressure Ulcer Advisory Panel，欧州褥瘡諮問委員会）の褥瘡に使用されており，生食ガーゼドレッ

シング法との比較では，創傷治癒数，創傷縮小率，交換必要期間，滲出液吸収力，交換時の痛み，副作用，費用に関して有意に良好であったことから，ハイドロコロイドは生食ガーゼドレッシング法より効果，費用に関して優れているとしている。一方，アルギン酸塩，ハイドロジェル，ポリウレタンフォームに比べ，創傷治癒数，創傷治癒時間，創傷縮小率，扱いやすさ，交換必要期間，滲出液吸収力，交換時の痛みは劣っているとしている。特に，アルギン酸塩に比べ，創傷縮小率，交換時の痛みが有意に劣っており，ポリウレタンフォームに比べ，交換必要期間，滲出液吸収力，交換時の痛みが有意に劣っていた。費用に関して，ハイドロコロイドはハイドロジェル，ポリウレタンフォームに比べ高価であるとも述べられている。しかし，アルギン酸塩，ハイドロジェル，ポリウレタンフォームとの効果の違いはわずかであり，大規模な患者数での臨床試験が必要であるとしている。また，ハイドロコロイドを慢性創傷の局所療法に使用したメタ・アナリシス[321]では，ハイドロコロイドは従来のガーゼドレッシングに比べて創傷治癒を有意に促進すると述べられている。しかし，褥瘡を対象としたものは12文献中5文献であり，そのうち有意差を認めたのは3文献のみであった。ただし，いずれも赤色期～白色期褥瘡だけが対象となっているわけではない。

- 透明で吸収性のあるアクリルドレッシング（Tegaderm Absorbent Clear Acrylic Dressing；TAAD）とハイドロコロイド（DuoDERM®CGF；HD）を赤色期～白色期褥瘡の局所療法に使用したランダム化比較試験が1編[333]ある。快適さ，貼付時間，創部治癒を比較したところ，創部治癒に有意差はなかったが，快適さは有意にTAADが良好であった。また，平均貼付時間はTAAD 5.7日，HD 4.7日であり，その差は，その透明性により不必要な交換過多が生じなかったためと考えられている。わが国では，半透明で貼付後の創部観察が可能なハイドロコロイド製材としてデュオアクティブ®ETなどが発売されている。

- ハイドロコロイドは創部に固着することなく湿潤環境を維持する。創部の乾燥によって生じる痂皮の形成を防ぐ。創部の湿潤環境によって表皮細胞の遊走を促進し，治癒を促す[334]。また，ハイドロコロイドは創部を閉鎖し，露出した神経末端が空気に曝されることを防ぐ。これによって，浅い創傷に特有なヒリヒリする疼痛を軽減する[335]。銀含有製材は粘着層に含まれるスルファジアジン銀が抗菌効果を発揮することにより，滲出液の少ない創で感染を引き起こす可能性が高いものに使用できる。

- ハイドロジェルを褥瘡の局所療法に使用したランダム化比較試験は3編[332]～[324]ある。生食ガーゼドレッシング法[322][323]，ハイドロコロイド[323]との比較では，治癒率に有意差を認めなかった。ハイドロジェルは貼付後の創部観察が可能であり，この点が使用に関して受け入れられる[323]と述べられている。ポビドンヨードガーゼとの比較[324]では，創傷縮小率に有意差はないが，ハイドロジェル群の84％，ポビドンヨードガーゼ群の54％に上皮化がみられ，両者に有意差を認めたことから，ハイドロジェルは上皮化を早めることによって治癒を促進するとしている。ただし，いずれも赤色期～白色期褥瘡だけが対象となっているわけではない。

- ハイドロジェルは湿潤環境を維持して肉芽や上皮の形成を促進すると共に，速やかな冷却効果により炎症を軽減して疼痛を軽減する[336]。また，透明なので創面の観察が可能である[337]。
- ハイドロポリマーを褥瘡の局所療法に使用したランダム化比較試験は2編[325)326)]ある。ハイドロコロイドとの比較では治癒率に有意差はなかったが，費用[324]，滲出液の漏れ[326]，においの軽減[326]に関してはハイドロポリマーが有意に勝っていた。ただし，いずれも赤色期～白色期褥瘡だけが対象となっているわけではない。
- ハイドロポリマーは滲出液を吸収するとともに，吸収した滲出液を積極的に蒸発させることにより，滲出液処理能力を高めている[338]。粘着剤は水をベースにしたポリウレタンジェルであり，皮膚を刺激せず肌に優しいドレッシング材である[338]。また，滲出液を吸収して膨らみ，潰瘍のくぼみにフィットする[336]。ゲル化しないため，残渣がない[339]。
- ポリウレタンフォームを褥瘡の局所療法に使用したランダム化比較試験は3編[327)～329)]ある。生食ガーゼドレッシング法との比較[327]では治癒率に有意差はなかったが，交換回数，ドレッシングにかかる費用が有意に少なくコストパフォーマンスが優れていた。また，ハイドロコロイドとの比較[328]では，治癒率に有意差はなかったが，剥がしやすさ，漏れに関してはポリウレタンフォームが有意に優れていた。ハイドロジェルとの比較[329]では治癒率，治癒期間に有意差はなかった。ただし，ハイドロコロイド，ハイドロジェルとの比較では赤色期～白色期褥瘡だけが対象となっているわけではない。
- ポリウレタンフォームは自重の約10倍の滲出液を吸収し，適切な湿潤環境を維持して肉芽や上皮の形成を促進する。ドレッシング材の溶解や剥落による創部の残渣がない。また，創部接触面は非固着性ポリウレタンネットのため，創面からずれても形成された上皮の剥離を起こしにくい[336]。銀含有製材は親水性のポリウレタンフォームに含まれる銀が抗菌効果を発揮することにより，滲出液を伴う感染を引き起こす可能性が高い創に使用できる。
- ポリウレタンフォーム／ソフトシリコンをグレードⅡ（EPUAP）褥瘡の局所療法に使用したランダム化比較試験は1編[330]ある。ハイドロポリマーとの比較では，治癒率に有意差はなかったが，創周囲皮膚の損傷，浸軟，残渣はポリウレタンフォーム／ソフトシリコンが有意に少なかった。
- ポリウレタンフォーム／ソフトシリコンはポリウレタンフォームの創接触面にソフトシリコンからなる自固着性の粘着剤が使用されている。ソフトシリコンは皮膚の凹凸に対して追従性が高いため[340]，交換時疼痛，交換時皮膚損傷が最も少ないとされている。ドレッシング材の一部を剥がして創の観察を行うことができ，交換には時期尚早と判断した場合は，そのまま元に戻すことが可能である。
- アルギン酸塩を褥瘡の局所療法に使用した症例研究は1編[331]ある。International Association for Enterostomal Therapy（IAET）の分類でグレードⅡ褥瘡50例，グレードⅢ褥瘡50例に使用され創縮小効果を認めている。グレードⅡは全例が治癒

し，平均17.9日を要した．グレードⅢは32例（64％）が治癒し，平均55.7日を要した．

- アルギン酸塩は自重の10〜20倍の吸収力がある[336]．多量の滲出液を吸収しゲル化し，創面に湿潤環境を維持することにより治癒を促進する[337]．また，創部との接触面でアルギン酸塩中のカルシウムイオンと血液・体液中のナトリウムイオンの交換が起こり，カルシウムイオンは濃度勾配により毛細血管内に拡散する．これにより止血作用が得られる[341]．銀含有製材は滲出液の吸収と同時に放出された銀イオンが，内部および創の細菌に対して抗菌効果を発揮することにより創を清浄化するため，感染を引き起こす可能性が高い創に使用できる．

- キチンを褥瘡の局所療法に使用した症例研究は1編[332]ある．褥瘡患者32人（真皮乳頭層まで11例，それより深い21例）に使用され，滲出液抑制，肉芽保護，肉芽形成，表皮形成効果を認めている．

- キチン綿は柔軟性があり創面に貼付しやすく創面の保護ができる[332]．自重の25倍の吸収性を有する[342]．また，肉芽形成が良好であり，生成される肉芽が赤みをおび良質である[332]．圧迫止血が可能で，壊死切除の止血に対応することができる[342]．

【文献】

320) Heyneman A, Beele H, Vanderwee K, Defloor T: A systematic review of the use of hydrocolloids in the treatment of pressure ulcers, *J Clin Nurs*, 2008 ; 17 : 1164-1173. （エビデンスレベル Ⅰ）
321) Singh A, Halder S, Menon GR, et al: Meta-analysis of randomized controlled trials on hydrocolloid occlusive dressing versus conventional gauze dressing in the healing of chronic wounds, *Asian J Surg*, 2004 ; 27 : 326-332. （エビデンスレベル Ⅰ）
322) Thomas DR, Goode PS, LaMaster K, Tennyson T: Acemannan hydrogel dressing versus saline dressing for pressure ulcers. A randomized, controlled trial, *Adv Wound Care*, 1998 ; 11 : 273-276. （エビデンスレベル Ⅱ）
323) Mulder GD, Altman M, Seeley JE, Tintle T: Prospective randomized study of the efficacy of hydrogel, hydrocolloid, and saline solution-moistened dressings on the management of pressure ulcers, *Wound Repair Regen*, 1993 ; 1 : 213-218. （エビデンスレベル Ⅱ）
324) Kaya AZ, Turani N, Akyuz M: The effectiveness of a hydrogel dressing compared with standard management of pressure ulcers, *J Wound Care*, 2005 ; 14 : 42-44. （エビデンスレベル Ⅱ）
325) Motta G, Dunham L, Dye T, Mentz J, O'Connell-Gifford E, Smith E: Clinical efficacy and cost-effectiveness of a new synthetic polymer sheet wound dressig, *Ostomy Wound Manage*, 1999 ; 45 : 41, 44-46, 48-49. （エビデンスレベル Ⅱ）
326) Thomas S, Banks V, Bale S, et al: A comparison of two dressings in the management of chronic wounds, *J Wound Care*, 1997 ; 6 : 383-386. （エビデンスレベル Ⅱ）
327) Payne WG, Posnett J, Alvarez O, et al: A prospective, randomized clinical trial to assess the cost-effectiveness of a modern foam dressing versus a traditional saline gauze dressing in the treatment of stage Ⅱ pressure ulcers, *Ostomy Wound Manage*, 2009 ; 55 : 50-55. （エビデンスレベル Ⅱ）
328) Seeley J, Jensen JL, Hutcherson J: A randomized clinical study comparing a hydrocellular dressing to a hydrocolloid dressing in the management of pressure ulcers, *Ostomy Wound Manage*, 1999 ; 45 : 39-44, 46-47. （エビデンスレベル Ⅱ）
329) Sopata M, Luczak J, Ciupinska M: Effect of bacteriological status on pressure ulcer healing in patients with advanced cancer, *J Wound Care*, 2002 ; 11 : 107-110. （エビデンスレベル Ⅱ）
330) Maume S, Van De Looverbosch D, Heyman H, Romanelli M, Ciangherotti A, Charpin S: A study to compare a new self-adherent soft silicone dressing with a self-adherent polymer dressing in stage Ⅱ pressure ulcers, *Ostomy Wound Manage*, 2003 ; 49 : 44-51. （エビデンスレベル Ⅱ）
331) 小坂正明，中澤　學，諸富公昭，上石　弘：アルギン酸系創傷被覆材を用いた褥瘡100例の治療経

験,臨外,2004；59：1043-1049.（エビデンスレベル Ⅴ）
332) 上山武郎：綿状キチンによる褥瘡の治療,新薬と臨牀,1994；43：291-299.（エビデンスレベル Ⅴ）
333) Brown-Etris M, Milne C, Orsted H, et al: A prospective, randomized, multisite clinical evaluation of a transparent absorbent acrylic dressing and a hydrocolloid dressing in the management of stage II and shallow stage III pressure ulcers, *Adv Skin Wound Care*, 2008 ; 21 : 169-174.
334) Hinman CD, Maibach H: Effect of air exposure and occlusion on experimental human skin wound, *Nature*, 1963 ; 200 : 377-378.
335) Friedman SJ, Su WP: Management of leg ulcer with hydrocolloid occlusive dressing, *Arch Dermatol*, 1984 ; 120 : 1329-1336.
336) 美濃良夫：ドレッシング材の使い方,*Visual Dermatol*, 2003；2：546-554.
337) 鈴木茂彦：ドレッシング材による保存的治療,形成外科,2003；46：471-475.
338) 大浦武彦：新しいハイドロポリマードレッシングの使用経験,褥瘡会誌,2002；4：105-110.
339) 五十嵐敦之：創傷被覆材をどう使うか,*MB derma*, 2007；132：121-127.
340) 谷岡未樹：疼痛の強い創傷,*Visual Dermatol*, 2014; 13: 510-511.
341) 小山久夫,赤松　順,河合勝也ほか：KST-1（アルギン酸塩繊維）の創傷被覆材としての使用経験,基礎と臨床,1992；26：667-673.
342) 和田秀俊,宮岡達也,山野龍文：スポンジタイプキチン膜による褥瘡の治療,西日皮,199；52：761-765.

CQ31　赤色期褥瘡に陰圧閉鎖療法は有用か？

推奨文　ステージ III，IV の赤色期褥瘡に対して陰圧閉鎖療法を行うことを推奨する。なお，感染がある場合は注意深い観察を要する。

推奨度 1B

解説

- ステージ III，IV の赤色期褥瘡に対する陰圧閉鎖療法に関しては，ランダム化比較試験が 3 編と[343)〜345)]，非ランダム化比較試験が 1 編ある[346)]。それぞれエビデンスレベル II，III であるが，いずれの論文でも陰圧閉鎖療法は対照群と有意差がなかったので，推奨度 1B とした。
- 対照群は，報告によりリンゲル液を用いた wet-to-dry dressing，カデキソマー・ヨウ素，ハイドロコロイドなどのドレッシング材などと異なっているが，いずれの報告でも局所閉鎖療法は対照群との間で有意差無しとしている。
- 一方，症例数がそれぞれ 11 例，10 例と少数ではあるが，陰圧閉鎖療法により褥瘡面積の縮小が得られたとする報告もある[347)348)]。（エビデンスレベル IVb，V）
- コントロールされていない感染巣がある場合は，通常，陰圧閉鎖療法は行わない。陰圧閉鎖療法中は創の洗浄の機会が減り，また嫌気条件のため，緑膿菌などの嫌気性菌を初めとする細菌感染が悪化しやすい。陰圧閉鎖療法により，創面の細菌数が増加するとの報告があり[349)]，また，骨髄炎，壊死性筋膜炎を発症した例もある[345)350)]。陰圧閉鎖療法中は注意深い観察，早めの抗菌薬投与，迷った時には陰圧閉鎖療法の中止も考慮する必要がある。
- 陰圧閉鎖療法の機器は，2010 年 4 月に VAC®システムが，その後，RENASYS®創傷治療システム，SNaP®陰圧閉鎖療法システム，PICO®が発売され，保険適用されている。それまで国内では，密閉性ドレッシング材と吸引装置を組み合わせた自家製の用具が用いられていた。症例報告では，市販の機器，自家製の用具，いずれの方法でも有効としている。
- 市販の機器を用いた時にのみ，局所陰圧閉鎖処置として保険請求できる。保険点数は，どの製品を使用しても同じであり，請求可能期間も 3 週間までである。レセプトに理由を記載することにより，さらに 1 週間請求可能となる。また，通院患者での使用に関しては，SNaP®，PICO®が保険請求可能である（保険請求可能期間は入院中使用と同じ）。医療機関に来院して交換することが必要であり，来院しない在宅患者の使用については保険請求できない。

【文献】

343) Ford CN, Reinhard ER, Yeh D, et al: Interim analysis of a prospective, randomized trial of vacuum-assisted closure versus the healthpoint system in the management of pressure ulcers. Ann Plast Surg, 2002 ; 49 : 55-61.（エビデンスレベル II）
344) Wanner MB, Schwarzl F, Strub B, Zaech GA, Pierer G: Vacuum-assisted wound closure for

cheaper and more comfortable healing of pressure sores: a prospective study, *Scand J Plast Reconst Surg Hand Surg*, 2003 ; 37 : 28-33.（エビデンスレベル II）

345) Ashby RL, Dumville JC, Soares MO, et al: A pilot randomised controlled trial of negative pressure wound therapy to treat grade III/IV pressure ulcers, *Trials*, 2012 ; 13: 119.（エビデンスレベル II）

346) Ho CH, Powell HL, Collins JF. Bauman WA. Spungen AM: Poor nutrition is a relative contraindication to negative pressure wound therapy for pressure ulcers: Preliminary observations in patients with spinal cord Injury, *Advances Skin Wound Care*, 2010 ; 23 : 508-516.（エビデンスレベル III）

347) 田邉　毅，小薗喜久夫：間歇洗浄持続陰圧閉鎖療法と洗浄軟膏治療の治療効果の検討，褥瘡会誌，2011 ; 13 : 558-562.（エビデンスレベル IVb）

348) Isago T, Motohiro Nozaki M, Kikuchi Y, Honda T, Nakazawa H: Negative-pressure dressings in the treatment of pressure ulcers, *J Dermatol*, 2003 ; 30 : 299-305.（エビデンスレベル V）

349) Weed T, Ratliff CRN, Drake DB: Quantifying bacterial bioburden during negative pressure wound therapy: Does the wound VAC enhance bacterial clearance?, *Ann Plast Surg*, 2004 ; 52 : 276-279.

350) Citak M, Backhaus M, Meindl R, Muhr G, Fehmer T: Rare complication after VAC -therapy in the treatment of deep sore ulcers in a paraplegic patient, *Arch Orthop Trauma Surg*, 2010 ; 130 : 1511-1514.

6 改善しているか

CQ32 どのような方法で褥瘡の評価を行えばよいのか？

推奨文 褥瘡の評価を行うために DESIGN®，DESIGN-R®，あるいは PUSH（Pressure Ulcer Scale for Healing），PSST（Pressure Sore Status Tool）を用いることを推奨する。

推奨度 1C DESIGN®，DESIGN-R®，PUSH（Pressure Ulcer Scale for Healing），PSST（Pressure Sore Status Tool）

● 解説
- 褥瘡の評価法として PSST に関しては症例対照研究が 1 編[351]あり，エビデンスレベル IVb である。また，PUSH に関しては前向きコホート研究が 3 編[352〜354]あることよりエビデンスレベル IVa である。DESIGN® に関しては症例対照研究が 1 編[355]あることよりエビデンスレベル IVb であり，その改訂版である DESIGN-R® に関してはコホート研究が 3 編[356〜358]あることよりエビデンスレベル IVa である。創の評価は創管理に必須であり，推奨度 1C である。

- 褥瘡の評価法としては PSST（Pressure Sore Status Tool）[351]，PUSH（Pressure Ulcer Scale for Healing）[352]，PUHP（Pressure Ulcer Healing Process）[359]，DESIGN®[360]とその改訂版である DESIGN-R®[361]などが知られている。

- PSST に関しては評価者間信頼度が 0.91 と高い数字を示すことが報告[351]されているが，評価項目が多く臨床現場で使用しにくい。この欠点を克服しようとしたものが PUSH である。PUSH に関しては治癒していく褥瘡では有意に点数が減少し，治癒しない褥瘡では点数は減少しなかった。PUSH のスコアは褥瘡の面積もしくは PSST のスコアと強く相関した[352〜354]。また，主成分分析では 10 週間の評価で創傷治癒の変化のうち 58〜74％が PUSH の項目によって説明できると報告されている[362]。別の報告では PUSH 使用調査では臨床の場で実際に使用可能であり信頼性があるとの評価を得ている[363]。

- DESIGN® は日本褥瘡学会により 2002 年に開発，公表された褥瘡アセスメントツールである。また，その評価者間信頼度に関して写真での判断で 0.98，実際の患者で 0.91 と極めて高い値を示し，PSST のスコアと強く相関した[355]。DESIGN® はある特定の褥瘡の治療経過を追うのには有用であるが，複数の褥瘡を比較することができないという問題点があった。このため，DESIGN® の個々の項目の重み付けを行い[364]，複数の褥瘡の重症度を点数によって比較することができる DESIGN-R® が 2008 年に追加された[356,361]。その後，DESIGN-R® における合計点数の改善は褥瘡の治癒と有意に相関し，合計点数の変化が褥瘡の予後を評価するのに有用であることが示され[357]，さらにその合計点数から治癒までの期間を予測することが可能であることも報告されている[358]。

【文献】

351）Bates-Jensen BM, Vredevoe DL, Brecht ML: Validity and reliability of the Pressure Sore Status Tool, *Decubitus*, 1992；5：20-28.（エビデンスレベル IVb）
352）Gardner SE, Frantz RA, Bergquist S, Shin CD: A prospective study of the pressure ulcer scale for healing（PUSH）, *J Gerontol A Biol Sci Med Sci*, 2005；60：93-97.（エビデンスレベル IVa）
353）Günes UY: A prospective study evaluating the Pressure Ulcer Scale for Healing（PUSH Tool）to assess stage II, stage III, and stage IV pressure ulcers, *Ostomy Wound Manage*, 2009；55：48-52.（エビデンスレベル IVa）
354）Hon J, Lagden K, McLaren AM, et al: A prospective, multicenter study to validate use of the PUSH in patients with diabetic, venous, and pressure ulcers, *Ostomy Wound Manage*, 2010；56：26-36.（エビデンスレベル IVa）
355）Sanada H, Moriguchi T, Miyachi Y, et al: Reliability and validity of DESIGN, a tool that classifies pressure ulcer severity and monitors healing, *J Wound Care*, 2004；13：13-18.（エビデンスレベル IVb）
356）Matsui Y, Furue M, Sanada H, et al: Development of the DESIGN-R with an observational study: an absolute evaluation tool for monitoring pressure ulcer wound healing, *Wound Repair Regen*, 2011；19：309-315.（エビデンスレベル IVa）
357）Iizaka S, Sanada H, Matsui Y, et al: Predictive validity of weekly monitoring of wound status using DESIGN-R score change for pressure ulcer healing: a multicenter prospective cohort study, *Wound Repair Regen*, 2012；20：473-481.（エビデンスレベル IVa）
358）Sanada H, Iizaka S, Matsui Y, et al: Clinical wound assessment using DESIGN-R total score can predict pressure ulcer healing: pooled analysis from two multicenter cohort studies, *Wound Repair Regen*, 2011；19：559-567.（エビデンスレベル IVa）
359）大浦武彦，菅原　啓，羽崎達哉，今井秀子，天野冨士子，千葉　豊：創傷治癒からみた新褥瘡経過表（大浦），褥瘡会誌，2000；2：275-294.
360）真田弘美，徳永恵子，宮地良樹ほか：「DESIGN」褥瘡アセスメントツールとしての信頼性の検証，褥瘡会誌，2002；4：8-12.
361）立花隆夫，松井優子，須釜淳子ほか：DESIGN 改訂について，褥瘡会誌，2008；10：586-596.
362）Stotts NA, Rodeheaver GT, Thomas DR, et al: An instrument to measure healing in pressure ulcers: development and validation of the pressure ulcer scale for healing（PUSH）, *J Gerontol A Biol Sci Med Sci*, 2001；56：M795-799.
363）Berlowitz DR, Ratliff C, Cuddigan J, Rodeheaver GT；National Pressure Ulcer Advisory Panel: The PUSH tool: a survey to determine its perceived usefulness, *Adv Skin Wound Care*, 2005；18：480-483.
364）松井優子，須釜淳子，真田弘美ほか：褥瘡状態判定スケール（DESIGN）の予測妥当性の検証と重みづけの検討，褥瘡会誌，2005；7：67-75.

7 他の治療法の選択

CQ33 創閉鎖を目的とした外科的治療はどのような時に行えばよいのか？

推奨文 ステージ III 以上の褥瘡では外科的治療を推奨するが，全身状態，適応を見極めてから行う。また，予め感染の制御や外科的，化学的デブリードマンなどを行っておく。

推奨度 1C

- **解説**
  - 外科的治療の文献には後ろ向きのコホート研究[365)～370)]および症例報告[371)]がある。エビデンスレベル IVa であり，推奨度 1C である。
  - 植皮，皮弁術による手術療法は，非手術療法では治癒が望めない，あるいは長期間の治療が必要になる褥瘡を，短期間で治癒に導く有効な方法である。観血的手技であり，特に筋皮弁，筋膜皮弁は侵襲も大きく，適応に関しては詳細な検討が必要である[365)]。また，術前に全身状態の把握，血算，凝固因子，抗血小板薬，抗凝固薬などの投与薬剤を確認しておく。なお，循環器疾患のガイドラインでは，出血のコントロールが容易な小手術では，これらの薬剤を中止せず実施するよう勧めている[372)]。脳梗塞のガイドラインでも，ワルファリンは「内服継続が望ましい」，抗血小板療法は「続行してよい」としている[373)]。しかしながら，中止可能な患者もいるので，まず担当医に相談の上，個々の症例毎に対応するのが望ましい。
  - 褥瘡が発生したのであるから，発生原因が存在しているはずである。運動制限，栄養状態，心肺機能などの患者の状態は，手術後も継続することが多い。また，入院中は頻回の体位変換，体圧分散寝具の使用など，手厚い看護を行うことが可能でも，退院後は元の状態に戻ってしまうことも多い。患者本人と共に退院後の家庭の状況をきちんと評価しないと再発してしまい，「入院中だけ治っていました」という，医療者側の自己満足に終わってしまうこともある。このような状況を反映してか，術後の再発率が報告によっては7割を上回る[366)～369)]ものもある。
  - 手術の実際の手技については，成書を参照して頂きたい。基本は，（できれば再建術の数週間前に）外科的または酵素製剤による化学的デブリードマンなどによる wound bed preparation を図った後，荷重，瘢痕拘縮の見通しなどにより分層植皮，全層植皮，筋膜皮弁（穿通枝皮弁），筋皮弁などの中から選択する。尚，筋皮弁より筋膜皮弁の成績が良いという報告もある[370)]。症例によっては，尿路変更，ストーマ造設が必要になることもあり得る[371)]。

【文献】

365) 栗田昌和, 大島淑夫, 市岡　滋ほか：褥瘡患者に対する観血的処置の全身状態に対する影響 (POSSUM による分析), 褥瘡会誌, 2005；7：178-183. (エビデンスレベル IVa)
366) Disa JJ, Carlton JM, Goldberg NH: Efficacy of operative cure in pressure sore patients, *Plast Reconstr Surg*, 1992；89：272-278. (エビデンスレベル IVa)
367) Schryvers OI, Stranc MF, Nance PW: Surgical treatment of pressure ulcers: 20-year experience, *Arch Phys Med Rehabil*, 2000；81：1556-1562. (エビデンスレベル IVa)
368) Lemaire V, Boulanger K, Heymans O: Free flaps for pressure sore coverage, *Ann Plast Surg*, 2008；60：631-634. (エビデンスレベル IVa)
369) Foster RD, Anthony JP, Mathes SJ, et al: Ischial pressure sore coverage: a rationale for flap selection, *Br J Plast Surg*, 1997；50：374-379. (エビデンスレベル IVa)
370) Yamamoto Y, Tsutsumida A, Murazumi M, et al: Longterm outcome of pressure sores treated with flap coverage, *Plast Reconstr Surg*, 1997；100：1212-1217. (エビデンスレベル IVa)
371) 林　利彦, 村住昌彦, 本田耕一ほか：尿路変更を要した褥瘡の治療経験, 形成外科, 2001；44：377-383. (エビデンスレベル V)
372) 循環器病の診断と治療に関するガイドライン (2008 年度合同研究班報告)：循環器疾患における抗凝固・抗血小板療法に関するガイドライン (2009 年改訂版), http://www.j-circ.or.jp/guideline/pdf/JCS2009_hori_h.pdf
373) 篠原幸人：脳卒中治療ガイドライン 2009, 東京, 協和企画：2010.

CQ34　褥瘡にラップ療法は行ってもよいのか？

推奨文　ラップ療法は, 慎重に適応を検討した上で行うことを選択肢の 1 つとして提案する。ただし, 食品用ラップなどの医療材料として承認されていない材料の使用は, 使用者責任となるため, 治療前に患者および家族の同意を得ておく。

推奨度 2B

解説

- ラップ療法と通常の治療を用いてランダム化比較試験が 1 つ報告されている[374]。多施設前向きランダム化比較試験で, 15 病院で 66 人の患者 (ステージ II, III) に対して 31 人が古典的治療, 35 人をラップ療法に割り付け, 治療を行い, 治癒までの期間と pressure ulcer scale の速度の変化をみた結果, 有意差はみられなかったので推奨度 2B とした。

  また, ラップ療法が有意に創の改善に貢献するという非ランダム化比較試験が 2 編[375)376)]があり, エビデンスレベル III である。

- しかし, ステージ IV 褥瘡に対するラップ療法により有害事象を生じた症例を集積した症例集積研究もあり[377)], ラップ療法の適応には慎重な判断を要する。

- 閉塞性ドレッシング法 (occlusive dressing) とは, 創を乾燥させないで moist wound healing を期待する被覆法のことである。また, 従来のガーゼドレッシング以外の近代的な創傷被覆材を用いたドレッシング法の総称であり, 具体的には, 創面を閉鎖して湿潤環境を形成するドレッシング材であるハイドロコロイド, 乾燥した創を湿潤させるドレッシング材であるハイドロジェル, あるいは, 滲出液を吸収, 保持するドレッシング材であるアルギン酸塩, キチン, ハイドロファイバー®, ハイドロポリマー, ポリウレタンフォーム, さらには, 二次被覆材として使用しているポリウレタンフィルムなどによる創の被覆法などを指す[378)]。

- 体外から創内への液体，酸素，細菌の侵入を遮断し，かつ，創からの滲出液や蒸散を体外に通過させない創の被覆法は，一種の閉塞性ドレッシング法ではあるがより厳密に閉鎖性ドレッシング法あるいは密閉性ドレッシング法と呼ぶことがある。それに対し，蒸散と酸素だけを通過させる被覆法は半閉鎖性あるいは半透過性ドレッシング法となるが，両者の境界は不明瞭であるため慣例的にはあまり区別せず共に閉塞性ドレッシング法として扱っている[378]。

- ラップ療法，すなわち，酸素透過性と水蒸気透過性が低いポリ塩化ビニリデンによる食品用ラップを用いたドレッシング法は，ポリウレタンフィルムなどによる半閉鎖性ドレッシングとは異なり，閉鎖性ドレッシングになりうる被覆材であるが，それ自体に接着力がないので創部を密封することがない[375)376)378]。なお，ラップ療法提唱者は，創部を密封しないため過剰な滲出液が局所にとどまることなく流出することから「開放性ウェットドレッシング」と呼称している[378)379]。

- ラップ療法，あるいは開放性ウェットドレッシングという用語で表現される被覆法にはさまざまなものがあり，確定したプロトコールは存在しない。したがって，ラップ療法全体に価値があるかを断定するのは難しい。しかし，ポリ塩化ビニリデンを用いた創傷被覆法では，非ランダム化比較試験で従来療法群に比較して有意に褥瘡の改善がみられ，感染の発生には差がなかった[375]と報告されており，その方法に準ずる場合には効果があるように思われる。

- 食品用ラップは医療材料として承認されていないため，健康被害を生じた場合には医師の責任となる。患者および家族の同意を得て行う必要がある。

【文献】

374) Bito S, Mizuhara A, Oonishi S, et al: Randomised controlled trial evaluating the efficacy of wrap therapy for wound healing acceleration in patients with NPUAP stage II and III pressure ulcer, *BMJ Open*, 2012 ; 5 : 2.（エビデンスレベル II）
375) Takahashi J, Yokota O, Fujisawa Y et al: An evaluation of polyvinylidene film dressing for treatment of pressure ulcers in older people, *J Wound Care*, 2006 ; 15 : 452-454.（エビデンスレベル III）
376) 植田俊夫，下窪咲子，本田和代ほか：褥創に対するラップ療法の有用性の検証，褥瘡会誌，2006 ; 10 : 551-559.（エビデンスレベル III）
377) 盛山吉弘：不適切な湿潤療法による被害いわゆる"ラップ療法"の功罪，日皮会誌，2010 ; 11 : 2187-2194.
378) 立花隆夫：褥瘡の開放性ウェットドレッシング療法（open wet dressing）について教えて下さい，渡辺晋一編：皮膚科診療こんなときどうするQ&A，東京，中外医学社：2008, 213-215.
379) 鳥谷部俊一：褥創治療の常識非常識—ラップ療法から開放ウエットドレッシングまで，東京，三輪書店：2005.

CQ35	外科的治療，ラップ療法以外では，どのような局所治療が行われているのか？
推奨文	水治療法，赤外線～可視光線療法，低出力レーザー療法，高圧酸素療法を推奨する。また，紫外線療法，電気刺激療法を選択肢の1つとして提案する。

推奨度	
1A	水治療法，赤外線～可視光線療法
1B	低出力レーザー療法
1C	高圧酸素療法
2A	紫外線療法，電気刺激療法

● 解説

- 水治療（hydrotherapy）にはランダム化比較試験が1つある[380]。エビデンスレベルIIであり，推奨度1Aである。赤外線療法にはランダム化比較試験が1つある[381]。エビデンスレベルIIであり，推奨度1Aである。低出力レーザー療法にはランダム化比較試験が1つある[382]。エビデンスレベルIIであるが，照射群との間に差がなく，推奨度1Bとした。高圧酸素治療には症例報告が1つある[383]。エビデンスレベルVであり，推奨度1Cである。紫外線療法にはランダム化比較試験が1つある[384]。エビデンスレベルIIであるが，現在，用いられていないクロマイヤー灯を使用しており，推奨度2Aとした。電気刺激療法には，メタアナリシス[385]とランダム化比較試験[386,387]がある。エビデンスレベルIであるが，わが国では褥瘡に対する保険適用がないので，推奨度2Aとした。

- 水治療にはランダム化比較試験[380]があり，創の面積は対照生食ガーゼドレッシングと比較して有意に減少したとされるが，そのメカニズムについては言及されていない。なお，本治療法は，不感温度（35.5～36.6℃）に加温した温水あるいは渦流による物理的な刺激を全身（ハバード浴療法），あるいは部分的に（渦流浴療法）与えるものである。

- 光線療法のうち，赤外線療法は創傷治癒に効果があるとする報告が多数ある。褥瘡に対して行われたランダム化比較試験では，非照射群と比較して有意に治癒が早かった[381]。しかしながら，赤外線は使う器具により放射する波長の帯域が違うため，どの帯域が有効なのかは結論がない。低出力レーザー療法はランダム化比較試験で非照射群と褥瘡の治癒に差がないことが報告されている[382]。紫外線療法については，盲検化したランダム化比較試験で，クロマイヤー灯を用い，2.5 MED 週2回から開始，徐々に照射量を増加させ，紅斑を持続させることにより，照射群の治癒促進することが示されている。症例数は各群8例ずつと少ない[384]。光線療法全般に対し，

Cochrane Database Systematic Review では，報告により，光線線源，評価法，リスク評価などがまちまちで，全般的な評価はできないとしている[388]。

- 高圧酸素治療は酸素圧を高めたタンクに入室するもので，一酸化炭素中毒や嫌気性菌感染の治療に用いられるが，褥瘡に関して症例報告があるが通常治療に比して有用であるという根拠はない[383)394]。

- 電気刺激療法はわが国では褥瘡に対する保険適用がなく，ほとんど使用されていないが，メタアナリシスでは有効性が報告されている[385]。しかし，一方でプラセボを用いた新たな多施設共同二重盲検ランダム化比較試験（63例）では観察45日目までは面積の縮小が早かったものの，エンドポイント（147日目）での面積の縮小率，治癒率，治癒期間ともに差がなかったと報告されている[386]。なお，本治療法は，創部と周囲に貼付された電極との間に電流を流し，創傷治癒を促進させる治療である。陰極にはナトリウムイオンが集まり，pHはアルカリ性になる。反対に陽極付近では酸性となる。これらのpHの変化が細菌感染に対する影響や，血管拡張などに影響すると考えられている。また，電極周辺に特定の細胞が引き寄せられる性質は電気走性として知られている。例えば，マクロファージや好中球はマイナスに帯電しており，陽極方向に，線維芽細胞はプラスに帯電しており，陰極方向に移動する。

- 大臀筋の電気刺激療法により脊髄損傷の褥瘡が有意に改善したというメタアナリシス[385]がある。そのメカニズムとして上記以外に，電気刺激により座圧が減少することが複数の論文で示されている[389)〜392]。また，電気刺激の前後で局所の皮膚血流量が増加し，それに伴って脊髄損傷者の座圧が有意に減少していく[393]ことも報告されている。

- なお，上記の方法以外に，近年慢性の創傷に対して血管新生因子や細胞増殖因子の投与やそれを目的とした自己の細胞の投与などの方法が開発の途上にある。製剤としては既に実用化されている塩基性線維芽細胞増殖因子(bFGF, CQ29 参照)以外に，血管内皮増殖因子（VEGF）[395]，血小板由来増殖因子（PDGF）[396]や顆粒球単球増殖因子（GM-CSF)[397]などが用いられている。投与方法は局所投与，プラスミドの状態での筋注などがある。褥瘡に対してはPDGFの局所投与についての研究があり，少数のランダム化比較試験で，治療期間の有意な短縮が認められている[397]。また，現在米国でウイルスベクターを用いた鬱滞性潰瘍について治験が開始されている。

- 血液および血球が細胞増殖因子を含むことから，血小板から調整した溶液[398]やヘパリン化した保存血[399]を局所に密封外用する治療が行われている。また，主に血管新生目的では血管内皮が骨髄細胞由来であることから，主に四肢の虚血を伴う病態に対して自己造血幹細胞の投与が行われている[400]。幹細胞投与はいずれも褥瘡に対してはまだ臨床試験はなく，今後の治療と考えられる。

- ヒトの培養線維芽細胞をコラーゲンスポンジの中で培養した培養真皮（cultured dermal substitute）は貼付によって皮膚潰瘍の治癒を促進し，褥瘡に対しては5例の治療経験で治癒が報告されている[401]。その他，ゲル基質の中に骨髄細胞[402]，bFGF[403]を充填して貼付する方法も試みられている。

【文献】

380) Burke DT, Ho CH, Saucier MA, Stewart G: Effects of hydrotherapy on pressure ulcer healing. *Am J Phys Med Rehabil*, 1998 ; 77 : 394-398.（エビデンスレベル II）
381) Schubert V: Effects of phototherapy on pressure ulcer healing in elderly patients after a falling trauma. A prospective, randomized, controlled study. *Photodermatol Photoimmunol Photomed*, 2001 ; 17 : 32-38.（エビデンスレベル II）
382) Lucas C, van Gemert MJ, de Haan RJ: Efficacy of low-level laser therapy in the management of stage III decubitus ulcers: a prospective, observer-blinded multicentre randomised clinical trial. *Lasers Med Sci*, 2003 ; 18 : 72-77.（エビデンスレベル II）
383) 桜木康晴，横田晃和，藤原恒弘：褥瘡に対する OHP の治療効果について．日高気圧環境医会誌，1990 ; 25 : 83-90.（エビデンスレベル V）
384) Wills EE, Anderson TW, Beattie BL, Scott A: A randomized placebo-controlled trial of ultraviolet light in the treatment of superficial pressure sores. *J Am Geriatr Soc*, 1983 ; 31 : 131-133.（エビデンスレベル II）
385) Gardner S, Frantz R, Schmidt F: Effect of electrical stimulation on chronic wound healing: a meta-analysis. *Wound Repair Regen*, 1999 ; 7 : 495-503.（エビデンスレベル I）
386) Adunsky A, Ohry A: Decubitus direct current treatmen（DDCT）of pressure ulcers: results of a randomized double-blinded placebo controlled study. *Arch Gerontol Geriatr*, 2005 ; 41 : 261-269.（エビデンスレベル II）
387) Franek A, Kostur R, Polak A, et al: Using high-voltage electrical stimulation in the treatment of recalcitrant pressure ulcers: results of a randomized, controlled clinical study. *Ostomy Wound Manage*, 2012 ; 58 : 30-44.（エビデンスレベル II）
388) Chen C, Hou WH, Chan ES, et al: Phototherapy for treating pressure ulcers. *Cochrane Database Syst Rev*. 2014 ; Jul 11 : 7
389) Levine SP, Kett RL, Cederna PS, Brooks SV: Electric muscle stimulation for pressure sore prevention: tissue shape variation. *Arch Phys Med Rehabil*, 1990 ; 71 : 210-215.
390) Griffin JW, Tooms RE, Mendius RA, Clifft JK, Vander Zwaag R, el-Zeky F: Efficacy of high voltage pulsed current for healing of pressure ulcers in patients with spinal cord injury. *Phys Ther*, 1991 ; 71 : 433-444.
391) Adegoke BO, Badmos KA: Acceleration of pressure ulcer healing in spinal cord injured patients using interrupted direct current. *Afr J Med Med Sci*, 2001 ; 30 : 195-197.
392) Stefanovska A, Vodovnik L, Benko H, Turk R: Treatment of chronic wounds by means of electric and electromagnetic fields, part 2: value of FES parameters for pressure sore treatment. *Med Biol Eng Comput*, 1993 ; 31 : 213-220.
393) van Londen A, Herwegh M, van der Zee CH, et al: The effect of surface electric stimulation of the gluteal muscles on the interface pressure in seated people with spinal cord injury. *Arch Phys Med Rehabil*, 2008 ; 89 : 1724-1732.
394) Eltorai I: Hyperbaric oxygen in the management of pressure sores in patients with injuries to the spinal cord. *J Dermatol Surg Oncol*, 1981 ; 7 : 737-740.
395) Hanft JR, Pollak RA, Barbul A, et al: Phase I trial on the safety of topical rhVEGF on chronic neuropathic diabetic foot ulcers. *J Wound Care*, 2008 ; 17 : 30-32, 34-37.
396) Kallianinen LK, Hirshberg J, Marchant B, Rees RS: Role of platelet-derived growth factor as an adjunct to surgery in the management of pressure ulcers. *Plast Reconstr Surg*, 2000 ; 106 : 1243-1248.
397) Martin CR: Sequential cytokine therapy for pressure ulcers, clinical and mechanistic responcse. *Ann Surgery*, 2000 ; 231 : 600-611.
398) Steed DL, Goslen JB, Holloway GA, Malone JM, Bunt TJ, Webster MW: Randomized prospective double-blind trial in healing chronic diabetic foot ulcers. CT-102 activated platelet supernatant, topical versus placebo. *Diabetes Care*, 1992 ; 15 : 1598-1604.
399) Iwayama-Hibino M, Sugiura K, Muro Y, Tomita Y: Sucessful topical hemotherapy with a new occlusive dressing for an intractable ulcer on the toe. *J Dermatol*, 2009 ; 36 : 245-248.
400) Kawamoto A, Katayama M, Handa N, et al: Intramuscular transplantation of G-CSF-mobilized CD34（+）cells in patients with critical limb ischemia: a phase I/IIa, multicenter, single-blinded, dose-escalation clinical trial. *Stem Cells*, 2009 ; 27 : 2857-2864.
401) Kuroyanagi Y, Yamada N, Yamashita R, Uchinuma E: Tissue-engineered product: allogeneic cultured dermal substitute composed of spongy collagen with fibroblasts. *Artif Organs*, 2001 ; 25 : 180-186.

402) Ichioka S, Kouraba S, Sekiya N, Ohura N, Nakatsuka T: Bone marrow-impregnated collagen matrix for wound healing: experimental evaluation in a microcirculatory model of angiogenesis, and clinical experience, *Br J Plast Surg*, 2005 ; 58 : 1124-1130.
403) Kawai K, Suzuki S, Tabata Y, Nishimura Y: Accelerated wound healing through the incorporation of basic fibroblast growth factor-impregnated gelatin microspheres into artificial dermis using a pressure-induced decubitus ulcer model in genetically diabetic mice, *Br J Plast Surg*, 2005 ; 58 : 1115-1123.

第3章
糖尿病性潰瘍・壊疽
診療ガイドライン

Ⅰ.「糖尿病性潰瘍・壊疽」診療ガイドライン策定の背景

　ガイドラインは「特定の臨床状況において，適切な判断を行うために，医療者と患者を支援する目的で系統的に作成された文書」であり，海外では糖尿病性潰瘍・壊疽に対するガイドラインが作成・提唱されている。しかし，海外においてはわが国とは医療制度が異なる上に，糖尿病診療に従事する医療職もわが国より多岐に渡る場合がある。例えば整形外科医とは別に足病医（Podiatrist）という足趾から下腿までの疾患に対する診断治療を行う職種が存在する国がある。その役割は各国で異なるが，米国では足病医が足に関する外科的手術まで行うことができるなど，わが国とはかなり医療事情が異なる。こういった医療事情の差異を考慮せずに海外のガイドラインをそのままわが国に当てはめることには無理があると思われる。わが国における糖尿病の患者数は近年大幅な増加を認めており，これに伴って合併症である糖尿病性皮膚潰瘍・壊疽の診断と治療も重要性が増してきている。このため，皮膚症状の診断・治療に重点を置いた糖尿病性潰瘍・壊疽の診療ガイドラインを作成することを目指した。もちろん糖尿病性潰瘍・壊疽は糖尿病という全身性疾患の部分症状であるため，患者の皮膚症状のみに着目すれば良いというものではなく，糖尿病そのものおよびその合併症に関しても常に留意する必要がある。さらに，糖尿病および糖尿病合併症の診療に関与するすべての医療職と連携をとりながら，診療に当たる必要があることは言うまでもない。また，外傷などの急性創傷とは異なり，常に創傷治癒を遅延させる因子が働き続けているわけであるから，糖尿病性潰瘍の治療に当たっては，こういった悪化因子に対して配慮する必要がある。このため，これらの観点も含めた臨床決断を支援する推奨をエビデンスに基づいて系統的に示すことにより，個々の患者に対する診療の質を向上させるツールとして機能させ，ひいては我が国における糖尿病性潰瘍診療がレベルアップすることを目標としている。

Ⅱ. 第2版での主な変更点

・全項目において文献の追加収集を行うことで内容の刷新を行った。
・潰瘍の細菌感染に対する抗菌薬治療において内服薬も検討した。
・四肢虚血の診断に関して画像検索に関するCQを追加した。
・一部のCQのタイトルを，より実臨床に即したものに変更した。

Ⅲ. 用語の定義

　本ガイドラインでは，わが国の総説および教科書での記載を基に，ガイドライン中で使用する用語を以下の通り定義した。また，一部は日本褥瘡学会用語委員会（委員長：立花隆夫）の用語集より引用し，ガイドライン内での統一性を考慮した。

　糖尿病　インスリン作用の不足によって血液中のブドウ糖が適正範囲を超えて慢性的に上昇した状態が持続することに起因し，さまざまな組織・臓器障害（合併症）が生

じる病態。一般的には日本糖尿病学会の診断基準に基づいて診断される。

糖尿病性皮膚障害 糖尿病患者において，その病態により起因する皮膚障害。

PAD（末梢動脈疾患） Peripheral Arterial Disease：閉塞性動脈硬化症（ASO）などの末梢性動脈疾患の総称であるが，圧倒的に閉塞性動脈硬化症が多いため，ASOと同義に使用される場合が多い。近年では，壊疽による下肢切断のみならず，心臓血管病変とそれに伴う死亡に強く関連することが明らかになっている。

感染（infection） 潰瘍創面で細菌が増殖せずに存在する状態であるcolonization（定着）よりも更に増加し，細菌の増殖力が宿主の免疫力に勝るようになったために創傷治癒に障害が及ぶ状態。

外用薬 皮膚を通して，あるいは皮膚病巣に直接加える局所治療に用いる薬剤であり，基剤に各種の主剤を配合して使用するものをいう。

Hammer toe（ハンマートウ） 中足骨趾骨間関節の屈曲と趾骨間関節の伸展が障害された結果生じる足趾の変形。

Claw toe（クロウトウ） 遠位趾節骨間関節の屈曲によって生じる足趾の変形。趾背腱膜の障害による。

シャルコー関節（Charcot's osteiarthropathy） 神経障害による痛覚麻痺に起因する関節の酷使が原因となる骨破壊。糖尿病ではほとんどが足関節以遠に生ずる。

鶏眼 長期に渡る外的刺激により，内方性に起こる限局した角質増殖。

褥瘡 身体に加わった外力は骨と皮膚表層の間の軟部組織の血流を低下，あるいは停止させる。この状況が一定時間持続されると組織は不可逆的な阻血性障害に陥り褥瘡となる。

ポケット 皮膚欠損部より広い創腔をポケットと称する。ポケットを覆う体壁を被壁または被蓋と呼ぶ。

DESIGN® 日本褥瘡学会が2002年に公表した褥瘡状態判定スケールであり，深さ（Depth），滲出液（Exudates），大きさ（Size），炎症/感染（Inflammation/infection），肉芽組織（Granulation tissue），壊死組織（Necrotic tissue），ポケット（Pocket）の7項目からなるアセスメントツールである。重度，軽度を大文字，小文字で表した重症度分類用と，治癒過程をモニタリングできるように数量化した経過評価用の2種類がある。後者には2002年版と，褥瘡経過を評価するだけではなくより正確に重症度を判定できるDESIGN-R®（2008年改訂版）の2つがある。

colonization（定着） 潰瘍創面に細菌が存在するだけの状態。宿主の免疫力に対し，細菌の増殖力が平衡状態にあり，細菌の生死のバランスが平衡した状態である。

contamination（汚染） 潰瘍創面に分裂増殖しない細菌が存在する状態。

critical colonization（臨界的定着） 創部の微生物学的環境を，これまでの無菌あるいは有菌という捉え方から，両者を連続的に捉えるのが主流となっている（bacterial balanceの概念）。すなわち，創部の有菌状態を汚染（contamination），定着（colonization），感染（infection）というように連続的に捉え，その菌の創部への負担（bacterial burden）と生体側の抵抗力のバランスにより感染が生じるとする考え方であ

る。臨界的定着（critical colonization）はその中の定着と感染の間に位置し，両者のバランスにより定着よりも細菌数が多くなり感染へと移行しかけた状態を指す。

バイオフィルム　異物表面や壊死組織などに生着した細菌は，菌体表面に多糖体を産生することがある。それぞれの菌周囲の多糖体は次第に融合し，膜状の構造物を形成し，菌はその中に包み込まれるようになる。これをバイオフィルムと呼ぶ。この中に存在する細菌に対しては，一般の抗生物質や白血球も無力であり，感染が持続しやすい。

ABI（ankle brachial pressure index）　足関節上腕血圧比。上腕と下肢（主に後脛骨動脈や足背動脈）の血圧を測定し，その比（下肢血圧／上腕血圧）により示される値。下肢動脈の狭窄や閉塞によって末梢の血圧が低下するとこの値が低下するため，PAD（末梢動脈疾患）の診断に有用とされている。しかし，透析患者などで末梢動脈壁の石灰化による硬化性変化が強い場合には，PAD が存在しても ABI が正常から高値を示す場合があり，注意を必要とする。PAD に関する国際的ガイドラインである TASC II では，ABI が 0.91 以上 1.40 以下を正常とし，0.90 以下の場合に PAD と診断するとしている。アメリカ糖尿病学会（American Diabetes Association；ADA）は糖尿病患者においては，ABI 低値群を 0.9 未満，高値群を 1.3 以上としている。さらに 2011 年に改訂された米国心臓病学会／米国心臓協会（ACCH/AHA）のガイドラインでは，0.91〜0.99 を境界値とし，正常値を 1.00〜1.40 とした。わが国の糖尿病患者に対する外来診療においては，ABI の cut off index を通常より高め（1.0）にするのが妥当との報告もある。一方で正常値を 1.11〜1.40 とし，0.9 以下，1.4 を超える場合のみならず，0.91〜1.10 でも，より高い死亡率と事象率を示したとするメタアナリシスもある。ABI 測定には短期間に測定できる専用の測定機器（血圧脈波検査装置：ABI/PWV）が普及してきており，四肢の動脈血圧と脈波伝搬速度：PWV を測定することによって偽正常値を鑑別可能とされている。また本検査は専用の測定機器が無くても，比較的簡便に外来で施行可能である。

TASC II（Trans Atlantic Inter-Society Consensus II）　PAD（末梢動脈疾患）の診断治療に関して，欧米，日本，オーストラリアや南アフリカなどの脈管関連学会が参加して作成し，国際的にコンセンサスの得られたガイドライン。糖尿病性潰瘍に合併した PAD の診断治療に関する項目もある。

PAOD（peripheral arterial occlusive disease：末梢動脈閉塞症）　PAD のうち四肢の動脈に何らかの原因による狭窄や閉塞が生じ，その結果として循環障害を来す疾患の総称。閉塞性動脈硬化症：ASO のほか，バージャー病や急性動脈閉塞症などが含まれるが，圧倒的に閉塞性動脈硬化症が多いため，ASO や PAD と同義に使用される場合が多い。

ASO（arteriosclerosis obliterans：閉塞性動脈硬化症）　脂質代謝異常等による動脈硬化によって四肢の動脈に慢性の狭窄や閉塞を生じ，その結果四肢の血流不全を来す疾患。

TBI（toe brachial pressure index：足趾上腕血圧比）　上腕と足趾の血圧を測定

し，その比（足趾血圧／上肢血圧）により示される値。足趾の動脈は下腿の血管よりも石灰化が生じにくく，ABI よりも石灰化の影響を受けにくいとされている。

TASC II では TBI は 0.7 以上を正常とし，0.7 未満を異常値としている。一方で TBI の cut off index を 0.6 以下にするのが妥当という報告もある。

TcPO₂（経皮酸素分圧〔測定〕） 皮膚微小循環の皮膚微小血管から拡散する酸素を，皮膚表面においてプローブで直接測定する非侵襲的検査法。皮膚微小循環における血流と酸素化の状況を知ることにより，皮膚血流量を間接的に評価できる。虚血肢の重症度，転帰予測や切断部位の決定などに有用とされている。TASC II では 30 mmHg 未満を CLI と診断するとしている。

虚血肢の潰瘍性病変に対して 40 mmHg 以上であれば保存的加療での治癒が期待できるとする報告が多いが，転帰予測値を 30 mmHg 以上とするものもみられる。保存的治癒が困難とされる cut off 値については 10〜20 mmHg とすることが多い。一方，仰臥位で 20 mmHg 以上 40 mmHg 以下の場合には，患肢を 30〜45 度，3 分間挙上した後の再測定値が初回測定値よりも 10 mmHg 未満の減少であれば 80％が治癒し，10 mmHg を超える場合には 80％が治癒を見込めないという報告もあり，cut off 値についてはまだ定まっていない。

また虚血肢での適切な切断部位を決定するために複数箇所の TcPO2 を測定し，20 mmHg 以上あれば，その切断面での治癒が期待されるため過度な切断を回避できるとする複数の報告がある。一方で酸素吸入（100％ O₂ を 10 分間吸入）によってその値が 10 mmHg 以上改善する場合には，初回測定値が 10 mmHg よりも大きければ離断部の治癒が望めるとする報告もある。

SPP（skin perfusion pressure：皮膚〔組織〕灌流圧測定） レーザードプラ法によって皮膚組織灌流圧（skin perfusion pressure；SPP）を測定する方法で，比較的容易に皮膚微小循環を評価することが可能である。足趾動脈圧（toe pressure；TP）と強く相関し，TP を測定不可能な例（足趾切断後，足趾潰瘍例）でも測定可能な場合があるとされる。重度の PAD の検出，潰瘍性病変や血行再建術後の予後予測などに有用とされる。CLI であっても SPP が 30 mmHg 以上であれば保存的加療で 80％の改善が見込めるが，それ以下では創傷治癒は困難とする非ランダム化試験がある。一方で，エビデンスレベルはそれよりも劣るが転帰予測値を 40 mmHg 以上とする報告も複数ある。また，重症虚血肢に対する血行再建前後の SPP 測定が，創傷治癒の予後予想に有用であるとする複数の報告があり，30 ないし 40 mmHg 以上がその cut off 値とされている。

DSA（digital subtraction angiography） デジタル画像処理によって検査目的以外の画像を消去することができる血管造影。骨などの組織を排除することで，診断を高めることが可能である。

CTA（computed tomogram angiography） コンピューター断層撮影(CT)による血管撮影。

血管造影 造影剤を血管内に注入し，X 線撮影画像を得る検査。

MRA（magnetic resonance angiography） 磁気共鳴法(MR)による血管撮影。末梢動脈レベルを検査するためには造影剤を用いることが多い。

Fontaine 分類 慢性動脈閉塞症において，問診から判定する側副血行路の機能評価。I〜IV で判定される。慢性動脈閉塞症を伴う糖尿病性潰瘍・壊疽はすべて IV 度に相当する。

Fontaine I 度	下肢の冷感や色調の変化
Fontaine II 度	間欠性跛行
Fontaine III 度	安静時疼痛
Fontaine IV 度	下肢の壊死や皮膚潰瘍

CLI（critical limb ischemia：重症下肢虚血） Fontaine 分類で III，IV 度のものをいう。

moist wound healing（湿潤環境下療法） 創面を湿潤した環境に保持する方法。滲出液に含まれる多核白血球，マクロファージ，酵素，細胞増殖因子などを創面に保持する。自己融解を促進して壊死組織除去に有効であり，また細胞遊走を妨げない環境でもある。

モノフィラメント試験（Semmes-Weinstein monofilament test） ナイロンフィラメントを皮膚に当て，加圧することで感知の有無によって試験する手技。太さの異なるモノフィラメントを用いることで痛覚や圧感覚を半定量的に評価する知覚神経障害の検査である。糖尿病性神経障害の診断にはサイズ 5.07（10 g 重）が用いられることが多い。

評価	フィラメント / 圧力換算（g）
正常	1.65〜2.83：緑 /0.008〜0.08
触覚低下	3.22〜3.61：青 /0.172〜0.217
防御感覚低下	3.84〜4.31：紫 /0.445〜2.35
防御感覚消失	4.56〜6.65：赤 /4.19〜279.4
6.65 に無反応	

フットケア 足の保護や創傷発生予防のための免荷，除圧，疼痛の軽減，保清などを目的とした足に対する一連のケア行為。

デブリードマン 死滅した組織，成長因子などの創傷治癒促進因子の刺激に応答しなくなった老化した細胞，異物，およびこれらにしばしば伴う細菌感染巣を除去して創を清浄化する治療行為。①閉塞性ドレッシングを用いて自己融解作用を利用する方法，②機械的方法（wet-to-dry dressing 法，高圧洗浄，水治療法，超音波洗浄など），③蛋白分解酵素による方法，④外科的方法などがある。

外科的治療 手術療法と外科的デブリードマン，および皮下ポケットに対する観血的処置をいう。手術療法と外科的デブリードマンの区別は明瞭ではない。

ドレッシング材 創における湿潤環境形成を目的とした近代的な創傷被覆材をい

い，従来の滅菌ガーゼは除く．

閉塞性ドレッシング　創を乾燥させないで moist wound healing を期待する被覆法すべてを閉塞性ドレッシングと呼称しており，従来のガーゼドレッシング以外の近代的な創傷被覆材を用いたドレッシングの総称である．

創傷被覆材　創傷被覆材は，ドレッシング材（近代的な創傷被覆材）とガーゼなどの医療材料（古典的な創傷被覆材）に大別される．前者は，湿潤環境を維持して創傷治癒に最適な環境を提供する医療材料であり，創傷の状態や滲出液の量によって使い分ける必要がある．後者は滲出液が少ない場合，創が乾燥し湿潤環境を維持できない．創傷を被覆することにより湿潤環境を維持して創傷治癒に最適な環境を提供する，従来のガーゼ以外の医療材料を創傷被覆材あるいはドレッシング材と呼称することもある．

wound bed preparation（創面環境調整）　創傷の治癒を促進するため，創面の環境を整えること．具体的には壊死組織の除去，細菌負荷の軽減，創部の乾燥防止，過剰な滲出液の制御，ポケットや創縁の処理を行う．

陰圧閉鎖療法　物理療法の一法である．創部を閉鎖環境に保ち，原則的に 125 mmHg から 150 mmHg の陰圧になるように吸引する．細菌や細菌から放出される外毒素を直接排出する作用と，肉芽組織の血管新生作用や浮腫を除去する作用がある．

NST（栄養サポートチーム）　日本栄養療法推進協議会（Japan Council Nutritional Therapy；JCNT）では，栄養管理を症例個々や各疾患治療に応じて適切に実施することを栄養サポート（nutrition support）といい，これを医師，看護師，薬剤師，管理栄養士，臨床検査技師などの多職種で実践する集団（チーム）を NST（nutrition support team：栄養サポートチーム）とすると定義している．

高圧酸素療法　大気圧よりも高い高酸素濃度環境下に患者をおくことで，動脈における溶解型酸素濃度を上昇させ，低酸素状態にある皮膚組織における環境改善を図る治療法．

胼　胝　長期に渡る外的刺激により，外方性に起こる限局した角質増殖．

足　浴　全身入浴ではなく，下肢のみを温湯に浸し，温めながら洗浄する処置法．

物理療法　生体に物理的刺激手段を用いる療法である．物理的手段には，熱，水，光線，極超短波，電気，超音波，振動，圧，牽引などの物理的エネルギーがある．物理療法には温熱療法，寒冷療法，水治療法，光線療法，極超短波療法，電気刺激療法，超音波療法，陰圧閉鎖療法，高圧酸素療法，牽引療法などがある．疼痛の緩和，創傷の治癒促進，筋・靱帯などの組織の弾性促進などを目的に物理療法が行われる．なお，physical therapy は理学療法一般を示す用語として使用され，混同を避けるため物理療法には治療手段を示す physical agents を慣用的に使用している．

洗　浄　液体の水圧や溶解作用を利用して，皮膚表面や創傷表面から化学的刺激物，感染源，異物などを取り除くことをいう．洗浄液の種類によって，生理食塩水による洗浄，水道水による洗浄，これらに石鹸や洗浄剤などの界面活性剤を組み合わせて行う石鹸洗浄などと呼ばれる方法がある．また，水量による効果を期待する方法と水圧による効果を期待する方法がある．

Ⅳ．疾患の定義

　糖尿病患者にみとめる糖尿病性皮膚障害のうちで，慢性ないし進行性の潰瘍形成性あるいは壊死性の病変で，その基礎に糖尿病性神経障害，末梢動脈疾患あるいはその両者が存在するものを糖尿病性潰瘍・壊疽とする。これらのうちで可逆性の変化を糖尿病性潰瘍と，壊死性で非可逆性変化に陥ったものを壊疽と定義する。当然のことながら，他の疾患（膠原病，下肢静脈瘤，悪性腫瘍等）による潰瘍性ないし壊死性病変は除外する。

Ⅴ．糖尿病における創傷治癒過程とその障害

　皮膚創傷治癒過程は①炎症期②細胞増殖期③成熟期・再構築期の 3 期に分けられる。創傷治癒過程におけるこれらの各時期では，さまざまな細胞の機能発現と抑制，形態の変化が起こり，そこに各種の増殖因子やプロテアーゼが複雑に関与する。これらの機序を理解することは，治療に適した修復因子を選択する上で極めて重要である。健常者においては，これらの創傷治癒過程が極めてスムーズに進行することで，創傷は速やかに治癒に向かう（急性創傷）。しかし，糖尿病患者においては，神経障害，末梢血管障害や局所の高血糖状態，さらには患者の活動性低下などのさまざまな創傷治癒阻害因子により治癒機転が阻害され，創傷治癒が遷延する（慢性創傷）。糖尿病では皮膚真皮レベルでの低酸素状態に容易に陥る。低酸素下では，コラーゲン分解能を有する線維芽細胞由来の matrix metalloproteinases（MMP)-1 が増加し，創傷治癒を遷延させる可能性が考えられている[1]。低酸素状態は病変部の感染を助長することとなり，感染によって創傷治癒はさらに遅延する[2,3]。また，高血糖状態は浸透圧にも関与し，皮膚潰瘍においては肉芽形成を阻害する。さらに基礎的研究では遺伝子レベルでも高血糖状態が創傷治癒遅延に関与することが明らかとなっている[4]。この遷延状態を改善させるためには，増悪因子を除去するとともに，適切な修復因子を用いて治癒を促進する必要がある。モデルマウスを用いた基礎的検討においても，創傷治癒機転の改善が糖尿病性潰瘍モデル治癒促進につながることが明らかとなっている[5-7]。近年海外においては，培養皮膚や platelet-derived growth factor（PDGF）の有用性が多数報告されており，わが国においても新たな治療戦略として注目される[8,9]。さらに最近，自己多血小板血漿注入療法（platelet rich plasma；PRP）の有用性が報告されており，比較の手技が簡便であることから注目されている。本療法は，患者から採取した末梢血より血小板を分離濃縮し，潰瘍部に投与することで，PRP 中に存在する増殖因子の働きにより創傷治癒が促進すると考えられている[10]。

　しかし，実際の糖尿病性潰瘍治療においては，単に血糖値のコントロールのみならず，多くの増悪因子と修復因子が関与することが治癒の困難さをもたらす一因となっている。このため，糖尿病性皮膚潰瘍・壊疽を診療する医師は，創傷治癒に関する豊富な知識と皮膚症状に対する十分な観察力をもって，この疾患にあたることができるよう心掛ける必要がある。

VI. 診断・治療に関する考え方と診療アルゴリズム

　糖尿病性潰瘍・壊疽の多くは糖尿病の合併症である末梢神経障害を基礎として生じる[8)9)11)~13)]。糖尿病では高脂血症の合併が多くみられることもあって、動脈硬化から生じる末梢動脈の狭窄や閉塞による四肢の循環障害（PAD；peripheral arterial disease，末梢動脈疾患）の合併が多く、末梢動脈障害による血行不全を基礎とする場合も約25%存在し、両者が関与する例もある。さらに、これらを基礎として感染が加わることによって、潰瘍が発症ないしは増悪すると考えられている。

　糖尿病性神経障害では、運動神経障害によって支配筋の萎縮からさらにはハンマートウやクロウトウなどの足趾や足の変形が生じる。また自律神経障害による骨血流増加から骨量減少を来し、これに感覚神経障害によって疼痛を感じずに歩き続けることによる歩行刺激の反復が加わって、シャルコー足（関節）と呼ばれる足変形を生じる。これらの変形では足の特定部位にかかる圧が異常に高まり、そのために皮膚の破綻から潰瘍が生じやすくなる。また、感覚神経障害による防御感覚低下のために、鶏眼や外傷、熱傷、さらには皮膚感染症などを自覚できず、潰瘍形成・悪化を招くこととなる。PADそれ自体が潰瘍を生じさせることは多くはないが、いったん潰瘍が生じると治癒過程を遷延化させ、ひいては壊疽から大関節切断の危険性を増加させる[14)]。

　糖尿病性潰瘍ではこれらの糖尿病合併症の存在ゆえに、通常の皮膚潰瘍に対する外用療法のみでは病態の改善を望めないことが多く、合併症に対する治療が必要とされる場合も多い。病態形成においていずれの合併症がどの程度関与しているかによって治療方針も異なるため、糖尿病性神経障害と末梢動脈障害の存在とその程度を把握することが、診断のみならず治療方針決定のためにも重要であり、海外の多くのガイドラインにおいても診療の基本とされている[9)15)16)]。

　前項に述べたように、糖尿病性潰瘍においてはさまざまな要因による創傷治癒機転の遅延が生じ、いわゆる慢性創傷の状態にある。創傷治癒の基本は慢性創傷における創傷治癒機転遅延因子を改善することで急性創傷に速やかに変化させることであり、本症においてもこの点が重要である。実際、糖尿病患者における潰瘍の有病率は、報告により異なるものの、15%程度にも及ぶとされている[17)]。皮膚潰瘍を有する患者では潰瘍があるがゆえに日常生活における活動性が低下し、それがさらに糖尿病を悪化させるという負のスパイラルに陥りがちである。

　本ガイドラインでは、糖尿病性潰瘍・壊疽と診断するに当たって、まず最初にこれらの糖尿病合併症に対する診断・アセスメントを行い、それに対する治療と潰瘍局所に対する診断・アセスメントおよび治療を適宜組み合わせていくことを診療の基本コンセプトとする。これらのコンセプトを踏まえ、実際の診療に臨むにあたっての道標となるべく、アルゴリズム（図1）を設定した。

図1 糖尿病性潰瘍・壊疽診療アルゴリズム

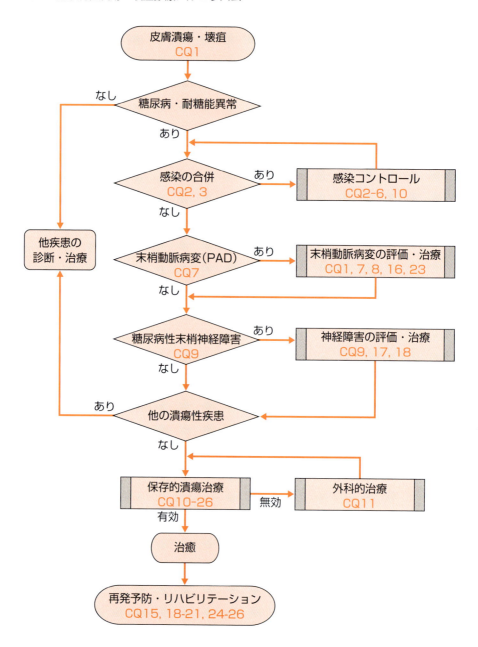

VII. Clinical Question（CQ）のまとめ

表1にCQ，および，それぞれのCQに対する推奨度と推奨文を付す．

表1 Clinical Question のまとめ

Clinical Question		推奨度	推奨文
1. 糖尿病性潰瘍・壊疽の診断			
CQ1	糖尿病性潰瘍・壊疽の日常診療で用いる臨床重症度分類としてWagner分類とテキサス分類は有用か？	1C：Wagner分類 1B：テキサス大学分類	糖尿病性潰瘍・壊疽の重症度を把握するためには，Wagner分類を主体として評価を行うことを推奨する．また，テキサス大学分類を用いて重症度評価を行うことを推奨する．
2. 感染症合併のコントロール			
CQ2	糖尿病性潰瘍の細菌感染の診断はどのように行えばよいか？	1D	糖尿病性潰瘍の細菌感染の診断は臨床所見を主体に，血液検査，画像所見，細菌培養結果などを総合的に捉えて判断することを推奨する．
CQ3	骨髄炎の診断に画像所見は有用か？	1A	骨の露出とProbe-to-bone testの陽性所見によって骨髄炎を予測することは可能であるが，より正確な診断を行うためにはMRIを主体とする画像診断を行うことを推奨する．その他の画像診断として単純X線，骨シンチグラフィ，標識白血球シンチグラフィを行うことを推奨する．
CQ4	糖尿病性潰瘍の細菌感染にどのような外用薬が有用か？	1A：カデキソマー・ヨウ素，スルファジアジン銀，ポビドンヨード・シュガー 1C：ポビドンヨードゲル 1D：ヨードホルム，ヨウ素軟膏 2A：抗生物質（抗菌薬）含有軟膏（使用しないことを提案）	軽症の糖尿病性潰瘍の細菌感染にカデキソマー・ヨウ素，スルファジアジン銀，ポビドンヨード・シュガーの使用を推奨する．ポビドンヨードゲル，ヨードホルム，ヨウ素軟膏の使用を推奨する．抗生物質（抗菌薬）含有軟膏の使用は十分な根拠がないので使用しないことを提案する．

CQ5	糖尿病性潰瘍における局所急性感染症に対して抗菌薬の全身投与を行うことは有用か？	1A：アモキシリン・クラブラン酸，アンピシリン・スルバクタム，イミペネム，オフロキサシン，クリンダマイシン，セファゾリン，セファトレキサン，セファレキシン，ダプトマイシン，バンコマイシン＋セフタジアム，ピペラシリン・タゾバクタム，モキシフロキサシン，リネゾリド	中等～重症の糖尿病性足潰瘍の感染では，アモキシリン・クラブラン酸，アンピシリン・スルバクタム，イミペネム，オフロキサシン，クリンダマイシン，セファゾリン，セファトレキサン，セファレキシン，ダプトマイシン，バンコマイシン＋セフタジアム，ピペラシリン・タゾバクタム，モキシフロキサシン，リネゾリドなどの抗菌薬の全身投与を推奨する。
CQ6	骨髄炎に対して抗菌薬の全身投与をどの程度の期間行うべきか？	1A：感染骨除去後の最低限2～4週間の抗菌薬投与 1D：感染骨除去が不十分な場合の少なくとも6週間以上の抗菌薬投与	糖尿病性足感染の骨髄炎に対して，感染骨の除去後に最低限2～4週間は抗菌薬を投与することを推奨する。感染骨を十分に除去できなければ，少なくとも6週間以上の抗菌薬投与を推奨する。
3. 重症虚血・PAD			
CQ7	外来初期診療において四肢虚血の診断はどのように行えばよいか？	1A：自他覚所見，喫煙歴の問診 1C：ABI，TBI，SPP，TcPO$_2$測定	外来診療での虚血症状の評価に際して，上腕・足関節血圧比（ankle brachial pressure index：ABI），足趾上腕血圧比（toe brachial pressure index：TBI），皮膚灌流圧（skin perfusion pressure：SPP），経皮酸素分圧（transcutaneous oxygen tension：TcPO$_2$）の測定を行うことを推奨する。 また，触診による末梢動脈拍動の低下消失や皮膚温の低下の確認，しびれや冷感などの自覚症状の有無や喫煙歴について詳細に問診することを推奨する。
CQ8	外来初期診療において四肢虚血が疑われた場合の精査にはどのような画像検査が有用か？	1A	外来初期診察における四肢虚血の画像検査では，超音波検査，CT血管造影（CTA），MR血管造影（MRA）などの低侵襲の検査を行うことを推奨する。診断率の向上のためには，これらを適宜組み合わせて行った方がよいが，上記検査が行える施設は比較的限られているため，患者状態によって実施を検討すべきである。
4. 神経障害・足変形			
CQ9	糖尿病性末梢神経障害を診断するためにはどのような検査が有用か？	1A：モノフィラメント法 1C：音叉法，アキレス腱反射	糖尿病による末梢神経障害の臨床診断にはモノフィラメント法（Semmes-Weinstein Monofilament Test）による知覚検査，音叉法による振動覚検査，アキレス腱反射が有用であり，行うことを推奨する。また診断率向上のためには，これらを適宜組み合わせて行った方がよい。

5. 潰瘍治療

CQ	質問	推奨度	推奨文
CQ10	糖尿病性潰瘍患者に対する保存的治療の有用性を判定するにはどの程度の期間が必要か？	1C	慢性期の糖尿病性潰瘍に対する保存的療法は，最長でも4週間を目途にその有用性を判定し，他の治療との比較検討を適宜行うことを推奨する。ただし，急性期の糖尿病性潰瘍においては，少なくとも週1回の診察を行うことが望ましい。
CQ11	糖尿病性潰瘍の壊死組織を除去するために外科的デブリードマンは有用か？	1A	潰瘍に固着した壊死組織や痂皮，潰瘍とその周囲の角化物などを感染コントロールを目的に除去する初期のデブリードマン（initial debridement）として，全身状態が許せば外科的デブリードマンを行うよう推奨する。ただし，末梢動脈疾患（peripheral arterial disease；PAD）が基盤にある場合には，外科的デブリードマンを行っても症状の改善を目指せない場合や潰瘍・壊疽の悪化を見る場合があるため，四肢特に骨髄炎を呈した場合の切断も含めた末梢部の外科的デブリードマンは慎重に行うべきである。
CQ12	感染徴候のない糖尿病性潰瘍にはどのような外用薬を用いればよいか？	1A	糖尿病性潰瘍の外用療法として，滲出液が適正〜少ない創面にはトラフェルミン，プロスタグランジンE_1，トレチノイントコフェリルの使用を推奨する。滲出液が過剰または浮腫が強い創面にはブクラデシンナトリウムの使用を推奨する。
CQ13	感染徴候のない糖尿病性潰瘍に対してどのようなドレッシング材を用いればよいのか？	1A：ハイドロコロイド 1B：ハイドロジェル，ポリウレタンフォーム 1C：アルギン酸塩 2C：ハイドロファイバー®	滲出液が適正〜少ない創面にはハイドロコロイド，ハイドロジェル，ポリウレタンフォームの使用を推奨する。滲出液の過剰または浮腫が強い創面にはアルギン酸塩の使用を推奨する。また，滲出液の過剰または浮腫が強い創面にはハイドロファイバー®の使用を提案する。
CQ14	糖尿病性潰瘍に対して陰圧閉鎖療法は有用か？	1A	糖尿病性潰瘍に対して陰圧閉鎖療法を行うことを推奨する。なお，感染がある場合は注意深い観察を要する。
CQ15	免荷装具の装着は糖尿病性潰瘍の治療および予防に有用か？	1A：治療 1A：予防	免荷装具は圧力分散効果により，圧迫により生じた潰瘍を治癒させるため使用することを推奨する。圧迫予防に関しても有効と考えられるため，使用することを推奨する。
CQ16	血行障害による糖尿病性潰瘍にはどのような薬物が有用か？	1A：ダルテパリン 1C：アルガトロバン，Lipo-PGE_1，PGE_1 1D：塩酸サルボグレラート，シロスタゾール，ベラプロストナトリウム	抗血栓薬ではダルテパリン，アルガトロバン，塩酸サルボグレラート，シロスタゾールを投与するよう推奨する。血管拡張薬ではプロスタグランジンE_1：Lipo-PGE_1，PGE_1，ベラプロストナトリウムを投与するよう推奨する。

CQ17	神経障害による糖尿病性潰瘍にはどのような薬物が有用か？	1A：Lipo-PGE₁ 1C：PGE₁，ベラプロストナトリウム 1D：ダルテパリン	血管拡張薬であるLipo-PGE₁，PGE₁，ベラプロストナトリウムの投与を行うよう推奨する。抗血栓薬であるダルテパリンの投与を行うよう推奨する。
CQ18	糖尿病性神経障害に対してはどのような薬剤が有用か？	（有痛性糖尿病性神経障害） 1A：アミトリプチリン塩酸塩，デュロキセチン，ガバペンチン，プレガバリン，メキシレチン 1B：ノルトリプチリン （糖尿病性神経障害全般） 2A：エパルレスタット	糖尿病性神経障害のなかで，有痛性糖尿病性神経障害に対しては，三環系抗うつ薬であるアミトリプチリン塩酸塩，ノルトリプチリン，セロトニン・ノルアドレナリン再取り込み阻害薬（serotonin noradrenalin reuptake inhibitor（SNRI））であるデュロキセチンや，Caチャネルα2δリガンドであるガバペンチン，プレガバリン，抗不整脈薬であるメキシレチンの投与を行うよう推奨する。 糖尿病性神経障害全般に対しては，エパルレスタットの投与を選択肢の1つとして提案する。
CQ19	血糖コントロールは糖尿病性潰瘍の治癒率向上に有用か？	1C	局所の創傷治癒阻害因子が減少し創傷治癒機転改善につながることから，血糖コントロールを行うことを推奨する。
CQ20	糖尿病患者の栄養状態を改善することは糖尿病性潰瘍の治癒を促進するか？	1B	栄養に関する専門家による栄養指導を受けながら栄養状態を改善することを推奨する。
CQ21	血液透析を受けていることは糖尿病性潰瘍の発生および治癒遷延因子になりえるか？	1C	糖尿病患者では，潰瘍の発生および治癒遷延に血液透析は影響を及ぼしうるので，透析患者では注意して診療にあたることを推奨する。
6. 他の治療法の選択，再発予防			
CQ22	高圧酸素療法（hyperbaric oxygen therapy）は糖尿病性潰瘍に有用か？	1A	糖尿病性潰瘍に対し高圧酸素療法を行うことを推奨する。ただし，この設備を有する施設，機関はそれほど多くない。
CQ23	LDLアフェレーシスは糖尿病性潰瘍に有用か？	1C	大血管障害を合併した糖尿病性潰瘍において治療効果が期待できるため，LDLアフェレーシスを行うことを推奨する。
CQ24	糖尿病性潰瘍の発症や悪化の予防に足白癬，足趾爪白癬の治療は有用か？	1A	糖尿病性潰瘍の発症や悪化を予防するため，足白癬や足趾爪白癬の治療を行うことを推奨する。
CQ25	糖尿病性皮膚潰瘍の発症予防に胼胝，鶏眼に対する処置は有用か？	1A	糖尿病患者において，胼胝，鶏眼の発症予防に努め，削りなどの適切な処置を行うことを推奨する。

| CQ26 | 糖尿病性潰瘍患者に対する患者教育（入浴，足浴を含む）は皮膚潰瘍の治療に有用か？ | 1A | 糖尿病教室などの患者教育（自己学習）は治療の一環として有用であり，行うよう推奨する。 |

【文献】

1) Kan C, Abe C, Yamanaka M, Ishikawa O: Hypoxia-induced increase of matrix metalloproteinase-1, *Dermatol Sci*, 2003 ; 32 : 75-82.
2) Beer HD, Fässler R, Werner S: Glucocorticoid-regulated gene expression during cutaneous wound repair, *Vitam Horm*, 2000 ; 59 : 217-239.
3) Greif R, Akça O, Horn EP, Kurz A, Sessler DI: Supplemental perioperative oxygen to reduce the incidence of surgical-wound infection. Outcomes Research Group, *N Engl J Med*, 2000 ; 342 : 161-167.
4) Fleischmann E, Lenhardt R, Kurz A, et al: Outcomes Research Group, Nitrous oxide and risk of surgical wound infection: a randomised trial, *Lancet*, 2005 ; 366 : 1101-1107.
5) Olerud JE: Models for diabetic wound healing and healing into percutaneous devices, *J Biomater Sci Polym Ed*, 2008 ; 19 : 1007-1020.
6) Brem H, Tomoic-Canic M: Cellular and molecular basis of wound healing in diabetes, *J Clin Invest*, 2007 ; 117 : 1219-1222.
7) Liu ZJ, Velazquez OC: Hyperoxia, endothelial progenitor cell mobilization, and diabetic wound healing, *Antitoxid Redox Signal*, 2008 ; 10 : 1869-1882.
8) Greer N, Foman NA, MacDonald R, et al: Advanced wound care therapies for nonhealing diabetic, venous, and arterial ulcers: a systematic review, *Ann Intern Med*, 2013 ; 159 : 532-542.
9) Sakata J, Sasaki S, Handa K, et al: A retrospective, longitudinal study to evaluate healing lower extremity wounds in patients with diabetes mellitus and ischemia using standard protocols of care and platelet-rich plasma gel in a Japanese wound care program, *Ostomy Wound Manage*, 2012 ; 58 : 36-49.
10) Suresh DH, Suryanarayan S, Sarvajnamurthy S, et al: Treatment of a non-healing diabetic foot ulcer with platelet-rich plasma, *J Cutan Aesthet Sur*, 2014 ; 7 : 229-231.
11) Mayfield JA, Reiber GF, Sanders LJ, Janisse D, Pogach LM: Preventive foot care in people with diabetes, *Diabetes Care*, 1998 ; 21 : 2161-2177.
12) Abbott CA, Carrington AL, Ashe H, et al: The Northwest Diabetes Foot Care Study: incidence of, and risk factors for, new diabetic foot ulceration in a community-based patient cohort, *Diabet Med*, 2002 ; 19 : 377-384.
13) Reiber GE, Vileikyte L, Boyko EJ, et al: Casual path-ways for incident lower extremity ulcers in patients with diabetes from two settings, *Diabetes care*, 1999 ; 22 : 157-162.
14) Pecoraro RE, Reiber GE, Burgess EM: Pathways to diabetic limb amputation. basis for prevention, *Diabetes Care*, 1990 ; 13 : 513-552.
15) Frykberg RG, Zgonis T, Armstrong DG, et al: American College of Foot and Ankle Surgeons: Diabetic foot disorders. A clinical practice guideline 2006, *J Foot Ankle Surg*, 2006 ; 45 : S1-66.
16) Steed DL, Attinger C, Colaizzi T, et al: Guidelines for the treatment of diabetic ulcers, *Wound Repair Regen*, 2006 ; 14 : 680-692.
17) Jeffcoate WJ, Harding KG: Diabetic foot ulcers, *Lancet*, 2003 ; 361 : 1545-1551.

1 糖尿病性潰瘍・壊疽の診断

CQ1 糖尿病性潰瘍・壊疽の日常診療で用いる臨床重症度分類として Wagner 分類とテキサス大学分類は有用か？

推奨文 糖尿病性潰瘍・壊疽の重症度を把握するためには，Wagner 分類を主体として評価を行うことを推奨する．また，テキサス大学分類を用いて重症度評価を行うことを推奨する．

推奨度 1C Wagner 分類

1B テキサス大学分類

● 解説
- Wagner 分類（表2）にはコホート研究が1編[18]あり，エビデンスレベルIVaであるため推奨度1Cである．従来から広く用いられており世界的にもコンセンサスを得られていること，新たな重症度分類の開発に際しての評価基準ともなっていることなどからも重要な分類法の1つであると考えられる．テキサス大学による分類（表3）には非ランダム化比較試験とコホート研究[19)20)]があり，エビデンスレベルIII〜IVaであるため推奨度1Bである．またWagner分類よりも実際の重症度をより反映しやすいものの，判定項目が多くやや複雑であるという特徴を持っている．

表2 Wagner 分類（文献 18 より一部改変）

Grade 0	潰瘍治癒後ないし発症前
Grade 1	表在性潰瘍：皮膚全層に及ぶが皮下までは達しない
Grade 2	腱や筋まで達するが骨に達しない潰瘍で膿瘍形成も認めない
Grade 3	より深部まで達して蜂窩織炎や膿瘍形成を認める潰瘍で，しばしば骨髄炎を伴う
Grade 4	限局性（前足部）の壊疽
Grade 5	足部の大部分（3分の2以上）に及ぶ壊疽

表3 テキサス大学分類（文献 19, 20 より一部改変）

ステージ \ 重症度	0	I	II	III
A	潰瘍形成前ないし完全上皮化後	表在性の創で腱，関節包ないし骨に達しない	腱や関節包に達する創	骨や関節に達する創
B	感染	感染	感染	感染
C	虚血	虚血	虚血	虚血
D	感染＋虚血	感染＋虚血	感染＋虚血	感染＋虚血

- 表2に示すWagner分類は糖尿病性潰瘍・壊疽を潰瘍の深さと骨髄炎および壊疽の有無で5つのグレードに分類するものであり，簡便でわかりやすいことから欧米を中心に汎用されているが，わが国の糖尿病患者における妥当性の検討は行われていない。また，Wagner分類では末梢動脈疾患（PAD）の合併やその程度に関しては評価基準に入っておらず，この分類を用いる場合には，潰瘍局所の状態，末梢血管障害や神経障害などの状態，合併症を含む全身状態などに対する評価を加味しながら重症度を評価する必要がある。

- 表3に示すテキサス大学分類[19)20)]は，糖尿病性下肢潰瘍を下床への深達度によって4つのグレードに分類し，それぞれのグレードを感染と虚血の有無によって4つのステージに細分したものである。このシステムでは感染や虚血の状態を評価基準に入れており，Wagner分類よりも実際の重症度をより反映しやすいと考えられる。しかし判定項目が多くやや複雑であり，外来診療においてはやや使い勝手が悪いと思われる。

- 糖尿病の臨床重症度分類として他にS（AD）SAD[21)]，SINBAD[22)]，PEDIS[23)]，DUSS[24)]などいくつかの新しい分類基準が提唱されているが，いずれの分類も世界的なコンセンサスを得るには至っていない。また，これらの分類はいずれも全身状態を含めた重症度の評価基準であり，潰瘍創面そのものの状態の評価基準としては不十分である。このため外用薬の選択などの潰瘍局所治療の選択基準として用いるには難がある。

- 潰瘍局所の評価に関して褥瘡の診療においては，深さ（Depth），滲出液（Exudates），大きさ（Size），炎症感染（InflammationInfection），肉芽組織（Granulation tissue），壊死組織（Necrotic tissue），ポケット（Pocket）の7項目からなるアセスメントツールであるDESIGN®が日本褥瘡学会から提唱されている[25)]。DESIGN®の経過評価用を糖尿病性潰瘍の局所状態に対する評価法として局所療法選択の基準に用いることは可能であり，適宜併用しても良い。

- 糖尿病性足病変に対して神経学的所見を取り入れたIWGDF（International Working Group on the Diabetic Foot）によるリスク分類[26)]や，感染の有無などを取り入れたKobe分類[27)]なども報告されている。

【文献】

18) Wagner FW Jr: The dysvascular foot: a system for diagnosis and treatment, *Foot Ankle*, 1981 ; 2 : 64-122.（エビデンスレベル IVa）
19) Lavery LA, Armstrong DG, Harkless LB: Classification of diabetic foot wounds, *J Foot Ankle Surg*, 1996 ; 35 : 528-531.（エビデンスレベル IVa）
20) Armstrong DG, Lavery LA, Harkless LB: Validation of a diabetic wound classification system. The contribution of depth, infection, and ischemia to risk of amputation, *Diabetes Care*, 1998 ; 21 : 855-859.（エビデンスレベル III）
21) Macfarlane RM, Jeffcoate WJ: Classification of diabetic foot ulcers: the S(AD)SAD system, *Diabetic Foot*, 1999 ; 1962 : 123-131.
22) Ince P, Abbas ZG, Lutale JK, et al: Use of the SINBAD classification system and score in comparing outcome of foot ulcer management on three continents, *Diabetes Care*, 2008 ; 31 : 964-

967.
23) Schaper NC: Diabetic foot ulcer classification system for research purposes: a progress report on criteria for including patients in research studies. *Diabetes Metab Res Rev*, 2004 ; 20 : S90-95.
24) Beckert S, Witte M, Wicke C, Königsrainer A, Coerper S: A new wound-based severity score for diabetic foot ulcers: A prospective analysis of 1,000 patients. *Diabetes Care*, 2006 ; 29 : 988-992.
25) 森口隆彦, 宮地良樹, 真田弘美ほか：DESIGN 褥瘡の新しい重症度分類と経過評価のツール（解説), 褥瘡会誌, 2002 ; 4 : 1-7.
26) Shanbazian H, Yazdanpanah L, Latifi SM: Risk assessment of patients with diabetes for foot ulcers according to risk classification consensus of international working group on diabetic foot (IWGDF). *Pak J Med Sci*, 2013 ; 29 : 730-734.
27) Terashi H, Kitano I, Tsuji Y: Total Management of Diabetic Foot Ulcerations—Kobe Classification as a New Classification of Diabetic Foot Wounds. *Keio J Med*, 2011 ; 60 : 17-21.

2 感染症合併のコントロール

CQ2 糖尿病性潰瘍の細菌感染の診断はどのように行えばよいか？

推奨文 糖尿病性潰瘍の細菌感染の診断は臨床所見を主体に，血液検査，画像所見，細菌培養結果などを総合的に捉えて判断することを推奨する。

推奨度 1D

● 解説

- 糖尿病性潰瘍の感染の診断においては，臨床所見，血液検査，画像所見，細菌培養結果などを総合的に捉えて判断することが必須と考えられる。それに関する報告はエキスパートオピニオンしかなくエビデンスレベルⅥであり推奨度1Dとした。

- 糖尿病性潰瘍の感染診断と細菌培養に関しては2編の臨床比較試験[30)31)]があるが，これらは感染の診断全般についての報告ではない。

- 診断全般については体温，潰瘍周囲の発赤，腫脹，排膿，滲出液，臭気，局所熱感，圧痛などの炎症所見があるか否かがポイントである。神経障害が存在するために自覚症状を欠く場合もある。また，血液検査（白血球数，CRP，赤沈）での炎症所見は有用であるが，深部感染症があっても白血球増多やCRP陽性がみられないこともある[29)]。

- IDSA（Infectious Disease Society of America）とIWGDF（International Working Group on the Diabetic Foot）による糖尿病の足部感染症の重症度分類は**表4**のように，局所の炎症の範囲，深さ，全身症状の有無により分類され，臨床的アウトカムと相関すると報告されており有用である[32)]。

- 潰瘍の深さが3mm以上で，炎症反応（CRP 3.2 mg/dl または血沈60 mm/h 以上）を伴う場合は初期の骨髄炎の診断としての感度が高い[33)]。

- 骨髄炎の初期には単純X線で骨変化がみられないことがあるが，深部の軟部組織感染症や骨髄炎の検索に単純X線，CT，MRIは有用であり，ガス壊疽ではガス像が認められる。そのためにも，必要と判断すればCTやMRIが実施可能な医療機関に紹介する。

- 適切な抗菌薬治療を行うには感染創部の細菌培養と感受性検査が必要である。検体採取にはスワブ，掻爬，吸引，生検の方法があるが，より深部の組織標本の方の信頼性が高い[31)34)]。最も重要な病原菌は黄色ブドウ球菌，β溶血性レンサ球菌など好気性グラム陽性球菌が主であるが，グラム陰性菌や嫌気性菌が原因であることも多く，またこれらが混合検出されることが多い[35)〜37)]。培養は壊死組織が除去された後が望ましく，可能な限り好気性と嫌気性の両方の培養を行う[28)38)]。この際，感染創部の細菌と宿主の状態を示す，colonization（定着），contamination（汚染），critical colonization（臨界的定着）といったbacterial balanceの概念の理解が重要である。また，バイオフィルム中に存在する細菌に対しては，一般に抗菌薬は無効である。

表4 糖尿病の足部感染症の重症度分類

IDSA	IWGDF	症状
感染なし	1	膿や炎症のない潰瘍
軽症	2	潰瘍周囲2cm以内の紅斑，蜂窩織炎で，皮膚，浅い皮下組織に及び全身症状なし
中等症	3	潰瘍周囲2cm以上の紅斑，蜂窩織炎で，炎症は深部皮下組織，壊疽，筋肉，骨，関節への浸潤
重症	4	全身症状（発熱，頻脈，低血圧，混乱，嘔気，白血球増多，アシドーシス，高血糖，高窒素血症）

【文献】

28) Frykberg RG, Zgonis T, Armstrong DG, et al: Diabetic foot disorders. A clinical practice guideline (2006 revision), *J Foot Ankle Surg*, 2006；45：S1-66.（エビデンスレベル VI）
29) Lipsky BA, Berendt AR, Cornia PB, et al: 2012 infectious diseases society of america clinical practice guideline for the diagnosis and treatment of diabetic foot infections, *Clin Infect Dis*, 2012；54：e132-173（エビデンスレベル VI）
30) Lookingbill DP, Miller SH, Knowles RC: Bacteriology of chronic leg ulcers, *Arch Dermatol*, 1978；114：1765-1768.
31) Pellizzer G, Strazzabosco M, Presi S, et al: Deep tissue biopsy vs. superficial swab culture monitoring in the microbiological assessment of limb-threatening diabetic foot infection, *Diabet Med*, 2001；18：822-827.
32) Lavery LA, Armstrong DG, Murdoch DP, Peters EJ, Lipsky BA: Validation of the Infectious Diseases Society of America's diabetic foot infection classification system, *Clin Infect Dis*, 2007；44：562-565.
33) Fleischer AE, Didyk AA, Woods JB, Burns SE, Wrobel JS, Armstrong DG: Combined clinical and laboratory testing improves diagnostic accuracy for osteomyelitis in the diabetic foot, *J Foot Ankle Surg*, 2009；48：39-46.
34) Cavanagh PR, Lipsky BA, Bradbury AW, et al: Treatment for diabetic foot ulcers, *Lancet*, 2005；366：1725-1735.
35) Wheat LJ, Allen SD, Henry M, et al: Diabetic foot infections. bacteriologic analysis, *Arch Intern Med*, 1986；246：1935-1940.
36) Sapico FL, Canawati HN, Witte JL, Montgomerie JZ, Wagner FW Jr, Bessman AN: Quantitative aerobic and anaerobic bacteriology of infected diabetic feet, *J Clin Microbiol*, 1980；12：413-420.
37) Sapico FL, Witte JL, Canawati HN, Montgomerie JZ, Bessman AN: The infected foot of the diabetic patient: quantitative microbiology and analysis of clinical features, *Rev Infect Dis*, 1984；6：S171-176.
38) Joshi N, Caputo GM, Weitekamp MR, et al: Infections in patients with diabetes mellitus, *N Engl J Med*, 1999；341：1906-1912.

CQ3　骨髄炎の診断に画像所見は有用か？

推奨文　骨の露出と Probe-to-bone test の陽性所見によって骨髄炎を予測することは可能であるが，より正確な診断を行うためには MRI を主体とする画像診断を行うことを推奨する。その他の画像診断として単純 X 線，骨シンチグラフィ，標識白血球シンチグラフィを行うことを推奨する。

推奨度 1A　MRI，単純 X 線，骨シンチグラフィ，標識白血球シンチグラフィ

- **解説**
  - 骨髄炎の診断についてはメタアナリシスが3編ある[39)~41)]。画像診断の中ではMRIが最も信頼性の高い検査とされておりエビデンスレベルIであり推奨度1Aである。しかし，施行できる施設は限られ，すべての医療機関でルーチンに行えるわけではない。また，単純X線，骨シンチグラフィ，標識白血球シンチグラフィも比較的高い診断感度と特異度が示され，エビデンスレベルIであり推奨度1Aである。
  - 臨床所見によっても骨髄炎を診断可能である。例えば骨の露出とprobe-to-bone testの陽性所見（ゾンデの先端が潰瘍底内の骨にあたる）によって骨髄炎を診断することができる[42)~43)]。
  - 露出した骨を認める場合やprobe-to-bone testによる骨髄炎の診断感度は60%，特異度は91%である[39)40)]。また，画像診断ではMRI，単純X線，骨シンチグラフィ，標識白血球シンチグラフィが取り上げられており，その診断感度と特異度は，それぞれ90%と79%，54%と68%，81%と28%，74%と68%である[39)40)]。
  - 糖尿病性骨髄炎に対するFDG-PETのメタアナリシスは解析数がやや少ないが，診断感度74%，特異度91%であり，MRIなどの他の画像検査と併用した場合は有用であるとしている[41)]。しかしわが国での保険適用はない。一般的に高血糖の場合では，非特異的な集積があり，注意を要する。
  - 骨生検によって骨髄炎の確定診断することは可能であるが，侵襲度が高く感染が増悪する可能性もある。

【文献】

39) Dinn MT, Abad CL, Sfdar N: Diagnostic accuracy of the physical examination and imaging tests for osteomyelitis underlying diabetic foot ulcers: meta-analysis, *Clin Infect Dis*, 2008 ; 47 : 519-527. (エビデンスレベルI)
40) Kapoor A, Page S, Lavallet M, Gale DR, Felson DT: Magnetic resonance imaging for diagnosing foot osteomylitis: a meta-analysis, *Arch Intern med*, 2007 ; 167 : 125-132. (エビデンスレベルI)
41) Treglia G, Sadeghi R, Annunziata S, et al: Diagnostic performance of fluorine-18-fluorodeoxyglucose positron emission tomography for the diagnosis of osteomyelitis related to diabetic foot: a systematic review and a meta-analysis, *Foot*（*Edinb*）, 2013 ; 23 : 140-148. (エビデンスレベルI)
42) Grayson ML, Gibbons GW, Balogh K, Levin E, Karchmer AW: Probing to bone in infected pedal ulcers. A clinical sign of underlying osteomyelitis in diabetic patients, *JAMA*, 1995 ; 273 : 721-723.
43) Shone A, Burnside J, Chipchase S, Game F, Jeffcoate W: Probing the validity of the probe-to-bone test in the diagnosis of osteomyelitis of the foot in diabetes, *Diabetes Care*, 2006 ; 29 : 945.

CQ4　糖尿病性潰瘍の細菌感染にどのような外用薬が有用か？

推奨文　軽症の糖尿病性潰瘍の細菌感染にカデキソマー・ヨウ素，スルファジアジン銀，ポピドンヨードシュガーの使用を推奨する。ポビドンヨードゲル，ヨードホルム，ヨウ素軟膏使用を推奨する。抗生物質（抗菌薬）含有軟膏の使用は十分な根拠がないので使用しないことを提案する。

推奨度	
1A	カデキソマー・ヨウ素,スルファジアジン銀,ポピドンヨード・シュガー
1C	ポビドンヨードゲル
1D	ヨードホルム,ヨウ素軟膏
2A	抗生物質(抗菌薬)含有軟膏(使用しないことを提案)

● 解説
- 糖尿病性潰瘍の細菌感染に関する外用抗菌薬のランダム化比較試験は2編ある[44)45)]。これらではサッカロース[44)]とカデキソマー・ヨウ素[45)]の有効性が示されており、カデキソマー・ヨウ素のエビデンスレベルはⅡであり推奨度1Aである。
- スルファジアジン銀とポピドンヨード・シュガーに関する報告はないが、同様の慢性皮膚創傷である褥瘡においては、これらはカデキソマー・ヨウ素と同程度の推奨度を得ている。
- 抗生物質(抗菌薬)含有軟膏の感染制御に関する論文はランダム化比較試験が2編[46)47)]ありエビデンスレベルⅡであるが、いずれにおいても抗生物質軟膏の優位性を示すものではない。また、慢性期の深い褥瘡では長期間に渡って使用されることが多く、菌交代現象をおこす可能性が高いと考えられる。推奨度2Aとした。
- なお、ポビドンヨードゲル、ヨードホルム、ヨウ素軟膏などに関する報告は少ないため推奨していないが、褥瘡においては推奨度1Cまたは1Dとなっており、それらの糖尿病性潰瘍に対する使用を否定するものではない。
- カデキソマー・ヨウ素は徐放性にヨウ素を放出することにより殺菌作用を発揮する[48)]。デキストリンポリマーは滲出液の吸収作用とともに細菌などを吸収する作用もある[48)〜50)]。したがって、滲出液や膿の多い創に有用であるが、交換時に古いポリマービーズを残さないようにしっかり洗浄する必要があり、洗浄の難しいポケットには用いない[51)]。滲出液が乏しい場合には、創面が乾燥してかえって創傷治癒を遅延させることがある。肉芽組織が盛り上がった段階では、ヨードによってかえって肉芽組織が障害されることもある。また、ヨードアレルギーに注意が必要である[51)]。
- スルファジアジン銀に含有される銀自体の細胞膜、細胞壁に対する抗菌作用により、創面の感染制御効果を発揮する[52)53)]。MRSAを含めた黄色ブドウ球菌のバイオフィルム形成を抑制する[54)]。乳剤性基剤のため壊死組織の軟化・融解が生じることで創面の清浄化作用を発揮する。滲出液が多い時は創面の浮腫を来す恐れがあるので注意する[51)]。また、ポビドンヨードと併用すると効力が低下する。あるいは、他剤との併用、特に外皮用酵素製薬との併用は避ける[51)]。
- ポビドンヨード・シュガーに含有されるヨウ素の抗菌作用により感染抑制効果を発揮する[55)]。白糖は細菌の成長を阻害しMRSAを含めた黄色ブドウ球菌のバイオフィ

ム形成を抑制する[56]。白糖の吸水作用により創面の浮腫を軽減すると共に，線維芽細胞のコラーゲン合成を促進して良好な肉芽形成効果を発揮する[57]。しかし，カデキソマー・ヨウ素と同様の注意が必要である。

【文献】

44) Rhaiem BB, Ftouhi B, Brahim SB, et al: A comparative study of saccharose use in the treatment of cutaneous lesions in diabetic patients: about 80 cases (in French), *Tunisie Med*, 1998；76：19-23.（エビデンスレベル II）
45) Apelqvist J, Ragnarson-Tennvall G: Cavity foot ulcers in diabetic patients: a comparative study of cadexomer iodine ointment and standard treatment, *Acta Derm Venereol*, 1996；76：231-235.（エビデンスレベル II）
46) 久木田 淳, 大浦武彦, 青木虎吉ほか：各種皮膚潰瘍に対する NI-009 の臨床評価，エレースC軟膏を対照薬とした群間比較試験，臨医薬，1990；6：817-848.（エビデンスレベル II）
47) T-107 中国地区研究会：褥瘡など慢性皮膚潰瘍に対する Silver Sulfazine Cream（T-107）と Gentamicin Sulfate Cream の二重盲検試験，西日皮，1984；46：582-591.（エビデンスレベル II）
48) 黒崎美保，能登ゆかり，竹森真美ほか：カデックス軟膏 0.9％の殺菌作用およびヨウ素放出性について，薬理と治療，2001；29：839-847.
49) Hellgen L, Vincent J: Absorbtion effect in vitro of iodophorgel on debris fractions in leg ulcers.（Perstort 社内資料）―鳥居薬品株式会社カデックス軟膏文献集に掲載．
50) Lawrence JC, et al: Studies on the distribution of bacteria within two modern synthetic dressings using an artificial wound.（Perstort 社内資料）―鳥居薬品株式会社カデックス軟膏文献集に掲載．
51) 日本褥瘡学会「褥瘡予防・管理ガイドライン」策定委員会：I を i にする 感染・炎症の制御，褥瘡予防・管理ガイドライン，東京，照林社：2009；134-137.（エビデンスレベル VI）
52) Rosenkranz HS, Carr HS: Silver sulfadiazine: Effect on the growth and metabolism of bacteria, *Antimicrob Ag Chemother*, 1972；2：362-372.
53) Coward JE, Carr HS, Rosenkranz HS: Silver sulfadiazine: Effect on the ultrastructure of Pseudomonas aeruginosa, *Antimicrob Ag Chemother*, 1973；3：621-624.
54) 秋山尚範，多田讓治，荒田次郎：バイオフィルム（biofilm），臨皮，1999; 53: 59-63.
55) 朝田康夫，臼井 通，福井 巌ほか：臨床分離株に対する KT-136 の殺菌作用，薬理と治療，1991；19：3851-3854.
56) 中尾裕史，坪井良治，小川秀興：白糖・ポビドンヨード混合性剤の創傷治癒促進メカニズム―培養細胞および動物モデルを用いた解析―，*Ther Res*, 2002；23：1625-1626.
57) 山崎 修，秋山尚範，大野貴司，岩月啓氏：黄色ぶどう球菌のバイオフィルムに対する白糖・ポビドンヨード配合軟膏（ユーパスタ）の効果，*Ther Res*, 2002；23：1619-1622.

CQ5 糖尿病性潰瘍における局所急性感染症に対して抗菌薬の全身投与を行うことは有用か？

推奨文
推奨度 1A

中等〜重症の糖尿病性足潰瘍の感染では，アモキシリン・クラブラン酸，アンピシリン・スルバクタム，イミペネム，オフロキサシン，クリンダマイシン，セファゾリン，セファトレキサン，セファレキシン，ダプトマイシン，バンコマイシン＋セフタジアム，ピペラシリン・タゾバクタム，モキシフロキサシン，リネゾリドなどの抗菌薬の全身投与を推奨する。

● **解説**
- 感染糖尿病性潰瘍と抗菌薬の全身投与に関するランダム化比較試験は 19 編[58)〜76)]あり，エビデンスレベル II であり，推奨度はそれぞれ 1A である。なお，効果に差はあるものの一定の有効性が示されていることから，抗菌薬投与には必然性がある。
- 有効性が示された抗菌薬はアンピシリン・スルバクタム，イミペネム，セファゾリ

ン，セファトレキサン，セフトリアキソン＋メトロニダゾール（点滴），ダプトマイシン，バンコマイシン＋セフタジアム，ピペラシリン・タゾバクタム（皮膚軟部組織感染症は保険適用外），リネゾリド，Piperacillinclindamycin，Entrapenem，Tigecyclinがあり，内服ではアモキシリン・クラブラン酸，オフロキサシン，クリンダマイシン，セファレキシン，モキシフロキサシン，Ticarcillin/clavulanateである。Piperacillin clindamycin，Entrapenem，Tigecyclin，Ticarcillin/clavulanateはわが国では発売されていない。

- 投与期間は軽症感染症では1～2週間，重症感染症では2週間以上が推奨されている[77]。
- 糖尿病性足感染症の454例の細菌学的検討[78]によれば，48.9％が好気性菌のみ，1.3％が嫌気性菌のみ，43.8％が好気性菌と嫌気性菌が混合培養された。菌種は1種単独が16.2％，2種が20.4％，3種が19.7％，4種が13.3％，5種以上が30.4％で多数検出される場合が多い。グラム陽性球菌，グラム陰性桿菌，嫌気性菌の混合感染が多いため，広域スペクトラムの抗菌薬の投与が必要である。

【文献】

58) Lipsky BA, Armstrong DG, Citron DM, et al: Entrapenem versus piperacillin/tazobactam for diabetic foot infections (SIDESTEP):prospective, randomized, controlled, double-blinded, multicentre trial, *Lancet*, 2005 ; 366 : 1695-1703.（エビデンスレベル II）
59) Chantelau E, Tanudjaja T, Altenhofer F, Ersanli Z, Lacigova S, Metzger C: Antibiotic treatment for uncomplicated neuropathic forefoot ulcers in diabetes: a controlled trial, *Diabet Med*, 1996 ; 13 : 156-159.（エビデンスレベル II）
60) Lipsky BA, Pecoraro RE, Larson SA, Hanley ME, Ahroni JH: Outpatient management of uncomplicated lower-extremity infections in diabetic patients, *Arch Intern Med*, 1990 ; 150 : 790-797.（エビデンスレベル II）
61) Lipsky BA, Itani K, Norden C: Linezolid Diabetic Foot Infections Study Group: Treating foot infections in diabetic patients: a randomized, multicenter, open-label trial of linezolid versus ampicillin-sulbactam/amoxicillin-clavulanate, *Clin Infectious Dis*, 2004 ; 38 : 17-24.（エビデンスレベル II）
62) Tan JS, Wishnow RM, Talan DA, Duncanson FP, Norden CW: Treatment of hospitalized patients with complicated skin and skin structure infections: doubleblind, randomized, multicenter study of piperacillintazobactam versus ticarcillin-clavulanate. The Piperacillin/Tazobactam Skin and Skin Structure Study Group, *Antimicrobial Agents Chemother*, 1993 ; 37 : 1580-1586.（エビデンスレベル II）
63) Bouter KP, Visseren FL, Van Loenhout RM, Bartelink AK, Willem Erkelens D, Diepersloot RJ: Treatment of diabetic foot infection: an open randomised comparison of imipenem/cilastatin and piperacillin/clindamycin combination therapy, *Int J Antimicrobial Agents*, 1996 ; 7 : 143-147.（エビデンスレベル II）
64) Erstad BL Jr, McIntyre KE Jr, Mills JL: Prospective, randomized comparison of ampicillin/sulbactam and cefoxitin for diabetic foot infections, *Vascular Surg*, 1997 ; 31 : 419-426.（エビデンスレベル II）
65) Grayson ML, Gibbons GW, Habershaw GM, et al: Use of ampicillin/sulbactam versus imipenem/cilastatin in the treatment of limb-threatening foot infections in diabetic patients, *Clin Infectious Dis*, 1994 ; 18 : 683-693.（エビデンスレベル II）
66) Bradsher RW Jr, Snow RM: Ceftriaxone treatment of skin and soft tissue infections in a once daily regimen, *Am J Med*, 1984 ; 77 : 63-67.（エビデンスレベル II）
67) Schaper NC, Dryden M, Kujath P, et al: Efficacy and safety of IV/PO moxifloxacin and IV piperacillin/tazobactam followed by PO amoxicillin/clavulanic acid in the treatment of diabetic foot infections: results of the RELIEF study, *Infection*, 2013 ; 41 : 175-186.（エビデンスレベル II）

68) Saltoglu N, Dalkiran A, Tetiker T, et al: Piperacillin/tazobactam versus imipenem/cilastatin for severe diabetic foot infections: a prospective, randomized clinical trial in a university hospital, *Clin Microbiol Infect*, 2010 ; 16 : 1252-1257.（エビデンスレベル II）
69) Lauf L, Ozsvár Z, Mitha I, et al: Phase 3 study comparing tigecycline and ertapenem in patients with diabetic foot infections with and without osteomyelitis, *Diagn Microbiol Infect Dis*, 2014 ; 78 : 469-480.（エビデンスレベル II）
70) Vick-Fragoso R, Hernández-Oliva G, Cruz-Alcázar J, et al; STIC Study Group: Efficacy and safety of sequential intravenous/oral moxifloxacin vs intravenous/oral amoxicillin/clavulanate for complicated skin and skin structure infections, *Infection*, 2009 ; 37 : 407-417.（エビデンスレベル II）
71) Lobmann R, Ambrosch A, Seewald M, et al: Antibiotic therapy for diabetic foot infections: comparison of cephalosporines with chinolones, *Diabetes Nutr Metab*, 2004 ; 17 : 156-162.（エビデンスレベル II）
72) Lipsky BA, Giordano P, Choudhri S, Song J: Treating diabetic foot infections with sequential intravenous to oral moxifloxacin compared with piperacillin-tazobactam/amoxicillin-clavulanate, *J Antimicrob Chemother*, 2007 ; 60 : 370-376.（エビデンスレベル II）
73) Lipsky BA, Stoutenburgh U: Daptomycin for treating infected diabetic foot ulcers: evidence from a randomized, controlled trial comparing daptomycin with vancomycin or semi-synthetic penicillins for complicated skin and skin-structure infections, *J Antimicrob Chemother*, 2005 ; 55 : 240-245.（エビデンスレベル II）
74) Harkless L, Boghossian J, Pollak R, et al: An open-label, randomized study comparing efficacy and safety of intravenous piperacillin/tazobactam and ampicillin/sulbactam for infected diabetic foot ulcers, *Surg Infect（Larchmt）*, 2005 ; 6 : 27-40.（エビデンスレベル II）
75) Deresinski SC: The efficacy and safety of ceftobiprole in the treatment of complicated skin and skin structure infections: evidence from 2 clinical trials, *Diagn Microbiol Infect Dis*, 2008 ; 61 : 103-109.（エビデンスレベル II）
76) Clay PG, Graham MR, Lindsey CC, Lamp KC, Freeman C, Glaros A: Clinical efficacy, tolerability, and cost savings associated with the use of open-label metronidazole plus ceftriaxone once daily compared with ticarcillin/ clavulanate every 6 hours as empiric treatment for diabetic lower-extremity infections in older males, *Am J Geriatr Pharmacother*, 2004 ; 2 : 181-189.（エビデンスレベル II）
77) Lipsky BA: Evidence-based antibiotic therapy of diabetic foot infections, *FEMS Immunol Med Microbiol*, 1999 ; 26 : 267-276.
78) Citron DM, Goldstein EJ, Merriam CV, Lipsky BA, Abramson MA: Bacteriology of moderate-to-severe diabetic foot infections and in vitro activity of antimicrobial agents, *J Clin Microbiol*, 2007 ; 45 : 2819-2828.

CQ6　骨髄炎に対して抗菌薬の全身投与をどの程度の期間行うべきか？

推奨文　糖尿病性足感染の骨髄炎に対して，感染骨の除去後に最低限2～4週間は抗菌薬を投与することを推奨する．感染骨を十分に除去できなければ，少なくとも6週間以上の抗菌薬を投与することを推奨する．

推奨度 1A　感染骨除去後の最低限2～4週間の抗菌薬投与

推奨度 1D　感染骨除去が不十分な場合の少なくとも6週間以上の抗菌薬投与

● 解説　・糖尿病性足感染（骨髄炎を含む）と抗菌薬の全身投与に関するランダム化比較試験は

3編[79)〜81)]あり，エビデンスレベルⅡであり推奨度1Aである。アンピシリン・スルバクタム，イミペネム，ピペラシリン・タゾバクタム，リネゾリド，Tigecyclin，Ertapenemの有効性が示されており，骨髄炎に対する平均治療期間は19〜21日であったとしている。また，一般的に骨髄炎に対しては感染骨の除去後2〜4週間の抗菌薬投与が行われて[82)〜84)]おり，最低でもこの程度の期間は抗菌薬を投与する必要があると考えられる。

- 感染骨を十分に除去できなければ，少なくとも6週間以上の抗菌薬投与が必要とされている[85)]。エビデンスレベルⅥであるが，通常行われている治療であり，敗血症への進行を防止するために必要と考えられることから推奨度1Dとした。
- 免疫機能の低下や皮膚再生能の低下が存在する糖尿病性潰瘍においては，骨髄炎の悪化によってより重篤な結果に至る可能性がある。このため少なくとも一般の骨髄炎と同等の期間は抗菌薬を投与することが必要であると考えられる。

【文献】

79) Lipsky BA, Itani K, Norden C; Linezolid Diabetic Foot Infections Study Group: Treating foot infections in diabetic patients: a randomized, multicenter, open-label trial of linezolid versus ampicillin-sulbactam/amoxicillin-clavulanate, *Clin Infect Dis*, 2004 ; 38 : 17-24.（エビデンスレベルⅡ）
80) Saltoglu N, Dalkiran A, Tetiker T, et al: Piperacillin/tazobactam versus imipenem/ cilastatin for severe diabetic foot infections: a prospective, randomized clinical trial in a university hospital, *Clin Microbiol Infect*, 2010 ; 16 : 1252-1257.（エビデンスレベルⅡ）
81) Lauf L, Ozsvár Z, Mitha I, et al: Phase 3 study comparing tigecycline and ertapenem in patients with diabetic foot infections with and without osteomyelitis, *Diagn Microbiol Infect Dis*, 2014 ; 78 : 469-480.（エビデンスレベルⅡ）
82) Stengel D, Bauwens K, Sehouli J, et al: Systematic review and meta-analysis of antibiotic therapy for bone and joint infections, *Lancet Infect Dis*, 2001 ; 1 : 175-188.
83) Lazzarini L, Lipsky BA, Mader JT: Antibiotic treatment of osteomyelitis: what have we learned from 30 years of clinical trials?, *Int J Intect Dis*, 2005 ; 9 : 127-138.
84) Swiontkowski MF, Hanel DP, Vedder NB, et al: A comparison of short-and long-term intravenous antibiotic therapy in the postoperative management of adult osteomyelitis, *J Bone Jt Surg Br*, 1999 ; 81 : 1046-1050.
85) Jeffcoate WJ, Lipsky BA: Controversies in diagnosing and managing osteomyelitis of the foot in diabetes, *Clin Infect Dis*, 2004 ; 39 : S115-122.

3 重症虚血・PAD

CQ7 外来初期診療において四肢虚血の診断はどのように行えばよいか？

推奨文 外来診療での虚血症状の評価に際して，足関節上腕血圧比（ankle brachial pressure index；ABI），足趾上腕血圧比（toe brachial pressure index；TBI），皮膚灌流圧（skin perfusion pressure；SPP），経皮酸素分圧（transcutaneous oxygen tension；$TcPO_2$）の測定を行うことを推奨する．また，触診による末梢動脈拍動の低下消失や皮膚温の低下の確認，しびれや冷感などの自覚症状の有無や喫煙歴についての詳細な問診することを推奨する．

推奨度 1A 自他覚所見，喫煙歴の問診

1C ABI 測定，TBI 測定，SPP 測定，$TcPO_2$ 測定

● 解説
- 末梢動脈疾患（preipheral arterial disease；PAD）の合併による虚血の診断には自他覚症状が有用であるというシステマティックレビューが1編あり[86]，エビデンスレベルIで，推奨度1Aである．ただし，これは対象を糖尿病患者に限定していない．しかしながら，PADの基礎疾患として糖尿病の占める割合が多く[87)88]，臨床診断が虚血の診断に有用であるということは，世界的に広くコンセンサスを得られており，多くのガイドラインでも推奨されている[89)90]．
- PADの危険因子を高所得国と中・低所得国とで比較し各国に共通した増悪因子として高血圧や高脂血症，糖尿病および喫煙があったとするシステマティックレビューが1編あり[91]，エビデンスレベルはIであるため喫煙歴について聴取することも推奨度1Aである．糖尿病においてPADを来すリスク要因として，性別や高血圧[92]，糖尿病の罹患期間[93]を挙げている分析学的研究もある．
- PADに対してABI測定の有用性について検討した小規模なメタアナリシスが1編[94]あり，エビデンスレベルはIである．しかし，これは対象を糖尿病患者には限定していない．一方，糖尿病患者ないし糖尿病性皮膚潰瘍の初期診療におけるPADに対して，ABI測定の有用性を検討したものとして，症例集積研究が1編[95]，分析疫学的研究が3編[96)~98)]ありエビデンスレベルIVaで推奨度1Cである．なお，この検査法は測定手技が比較的簡便で外来で試行しやすく，PADに対する非侵襲的な検査法として有用性が確立しており，また国内外のガイドラインやプロトコールでも推奨されている．
- 糖尿病患者におけるTBI測定の有用性に関しては，PAD測定値との関係から調べた2編を含めて，分析学的研究が3編[99)~101)]あり，エビデンスレベルはIVaで推奨度

1C である。また，糖尿病患者には限定していないが，PAD に対する TBI 測定の有用性について検討したシステマティックレビューが 1 編ある[102]。この論文では，TBI 測定単独での診断感度：45～100％，特異度：16～100％であり，今後は TBI 値の標準化や正確かつ大規模な研究が必要であると指摘している。

- 糖尿病／透析患者に伴った重症の PAD の検出に SPP が有用とする症例対照研究が 1 編あり[103]。エビデンスレベルは IVb で推奨度 1C である。
- $TcPO_2$ は動脈硬化が高度な糖尿病や透析患者において ABI による判定が困難な場合でも測定が可能であり，CLI の評価を行うことができるという分析疫学的研究があり[104]。エビデンスレベルは IVb で推奨度 1C である。
- 糖尿病性潰瘍を有する患者では PAD なかでも末梢動脈閉塞症（peripheral arterical occlusive disease；PAOD）つまり従来の閉塞性動脈硬化症（arteriosclerosis obliterans；ASO）の合併が多い[90]。虚血が進行するにつれて，しびれ，痛み，冷感，間歇性跛行などの自覚症状と末梢動脈拍動の低下消失や皮膚温の低下，皮膚色調の変化などの他覚症状が出現し，ついには潰瘍の難治化や壊疽に至る。この場合の潰瘍は趾指先端や趾間に多発性に生じることが多い[105]。問診や視診・触診などでこれらの症状を捉えることによって下肢虚血と診断することは可能であり，逆に複数の臨床所見が正常である場合には，単一の臨床所見が正常である場合よりも PAD である可能性が低いとされている[86]。PAD（PAOD）の機能的評価に用いられる Fontaine 分類では，糖尿病性潰瘍で慢性動脈閉塞症を伴う場合は IV 度に相当し，必然的に重症下肢虚血（critical limb ischemia；CLI）に相当することとなる。
- PAD の初期には虚血が代償されて無症状となることがあり，また，糖尿病患者では神経障害や心疾患などの合併による運動能力低下のため，顕著な症状が出現しない可能性がある[106]。さらに，神経障害による知覚鈍麻によって PAD による自覚症状の発現が遅れる可能性がある。このために，PAD の診断には自他覚症状の観察に加えて，客観的な検査で血流の評価を行うことを提案する。
- 四肢虚血の診断に関して客観的な末梢動脈血流評価法としては，足関節と上腕での収縮期血圧の比を測定する足関節上腕血圧比（ankle brachial pressure index；ABI），足趾と上腕での収縮期血圧の比を測定する TBI（toe brachial pressure index；足趾上腕血圧比）がある。
- ABI は測定技法が比較的簡便で外来においても施行しやすい。PAD 診療における ABI 測定に関しては数多くの臨床研究が行われ，その有用性がほぼ確定している。糖尿病患者においても ABI を用いた臨床研究が試されてきたが，その多くは冠動脈疾患の重症度や生命予後との関連性を探る目的のものである。しかし，PAD 患者の多くは糖尿病を基礎としているため，糖尿病患者での PAD 診断における ABI の有用性も確立されたものとして，糖尿病性潰瘍に関する海外のガイドラインでも同様に標準的無侵襲検査として推奨されている[89,90,107,108]。わが国では外来通院中の糖尿病患者 3,906 例に ABI 測定を行った大規模な横断研究があり[96]，その結果では 7.6％の患者に ABI の低値をみとめたが，それ以前に PAD と診断されていたのはそのうち

の24.4%にすぎず，ABIによるスクリーニング検査の有用性が示唆されている（正常値等の詳細に関しては用語集を参照のこと）。しかし，ABIは血管壁の石灰化がある場合はその影響を受けやすく，PADを有していても高値ないし見かけ上の正常値を示すことがしばしばある。中国において外来通院中の2型糖尿病患者2,080例を対象として，高ABI値（＞1.3）と正常値（0.9＜～≧1.3）でのPAD有病率を検討したところ前者で高いodds比（6.97）であったという分析疫学研究がある[109]。

- TBIは石灰化の影響を受けにくい下肢血行評価方法であることが知られている[110]。
 TASCIIでは，ABIが1.40よりも大きいときにTBIを測定しPADの存在について検討するプロトコールが推奨されている[107]。非侵襲的な手技ではあるが，すべての医療機関において施行しうるわけではない。

- 皮膚の微小循環を評価する方法として皮膚灌流圧（skin perfusion pressure；SPP），経皮酸素分圧（transcutaneous oxygen tension；$TcPO_2$）がある。SPPは，糖尿病の存在に関わらず足趾動脈圧（toe pressure；TP）と強く相関し，TPを測定不可能な例（足趾切断後，足趾潰瘍例）でも測定可能な場合があるとする分析疫学的研究[111]がある。虚血肢におけるABIおよびSPP値の測定の有効性を検討し，ABIはFontaine II～IVの患者間には有意差はなかったが，SPPはFontaine IVの患者ではII，III群と比較して明らかに低値であり糖尿病/透析患者に伴った重症のPADの検出に有用であったという報告がある[103]。また，96例の無症候性CLI患者を対象とし，初診時の対側下肢のSPPが40 mmHg未満であった際には，その後に間欠性跛行や組織欠損が起こるリスクが高く，SPPの測定が予後予測に有用であるとする分析疫学的研究もある[112]。非侵襲的検査で足底・足趾や潰瘍周囲の評価も可能であり，有用性についても広くコンセンサスを得られている。今後の検査機器の普及が望まれる。

- $TcPO_2$は虚血肢の重症度評価に有用とされ，非侵襲性の検査である。TASC IIでは$TcPO_2$が30 mmHg未満をCLIとしている。一方で足関節圧が60 mmHg未満で，仰臥位の$TcPO_2$が10 mmHg未満かつ下垂位の$TcPO_2$が45 mmHg未満の場合にはCLIとみなすのが適当とする意見もある[113]。2016年4月よりCLIが疑われる患者に対し，虚血肢の切断若しくは血行再建に係る治療方針の決定または治療効果の判定のためには，3カ月に1回は保険算定可能となった。

【文献】

86) Khan NA, Rahim SA, Anand SS, et al: Dose the clinical examination predict lower extremity peripheral arterial disease? , *JAMA*, 2006 ; 295 : 536-546.（エビデンスレベルI）
87) Melton LJ 3rd, Macken KM, Palumbo PJ, et al: Incidence and prevalence of clinical peripheral vascular disease in a population-based cohort of diabetic patients, *Diabetes Care*, 1980 ; 3 : 650-654.
88) Kannel WB, McGee DL: Update on some epidemiologic features of intermittent claudication: the Framingham Study, *J Am Geriatr Soc*, 1985 ; 33 : 13-18.
89) Steed DL, Attinger C, Colaizzi T, et al: Guidelines for the treatment of diabetic ulcers, *Wound Repair Regen*, 2006 ; 14 : 680-692.
90) 糖尿病性足病変に関する国際ワーキンググループ編：インターナショナル・コンセンサス糖尿病性

足病変（内村　功ほか監訳），東京，医歯薬出版：2000；1-98.

91) Fowkers FG, Rudan D, Rudan I, et al: Comparison of global estimates of prevalence and risk factors for peripheral artery disease in 2000 and 2010: a systematic review and analysis, *Lancet*, 2013；382：1329-1340. (エビデンスレベル　I)

92) Ali Z, Ahmed SM, Bhutto AR, Chaudhry A, Munir SM: Peripheral artery disease in type II diabetes, *J Coll Physicians Surg Pak*, 2012；22：686-689.

93) Eshcol J, Jebarani S, Anjana RM, Mohan V, Pradeepa R: Prevalence, incidence and progression of peripheral arterial disease in Asian Indian type 2 diabetic patients, *J Diabetes Complications*, 2014；28：627-631.

94) Xu D, Zou L, Xing Y, et al: Diagnostic value of ankle-brachial index in peripheral arterial disease: a meta-analysis, *Can J Cardiol*, 2013；29：492-498. (エビデンスレベル　I)

95) Rhee SY, Guan H, Liu ZM, et al: Multi-country study on the prevalence and clinical features of peripheral arterial disease in Asian type 2 diabetes patients at high risk of atherosclerosis, *Diabetes Res Clin Pract*, 2007；76：82-92 (エビデンスレベル　V)

96) Maeda Y, Inoguchi T, Tsubouchi H, et al: High prevalence of peripheral arterial disease diagnosed by low ankle-brachial index in Japanese patients with diabetes: the Kyushu Prevention Study for Atherosclerosis, *Diabetes Res Clin Pract*, 2008；82：378-382. (エビデンスレベル　IVb)

97) Formosa C, Gatt A, Chockalingam N: Screening for peripheral vascular disease in patients with type 2 diabetes in Malta in a primary care setting, *Qual Prim Care*, 2012；20：409-414. (エビデンスレベル　IVa)

98) Fan LC, Chen MY, Huang WC, et al: Pulse pressure and Michigan Neuropathy Screening Instrument are independently associated with asymptomatic peripheral arterial disease among type 2 diabetes community residents: a community-based screening program in Taiwan, *Biomed J*, 2013；36：282-288. (エビデンスレベル　IVb)

99) Sonter JA, Chuter V, Casey S: Intratester and Intertester reliability of toe pressure measurements in people with and without diabetes performed by podiatric physicians, *J Am Podiatr Med Assoc*, 2015；105：201-208. (エビデンスレベル　IVa)

100) Spångéus A, Wijkman M, Lindstràm T, et al: Toe brachial index in middle aged patients with diabetes mellitus type 2: not just a peripheral issue, *Diabetes Res Clin Pract*, 2013；100：195-202. (エビデンスレベル　IVb)

101) Bundó M, Urrea M, Muñoz L, Llussà J, Forés R, Torán P: Correlation between toe-brachial index and ankle-brachial index in patients with diabetes mellitus type 2, *Med Clin (Barc)*, 2013；140：390-394. (エビデンスレベル　IVb)

102) Tehan PE, Santos D, Chuter VH: A systematic review of the sensitivity and specificity of the toe-brachial index for detecting peripheral artery disease, *Vasc Med*, 2016; pii: 1358863X16645854. [E-pub]

103) Kondo Y, Muto A, Dardik A, Nishibe M, Nishibe T: Laser Doppler skin perfusion pressurein the diadnosis of limb ischemia in patients with diabetes mellitus and/or hemodialysis, *Int Angiol*, 2007；26：258-261. (エビデンスレベル　IVb)

104) Pardo M, Alcaraz M, Bernal FL, et al: A solution to ankle-brachial index limitations in peripheral transluminal angioplasty, *Radiol Med*, 2013；118：1373-1378. (エビデンスレベル　IVb)

105) 末木博彦：糖尿病，代謝疾患と皮膚病編，玉置邦彦ほか編：最新皮膚科学大系18　全身疾患と皮膚病編，東京，中山書店：2003；42-56.

106) Hirsch AT, Criqui MH, Treat-Jacobson D, et al: Peripheral arterial disease detection, awareness, and treatment in primary care, *JAMA*, 2001；286：1317-1324.

107) Norgren L, Hiatt WR, Dormandy JA, et al: Inter-Society Consensus for the Management of Peripheral Arterial Disease (TASC II), *J Vasc Surg*, 2007；45：S5-67. (エビデンスレベル　VI)

108) American Diabetes Association: Peripheral arterial disease in people with diabetes, *Diabetes Care*, 2003；26：3333-3341. (エビデンスレベル　VI)

109) Li Q, Zeng H, Liu F et al: High Ankle-Brachial Index indicates cardiovascular and peripheral arterial disease in patients with type 2 diabetes, *Angiology*, 2015；66：918-924.

110) Potier L, Abi Khalil C, Mohammedi K, Roussel R: Use and utility of ankle brachial index in patients with diabetes, *Eur J Vasc Endovasc Surg*, 2011；41：110-116.

111) Tsai FW, Tulsyan N, Jones DN, et al: Skin perfusion pressure of the foot is a good substitute for toe pressure in the assessment of limb ischemia, *J Vasc Surg*, 2000；32：32-36. (エビデンスレベル　IVb)

112) Yamamoto K, Taniguchi R, Hosaka A, et al: Fate of the asymptomatic contralateral limb after

113) Scheffler A, Eggert S, Rieger H: Influence of clinical findings, positional manoeuvres, and systolic ankle arterial pressure on transcutaneous oxygen tension in peripheral arterial occlusive disease, *Eur J Clin Invest*, 1992 ; 22 : 420-426.（エビデンスレベル IVb）

CQ8 外来初期診療において四肢虚血が疑われた場合の精査にはどのような画像検査が有用か？

推奨文 外来初期診察における四肢虚血の画像検査では，超音波検査，CT 血管造影（CTA），MR 血管造影（MRA）などの低侵襲の検査を行うことを推奨する。診断率の向上のためには，これらを適宜組み合わせて行った方がよいが，上記検査が行える施設は比較的限られているため，患者状態によって実施を検討すべきである。

推奨度 1A 超音波検査，CT 血管造影（CTA），MR 血管造影（MRA）

解説

- PAD に対して画像検査の診断精度を検討したシステマティックレビューが 3 編[114)〜116)]ある。エビデンスレベルは I であり，推奨度は 1A である。画像検査のうちでは造影 MRA が最も信頼性の高い検査とされており，CTA および超音波検査についても比較的高い診断感度と特異度が示されている。また DSA と造影 MRA[115)]，DSA と CTA[116)] の精度についてもそれぞれ比較されており，造影 MRA，CTA の正確性を挙げている。しかし，いずれも対象が糖尿病患者に生じた PAD には限られていない。一方，糖尿病を基礎疾患とする PAD では，DSA よりも造影 MRA が末梢血管の描出に優れていたという分析疫学的研究が 3 編ある[117)〜119)]。さらに両者を比較したシステマティックレビューも 1 編[120)]あるが，造影 MRA を診断のための第一選択に位置づけることはできないとし，DSA も症例に応じて同等に考慮すべきであるとしている。
- 下肢の 50％以上の狭窄・閉塞の検出率について，造影 MRA，CTA，超音波検査が検討されており，その診断感度および特異度はそれぞれ 95％と 97％，91％と 91％，88％と 96％である。有害事象の割合については，MRA で頻度が最も多くみられたものの軽度なものが多かった。一方で重篤なものは，頻度は少ないものの血管造影での割合が高かったとしている[114)]。
- 外来初期診断における検査で自他覚的所見や ABI，TBI 値などの異常所見がみられた場合には，血行再建術の適応の有無を含めた診療方針決定のために，血流障害の部位と程度の把握を目的として画像診断が行われる[121)]。
- 超音波検査は，簡便かつ低侵襲で，繰り返し施行することができ，血流状態の評価も可能であるため有用性が高い。しかし手技に習熟を要すること，下肢全体の所見を得

られないこと，高度の石灰化がある場合には血管内腔の評価が困難という欠点もある。

DSA や造影 MRA で十分に描出できない足の末梢血管に対して，超音波検査が血管形態の評価に有用であったという分析疫学的研究も 1 編ある[122]。

- CT 血管造影（CTA）は，低侵襲かつ迅速に施行することができ，MRA よりも空間分解能に優れるとされる[123]。ABI と CTA の併用によって PAD の検出率が向上したという，症例対照研究が 1 編ある[124]。一方，高度の石灰化がある場合やステントが留置されている際には内腔が観察できないことがある。DSA と比較し被爆や造影剤の量が多く，特にヨード過敏を有する患者では，ヨード性造影剤を用いた CTA は試行できない。また腎機能障害を有する患者では造影剤が腎機能を悪化させることがあるために注意を要する。

- MRA は侵襲が少なく，大血管〜末梢血管の評価に有用とされる。一方で狭窄の程度が実際よりも強調されたり，人工置換物の影響を受けたりすることがある。腎障害患者ではガドリニウム造影剤により腎性全身性線維症（nephrogenic systemic fibrosis）を生じやすいとされており注意を要する[125]。近年では撮影方法の進歩に伴い，非造影 MRA の QISS 法と造影 MRA を比較し，ほぼ同様の結果を得たという報告もある[126]。

- 病変部の血管造影（angiography）は，最も解析度が良く形態観察に適している。近年ではより鮮明な映像が得られる digitalsubtraction angiography（DSA）も普及してきている。DSA はステント内の評価に優れ，血行動態の評価に役立つ。ただし，得られるのは血管内腔の画像のみで，カテーテル挿入による患者への侵襲がやや大きく過敏症を有する患者では使用できない。現在では診断だけのためよりもむしろ血行再建術を考慮する場合に施行されることが多い。

- 四肢虚血が疑われた場合の画像診断の流れとして，超音波検査を施行した後に CTA や（造影）MRA が選択され，さらに血行再建術を検討する際に DSA が施行されるのが一般的である。ただし，上記の検査が行える施設は限られており，患者の状態によっては検査の実施を注意深く検討すべき場合がある。検査方法を画一的・一律的に選択するのは困難であり，複数の検査法を併用することにより診断の精度を上げることを提案する。

【文献】

114) Collins R, Cranny G, Burch J, et al: A systematic review of duplex ultrasound magnetic resonance angiography and computed tomography angiography for the diagnosis and assessment of symptomatic, lower limb peripheral arterial disease, *Health Technol Assess*, 2007 ; 1 : 1-184. （エビデンスレベル I）

115) Menke J, Larsen J: Meta-analysis: Accuracy of contrast-enhanced magnetic resonance angiography for assessing steno-occlusions in peripheral arterial disease, *Ann Intern Med*, 2010 ; 153 : 325-334.（エビデンスレベル I）

116) Met R, Bipat S, Legemate DA, et al: Diagnostic performance of computed tomography angiography in peripheral arterial disease: a systematic review and meta-analysis, *JAMA*, 2009 ; 301 : 415-424.（エビデンスレベル I）

117) Lapeyre M, Kobeiter H, Desgranges P, Rahmouni A, Bbcquemin JP, Luciani A: Assessment of critical limb ischemia in patients with diabetes: comparison of MR angiography and digital subtraction angiography, *AJR Am J Rontgenol*, 2005；185：1641-1650.（エビデンスレベル IVa）
118) Röhrl B, Kunz RP, Oberholzer K, et al: Gadofosvesetenhanced MR angiography of the pedal arteries in patients with diabetes mellitus and comparison with selective intraarterial DSA, *Eur Radiol*, 2009; 19: 2993-3001.（エビデンスレベル IVa）
119) Andreisek G, Pfammatter T, Goepfert K, et al: Peripheral arteries in diabetic patients: standard bolus-chase and time-resolved MR angiography, *Radiology*, 2007；242：610-620.（エビデンスレベル IVa）
120) Healy DA. Boyle EM, Clarke Moloney M, et al : Contrast-enhanced magnetic resonance angiography in diabetic patients with infra-genicular peripheral arterial disease: systematic review, *Int J Surg*, 2013；11：228-223.（エビデンスレベル I）
121) Khan NA, Rahim SA, Anand SS, et al : Dose the clinical examination predict lower extremity peripheral arterial disease?, *JAMA*, 2006；295：536-546.
122) Hofmann WJ, Walter J, Ugurluoglu A, Czerny M, Forstner R, Magometschnigg H: Preoperative high-frequency duplex scanning of potential pedal target vessel, *J Vasc Surg*, 2004；39：169-175.（エビデンスレベル IVa）
123) Pomposelli F: Arterial imaging in patients with lower extremity ischemia and diabetes mellitus, *J Vasc Surg*, 2010；52：81S-91S.
124) Ichihashi S, Hashimoto T, Iwakoshi S, Kichikawa K: Validation study of automated oscillometric measurement of the anklebrachial index for lower arterial occlusive disease by comparison with computed tomography angiography, *Hypertens Res*, 2014；37：591-594.（エビデンスレベル IVb）
125) 細谷龍男，岡田浩一，堀尾　勝ほか：腎障害患者におけるガドリニウム造影剤使用に関するガイドライン（NSFとガドリニウム造影剤使用に関する合同委員会編），日腎会誌，2009；51：839-842.
126) Hodnett PA, Ward EV, Davarpanah AH, et al: Peripheral arterial disease in a symptomatic diabetic population: prospectivecomparison of rapid unenhanced MR angiography (MRA) with contrast-enhanced MRA, *AJR Am Roentgenol*, 2011；197：1466-1473.（エビデンスレベル IVa）

4 神経障害・足変形

CQ9 糖尿病性末梢神経障害を診断するためにはどのような検査が有用か？

推奨文 糖尿病による末梢神経障害の臨床診断にはモノフィラメント法（Semmes-Weinstein Monofilament Test）による知覚検査，音叉法による振動覚検査，アキレス腱反射が有用であり，行うことを推奨する。また診断率向上のためには，これらを適宜組み合わせて行った方がよい。

推奨度 1A モノフィラメント法

1C 音叉法，アキレス腱反射

解説

- モノフィラメント法に関してはメタアナリシスが1編[127]あり，エビデンスレベルⅠである。その有用性が認められており推奨度1Aである。ただし，検査器具が普及しておらずすべての施設で実施できるわけでない。音叉による振動覚検査に関しては症例研究が2編ありエビデンスレベルⅣbで推奨度1Cである。モノフィラメント法と同等の結果が得られる[128]という結果や，音叉法単独でも他の検査との併用と同等の診断精度が得られる[129]との結果が得られている。アキレス腱反射に関しては，コホート研究が1編[130]，症例対照研究が1編[131]ありエビデンスレベルⅣaで推奨度1Cである。簡便に施行でき広く一般的に普及している検査法である。

- 糖尿病性末梢神経障害では早期から触圧覚の低下を認めるにもかかわらず，神経障害合併患者の約半数は神経障害を自覚しておらず[132]，臨床症状のみでは診断不可能な例も多い[133]。また神経障害の徴候を見逃さないようにするためには，単一の検査ではなく，神経障害を検出可能な複数の検査を組み合わせて行い，それらの所見から総合的に判断する必要がある。複数の検査を組み合わせることで，神経障害診断の感度が87%以上とされる[134]。

- モノフィラメント法は10gの圧負荷をかけることのできる5.07モノフィラメントを用いる触圧覚の簡便な検査法であり，感知不能の場合には重篤な神経障害が存在する可能性が高いとされている。この検査法に関しては上記以外にも4編のコホート研究[130]135)~137)とそれぞれ1編ずつの症例対象研究[138]，横断研究[133]，メタアナリシス[127]があり，そのいずれにおいても有用性が認められている。

- 振動覚を検査する使い捨てでポケットサイズのデバイスに関する症例対照研究[139]があり，糖尿病性末梢神経障害の検出が音叉法より有意に優れ，モノフィラメント法と同等であったと報告される。しかしながらわが国では発売されていない。

- 角膜共焦点顕微鏡が糖尿病性末梢神経障害の早期診断に有用な非侵襲的診断法である

とのシステマティックレビュー[140]があるが，現在わが国ではごく限られた施設でしか実施されていない。

- 足底に貼り，発汗により色が変わるシールが糖尿病性末梢神経障害のスクリーニングに有用であるとするメタアナリシス[141]があり，感度は86％，特異度は65％と報告されている。しかしながらわが国では発売されていない。

- 電気生理学的検査は，モノフィラメント法や音叉法，アキレス腱反射に比べ，手技の習熟度によって検査結果にばらつきが生じる，検査に時間がかかり実施可能施設が限られているなどの問題があり，広くは実施されていない。糖尿病性末梢神経障害として非定型的な臨床症状を呈する場合や診断不能例では，電気生理学的検査や神経内科医へのコンサルテーションが考慮される[134]。わが国では糖尿病性末梢神経障害の早期発見と経過観察目的で，比較的簡便に腓腹神経伝導速度と活動電位振幅を測定する医療機器が発売されている[142]。

- 糖尿病において多くみられる神経障害は，高血糖によって慢性的に進行する対称性ポリニューロパチーが主体であり，対称性多発神経障害（distal symmetric polyneuropathy；DPN）と呼ばれている[143]。糖尿病性潰瘍患者の診療にあたっては，神経障害の有無とその程度や重症度を診断する必要がある。しかし，特有の症状や検査はなく，いくつかの診断基準が提唱されているが，国際的コンセンサスの得られたものは存在しない。わが国においても糖尿病性神経障害を考える会によるDPNの診断基準[144]が提唱されており，自覚症状に加えてC128音叉による振動覚検査と両側アキレス腱反射とで診断するとされている。また，この診断基準に表在感覚の低下，起立性低血圧・発汗異常・頑固な便秘・下痢のいずれかの症状と下肢の筋力低下・萎縮を加えた臨床病期分類[145]が提唱されている。

【文献】

127) Feng Y, Schlösser FJ, Sumpo BE: The Semmes Weinstein monofilament examination as a screening tool for diabetic peripheral neuropathy. *J Vasc Surg*, 2009 ; 50 : 675-682.（エビデンスレベル I）

128) Oyer DS, Saxon D, Shah A: Quantitative assessment of diabetic peripheral neuropathy with use of the clanging tuning fork test, *Endocr Pract*, 2007 ; 13 : 5-10.（エビデンスレベル IVa）

129) Meijer JW, Smit AJ, Lefrandt JD, et al: Back to basics in diagnosing diabetic polyneuropathy with the tuning fork!, *Diabetes Care*, 2005 ; 28 : 2201-2205.（エビデンスレベル IVb）

130) Boyko EJ, Ahroni JH, Stensel V, et al: A prospective study of risk factor for diabetic foot ulcer. the Seattle diabetic Foot Study, *Diabetes Care*, 1999 ; 22 : 1036-1042.（エビデンスレベル IVa）

131) McNeely MJ, Boyko EJ, Ahroni JH, et al: The independent contributions of diabetic neuropathy and vasculopathy in foot ulceration. How great are the risks?, *Diabetes Care*, 1995 ; 18 : 216-219.（エビデンスレベル IVb）

132) 日本における糖尿病患者の足外観異常および糖尿病神経障害の実態に関する報告，日本糖尿病対策推進会議，2008. http://www.med.or.jp/tounyoubyou/

133) Smieja M, Hunt DL, Edelman D, et al: Clinical examination for the detection of protective sensation in the feet of diabetic patients. International Cooperative Group for Clinical Examination Research, *J Gen Intern Med*, 1999 ; 14 : 418-424.

134) American Diabetes Association: Standards of Medical Care in Diabetes-2015, *Diabetes Care*, 2015 ; 38 : S1-63.（エビデンスレベル VI）

135) Litzelman DK, Marriot DJ, Vinicor F: Independent physiological predictors of foot lesions in patients with NIDDM, *Diabetes Care*, 1997 ; 20 : 1273-1278.（エビデンスレベル IVa）

136) Peters EJ, Lavery LA; International Working Group on the Diabetic Foot: Effectiveness of the diabetic foot risk classification system of the International Working Group on the Diabetic Foot. *Diabetes Care*, 2001 ; 24 : 1442-1447.（エビデンスレベル IVa）
137) Pham H, Armstrong DG, Harvey C, et al: Screening techniques to identify people at high risk for diabetic foot ulceration: a prospective multicenter trial. *Diabetes Care*, 2000 ; 23 : 606-611.（エビデンスレベル IVa）
138) Rith-Najarian SJ, Stolusky T, Gohdes DM: Identifying diabetic patients at high risk for lower-extremity amputation in a primary health care setting. A prospective evaluation of simple screening criteria. *Diabetes Care*, 1992 ; 15 : 1386-1389.（エビデンスレベル IVb）
139) Bracewell N, Game F, Jeffcoate W, Scammel BE: Clinical evaluation of a new device in the assessment of peripheral sensory neuropathy in diabetes. *Diabet Med*, 2012 ; 29 : 1553-1555.
140) Papanas N, Zieqler D: Corneal confocal microscopy: a technique for early detection of diabetic neuropathy. *Curr Diab Rep*, 2013 ; 13 : 488-499.
141) Tsapas A, Liakos A, Paschos P, et al: A simple plaster for screening for diabetic neuropathy: a diagnostic test accuracy systematic review and meta-analysis. *Metabolism*, 2014 ; 63 : 584-592.
142) Lee JA, Halpern EM, Lovblom LE, et al: Reliability and validity of a point-of-care sural nerve conduction device for identification of diabetic neuropathy. *PLoS ONE*, 2014 ; 9 : e86515.
143) Thomas PK: Classification, differential diagnosis, and staging of diabetic peripheral neuropathy. *Diabetes*, 1997 ; 46 : S54-57.
144) 糖尿病性神経障害を考える会：糖尿病性多発神経障害（distal symmetric polyneuropathy）の簡易診断基準．末梢神経，2009；20：76．
145) 平成21年度厚生労働科学研究費補助金糖尿病戦略等研究事業「糖尿病多発神経障害の臨床病期分類の確立と病気に基づいた治療ガイドラインの作成」（主任研究者：八木 橋操六）総括研究報告書，2010；1-29

5 潰瘍治療

CQ10 糖尿病性潰瘍患者に対する保存的治療の有用性を判定するにはどの程度の期間が必要か？

推奨文
推奨度 1C

慢性期の糖尿病性潰瘍に対する保存的療法は，最長でも4週間を目途にその有用性を判定し，他の治療との比較検討を適宜行うことを推奨する。ただし，急性期の糖尿病性潰瘍においては，少なくとも週1回の診察を行うことが望ましい。

● 解説
- 急性期から慢性期に移行した糖尿病性潰瘍治療において保存的療法を施行しながら経過を観察する場合でも，適時その治療の効果を判定して他の治療法との優劣を比較検討する必要がある。ただし，短期間で次々に治療法を変更した場合には，誤った判断を下すことにもなり，一定期間は治療法に対する有用性の観察が必要である。この時期の治療評価間隔を検討した報告としては2編[146)147)]の分析疫学的研究があり，エビデンスレベルⅣa，Ⅳbであり推奨度1Cである。

  それらによると，少なくとも4週間で潰瘍面積が40％以下になっていなければ他の治療を考慮すべきであるとしている。実際の臨床現場においては，慢性期患者に対する治療計画や通院頻度の実際を考慮すると，この期間は適当であると考えられ，実際の臨床現場においても，経過観察期間をこれ以上延ばすことは特別なケースを除いて少ないと考えられる。無論，糖尿病性潰瘍の増悪が進行する急性期や局所感染を伴っている場合においては，刻々とその症状は変化する可能性があることから，頻回の通院もしくは入院による加療が必要である[148)]。その時々で治療の有用性を評価することが必要となることから，このような場合少なくとも週1回の診察を行うことが望ましい。

- 頻回の観察によって病変部の悪化を早期に発見できることは論をまたないことから，足変形，皮膚潰瘍，爪甲変形，知覚検査，虚血状態，フットウエアなどの定期的なチェックを行い，フットケアを行うことが重要である。

- 糖尿病性潰瘍の治療においては，患者の病歴，潰瘍の既往，発症部位，創面の状態（サイズ，創面の色，感染，滲出液，壊死物質など）や治療を経時的に観察し，記録することが重要である。糖尿病患者においては，たとえ皮膚潰瘍がなくても，定期的に皮膚を観察し，潰瘍発症早期に発見することが重要である。

- 糖尿病性潰瘍治療においては，創面の状態に関し，スコア化して経時的に観察することにより良好な制御が可能となる可能性がある[149)〜152)]。

【文献】

146) Sheehan P, Jones P, Giurini JM, Caselli A, Veves A: Percent change in wound area of diabetic foot ulcers over a 4-week period is a robust predictor of complete healing in a 12-week

prospective trial. *Plast Reconstr Surg*, 2006 ; 117 : S239-244. (エビデンスレベル IVa)
147) Sheehan P, Jones P, Caselli A, Giurini JM, Veves A: Percent change in wound area of diabetic foot ulcers over a 4-week period is a robust predictor of complete healing in a 12-week prospective trial. *Diabetes Care*, 2003 ; 26 : 1879-1882. (エビデンスレベル IVb)
148) Bader MS, Alavi A: Management of hospitalized patients with diabetic foot infections. *Hosp Pract*, 2014 ; 42 : 111-125.
149) Falanga V, Saap LJ, Ozonoff A: Wound bed score and its correlation with healing of chronic wounds. *Dermatol Ther*, 2006 ; 19 : 383-390.
150) Saap LJ, Falanga V: Debridement performance index and its correlation with complete closure of diabetic foot ulcers. *Wound Repair Regen*, 2002 ; 10 : 354-359.
151) Gardner SE, Hillis SL, Frantz RA: A prospective study of the PUSH tool in diabetic foot ulcers. *J Wound Ostomy Continence Nurs*, 2011 ; 38 : 385-393.
152) Thomas DR: Clinical management of diabetic ulcers. *Clin Geriatr Med*, 2013 ; 29 : 433-441.

CQ11 糖尿病性潰瘍の壊死組織を除去するために外科的デブリードマンは有用か？

推奨文
推奨度 1A

潰瘍に固着した壊死組織や痂皮，潰瘍とその周囲の角化物などを感染コントロールを目的に除去する初期のデブリードマン（initial debridement）として，全身状態が許せば外科的デブリードマンを行うよう推奨する。ただし，末梢動脈疾患（peripheral arterial disease；PAD）が基盤にある場合には，外科的デブリードマンを行っても症状の改善を目指せない場合や潰瘍・壊疽の悪化をみる場合があるため，四肢特に骨髄炎を呈した場合の切断も含めた末梢部の外科的デブリードマンは慎重に行うべきである。

● **解説**

- 壊死組織除去における外科的デブリードマンに関する検討としては，システマティックレビューが 2 編[153)154)]あり，それぞれエビデンスレベルⅠであり推奨度1Aである。ただし，他のデブリードマンの方法と比較して統計学的な有意差は認めなかったものの，壊死組織が固着している初期に行うデブリードマン（initial debridement）としては，外科的デブリードマンが迅速かつ簡便であり最も望ましい。また，wound bed preparation のために日常診療において行う場合（maintenance debridement）においても，他のデブリードマン法と適宜組み合わせて行うというコンセンサスが世界的に得られている[155)〜157)]。

- 明らかに感染徴候があり，壊死性筋膜炎等の壊死性軟部組織感染症や敗血症の原因になっている場合には，救命のためにも緊急的な外科的デブリードマンが必須であり，切断術を考慮せざるを得ない場合もある。

- デブリードマンの目的は，細菌感染の培地となり肉芽組織の増生や表皮の再生を阻害する壊死組織，すでに細菌感染を起こした組織，表皮再生を阻害する過角化組織などを，創の回復を阻害しないように除去することであり，創の深達度を正しく判定するためにも必要である[159)〜161)]。デブリードマンは目的別には，固着した壊死組織を除去するために初期に行う initial debridement と，創床の状態を良好に保って回復へ向かわせる wound bed preparation のために日常診療において行う maintenance debridement とがある[159]。方法別には，メスや外科用剪刀による観血的手技を用いる外科的（surgical or sharp）デブリードマン[162]と，観血的手技を用いない機械的（mechanical），自己融解的（autolytic），酵素的（enzymatic），生物学的（biological）［chemical（antiseptic）］デブリードマンなどがある[156]。

- initial debridement によって壊死組織や角化組織が減少した後に行う maintenance debridement としては，外科的デブリードマンに非観血的なデブリードマンを組み合わせて行われることが多い。

- 非観血的デブリードマンのうち，自己融解的デブリードマンとしてのハイドロジェルに関しては1編のランダム化比較試験[163]と2編のコホート研究[164)165]が存在し，ガーゼと生理食塩水を用いた機械的デブリードマンとしての wet-to-dry dressing などの従来からの治療に対して，有意に効果的であることが示唆されている。

- 生物学的デブリードマンとしては，無菌培養されたハエの幼虫を用いる maggot therapy[166)167] がある。この方法は患者に与える侵襲が比較的少ないというメリットがあるとされている。

- 酵素製剤あるいは多糖ビーズなどによる酵素的デブリードマンに関しては，慢性潰瘍においてはブロメラインの壊死組織除去作用を検討したランダム化比較試験が1編[168]あるものの，糖尿病性潰瘍に関しての評価は定まっていない。

- PAD等の末梢動脈血流不全による虚血状態が存在する場合には，観血的操作によって壊死や壊疽が拡大する可能性があるため，従来は虚血例における四肢末梢の外科的デブリードマンは禁忌とする考えもあった。このため，PAD合併例での外科的デブリードマンは慎重に行うべきであり，施行前に末梢皮膚の血流状態を評価しておく必要がある（評価に関してはCQ7参照）。

- 外科的デブリードマンで切除する組織の量や範囲が多い場合には，患者に与える侵襲も大きくなるため，術後に全身状態の悪化を招く可能性がある[168]。術前に貧血や低蛋白血症，出血傾向の有無を含めた全身状態の把握と凝固能に影響を及ぼす可能性のある抗血小板薬，抗凝固薬などの服薬状況のチェックが必要である。なお，循環器疾患のガイドラインでは，出血のコントロールが容易な小手術ではこれらの薬剤を中止せず実施するよう勧めている[169]。脳梗塞のガイドラインでも，ワルファリンは「内服継続が望ましい」，抗血小板療法は「続行してよい」としている[170)171]。しかしながら，これらの薬剤を中止可能な患者も存在するので，まず担当医に相談の上，個々の症例ごとに対応するのが望ましい。また，中止できない場合には，外科的デブリードマンとしては不十分ではあるが，壊死組織内で出血しない範囲に収める方法もある（壊死組織内であれば処置時の痛みも含め，体に対するストレスはほとんど無いと考えられる）。

- 糖尿病性足病変に伴った骨髄炎に対する保存的治療のみと趾切断を行った場合の予後に関する検討では1編の後ろ向きコホート研究があり，保存的治療のみの群と趾切断を行った群では入院期間，治療期間においては有意差を認めなかったと報告している[172]。

- 骨露出を伴う糖尿病性皮膚潰瘍に対して，骨掻爬により骨髄を露出させ，閉塞性ドレッシングを行うことで創傷治癒が促進されると報告されている[173]。

【文献】

153) Edwards J, Stapley S: Debridement of diabetic foot ulcers (Review), *Cochrane Database Syst Rev*, 2010 : CD003556.（エビデンスレベル Ⅰ）
154) Hinchliffe RJ, Valk GD, Apelqvist J, et al: Systematic review of the effectiveness of interventions to enhance the healing of chronic ulcers of the foot in diabetes, *Diabetes Metab Res Rev*, 2008 ; 24 : S119-144.（エビデンスレベル Ⅰ）
155) Steed DL, Attinger C, Colaizzi T, et al: Guidelines for the treatment of diabetic ulcers, *Wound Repair Regen*, 2006 ; 14 : 680-692.（エビデンスレベル Ⅵ）
156) Frykberg RG, Zgonis T, Armstrong DG, et al: American College of Foot and Ankle Surgeons. Diabetic foot disorders. A clinical practice guideline (2006 revision), *J Foot Ankle Surg*, 2006 ; 45 : S1-66.（エビデンスレベル Ⅵ）
157) Wraight PR, Lawrence SM, Campbell DA, et al: Creation of a multidisciplinary, evidence based,clinical guideline for the assessment, investigation and management of acute diabetes related foot complications, *Diabet Med*, 2005 ; 22 : 127-136.（エビデンスレベル Ⅵ）
158) Brem H, Sheehan P, Rosenberg HJ, et al: Evidencebased protocol for diabetic foot ulcers, *Plast Reconstr Surg*, 2006 ; 117 : S193-209.
159) Saap LJ, Falanga V: Debridement performance index and its correlation with complete closure of diabetic foot ulcers, *Wound Repair Regen*, 2002 ; 10 : 354-359.
160) Steed DL, Donohoe D, Webster MW, Lindsley L; Diabetic Ulcer Study Group: Effect of extensive debridement and treatment on the healing of diabetic foot ulcers, *J Am Coll Surg*, 1996 ; 183 : 61-64.
161) Hess CT, Kirsner RS: Orchestrating wound healing: assessing and preparing the wound bed, *Adv Skin Wound Care*, 2003 ; 16 : 246-257.
162) Sieggreen MY, Maklebust J: Debridement choices and challenges, *Adv Wound Care*, 1997 ; 10 : 32-37.
163) Jensen JL, Seeley J, Gillin B: Diabetic foot ulcerations. A controlled, randomized comparison of two moist wound healing protocols: carrasyn Hydrogel wound dressing and wet-to-moist saline gauze, *Adv Wound Care*, 1998 ; 11 : S1-S4.
164) Cangialosi CP: Synthetic skin.A new adjunct in the treatment of diabetic ulcers, *J Am Podiatry Assoc*, 1982 ; 72 : 48-52.
165) Capasso VA, Munro BH: The cost and efficacy of two wound treatments, *AORN J*, 2003 ; 77 : 984-992.
166) Sherman RA: Maggot therapy for treating diabetic foot ulcers unresponsive to conventional therapy, *Diabetes Care*, 2003 ; 26 : 446-451.
167) Armstrong DG, Salas P, Short B, et al: Maggot therapy in "lower-extremity hospice" wound care: fewer amputations and more antibiotic-free days, *J Am Podiatr Med Assoc*, 2005 ; 95 : 254-257.
168) 安西 喬，富澤尊儀，村松正久ほか：ブロメライン軟膏の壊死組織に対する影響―二重盲検法による比較―，形成外科，1972；15：456-462.
169) 栗田昌和，大島淑夫，市岡 滋，大和田 愛，青井則之：褥瘡患者に対する観血的処置の全身状態に対する影響（POSSUMによる分析），褥瘡会誌，2005；2：178-183.
170) 2008年度合同研究班報告，循環器疾患における抗凝固・抗血小板療法に関するガイドライン（JCS2009）．
171) 篠原幸人：脳卒中治療ガイドライン2009, Ther Res, 2010 ; 18 : 205-206.
172) Ulcay A, Karakas A, Mutluoglu M, Uzun G, Turhan V, Ay H: Antibiotherapy with and without bone debridement in diabetic foot osteomyelitis: A retrospective cohort study, *Pak J Med Sci*, 2014 ; 30 : 28-31.
173) Yamaguchi Y, Yoshida S, Sumikawa Y, et al: Rapid healing of intractable diabetic foot ulcers with exposed bones following a novel therapy of exposing bone marrow cells and then grafting epidermal sheets, *Br J Dematol*, 2004 ; 151 : 1019-1028.

| CQ12 | 感染徴候のない糖尿病性潰瘍にはどのような外用薬を用いればよいか？ |

推奨文 糖尿病性潰瘍の外用療法として，滲出液が適正～少ない創面にはトラフェルミン，プロスタグランジン E_1，トレチノイントコフェリルの使用を推奨する。
滲出液が過剰または浮腫が強い創面にはブクラデシンナトリウムの使用を推奨する。

| 推奨度 1A | 【滲出液が適正～少ない創面】
トラフェルミン，プロスタグランジン E_1，トレチノイントコフェリル |

| 推奨度 1A | 【滲出液が過剰または浮腫が強い創面】
ブクラデシンナトリウム |

● 解説
- トラフェルミン（basic fibroblast growth factor；bFGF）に関しては，ランダム化比較試験が2編[174)175)]あり，エビデンスレベルⅡであった。しかし，プロスタグランディン E_1，ブクラデシンナトリウム，トレチノイントコフェリルに関しては症例報告[176)～179)]しかなくエビデンスレベルⅤに留まる。しかしながら，糖尿病性潰瘍と同様の慢性皮膚創傷である褥瘡のガイドラインにおいては，これら3製剤はトラフェルミンと同等の推奨度を得ていることから，トラフェルミンと同様に推奨度1Aとした。なお，塩化リゾチーム，アルミニウムクロロヒドロキシアラントイネート（アルクロキサ），ポビドンヨード・シュガーなどの報告は更に少ないので推奨していないが，それらの糖尿病性潰瘍に対する使用を否定するものではない。
- トラフェルミンは血管新生作用，肉芽形成促進作用等によって創傷治癒を促進する[180)]。創傷治癒効果は強いが，スプレータイプのため単剤では創部の湿潤環境を維持しにくいので，他の外用薬やドレッシング材などを併用するとよい[181)]。また，トラフェルミンはスプレータイプとして発売されており，局所濃度が有効性に大きく作用する薬剤であることから，外来通院による糖尿病性潰瘍患者に投与する場合，使用法を十分理解させる必要がある。さらに，湿潤環境を維持するために，白色ワセリンなどの油性基材軟膏などと併用することが必要である。近年ではトラフェルミンは肥厚性瘢痕を来しにくいとする報告もなされていることから，糖尿病性潰瘍患者においてQOL向上も期待できる薬剤である[182)]。
- プロスタグランジン E_1 は皮膚血流増加作用[183)]，血管新生促進作用[184)]により，創傷治癒を促進する。また，線維芽細胞にも作用して増殖を促進し，さらに線維芽細胞からのInterleukin（IL）-6を増加させることで，角化細胞の増殖も促進する。油脂性のプラスチベースが基剤として用いられているので，滲出液量が適正～少ない創に適しているが，反対に滲出液の多い創面や浮腫の強い創面には向かない。
- トレチノイントコフェリルは線維芽細胞の遊走能亢進作用，細胞遊走促進作用，細胞

増殖促進作用などにより肉芽形成促進作用および血管新生促進作用を発揮する。基剤が水分を70％含む乳剤性基剤を用いるため，乾燥傾向の強い創面に適しているが，滲出液の多い創面や浮腫の強い創面には向かない。十分に創面性状を評価したうえで用いるべきである。

- ブクラデシンナトリウムは局所血流改善作用，血管新生促進作用，肉芽形成促進作用，表皮形成促進作用などにより創傷治癒を促進する[185]。基剤のマクロゴールは吸湿性のため滲出液過多の創面や浮腫の強い創面に使用するのがよい。一方，滲出液の少ない創ではかえって乾燥するので注意が必要である。
- 糖尿病性潰瘍の外用療法は，糖尿病性潰瘍に特化したランダム化比較試験あるいは非ランダム化比較試験は少なく，慢性創傷の処置に準ずるのが妥当である[186]。
- 近年，創傷治療における各種増殖因子や遺伝子治療の効果が注目されてきており，糖尿病性潰瘍治療において platelet derived growth factor（PDGF）や epidermal growth factor（EGF）ではエビデンスレベルの高い報告が存在する[187]。PDGFは米国においては既に糖尿病性潰瘍に対し臨床応用されているが，両剤はわが国では未承認である[188]。

【文献】

174) Uchi H, Igarashi A, Urabe K, et al: Clinical efficacy of basic fibroblast growth factor（bFGF）for diabetic ulcer, *Eur J Dermatol*, 2009；19：461-468.（エビデンスレベル Ⅱ）
175) Richard JL, Parer-Richard C, Daures JP, et al: Effect of topical basic fibroblast growth factor on the healing of chronic diabetic neuropathic ulcer of the foot. A pilot, randomized, double-blind, placebo-controlled study, *Diabetes Care*, 1995；18：64-69.（エビデンスレベル Ⅱ）
176) 川原　繁：糖尿病性足潰瘍に対する局所処置の実際, *Angiology Frontier*, 2008；7：30-35.（エビデンスレベル Ⅵ）
177) 藤井恭子, 大和田愛, 林　祐司：腱露出にもかかわらずフィブラストスプレーとプロスタンディン軟膏による閉鎖療法により治癒しえた糖尿病性足背潰瘍の1例, 新薬と臨床, 2005；42：977-979.（エビデンスレベル Ⅴ）
178) 岸本三郎, 若林俊治, 小林和夫ほか：各種皮膚潰瘍に対する Dibutyryl Cyclic AMP の応用, 皮膚紀要, 1989；84：127-139.（エビデンスレベル Ⅴ）
179) 秋山正基：糖尿病性神経障害と足の疣状病変, *MB Derma*, 2004；85：25-29.（エビデンスレベル Ⅴ）
180) Okumura M, Okuda T, Nakamura T, Yajima M: Acceleration of wound heeling in diabetic mice by basic fibroblast growth factor, *Biol Pharm Bull*, 1996；19：530-535.
181) 日本褥瘡学会「褥瘡予防・管理ガイドライン」策定委員会：Gをgにする　肉芽形成の促進, Sをsにする　創の縮小, 褥瘡予防・管理ガイドライン, 東京, 照林社：2009；114-125.
182) Akita S, Akino K, Imaizumi T, Hirano A: A basic fibroblast growth factor improved the quality of skin grafting in burn patients, *Burns*, 2005；31：855-858.（エビデンスレベル Ⅴ）
183) 白地孝光, 松本亮二, 松本範人ほか：各種実験的創傷モデルにおけるプロスタグランディン・α-シクロデキストリン包接化合物（PGE1・CD）含有軟膏の効果, 西日皮, 1994；53：499-507.
184) Matsumoto R: Effect of PO-41483-α-CD, a prostacyclin analog, on a clamp-induced endothelial injury in rats, *Life Science*, 1994；53：893-900.
185) Iwasaki T, Chen JD, Kim JP, Wynn KC, Woodley DT: Dibutyryl cyclic AMP modulates keratinocyte migration without alteration of integrin expression, *J Invest Dermatol*, 1994；102：891-897.
186) Bergin SM: Silver based wound dressings and topical agents for treating diabetic foot ulcers, *Cochrane Databasesyst Rev*, 2006；25：CD005082.
187) Tiaka EK, Papanas N, Manolakis AC, Georgiadis GS: Epidermal growth factor in the treatment of diabetic foot ulcers: an update, *Perspect Vasc Surg Endovasc Ther*, 2012；24：37-44.

188) Jaiswal SS, Gambhir RP, Agrawal A, Harish S: Efficacy of topical recombinant human platelet derived growth factor on wound healing in patients with chronic diabetic lower limb ulcers, *Indian J Surg*, 2010 ; 72 : 27-31.

CQ13 感染徴候のない糖尿病性潰瘍に対してどのようなドレッシング材を用いればよいのか？

推奨文 滲出液が適正〜少ない創面にはハイドロコロイド，ハイドロジェル，ポリウレタンフォームの使用を推奨する．滲出液の過剰または浮腫が強い創面にはアルギン酸塩の使用を推奨する．また，滲出液の過剰または浮腫が強い創面にはハイドロファイバー®の使用を提案する．

推奨度	
1A	【滲出液が適正〜少ない創面】 ハイドロコロイド
1B	ハイドロジェル，ポリウレタンフォーム
推奨度 1C	【滲出液の過剰または浮腫が強い創面】 アルギン酸塩
2C	ハイドロファイバー®

● **解説**

・ハイドロコロイドを糖尿病性潰瘍の局所療法に使用し有用であったとするランダム化比較試験が1編[189]あり，エビデンスレベルⅡであるが，症例数は多くなく，他のドレッシング材と比較してハイドロコロイドの有用性は特に高くないとする報告[190]もある．

ハイドロジェルに関するランダム化比較試験が3編[191)〜193)]あり，エビデンスレベルⅡであるが，有効性に関する結論は一定せず，他のドレッシング材と比較してハイドロジェルの有用性は特に高くないとの報告[194]もある．ポリウレタンフォームに関しては2編のランダム化比較試験[195)196)]があり，エビデンスレベルⅡであるが，有効性に関する結論は一定せず，他のドレッシング材と比較してポリウレタンフォームの有用性は高くないとの報告[197]もある．アルギン酸ドレッシングでは銀含有ハイドロファイバー®に比較し深さの改善では劣るとするランダム化比較試験1編[198]と，従来のガーゼドレッシングに比較し治癒期間に差はないとする分析疫学的研究1編[199]があり，エビデンスレベルⅡである．しかしながら，これらのドレッシング材を糖尿病性潰瘍の局所療法に使用した報告はいずれも少ないことから，同様の慢性皮膚創傷である褥瘡のガイドラインの推奨度に準じ，ハイドロコロイドは推奨度1A，ハイドロジェルとポリウレタンフォームは推奨度1B，また，アルギン酸塩を推奨度1Cとした．また，ハイドロファイバー®を糖尿病性潰瘍の局所療法に使用したラン

ダム化比較試験が1編あり，エビデンスレベルⅡ，推奨度を2Cであるが，症例数は少ない。なお，キチン，ハイドロポリマーなどの報告は少ないので推奨していないが，それらの糖尿病性潰瘍に対する使用を否定するものではない。

- 糖尿病性潰瘍においては，局所の感染に十分注意することを前提として，創面および創周囲皮膚の状態や患者の全身状態やドレッシング材自体の特性を考慮しながら，使用するドレッシング材の種類と使用時期を選択する必要がある[200)201)]。また，ドレッシング材が湿潤環境の保持とともに，免荷，局所保護の作用が期待できる。さらに，医療現場の負担も減ずることができるなど有用性も大きい。

- 慢性創傷では密封した創面から得られた滲出液が細胞増殖を阻害するという報告がある[202)]。Wound bed preparationとはあくまで適切な滲出液の制御による治療法であり，その理論と実際を熟知した上で，糖尿病性潰瘍治療に用いるべきである。

- ハイドロコロイドは創部に固着することなく湿潤環境を維持する。創部の乾燥によって生じる痂皮の形成を防ぐ。創部の湿潤環境によって表皮細胞の遊走を促進し，治癒を促す[203)]。また，ハイドロコロイドは，露出した神経末端が空気に曝されることを防ぐ。これによって，浅い創傷に特有のヒリヒリする疼痛を軽減する[204)]。

- ハイドロジェルは湿潤環境を維持して肉芽や上皮の形成を促進すると共に，速やかな冷却効果により炎症を抑制することで疼痛を軽減する[205)]。また，透明なので創面の観察が可能である[206)]。

- ポリウレタンフォームは自重の約10倍の滲出液を吸収し，適切な湿潤環境を維持して肉芽や上皮の形成を促進する。ドレッシング材の溶解や剥落による創部での残渣がなく，創面からずれても形成された上皮の剥離を起こしにくい[205)]。

- アルギン酸塩は自重の10～20倍の吸収力がある[205)]。多量の滲出液を吸収しゲル化し，創面に湿潤環境を維持することにより治癒を促進する[206)]。また，創部との接触面でアルギン酸塩中のカルシウムイオンと血液・体液中のナトリウムイオンの交換が起こり，カルシウムイオンは濃度勾配により毛細血管内に拡散する。これにより止血作用が得られる[207)]。ただし，他のドレッシング材と比較して明らかに有効性が高いとする報告はない[208)]。

- ハイドロファイバー®は，自重の約30倍の吸収力がある[205)]。アルギン酸塩の約2倍の水分保持力を持ち，治癒に最適な湿潤環境を長期間維持し，肉芽形成を促進する[205)]。吸収した滲出液の横方向への広がりを抑え，創周囲の健常皮膚の浸軟を防止する[205)]。

- 銀含有ドレッシング材などが新たにわが国で発売され，局所感染を伴う糖尿病性潰瘍にも使用可能であるが，その評価は未だ確立していない[209)210)]。

【文献】

189) Apelqvist J, Larsson J, Stenström A: Topical treatment of necrotic foot ulcers in diabetic patients:a comparative trial of DuoDerm and MeZinc, *Br J Dermatol*, 1990 ; 123 : 787-792.（エビデンスレベル Ⅱ）

190) Dumville JC, Deshpande S, O'Meara S, Speak K: Hydrocolloid dressings for healing diabetic foot

191) d'Hemecourt PA, Smiell JM, Karim MR: Sodium carboxymethyl cellulose aqueous-based gel vs.becaplermin gel in patients with nonhealing lower extremity diabetic ulcers, *Wounds*, 1998；10：69-75.（エビデンスレベル Ⅱ）
192) Jensen JL, Seeley J, Gillin B: Diabetic foot ulcerations. A controlled, randomized comparison of two moist wound healing protocols: Carrasyn Hydrogel Wound dressing and wet-to-moist saline gauze, *Adv Wound Care*, 1998；11：1-4.（エビデンスレベル Ⅱ）
193) Vandeputte J, Gryson L: Clinical trial on the control of diabetic foot infection by an immunomodulating hydrogel containing 65% glycerine, *6th European Conference on Advances in Wound Management*, 1997；50-53.（エビデンスレベル Ⅱ）
194) Dumville JC, O'Meara S, Deshpande S, Speak K: Hydrogel dressings for healing diabetic foot ulcers, *Cochrane Database Syst Rev*, 2013；7：CD009101.
195) Foster AV, Greenhill MT, Edmonds ME: Comparing two dressings in the treatment of diabetic foot ulcers, *J Wound Care*, 1994；3：244-248.（エビデンスレベル Ⅱ）
196) Blackman JD, Senseng D, Quinn L, Mazzone T: Clinical evaluation of a semipermeable polymeric membrane dressing for the treatment of chronic diabetic foot ulcers, *Diabetes Care*, 1994；17：322-325.（エビデンスレベル Ⅲ）
197) Dumville JC, Deshpande S, O'Meara S, Speak K: Foam dressings for healing diabetic foot ulcers, *Cochrane Database Syst Rev*, 2013；8：CD009111.
198) Jude EB, Apelqvist J, Spraul M, Martini J; Silver Dressing Study Group: Prospective randomized controlled study of Hydrofiber dressing containing ionic silver or calcium alginate dressings in non-ischaemic diabetic foot ulcers, *Diabetes Med*, 2007；24：280-288.（エビデンスレベル Ⅱ）
199) Piaggesi A, Baccetti F, Rizzo L, Romanelli M, Navalesi R, Benzi L: Sodium carboxyl-methyl-cellulose dressings in the management of deep ulcerations of diabetic foot, *Diabetes Med*, 2001；18：320-324.（エビデンスレベル Ⅲ）
200) Jeffcoate W, Price P, Phillips C, et al: Randomised controlled trial of the use of three dressing preparations in the management of chronic ulceration of the foot in diabetes, *Health Technol Assess*, 2009；13：1-110.
201) Sasseville D, Tennstedt D, Lachapelle JM: Allergic contact dermatitis from hydrocolloid dressings, *Am J Contact Dermatol*, 1997；8：236-238.
202) Bucalo B, Eaglstein WH, Falanga V: Inhibition of cell proliferation by chronic wound fluid, *Wound Repair Regen*, 1993；1：181-186.
203) Hinman CD, Maibach H: Effect of air exposure and occlusion on experimental human skin wound, *Nature*, 1963；200：377-378.
204) Friedman SJ, Su WP: Management of leg ulcer with hydrocolloid occlusive dressing, *Arch Dermatol*, 1984；120：1329-1336.
205) 美濃良夫：ドレッシング材の使い方，*Visual Dermatology*, 2003；2：546-554.
206) 鈴木茂彦：ドレッシング材による保存的治療，形成外科，2003；46：471-475.
207) 小山久夫，赤松　順，河合勝也ほか：KST-1（アルギン酸 塩繊維）の創傷被覆材としての使用経験，基礎と臨床，1992；26：667-673.
208) Dumville JC, O'Meara S, Deshpande S, Speak K: Alginate dressings for healing diabetic foot ulcers, *Cochrane Database Syst Rev*, 2013；8：CD009110.
209) Storm-Versloot MN, Vos CG, Ubbink DT, Vermeulen H: Topical silver for preventing wound infection, *Cochrane Database Syst Rev*, 2010；8：CD00647.
210) Lo SF, Hayter M, Chang CJ, Hu WY, Lee LL: A systematic review of silver-releasing dressings in the management of infected chronic wounds, *J Clin Nurs*, 2008；17：1973-1985.

CQ14　糖尿病性潰瘍に対して陰圧閉鎖療法は有用か？

推奨文　糖尿病性潰瘍に対して陰圧閉鎖療法を行うことを推奨する。なお，感染がある場合は注意深い観察を要する。

推奨度 1A

- **解説**
  - 陰圧閉鎖療法は褥瘡治療を中心として高い有効性をもたらす治療法として認識されている[211]。陰圧閉鎖療法を糖尿病性潰瘍の局所療法に使用を有用とするランダム化比較試験は3編[212)～214)]あり，エビデンスレベルⅡで推奨度1Aである。
  - 陰圧閉鎖療法は滲出液を排除し，細菌を減少させ，さらに潰瘍部の空間を陰圧で引き寄せることから効果を呈する[215)～221)]。
  - 陰圧の強さに関して，糖尿病性潰瘍に関し特に有用性の高い圧の報告はなく，低圧でも高圧でも効果が期待できる[214]。また，製品による差異はない[222]。
  - 陰圧閉鎖療法については，わが国においても数種の機器が使用可能であるが，現在でも専用機器により治療される症例が存在することが予想される。両者とも創面を陰圧にして加療する基本原則は同じであり，専用機器による陰圧閉鎖療法も医療機器に準じた治療効果が期待できるが，感染の問題もあることから経験を有する医師が適切に使用すべきである。
  - 陰圧閉鎖療法を行った創面から得られた滲出液が細胞増殖を阻害するという報告があり，慢性創傷を長期に渡って密封する治療に関しては十分な注意が必要である[215]。
  - わが国においても外来通院による陰圧閉鎖療法が可能となった。外来診療で使用できる機器は小型であり，外来患者のQOL向上が期待される。

【文献】

211) Dumville JC, Hinchliffe RJ, Cullum N, et al: Negative pressure wound therapy for treating foot wounds in people with diabetes mellitus. *Cochrane Database Syst Rev*, 2013 ; 10 : CD010318.
212) Eginton MT, Brown KR, Seabrook GR, Towne JB, Cambria RA: A prospective randomizedevaluation of negative-pressure wound dressings for diabetic foot wounds. *Ann Vasc Surg*, 2003 ; 17 : 645-649.（エビデンスレベル Ⅱ）
213) Armstrong DG, Lavery LA; Diabetic Foot Study Consortium: Negative pressure wound therapy after partial diabetic foot amputation: a multicentre, randomised controlled trial. *Lancet*, 2005 ; 366 : 1704-1710.（エビデンスレベル Ⅱ）
214) Lavery LA, La Fontaine J, Thakral G, Kim PJ, Bhavan K, Davis KE: Randomized clinical trial to compare negative-pressure wound therapy approaches with low and high pressure, silicone-coated dressing, and polyurethane foam dressing. *Plast Reconstr Surg*, 2014 ; 133 : 722-726.（エビデンスレベル Ⅱ）
215) Andros G, Armstrong DG, Attinger CE, et al: Tucson Expert Consensus. Conference Consensus statement on negative pressure wound therapy (V.A.C. Therapy) for the management of diabetic foot wounds. *Ostomy Wound Manage*, 2006 ; S1-S32.
216) Eneroth M, van Houtum WH: The value of debridement and Vacuum-Assisted Closure (V.A.C.) Therapy in diabetic foot ulcers. *Diabetes Metab Res Rev*, 2008 ; 24 : S76-80.
217) Clare MP, Fitzgibbons TC, McMullen ST, Stice RC, Hayes DF, Henkel L: Experience with the vacuum assisted closure negative pressure technique in the treatment of non-healing diabetic and dysvascular wounds. *Foot Ankle Int*, 2002 ; 23 : 896-901.
218) Bucalo B, Eaglstein WH, Falanga V: Inhibition of cell proliferation by chronic wound fluid. *Wound Repair Regen*, 1993 ; 1 : 181-186.
219) Schintler MV: Negative pressure therapy: theory and practice. *Diabetes Metab Res Rev*, 2012 ; 28 : S72-77.
220) Laney J, Roake J, Lewis DR: Topical negative pressure wound therapy (TNPWT): current practice in New Zealand. *N Z Med J*, 2009 ; 122 : 19-27.
221) Lone AM, Zaroo MI, Laway BA, Pala NA, Bashir SA, Rasool A: Vacuum-assisted closure versus conventional dressings in the management of diabetic foot ulcers: a prospective case-control study. *Diabet Foot Ankle*, 2014 ; 8 : 5.
222) Armstrong DG, Marston WA, Reyzelman AM, Kirsner RS: Comparative effectiveness of

mechanically and electrically powered negative pressure wound therapy devices: a multicenter randomized controlled trial. *Wound Repair Regen*, 2012 ; 20 : 332-341.

CQ15 免荷装具の装着は糖尿病性潰瘍の治療および予防に有用か？

推奨文 免荷装具は圧力分散効果により，圧迫により生じた潰瘍を治癒させるため使用することを提案する。圧迫予防に関しても有効と考えられるため，使用することを選択肢の1つとして推奨する。

推奨度 1A 治療，予防

- **解説**
  - 免荷装具を用いた治療に関しては，有効とするシステマティックレビューが1編[223]あり，エビデンスレベルIで推奨度1Aである。ただし，専門的な装具士が作成するオーダーメイドの装具を用いての治療であり，いずれの医療機関でも対応可能というわけではない。また，予防に関しても，有効とするシステマティックレビューが1編[224]ありエビデンスレベルIで推奨度1Aである。また，その他にもランダム化試験が2編あり，そのうち1つは，足潰瘍の既往がある患者の足底に生じる胼胝についてカスタムメイドの靴とレディメイドの靴とを比較し再発率を追跡調査した結果，カスタムメイド群に有意に再発率が低いという結果であった[234]。もう1編のランダム化比較試験では，足の変形が軽症な患者に治療用靴と通常の靴を履かせたところ，2年後の潰瘍の発生率に有意差を認めなかったとする内容であった[235]。
  - 糖尿病神経障害により足変形や知覚障害を来した患者では，皮膚にかかる圧力の異常によってしばしば足底や足趾に潰瘍が生じる。このため潰瘍に圧を加えないこと，すなわち免荷は神経障害性潰瘍治療の基本である。足趾の変形による圧集中にはシリコン製の除圧装具が市販されており，患者が簡単に入手できるようになっている。簡単な免荷装具としてはインソールを用いるが，下肢をしっかり固定し，できる限り大腿や下腿で体重を支えるようにした装具はさらに大きな効果を有するとされている。
  - Total contact cast（以下，TCCと略，取り外しができないのでいわゆるnon removable castといわれるものの1種）は免荷装具の最もスタンダードな形態でかつ効果的とされている。実際，従来のドレッシング材を用いた治療とTCCを装着した群では，後者の方が有意に創治癒率が高かった[225]とする報告や，fiber glass製のcastとキャンバスシューズとを比較したところ，castの方が有意に早く糖尿病性神経障害による潰瘍が治癒したという報告[226]がみられた。ただTCCは取り外しが不可能で巻きなおしが必要であり，技術的にも作成が難しいことなどから，より簡便に使用できる方法が望ましいとされている。そこで，取り外し式の既製の下肢装具であるremovable cast walkerとその上から速乾性のプラスチックギブスを巻いて固定してTCCにより近い状態としたnon removable castを比較したところ，12週後にお

いて後者の方が，有意に治癒率が高かった[227]とする報告や，removable cast を non removable cast に改造しても TCC と比較して治癒率に差がなかったことから，装着が簡単な前者を推奨するとした報告がみられる[228)229]。あるいは removable cast walker は non removable cast である TCC と治療に関して同等の効果を示した[230]，removable cast walker は TCC よりも前足部の免荷に優れているとする報告[231]などもみられる。その一方で，TCC と custom-made temporary footwear では潰瘍治癒率に差がなかったとする報告[232]や TCC と removable cast walker および half shoe タイプの装具を比較したところ，TCC の方が早く治癒したとする報告[233]も見受けられる。

【文献】

223) Mason J, O'keeffe C, Hutchinson A, et al: A systematic review of foot ulcer in patients with type 2 diabetes mellitus. II Treatment, *Diabet Med*, 1999 ; 16 : 889-909.（エビデンスレベル I）
224) Mason J, O'keeffe C, Hutchinson A, et al: A systematic review of foot ulcer in patients with type 2 diabetes mellitus. I: Prevention, *Diabet Med*, 1999 ; 16 : 801-812.（エビデンスレベル I）
225) Mueller MJ, Diamond JE, Sinacore DR, et al: Total contact casting in treatment of diabetic plantar ulcers. Controlled clinical trial, *Diabetes Care*, 1989 ; 12 : 384-388.（エビデンスレベル II）
226) Caravaggi C, Faglia E, De Giglio R, et al: Effectiveness and safety of a nonremovable fiberglass off-bearing cast versus a therapeutic shoe in the treatment of neuropathic ulcers: a randomized study, *Diabetes Care*, 2000 ; 23 : 1746-1751.（エビデンスレベル II）
227) Armstrong DG, Lavery LA, Wu S, et al: Evaluation of removable and irremovable cast walkers in the healing of diabetic foot wounds: a randomized controlled trial, *Diabetes Care*, 2005 ; 28 : 551-554.（エビデンスレベル II）
228) Katz IA, Harlan A, Miranda-Palma B, et al: A randomized trial of two irremovable off-loading devices in the management of plantar neuropathic diabetic foot ulcers, *Diabetes Care*, 2005 ; 28 : 555-559.（エビデンスレベル II）
229) Piaggesi A, Macchiarini R, Rizzo L, et al: An off-the-shelf instant contact casting device for the management of diabetic ulcers: a randomized prospective trial versus traditional fiberglass cast, *Diabetes Care*, 2007 ; 30 : 586-590.（エビデンスレベル II）
230) Faglia E, Caravaggi C, Clerici G, et al: Effectiveness of removable walker cast versus nonremovable fiberglass off-bearing cast in the healing of diabetic plantar foot ulcer: a randomized controlled trial, *Diabetes Care*, 2010 ; 33, 1419-1423.（エビデンスレベル II）
231) Gutekunst DJ, Hastings MK, Bohnert KL, et al: Removable cast walker boots yield greater forefoot off-loading than total contact casts, *Clin Biomech*（Bristol, Avon）, 2011 ; 26 : 649-654.（エビデンスレベル II）
232) van De Weg FB, van der Windt DA, Vahl AC: Wound healing: Total contact cast vs. custommade temporary footwear for patients with diabetic foot ulceration, *Prosthet Orthot Int*, 2008 ; 32 : 3-11.（エビデンスレベル II）
233) Armstrong DG, Nguyen HC, Lavery LA, et al: Off-load-ing the diabetic foot wound: a randomized clinical trial, *Diabetes Care*, 2001 ; 24 : 1019-1022.（エビデンスレベル II）
234) Colagiuri S, Marsden LL, Naidu V, et al: The use of orthotic devices to correct plantar callus in people with diabetes, *Diabetes Res Ciln Prac*, 1995 ; 28 : 29-34.（エビデンスレベル II）
235) Reiber GE, Smith DG, Wallace C, et al: Effect of therapeutic footwear on foot ulceration in patients with diabetes, *JAMA*, 2002 ; 287 : 2552-2558.（エビデンスレベル II）

CQ16	血行障害による糖尿病性潰瘍にはどのような薬物が有用か？

推奨文 抗血栓薬ではダルテパリン，アルガトロバン，塩酸サルポグレラート，シロスタゾールを投与するよう推奨する．血管拡張薬ではプロスタグランディンE_1：Lipo-PGE$_1$，PGE$_1$，ベラプロストナトリウムを投与するよう推奨する．

推奨度 1A	ダルテパリン
1C	アルガトロバン，Lipo-PGE$_1$，PGE$_1$
1D	塩酸サルポグレラート，シロスタゾール，ベラプロストナトリウム

● 解説

- 血行障害性潰瘍に対する治療において，抗血栓薬のダルテパリンはランダム化比較試験[236]で有効性が示されている．エビデンスレベルIIであり推奨度は1Aである．アルガトロバンでは有効とする症例集積研究[237]があり，エビデンスレベルVであり，推奨度は1Cである．塩酸サルポグレラートにおいては，PAD全般で有効とする報告[238]とエキスパートオピニオンのみであり，エビデンスレベルVIとなり，推奨度1Dとした．シロスタゾールは糖尿病性潰瘍に対する検討は無いが，PADに対する治療効果は高く[239]，予防投与により糖尿病性潰瘍の形成を抑制するという報告もあるため[240]，同等に評価し，推奨度1Dとした．

  血管拡張薬では，Lipo-PGE$_1$が有効とする症例集積研究[241]，PGE$_1$においては症例報告があり[242]，エビデンスレベルVで推奨度1Cである．ベラプロストナトリウムは糖尿病性潰瘍に関してはエキスパートオピニオンのみであり，エビデンスレベルVIで，推奨度1Dである．

- 糖尿病性潰瘍では，神経障害に伴う潰瘍と，PADなどの血行障害による潰瘍に大きく分けることができるが，明確な鑑別が困難な症例や，双方が原因となって生じることもある．本項目では薬物療法について抗血栓薬，血管拡張薬の順に記載した．

- 抗血栓薬である低分子ヘパリン（Low-molecular weight heparin；LMWH）のダルテパリンは，足潰瘍がありPADを合併する糖尿病患者でのランダム化比較試験がある[236]．プラセボと比較し有意差をもって治癒率や切断回避率の上昇を認めているが，治癒までの期間は短縮されていない．また，潰瘍に対する効果には触れられていないが，同じ施設で同様なランダム化比較試験がなされ[243]，ダルテパリン投与群で皮膚の酸素化の亢進と血栓形成作用の低下がみられている．ただし，わが国での適応症は血液透析における凝固防止，DIC時の使用のみである．

- アルガトロバンは，43名の膠原病や褥瘡，糖尿病などの皮膚潰瘍患者に対して検討されている[237]．血行障害性か神経障害性かの区別はされていないが，糖尿病性潰瘍患者14名に投与され，69％の症例で縮小以上の効果をみとめており，実際の臨床で

- も頻用される。本剤も糖尿病性潰瘍に対して保険適用はない。
- 塩酸サルポグレラートも同様に糖尿病性潰瘍の症例を抽出できないが、有効とするエキスパートオピニオンは多く、頻用される。わが国においては虚血性潰瘍を認める重症慢性動脈閉塞症に対する検討で皮膚潰瘍の縮小、疼痛・冷感の改善がみられており[238]、PADによる皮膚潰瘍には保険適用がある。
- シロスタゾールにおいては、末梢性の血行障害を有する糖尿病患者に対して平均16カ月、100mg×2/日を投与する群47名と、非投与群31名に分け、足潰瘍の発生率を検討した報告がある[240]。4.25%、35.48%と有意差をもって発生率の低下が示されている。また、糖尿病性潰瘍に限らないPAD患者、177名を対象としたわが国での多施設二重盲検試験において、下腿潰瘍の縮小効果を認めたという報告もみられる[239]。PADに基づく潰瘍に対してのみ保険適用があり、糖尿病性潰瘍に対する検討は少ないが、有効とするエキスパートオピニオンは多い。
- アスピリン、チクロピジンは頻用される薬剤であるが、糖尿病性潰瘍の治療に対する十分な検討はなされていない。
- クロピドグレルは2012年9月に末梢動脈疾患における血栓・塞栓形成の抑制に対して効能追加されたが、糖尿病性潰瘍に対するエビデンスはみられない。
- イコサペント酸エチルは、わが国における臨床試験で閉塞性動脈硬化症患者の80%程度でやや改善以上の効果がみられたとの報告があるが、この試験での基礎疾患は糖尿病に限られていない。
- PG誘導体であるイロプロストではランダム化比較試験がある。投与群では62%で改善し、プラセボでは23.5%と有意差をもって投与群で効果がみられている[244]。しかし、本薬剤は欧米での承認は得られているものの、わが国での薬価収載はない。
- Lipo-PGE_1においては、わが国で血行障害性71名、神経障害性70名、混合性125名の糖尿病性潰瘍を有する患者に対し5〜10μg/日の点滴を4週間行い、それぞれ68.8%、83.6%、65.3%で改善がみられている[241]。神経障害性の潰瘍は主に微小循環障害により生じるため、より太い血管の障害がみられる血行障害性の潰瘍よりも高い効果がみられると考えられる。また、PGE_1においても有効とする症例報告がある[242]。保険適用はLipo-PGE_1では糖尿病性潰瘍に対してみられるが、PGE_1ではPADに基づく潰瘍に限られる。
- PGI_2誘導体であるベラプロストナトリウムでは、PADでの間歇性跛行距離とABIの改善、糖尿病に合併したPAD患者における末梢循環動態改善効果などが報告されている。糖尿病合併PAD患者に対しても有効とする分析疫学的研究[245]と、潰瘍の縮小効果がみられた症例集積研究[246]がある。内服薬であるため頻用されており、有効とするエキスパートオピニオンも多く、PADに伴う潰瘍に保険適用がある。

【文献】

236) Kalani M, Apelqvist J, Blombäck M, et al: Effect of dalteparin on healing chronic foot ulcers in diabetic patients with peripheral arterial occlusive disease: a prospective, randomized, double-

blind, placebo-controlled study. *Diabetes Care*, 2003；26：2575-2580.（エビデンスレベル Ⅱ）
237) 古川福実，瀧川雅浩，白浜茂穂ほか：皮膚潰瘍に対する選択的トロンビン剤（Argatroban）の臨床的検討，皮紀要，1995；90：415-423.（エビデンスレベル Ⅴ）
238) 古川欽一，田辺達三，星野俊一ほか：慢性動脈閉塞症に対する塩酸サルポグレラート（MCI-9042）の治療成績—塩酸チクロピジンとの二重盲検比較試験—，臨医薬，1991；7：1747-1770.
239) 三島好夫，田辺達三，坂口周吉ほか：慢性動脈閉塞症に対するOPC-13013の薬効評価，医学のあゆみ，1986；139：133-158.
240) Franciscis S, Gallelli L, Battaglia L, et al: Cilostazol prevents foot ulcers in diabetic patients with peripheral vascular disease. *Int Wound J*, 2015；12：250-253.（エビデンスレベル Ⅲ）
241) Miyata T, Yamada N, Miyachi Y: Efficacy by ulcer type and safety of lipo-PGE_1 for Japanese patients with diabetic foot ulcers. *J Atheroscler Thromb*, 2010；31：805-816.（エビデンスレベル Ⅴ）
242) 織田一昭，工藤 守，中山秀隆ほか：糖尿病神経障害に基づく知覚障害および糖尿病に合併した下肢潰瘍・壊疽に対するプロスタグランディンE_1（PGE_1）の効果，現代医療，1985；17：1090-1095.（エビデンスレベル Ⅴ）
243) Kalani M, Silveira A, Blombäck M, et al: Beneficial effects of dalteparin on haemostatic function and local tissue oxygenation in patients with diabetes, severe vascular disease and foot ulcers. *Thrombosis Research*, 2007；120：653-661.
244) Müller B, Krais T, Stürzebecher S, Witt W, Schillinger E, Baldus B: Potential therapeutic mechanisms of stable prostacyclin (PGI2)-mimetics in severe peripheral vascular disease. *Biomed Biochim Acta*, 1988；47：S40-44.（エビデンスレベル Ⅱ）
245) 豊田隆謙，及川眞一，佐藤徳太郎ほか：糖尿病合併慢性動脈閉塞性患者に対するベラプロストナトリウム（ドルナー®）の臨床効果，内分泌・糖尿病科，1999；8：104-114.（エビデンスレベル Ⅳb）
246) 石井則久，中嶋 弘，加藤安彦ほか：皮膚潰瘍に対するベラプロストナトリウム（ドルナー）の治療効果の検討，西日皮，1997；59：103-106.（エビデンスレベル Ⅴ）

| CQ17 | 神経障害による糖尿病性潰瘍にはどのような薬物が有用か？ |

推奨文 血管拡張薬であるLipo-PGE_1，PGE_1，ベラプロストナトリウムの投与を行うよう推奨する。抗血栓薬であるダルテパリンの投与を行うよう推奨する。

| 推奨度 1A | Lipo-PGE_1 |

| 1C | PGE_1，ベラプロストナトリウム |

| 1D | ダルテパリン |

● **解説**
- 神経障害性の潰瘍に対して，血管拡張薬のLipo-PGE_1ではランダム化比較試験が2編ある[247)248)]。エビデンスレベルⅡであり推奨度1Aである。PGE_1には症例集積研究がある[249)]。エビデンスレベルⅤであり，推奨度1Cである。ベラプロストナトリウムにはランダム化比較試験が1つある[250)]。エビデンスレベルはⅡであるが，対象が神経障害による潰瘍に限られておらず，保険適用も無いため推奨度1Cとした。抗血栓薬では低分子ヘパリン（low-molecular weight heparin；LMWH）であるダルテパリンでは症例報告があり[251)]，エビデンスレベルはⅤであるが，あまり用いられておらず，保険適用も無いため推奨度1Dとした。

- 血管拡張薬においては，Lipo-PGE$_1$ を用いた検討は多くなされており，プラセボ，PGE1 と比較した試験がある。糖尿病性神経障害もしくは糖尿病性潰瘍のみられる患者のみを選択し，二重盲検ランダム化比較試験を① Lipo-PGE$_1$ 10μg／日②プラセボ③ PGE$_1$ 40μg／日投与の3グループに分けて4週間行い，Lipo-PGE$_1$ 群ではプラセボとは1週目で，PGE$_1$ とは2, 3週目で有意差をもって潰瘍の縮小がみられている[247]。また，糖尿病性神経障害による自発痛，知覚異常，もしくは糖尿病性神経障害を誘因とする皮膚潰瘍，壊死のうち少なくとも一方を有する入院患者に対して，Lipo-PGE$_1$ と PGE$_1$ を4週間投与した多施設ランダム化比較試験もみられる[248]。潰瘍，壊疽を有する症例はそれぞれ27名，24名で，最終改善度は Lipo-PGE$_1$ が PGE$_1$ より有意に優れ，潰瘍の縮小率も Lipo-PGE$_1$ で高い。プラセボを対照とした検討でも，皮膚潰瘍の改善率は投与群69％，プラセボ群32％と有意差がみられる[252]。また，神経障害性，血行障害性の成因別に Lipo-PGE$_1$ による改善率を検討した報告では，神経障害性の潰瘍において83.6％と有意差をもって，血行障害性の潰瘍より効果を認める[253]。その他，神経障害を伴う糖尿病性潰瘍4例に投与し有効[254]など多数の症例報告もある。本剤の保険適用は慢性動脈閉塞症などの PAD や，SSc, SLE に伴う潰瘍，糖尿病性潰瘍である。

- PGE$_1$ においては，糖尿病性神経障害に伴う潰瘍11例に対し，20〜80μg／日を点滴し，有効以上の改善率は73％という症例集積研究がある[249]。本剤の適応症は PAD に伴う潰瘍にのみである。

- ベラプロストナトリウムにおいては PAD を伴わない糖尿病性潰瘍患者50名に対するランダム化比較試験がある。60〜120μg／日，6週間の投与により，治癒率は投与群48％と比べコントロール群8％と有意差をもって高い[250]。ただし，PGE$_1$ と同様，糖尿病性潰瘍に対する保険適用はない。

- 抗血栓薬では，ダルテパリン（2,500単位）を末梢神経障害や末梢動脈閉塞性疾患を合併する糖尿病性潰瘍患者10名に8週間投与し，8名で潰瘍の範囲の減少を認め，うち4名で治癒している。しかし，成因として末梢神経障害性と末梢動脈閉塞性の明確な区別はされておらず，症例数も少ない[251]。わが国での保険適用は血液透析における凝固防止，DIC 時の使用のみである。

【文献】

247) Toyama T, Hirata Y, Ikeda Y, Matsuoka K, Sakuma A, Mizushima Y: Lipo-PGE$_1$, a new lipidencapsulated preparation of prostaglandin E$_1$: placebo-and prostaglandin E$_1$-controlled multicenter trials in patients with diabetic neuropathy and leg ulcers, *Prostaglandins*, 1993 ; 46 : 453-468.（エビデンスレベル II）
248) 平田幸正，池田義雄，松岡健平，田中恒男：Lipo PGE$_1$ 注の糖尿病性神経障害および皮膚潰瘍・壊疽に対する臨床評価—多施設共同による既存の PGE$_1$ 製剤との比較試験—，臨床成人病，1987 ; 17 : 161-181.（エビデンスレベル II）
249) 織田一昭，工藤 守，中山秀隆，中川昌一：糖尿病神経障害に基づく知覚障害および糖尿病に合併した下肢潰瘍・壊疽に対するプロスタグランディン E$_1$（PGE$_1$）の効果，現代医療，1985 ; 17 : 1090-1095.（エビデンスレベル V）
250) Awsakulsuthi S, Punpho K, Mamon J, Baikrut P, Yingchoorod P: Beraprost sodium for chronic

diabetic foot ulcer: a randomized controlled trial in thammasat university hospital, *Ann Vasc Dis*, 2014；7：40-45.（エビデンスレベル Ⅱ）
251）Jörneskog G, Brismar K, Fagrell B: Low molecular weight heparin seems to improve local capillary circulation and healing of chronic foot ulcers in diabetic patients, *Vasa*, 1993；22：137-142.（エビデンスレベル Ⅴ）
252）豊田隆謙，池田義雄，松岡健平，佐久間　昭：Lipo PGE$_1$の糖尿病性神経障害および皮膚潰瘍に対する臨床評価─多施設共同によるplaceboとの二重盲検群間比較試験─，医学のあゆみ，1990；155：749-769.（エビデンスレベル Ⅲ）
253）Miyata T, Yamada N, Miyachi Y: Efficacy by ulcer type and safety of lipo-PGE$_1$ for Japanese patients with diabetic foot ulcers, *J Atheroscler Thromb*, 2010；31：805-816.（エビデンスレベル Ⅴ）
254）西村葉一郎，井上　康，佐々木輝昌ほか：糖尿病性壊疽・潰瘍におけるLipo PGE$_1$の使用経験，新薬と臨床，1997；46：357-363.（エビデンスレベル Ⅴ）

CQ18 糖尿病性神経障害に対してはどのような薬剤が有用か？

推奨文
糖尿病性神経障害のなかで，有痛性糖尿病性神経障害に対しては，三環系抗うつ薬であるアミトリプチリン塩酸塩，ノルトリプチリン，セロトニン・ノルアドレナリン再取り込み阻害薬（serotonin noradrenalin reuptake inhibitor；SNRI）であるデュロキセチンや，Caチャネルα2δリガンドであるガバペンチン，プレガバリン，抗不整脈薬であるメキシレチンの投与を行うよう推奨する。糖尿病性神経障害全般に対しては，エパルレスタットの投与を選択肢の1つとして提案する。

推奨度 1A
【有痛性糖尿病性神経障害】
アミトリプチリン塩酸塩，デュロキセチン，ガバペンチン，プレガバリン，メキシレチン

1B
ノルトリプチリン

推奨度 2A
【糖尿病性神経障害】
エパルレスタット

● 解説
・有痛性糖尿病性神経障害に対して，アミトリプチリン塩酸塩が有効であるとするシステマティックレビュー[255]，ランダム化比較試験[256]がある。エビデンスレベルはそれぞれⅠ，Ⅱであり推奨度1Aである。ノルトリプチリンには効果がアミトリプチリンと同等とする非ランダム化比較試験があり[257]，エビデンスレベルⅢで推奨度1Bである。デュロキセチンではランダム化比較試験[258]があり，エビデンスレベルⅡで推奨度1Aである。ガバペンチンではランダム化比較試験が1編[259]，プレガバリンはランダム化比較試験が2編[260][261]あり，いずれもエビデンスレベルⅠで推奨度1Aである。メキシレチン塩酸塩ではランダム化比較試験[262]とメタアナリシス[263]があり，エビデンスレベルⅠで推奨度1Aである。

・糖尿病性神経障害に対して，エパルレスタットにおいてはシステマティックレビュー

が 2 編[264)265)]あり，エビデンスレベル I であるが，プラセボと比較して治療効果に有意差はみられない。また，エビデンスレベル I のメタアナリシスもあるが[266)]，評価するパラメーターにより効果判定が異なるとされており，推奨度 2A とした。

- 糖尿病性神経障害は合併症のなかで最も高頻度にみられる。主要な病型は糖尿病多発神経障害であり，感覚・自律神経性多発神経障害，有痛性糖尿病性神経障害が含まれる。有痛性糖尿病性神経障害は，神経障害性疼痛がその主要な要因となる。疼痛は神経の変性により生じ，帯状疱疹後神経痛など他のさまざまな疾患においてもみられる。また，有痛性糖尿病性神経障害に対しては，わが国で神経障害性疼痛薬物療法ガイドラインが作成されている。

- アミトリプチリン塩酸塩は抗うつ薬で，下降性疼痛抑制系を賦活化して効果を発揮する。神経障害性疼痛全体に対するシステマティックレビューにおいてもその有用性は示されており[255)]，糖尿病での神経障害性疼痛に対して，プラセボと比較した二重盲検ランダム化比較試験でも有意差をもって疼痛の軽減がみられている[256)]。また，同じ三環系抗うつ薬であるノリトルプチリンは，同等の鎮痛効果がみられ，かつ抗コリン作用などの副作用も少ないため，高齢者においてはより推奨されている[257)]。ただし，アミトリプチリン塩酸塩，ノリトリプチリンとも神経障害性疼痛に対する保険適用はない。

- SNRI であるデュロキセチンの作用機序は三環系抗うつ薬と同様に下降性疼痛抑制系の賦活作用による。60 mg／日，120 mg／日の投与にて，プラセボと比較し有意に疼痛スコアは減少し，60 mg／日では，1 回投与と同様に 2 回分割投与でも効果がみられ，かつ副作用も減少するとの報告がある[258)]。本剤は 2012 年 2 月に糖尿病性神経障害に伴う疼痛に対して効能追加がなされている。

- ガバペンチン，プレガバリンは電位依存性 Ca チャネルの $\alpha 2\delta$ サブユニットと結合することにより興奮性神経伝達物質の遊離を抑制する。両剤は類縁化合物であり，同様の作用機序を有するが，プレガバリンの方が $\alpha 2\delta$ サブユニットとの親和性が強く，投与回数も少なくて済む。ガバペンチンにおいては，165 名の患者に二重盲検ランダム化比較試験が行われ，プラセボと比べて有意差をもって疼痛，QOL も改善するという報告がある[259)]。プレガバリンも同様にランダム化比較試験にて有効性が確認されており[260)261)]，過去に他剤で効果がみられなかった難治例においても疼痛の軽減を認めている[267)]。プレガバリンは 2013 年 2 月からわが国で中枢性を含めた神経障害性疼痛への保険適用が得られている。しかし，ガバペンチンの適応症は抗てんかん薬で十分な効果がみられないてんかん患者の部分発作に対しての併用療法のみとなっている。

- メキシレチン塩酸塩は抗不整脈薬であり，作用機序はナトリウムチャネルの遮断による。わが国で行われた二重盲検ランダム化比較試験では，300 mg／日の投与により，自発痛，しびれ感などの自覚症状がプラセボと比べて有意に軽減している[262)]。また，メタアナリシスにおいてもその有用性が示されている[263)]。本剤は糖尿病性神経障害に伴う自覚症状の改善に対して保険適用がある。

- オキシコドン，トラマドールなどのオピオイドは鎮痛効果が高いものの，忍容性の面で問題があり，難治例での投与を考慮する。
- 多発性神経障害のなかで，感覚障害の成因には代謝異常，血流の低下，神経再生障害など多因子の関与が示唆されている。中でもポリオール代謝異常は最も重要な成因となり，高血糖状態ではアルドース還元酵素が活性化し，ポリオール代謝経路の亢進が起こる。
- アルドース還元酵素阻害剤（ARI）における全般的な評価では，多発性神経障害に対して投与した場合，プラセボと比較し治療効果に有意差がないというシステマティックレビューが2編ある[264)265)]。また，メタアナリシスでは，正中運動神経伝達速度（NCV）に関してはコントロール群と比べて改善が得られているものの，他のパラメーターでは有意差がなく，短期間の検討では評価は難しいとしている[266)]。
- わが国で承認されているエパルレスタットは，最も多くの報告がある。神経障害発症の早期に投与すれば自律神経機能回復に対しては有効だが，運動，感覚神経障害には無効とするランダム化比較試験や[268)]，血糖値のコントロールがよく，細小血管障害が軽度な症例であれば神経障害の進行を遅らせ，症状を軽快させるというランダム化比較試験がみられる[269)]。また，下肢しびれ感，感覚異常，冷感が有意に改善し，自覚症状，神経機能の改善がみられたとの報告もある[270)271)]。その他，海外も含め分子疫学的研究，記述研究も多くみられ，有効であると考えられる。
- 他にも糖尿病性神経障害に対して試みられている薬剤は多岐にわたり，抗酸化剤であるαリポ酸やL-カルニチンが有効とする報告は多い。また，C-ペプチド，脂溶性ビタミンB1誘導体であるベンフォチアミン，ACE阻害薬であるトランドラプリル，Lipo-PGE$_1$などの有用性も報告されている。

【文献】

255) Saarto T, Wiffen PJ: Antidepressants for neuropathic pain, *Cochrane Database Syst Rev*, 2007 ; 17 : CD005454. （エビデンスレベル I）
256) Vrethem M, Boivie J, Arnqvist H, et al: A comparison of amitriptyline and maprotiline in the treatment of painful polyneuropathy in diabetics and nondiabetics, *Clin J Pain*, 1997 ; 13 : 313-323. （エビデンスレベル II）
257) Gilron I, Watson CP, Cahill CM, et al: Neuropathic pain: A practical guide for the clinician, *CMAJ*, 2006 ; 175 : 265-275. （エビデンスレベル III）
258) Goldstein DJ, Lu Y, Detke MJ, et al: Duloxetine vs. placebo in patients with painful diabetic neuropathy, *Pain*, 2005 ; 116 : 109-118. （エビデンスレベル II）
259) Backonja M, Beydoun A, Edwards KR, et al: Gabapentin for the symptomatic treatment of painful neuropathy in patients with diabetes mellitus: randomized controlled trial, *JAMA*, 1998 ; 280 : 1831-1836. （エビデンスレベル II）
260) Freeman R, Durso-DeCruz E, Emir B: Efficacy, safety, and tolerability of pregabalin treatment for painful diabetic peripheral neuropathy: Findings from seven randomized controlled traials acrsoss a range of doses, *Diabetes Care*, 2008 ; 31 : 1448-1454. （エビデンスレベル II）
261) Satoh J, Yagihashi S, Baba M, et al: Efficacy and safety of pregabalin for treating neuropathic pain associated with diabetic peripheral neuropathy: A 14-week, randomized, double-blind, placebo-controlled trial, *Diabet Med*, 2011 ; 28 : 109-116. （エビデンスレベル II）
262) 松岡健平，平田幸正，金澤康徳ほか：塩酸メキシレチン（MX-PDN）の糖尿病神経障害に対する二重盲検比較試験，医薬と薬学，1997 ; 38 : 729-757. （エビデンスレベル II）
263) Tremont-Lukats IW, Challapalli V, McNicol ED, et al: Systemic administration of local anesthetics

to relieve neuropathic pain: a systematic review and meta-analysis. *Anesth Analg*, 2005 ; 101 : 1738-1749.（エビデンスレベル I）
264) Chalk C, Benstead TJ, Moore F: Aldose reductase inhibitors for the treatment of diabetic polyneuropathy. *Cochrane Database Syst Rev*, 2007 : CD004572.（エビデンスレベル I）
265) Airey M, Bennett C, Nicolucci A, et al: Aldose reductase inhibitors for the prevention and treatment of diabetic peripheral neuropathy. *Cochrane Database Syst Rev*, 1996 ; CD002182.（エビデンスレベル I）
266) Nicolucci A, Carinci F, Cavaliere D, et al: A meta-analysis of trials on aldose reductase inhibitors in diabetic peripheral neuropathy. The Italian Study Group. The St. Vincent Declaration. *Diabet Med*, 1996 ; 13 : 1007-1008.（エビデンスレベル I）
267) Raskin P, Huffman C, Toth C, et al: Pregabalin in patients with inadequately treated painful diabetic peripheral neuropathy: a randomized withdrawal trial. *Clin J Pain*, 2013.［Epub ahead of print］（エビデンスレベル II）
268) Nakayama M, Nakamura J, Hamada Y, et al: Aldose reductase inhibition ameliorates papillary light reflex and F-wave latency in patients with mild diabetic neuropathy. *Diabetes Care*, 2001 : 24 : 1093-1098.（エビデンスレベル II）
269) Hotta N, Akanuma Y, Kawamori R, et al: Long-term clinical effects of epalrestat, an aldose reductase inhibitor, on diabetic peripheral neuropathy: the 3-year, multicenter, comparative Aldose Reductase Inhibitor-Diabetes Complications Trial. *Diabetes Care*, 2006 ; 29 : 1538-1544.（エビデンスレベル II）
270) 中島寿樹, 福井道明, 出口雅子ほか：糖尿病性神経障害に対するアルドース還元酵素阻害剤（エパルレスタット）の効果, 2群間クロスオーバー比較試験による検討. 糖尿病, 2005 ; 48 : 601-606.（エビデンスレベル III）
271) 松岡 孝, 青山 雅, 姫井 孟：糖尿病性末梢神経障害の自他覚所見に対するアルドース還元酵素阻害剤の効果. 糖尿病合併症, 2000 ; 15 : 48-54.（エビデンスレベル III）

CQ19 血糖コントロールは糖尿病性潰瘍の治癒率向上に有用か？

推奨文 局所の創傷治癒阻害因子が減少し創傷治癒機転改善につながることから, 血糖コントロールを行うことを推奨する。

推奨度 1C

● 解説
- 糖尿病性潰瘍の治癒率向上に対する血糖コントロールの効果に関しては, 治癒率向上に有用とする症例報告が3編[272)〜274)] エキスパートオピニオンが2編[275)276)] ある。エビデンスレベルVおよびVIであり推奨度1Cである。したがって, 原疾患の症状をコントロールすることは局所の創傷治癒阻害因子の減少につながると考えられる。
- 糖尿病性潰瘍患者における血糖コントロールの潰瘍治癒に関する検討は症例報告やエキスパートオピニオンが多数を占めており, エビデンスレベルは高くないが, 諸外国のガイドラインでも推奨されている。糖尿病性潰瘍の形成にはさまざまな創傷治癒阻害因子が関与し, 血糖コントロールを行うことで, これらの創傷治癒阻害因子の減少による創傷治癒機転の改善が図られると考えられる[277)〜281)]。

文献

272) Rai NK, Suryabhan, Ansari M, Kumar M, Shukla VK, Tripathi K: Effect of glycaemic control on apoptosis in diabetic wounds. *J Wound Care*, 2005 ; 14 : 277-281.（エビデンスレベル V）

273) Glasser J, Barth A: Diabetic wound healing and the case for supplemental treatment with topical insulin, *J Foot Surg*, 1982 ; 21 : 117-121.（エビデンスレベル V）
274) Duckworth WC, Fawcett J, Reddy S, Page JC: Insulin-degrading activity in wound fluid, *J Clin Endocrinol Metab*, 2004 ; 89 : 847-851.（エビデンスレベル V）
275) Vuorisalo S, Venermo M, Lepäntalo M: Treatment of diabetic foot ulcers, *J Cardiovasc Surg (Torino)*, 2009 ; 50 : 275-291.（エビデンスレベル VI）
276) Edmonds M: Diabetic foot ulcers: practical treatment recommendations, *Drugs*, 2006 ; 66 : 913-929.（エビデンスレベル VI）
277) Brem H, Sheehan P, Boulton AJ: Protocol for treatment of diabetic foot ulcers, *Am J Surg*, 2004 ; 187 : S1-10.
278) Brem H, Sheehan P, Rosenberg HJ, Schneider JS, Boulton AJ: Evidence-based protocol for diabetic foot ulcers, *Plast Reconstr Surg*, 2006 ; 117 : S193-209.
279) Steed DL, Attinger C, Brem H, et al: Guidelines for the prevention of diabetic ulcers, *Wound Repair Regen*, 2008 ; 16 : 169-174.
280) Beam HA, Parsons JR, Lin SS: The effects of blood glucose control upon fracture healing in the BB Wistar rat with diabetes mellitus, *J Orthop Res*, 2002 ; 20 : 1210-1216.
281) Gandhi A, Beam HA, O'Connor JP, Parsons JR, Lin SS: The effects of local insulin delivery on diabetic fracture healing, *Bone*, 2005 ; 37 : 482-490.

CQ20 糖尿病患者の栄養状態を改善することは糖尿病性潰瘍の治癒を促進するか？

推奨文 栄養に関する専門家による栄養指導を受けながら栄養状態を改善することを推奨する。

推奨度 1B

解説

- 栄養状態と糖尿病性潰瘍の関係に関しては，栄養状態の改善が潰瘍治癒を促進するとする非ランダム化比較試験が1編あり[282]，エビデンスレベルIII で推奨度IBである。
- 一般に潰瘍治療における栄養サポートチーム（NST）の介入は重要とされ，特に糖尿病患者においては専門家による栄養指導が疾患管理上も極めて有益と考えられる。しかしながら，糖尿病性潰瘍患者に特化した栄養と創傷治癒に関する報告はそれほど多くない。
- 糖尿病性潰瘍患者では，潰瘍治療のみの目的で過剰な栄養補給をするべきではない。原疾患治療の為にカロリー制限を行っている患者や，逆に栄養状態が不良で栄養状態改善が必要な患者も存在するため，一様に対処するのではなく，患者の一日血糖の推移をみながら，栄養士を中心とした栄養サポートチーム（NST）による栄養相談を試みるべきである[283)～286)]。

【文献】

282) Bourdel-Marchasson I, Barateau M, Rondeau V, Dequae-Merchadou L, et al: A multi-center trial of the effects of oral nutritional supplementation in critically ill older inpatients. GAGE Group. Groupe Aquitain Geriatrique d'Evaluation, *Nutrition*, 2000 ; 16 : 1-5.（エビデンスレベル III）
283) Lansdown AB: Nutrition 1: a vital consideration in the management of skin wounds, *Br J Nurs*, 2004 ; 13 : S22-28.（エビデンスレベル V）

284) Lansdown AB: Nutrition 2: a vital consideration in the management of skin wounds, *Br J Nurs*, 2004；13：1199-1210.（エビデンスレベル Ⅴ）
285) Himes D: Protein-calorie malnutrition and involuntary weight loss: the role of aggressive nutritional intervention in wound healing, *Ostomy Wound Manage*, 1999；45：46-51, 54-55.
286) Maier HM, Ilich JZ, Kim JS, Spicer MT: Nutrition supplementation for diabetic wound healing: a systematic review of current literature, *Skinmed*, 2013；11：217-224.

CQ21　血液透析を受けていることは糖尿病性潰瘍の発生および治癒遷延因子になりえるか？

推奨文　糖尿病患者では，潰瘍の発生および治癒遷延に血液透析は影響を及ぼしうるので，透析患者では注意して診療にあたることを推奨する。

推奨度 1C

● **解説**

- 透析が糖尿病性潰瘍の発生および治癒遷延因子に関与しているかを分析した報告は，コホート研究5編[287)〜291)]，症例対照研究3編[292)〜294)]あり，エビデンスレベルⅣaで推奨度1Cである。

- 高度の糖尿病性腎障害を伴う患者では透析は生命維持に不可欠のものであり，こういった腎不全患者に対して透析を導入しないわけにはいかない。このため透析の有無に関するランダム化比較試験を行うことは不可能であり，必然的に高いエビデンスレベルの臨床研究結果は得られない。しかし，透析が血管石灰化を進行させることは，よく知られている事実であることから，増悪因子であることに違いはない。また，平成28年度診療報酬改定にあたり，慢性維持透析患者の下肢末梢動脈疾患指導管理加算100点（1月につき）が新設されたという背景からも，透析患者において糖尿病性潰瘍の発生および増悪に関してハイリスクであることを意識することは非常に重要である。

- わが国における透析患者数は右肩上がりに増加し続けており，新規に透析導入になる患者の半数以上が糖尿病腎症によるものである。わが国における透析の95％は血液透析であり，腹膜透析はわずか5％程度であるのに対し，海外では2/3が血液透析で1/3が腹膜透析であるとされている。このため本CQに関する文献では，血液透析のみを対象としたもの，腹膜透析を対象としたもの，両方を合わせたものなど3種類が存在していることに注意が必要である。血液透析は，2〜3日の間に蓄積した全身の老廃物をわずか4時間で除去して入れ替えてしまうのに対し，腹膜透析は，1回30分を1日4回に分けて徐々に行っていくといった違いがある。透析患者における血管の石灰化は，しばしばみられるものである。すなわち透析という医療行為が糖尿病足病変に及ぼす影響は，「間接的な作用として動脈硬化を進展させることが最も大きいと考えられる。

- 重症虚血肢において切断や死亡にいたる危険因子は透析であるという報告（オッズ比8.93)[287)]，透析患者のうち大切断にいたった患者に於ける危険因子は糖尿病であると

した報告（ハザード比7.4）[288]，糖尿病性潰瘍患者における大切断の危険因子は透析であるとした報告（ハザード比2.14）[289] あるいはそれを10年後まで追跡調査した結果，腎不全は予後悪化因子であった報告[290]，末期腎不全のDM患者群の方がそれぞれ単独群よりも潰瘍や下肢切断のリスクが高かった報告[291]，糖尿病性腎症が重症化するほど潰瘍発生率や切断率が高くなるという報告[292]，虚血性潰瘍の危険因子として糖尿病患者で透析を受けている場合を挙げている報告（オッズ比21.58）[293]，糖尿病患者では透析中の皮膚血流量が低下しているという報告[294] などがみられる。それぞれ解析の角度が異なるが，糖尿病患者において透析を受けていることが，虚血性潰瘍の発症やそれの悪化につながる可能性があることを示唆している。

- わが国における新規透析導入患者は，糖尿病性腎症の悪化によるものが最多である。透析患者に多くみられるcalciphylaxisは，皮膚潰瘍を生じ予後不良であることから，最も気をつけておきたい疾患である。しかし，症例数が少ないため，本疾患を合併した糖尿病性潰瘍の疫学的な資料はまだ見当たらない。

【文献】

287) Volaco A, Chantelau E, Richter B, et al: Outcome of critical foot ischaemia in longstanding diabetic patients: a retrospective cohort study in a specialized tertiary care centre, *Vasa*, 2004 ; 33 : 36-41.（エビデンスレベル IVa）
288) Speckman RA, Bedinger MR, Frankenfield DL, et al: Diabetes is the strongest risk factor for lower-extremitiy amputation in new hemodyalysis patients, *Diabetes Care*, 2004 ; 27 : 2198-2203.（エビデンスレベル IVa）
289) Miyajima S, Shirai A, Yamamoto S, et al: Risk factors for major limb amputations in diabetic foot gangrene patients, *Diabet Res Clin Pract*, 2006 ; 71 : 272-279.（エビデンスレベル IVa）
290) Morbach S, Furchert H, Gröblinghoff U, et al: Long-term prognosis of diabetic foot patients and their limbs: amputation and death over the course of a decade, *Diabetes care*, 2012; 35 : 2021-2027.（エビデンスレベル IVa）
291) Orimoto Y, Ohta T, Ishibashi H, et al: The prognosis of patients on hemodialysis with foot lesions, *J Vasc Surg*, 2013 ; 58 : 1291-1299.（エビデンスレベル IVa）
292) Schleiffer T, Holken H, Brass H: Morbidity in 565 type 2 diabetic patients according to stage of nephropathy, *J Diabetes Complications*, 1998 ; 12 : 103-109.（エビデンスレベル IVb）
293) Yasuhara H, Naka S, Yanagie H, et al: Influence of diabetes on persistant non healing ischemic foot ulcer in end-stage renal disease, *World J Surg*, 2002 ; 26 : 1360-1364.（エビデンスレベル IVb）
294) Beckert S, Sundermann K, Wolf S, et al: Haemodialysis is associated with changes in cutaneous microcirculation, *Diabet Med*, 2009 ; 26 : 89-92.（エビデンスレベル IVb）

6 他の治療法の選択，再発予防

CQ22 高圧酸素療法（hyperbaric oxygen therapy）は糖尿病性潰瘍に有用か？

推奨文　糖尿病性潰瘍に対し高圧酸素療法を行うことを推奨する。ただし，この設備を有する施設，機関はそれほど多くない。

推奨度 1A

● 解説
- 高圧酸素療法の糖尿病性潰瘍に関するシステマティックレビューは7編[295)~301)]あり，エビデンスレベルIで推奨度1Aである。システマティックレビューの内訳では，大切断を回避するのに有用[295)298)]，創治癒に有用[295)]，短期的な効果は期待できるが長期的には効果がない[296)]，感染創に対する有用性はなかった[299)]，虚血肢においても効果がある[301)]など，各システマティックレビューの評価項目に違いがみられた。また，切断率の減少[302)304)305)]や経皮酸素分圧の上昇[304)305)306)]，潰瘍面積の有意な縮小[303)304)]などの有効性，のみならず，創そのものに対する評価ではないが，患者のQOLが改善させたとする報告もあった[308)]。あるいは，最初の2週間は改善をみたが，酸化ストレスがかかっている創では，長期間の効果はみられなかった[307)]とするものもあった。
- 高圧酸素療法の作用機序は，血液中および組織酸素分圧を高めることにより低酸素状態を改善するだけでなく，圧力による浮腫の軽減，また酸素の毒性効果により細菌の増殖が抑制されるなど多岐にわたる。しかし，高圧酸素療法の装置をもつ医療機関は少なく，すべての施設で行える治療ではないこと，また，1回の治療に1時間以上かかること，診療報酬が低いことなどから，わが国での普及率は低い。しかし，海外では局所的に高圧酸素治療が可能な装置が開発されており，有用な治療のひとつと考えられている。
- この治療で禁忌となる対象疾患は未治療の気胸，眼科治療および術後（眼内ガス C_3F_8，SF_6 を使用した場合）である。

【文献】

295) Roeckl-Wiedmann I, Bennett M, Kranke P: Systematic review of hyperbaric oxygen in the management of chronic wounds. *Br J Surg*, 2005 ; 92 : 24-32.（エビデンスレベル I）
296) Kranke P, Bennett M, Roeckl-Wiedmann I, et al: Hyperbaric oxygen therapy for chronic wounds. *Cochrane Library*, 2014.（エビデンスレベル I）
297) Game FL, Hinchliffe RJ, Apelqvist J, et al: A systematic review of interventions to enhance the healing of chronic ulcers of the foot in diabetes. *Diabetes Metab Res Rev*, 2012 ; 1 : S119-141.（エビデンスレベル I）
298) Liu R, Li L, Yang M, Boden G, et al: Systematic review of the effectiveness of hyperbaric oxygenation therapy in the management of chronic diabetic foot ulcers. *Mayo Clin Proc*, 2013 ; 88 : 166-175.（エビデンスレベル I）

299) Peters EJ, Lipsky BA, Berendt AR, et al: A systematic review of the effectiveness of interventions in the management of infection in the diabetic foot, *Diabetes Metab Res Rev*, 2012 ; 1 : S142-162.（エビデンスレベル Ⅰ）
300) Braun LR, Fisk WA, Lev-Tov H, et al: Diabetic foot ulcer: an evidence-based treatment update, *Am J Clin Dermatol*, 2014 ; 3 : 267-281.（エビデンスレベル Ⅰ）
301) Stoekenbroek RM, Santema TB, Legemate DA, et al: Hyperbaric oxygen for the treatment of diabetic foot ulcers: a systematic review, *Eur J Vasc Endovasc Surg*, 2014 ; 47 : 647-655.（エビデンスレベル Ⅰ）
302) Faglia E, Favales F, Aldeghi A, et al: Adjunctive systemic hyperbaric oxygen therapy in treatment of severe prevalenty ischemic diabetic foot ulcer. A randomized study, *Diabetes Care*, 1996 ; 19 : 1338-1343.
303) Kessler L, Bilbault P, Ortega F, et al: Hyperbaric oxygenation accerlates the healing rate of nonischemic chronic diabetic foot ulcers, *Diabetes Care*, 200 ; 26 : 2378-2382.
304) Abidia A, Laden G, Huhan G, et al: The role of hyperbaric oxygen therapy in ischemic diabetic lower extremity ulcers: a double-blind randomized-controlled trial, *Eur J Vasc Endovasc Surg*, 2003 ; 25 : 513-518.
305) Doctor N, Pandya S, Supe A: Hyperbaric oxygen therapy in diabetic foot, *J Postgrad Med*, 1992 ; 38 : 112-114.
306) Löndahl M, Katzman P, Nilsson A, et al: Hyperbaric oxygen therapy facilitates healing of chronic foot ulcers in patients with diabetes, *Diabet Care*, 2010 ; 33 : 998-1003.
307) Ma L, Li P, Shi Z, et al: A prospective, randomized, controlled study of hyperbaric oxygen therapy: effects on healing and oxidative stress of ulcer tissue in patients with a diabetic foot ulcer, *Ostomy Wound Manage*, 2013 ; 59 : 18-24.
308) Löndahl M, Landin-Olsson M, Katzman P: Hyperbaric oxygen therapy improves health-related quality of life in patients with diabetes and chronic foot ulcer, *Diabet Med*, 2011 ; 28 : 186-190.

CQ23　LDLアフェレーシスは糖尿病性潰瘍に有用か？

推奨文　大血管障害を合併した糖尿病性潰瘍において治療効果が期待できるため，LDLアフェレーシスを行うことを推奨する。

推奨度 1C

解説

- LDLアフェレーシスの糖尿病性潰瘍に対する効果に関しては，症例集積研究が2編[309)310)]，症例報告が5編[311)～315)]あり，エビデンスレベルⅤで推奨度1Cである。
- LDLアフェレーシスは，わが国において下肢閉塞性動脈硬化症に対して保険適用されており，その有効性が報告されている。しかしながら国際的な下肢閉塞性動脈硬化症の診断・治療指針であるTASC（Trans-Atlantic Inter-society Consensus）Ⅱには，糖尿病も含めたPAD（peripheral arterial disease）の治療法の1つとして記載がされていない。実際の臨床における有効性の報告としては，症例集積研究[309)310)]や症例報告[311)～315)]が散見される程度である。
- この治療法の原理は，強い陰性荷電を帯びたデキストラン硫酸を吸着リガンドとし，動脈硬化惹起因子のLDLやVLDLなどのリポ蛋白を吸着・除去するものである。ところが，PADに対する奏効機序は，LDLコレステロールの低下作用というよりも，脂質や凝固因子の除去による血液粘度の改善，赤血球変形能の改善がもたらす酸素および栄養運搬能力の向上，治療中に発生するブラジキニンの血管拡張作用によるもの

と考えられている。さらに，近年，NO（nitric oxide），VEGF（vascular endothelial growth factor）およびIGF（insulin-like growth factor）-1などの血管拡張作用をもつ物質の増加や，酸化LDL，ICAM-1（intercellular adhesion molecule-1），高感度CRPやP-selectin，といった炎症惹起物質の低下あるいは創治癒遷延因子であるMMP（matrix metalloproteinase）-9やTIMP（tissue inhibitor of metalloproteinase）-1，VCAM-1（vascular cell adhesion molecule-1），ET（endothelin）-1低下の報告も相次ぎ，メカニズムの解明がすすんできている。

【文献】

309) Rietzsch H, Panzner I, Selisko T, et al: Heparin-induced extracorporeal LDL precipitation (H.E.L.P) in diabetic foot syndrome-preventive and regenerative potential?, *Horm Metab Res*, 2008 ; 40 : 487-490.（エビデンスレベル Ⅴ）
310) Richter WO, Jahn P, Jung N, et al: Fibrinogen adsorption in the diabetic foot syndrome and peripheral arterial occlusive disease: first clinical experience, *Ther Apher Dial*, 2001 ; 5 : 335-339.（エビデンスレベル Ⅴ）
311) Iizuka T, Takeda H, Inoue H, et al: Clinical trial of low density lipoprotein-apheresis for treatment of diabetic gangrene, *Intern Med*, 1997 ; 36 : 898-902.（エビデンスレベル Ⅴ）
312) Kamimura M, Matsuo M, MiyaharaT, et al: Improvement in artery occlusion by low-density lipoprotein apheresis in a patient with peripheral arterial disease, *Ther Apher Dial*, 2002 ; 6 : 467-470.（エビデンスレベル Ⅴ）
313) 中村晃己，川越佳明，久我由紀子：閉塞性動脈硬化症による難治性皮膚潰瘍に対し，LDLアフェレーシスが著効を示した糖尿病性腎症の1例，済生会吹田病医誌，2003 ; 9 : 75-79.（エビデンスレベル Ⅴ）
314) 井上ひろみ，竹田治代，宮本輝和ほか：糖尿病性足壊疽に対するLDLアフェレーシス治療効果，*Ther Res*, 1997 ; 18 : 205-206.（エビデンスレベル Ⅴ）
315) 成山真一，武川 力，西堀祥晴ほか：重症下肢虚血に対し陰圧閉鎖療法を含む集学的治療を行い大切断を回避した維持血液透析患者の1例，日透析医会誌，2013 ; 46 : 661-666.（エビデンスレベル Ⅴ）

CQ24 糖尿病性潰瘍の発症や悪化の予防に足白癬，足趾爪白癬の治療は有用か？

推奨文 糖尿病性潰瘍の発症や悪化を予防するため，足白癬や足趾爪白癬の治療を行うことを推奨する。

推奨度 1A

● 解説
- 足白癬の治療が糖尿病性潰瘍の発症を予防するかについては，ランダム化比較試験が1編あり[316)]，エビデンスレベルⅡで推奨度1Aである。治療の有無による潰瘍発生率に有意差はみられていないが，HbA1cが高値のコントロール不良例では感染頻度が高く[317)]，足白癬患者では蜂窩織炎を生じやすい[318)]との報告がある。
- 糖尿病患者群と背景を一致させたコントロール群との足白癬，足趾爪白癬の保有率を検討した報告では，糖尿病患者においてはそれぞれ46.7％，53.3％とコントロール群に比べ保有率が有意に高い[319)]。また，足病医を受診した糖尿病患者230名を検討し

た報告では，58.3％に足趾爪白癬がみられ，その38.1％ではすべての足趾の爪に認めている[320]。

- 足白癬が糖尿病性潰瘍を助長するというエビデンスの高い報告はないが，1,285名の糖尿病患者で潰瘍病変出現のリスクファクターを検討した報告では，足趾爪白癬の他に，視力障害の合併，足潰瘍の既往，足切断の既往などが挙げられている[321]。
- しかし，足趾爪甲白癬の治療が糖尿病性潰瘍の発症予防となり得るかということに関しては，白癬を伴う糖尿病患者において，抗真菌剤含有ネイルラッカー外用（ciclopirox 8％）を行っても潰瘍の発生頻度に有意な低下はみられないというランダム化比較試験がある[316]。
- ただし，足白癬患者では蜂窩織炎を生じやすいこと[317]，糖尿病性潰瘍の悪化原因の1つとして細菌感染が挙げられていることを考慮すると，白癬の治療を早期に行うことは潰瘍形成の予防に不可欠と考えられる。
- また，爪甲白癬においては，爪甲の肥厚を伴うことが多く，周囲の皮膚への傷害，負荷を高める原因ともなる。視力や筋力が低下し自分で足の爪を切ることが困難な糖尿病患者では，定期的に皮膚科外来やフットケア外来を受診することが望ましい。

【文献】

316) Armstrong DG, Holtz K, Wu S: Can the use of a topical antifungal nail lacquer reduce risk for diabetic foot ulceration? Results from a randomized controlled pilot study, Int Wound J, 2005 ; 2 : 166-170. （エビデンスレベル II）
317) Eckhard M, Lengler A, Liersch J, et al: Fungal foot infection in patients with diabetes mellitus. results of two independent investigations, Mycosis, 2007 ; 50 : 14-19.
318) Bristow IR, Spruce MC: Fungal foot infection, cellulitis and diabetes: a review, Diabet Med, 2009 ; 25 : 548-551.
319) Papini M, Cicoletti M, Fabrizi V, et al : Skin and nail mycoses in patients with diabetic foot, G Ital Dermatol Venereol, 2013 ; 148 : 603-608.
320) Lauterbach S, Kostev K, Becker R: Characteristics of diabetic patients visiting a podiatry practice in Germany, J Wound Care, 2010 ; 19 : 140-144.
321) Bokyo EJ, Ahroni JH, Cohen V, Nelson KM, Heagerty PJ: Prediction of diabetic foot ulcer occurrence using available clinical information; the Seattle Diabetic Foot Study, Diabetes Care, 2006 ; 29 : 1202-1207. （エビデンスレベル IVa）

CQ25 糖尿病性皮膚潰瘍の発症予防に胼胝，鶏眼に対する処置は有用か？

推奨文
推奨度 1A
糖尿病患者において，胼胝，鶏眼の発症予防に努め，削りなどの適切な処置を行うことを推奨する。

●解説
- 足底の胼胝，鶏眼と足潰瘍形成に関してはシステマティックレビューが1編ある[322]。エビデンスレベルIであり推奨度1Aである。なお，不適切な処置によって潰瘍の増

悪を生じることもあり，この文献では鶏眼の治療を行っても潰瘍を生じるリスクは減少しないとしている。

- 糖尿病性潰瘍の形成には足底の局所への集中した荷重が大きな要因であることが知られており，胼胝，鶏眼はその一因となる。糖尿病患者243名を後ろ向きに検討した報告では，38％に胼胝もしくは鶏眼の形成がみられている[323]。また，63名の糖尿病患者を前向きに検討した報告では，潰瘍の既往や胼胝の存在が潰瘍形成の増悪因子となっている[324]。

- 糖尿病患者での胼胝部は，糖尿病非合併例に比べ炎症症状が強くみられ，足潰瘍の発症因子となっていることが示唆されている[325]。

- 治療に関しては，糖尿病患者33名を胼胝のあるグループ，無いグループ，胼胝を除去したグループの3群に分け，足底への荷重，治療の是非を検討した報告がある。胼胝保有群では有意差をもって足底圧の増加がみられ，除去することにより圧が低下するため，治療が推奨されているが[326]，胼胝の治療を行っても潰瘍を生じるリスクは減少しないというシステマティックレビューもみられる[322]。しかし，一般的に推奨されるフットケアを糖尿病性足病変の予防プログラムに基づき継続して行った場合，胼胝から生じる潰瘍を予防できたという報告はみられる[327]。

- また，鶏眼の治療をした後に重篤な足潰瘍と敗血症を続発し，安易な処置は慎むべきとの報告があることからも[328]，医療行為である胼胝や鶏眼に対する削りなどの処置は医師の指導のもとに注意深く行われるべきである。

【文献】

322) Spencer S: Pressure relieving interventions for preventing and treating diabetic foot ulcers. *Cochrane Database of Systematic Reviews*, 2009 ; CD002302. (エビデンスレベル Ⅰ)
323) Formosa C, Gatt A, Chockalingam N: The importance of clinical biochemical assessment of foot deformity and joint mobility in people living with type-2 diabetes within a primary care setting. *Prim Care Diabetes*, 2013 ; 7 : 45-50.
324) Murray HJ, Young MJ, Hollis S, Boulton AJ: The association between callus formation, high pressures and neuropathy in diabetic foot ulceration. *Diabet Med*, 1996 ; 13 : 979-982. (エビデンスレベル Ⅳa)
325) Nishide K, Nagase T, Oba M, et al: Ultrasonographic and thermographic screening for latent inflammation in diabetic foot callus. *Diabetes Res Clin Pract*, 2009 ; 85 : 304-309.
326) Pataky Z, Golay A, Faravel L, et al: The impact of callosities on the magnitude and duration of planter pressure in patients with diabetes mellitus. A callus may cause 18,600 kilograms of excess planter pressure per day. *Diabetes Metab*, 2002 ; 28 : 356-361. (エビデンスレベル Ⅳb)
327) Fujiwara Y, Kishida K, Terao M, et al: Beneficial effects of foot core nursing for people with diabetes mellitus: an uncontrolled before and after intervention study. *J Adv Nurs*, 2011 ; 67 : 1952-1962. (エビデンスレベル Ⅴ)
328) Foster A, Edmonds ME, Das AK, Watkins PJ: Corn cures can damage your feet: an important lesson for diabetic patients. *Diabet Med*, 1989 ; 6 : 818-819.

| CQ26 | 糖尿病性潰瘍患者に対する患者教育（入浴，足浴を含む）は皮膚潰瘍の治療に有用か？ |

推奨文

推奨度 1A

糖尿病教室などの患者教育（自己学習）は治療の一環として有用であり，行うよう推奨する。

● **解説**

- 物理療法などを含めた患者教育の有用性については，システマティックレビューが1編あり[329]，エビデンスレベルⅠで推奨度1Aである。患者教育は糖尿病性潰瘍患者の潰瘍形成を抑制するとの報告は多く[330]~[335]，患者教育は糖尿病性潰瘍患者の下肢切断に関しては，そのリスクを低下させるとの報告がある[336]が，一方で，糖尿病性潰瘍患者に対する患者教育は潰瘍治療に影響しないとするランダム化比較試験[337]もあり，患者教育により潰瘍発生や下肢切断頻度が有意に低下すると結論づけるにはエビデンスとして不十分であるとの見解もある[338]など，糖尿病性潰瘍を有する患者教育に関しての一定の見解は得られていない。

- わが国においては糖尿病患者の疾患理解の為に草の根的な学習の場が多数確保されており，一定の成果を挙げている。糖尿病の管理において，それぞれの医療機関では糖尿病教室などの名称で患者教育が盛んに行われている。糖尿病は日常生活における食事内容のコントロールや適切な運動が疾患コントロールに重要であり，患者教育によって免荷や洗浄方法工夫などによる保清など潰瘍形成抑制や治癒促進のために重要な因子に関して学習する機会が増えると考えられる。また，潰瘍以外の糖尿病の諸症状のコントロールに対する，患者教育の重要性についての報告がある[338]。

- 糖尿病患者には血糖コントロールの正常化とともに足に関する教育が必要である[339]。特に，患者本人もしくは介護者により毎日足を観察させる指導が重要である[340]。

- 糖尿病患者の間でも，温泉などの気候療法は広く行われている。褥瘡患者においては，入浴によって局所の血流量の増加とともに細菌量が減少することが明らかとなっており，教科書的にもスキンケアと位置づけられ，治療の一環として推奨されている。一方で糖尿病性皮膚潰瘍においては，不適切な足浴は感染を誘発する場合もあり禁忌であるとする考え方もあるが，その根拠は明確ではない。糖尿病において，民間療法としての入浴は温泉浴など広く行われている。ただし糖尿病患者は褥瘡患者に比較し活動性が高く，医療従事者によって管理されない入浴の機会も多いと思われる。このような場合には感染の問題のみならず，糖尿病性末梢神経障害による知覚鈍麻に起因した熱傷受傷の可能性が存在する[341][342]。このため適切な入浴とスキンケアに対する指導が行われていることが入浴を推奨する前提条件となる。

- 入浴に関して，足の炭酸浴は血行再建手術を受けた重症虚血肢を伴う糖尿病患者における虚血性潰瘍の形成および拡大を防止するとの報告[343]がある一方，糖尿病患者に対する温熱刺激は正常人に比較し有意に血流量を増加させる現象はみられなかったと

6. 他の治療法の選択，再発予防

する報告もある[344]。

【文献】

329) Valk GD, Kriegsman DM, Assendelft WJ: Patient education for preventing diabetic foot ulceration. A systematic review, *Endocrinol Metab Clin North Am*, 2002 ; 31 : 633-658.（エビデンスレベル I）

330) Lincoln NB, Radford KA, Game FL, Jeffcoate WJ: Education for secondary prevention of foot ulcersin people with diabetes: a randomised controlled trial, *Diabetologia*, 2008 ; 51 : 1954-1961.（エビデンスレベル II）

331) Jbour AS, Jarrah NS, Radaideh AM, et al: Prevalence and predictors of diabetic foot syndrome in type 2 diabetes mellitus in Jordan, *Saudi Med J*, 2003 ; 24 : 761-764.（エビデンスレベル V）

332) Pinzur MS, Slovenkai MP, Trepman E, Shields NN; Diabetes Committee of American Orthopaedic Foot and Ankle Society: Guidelines for diabetic foot care: recommendations endorsed by the Diabetes Committee of the American Orthopaedic Foot and Ankle Society, *Foot Ankle Int*, 2005 ; 26 : 113-119.

333) Singh N, Armstrong DG, Lipsky BA: Preventing foot ulcers in patients with diabetes, *JAMA*, 2005 ; 293 : 217-228.（エビデンスレベル V）

334) Del Aguila MA, Reiber GE, Koepsell TD: How does provider and patient awareness of high-risk status for lower-extremity amputation influence foot-care practice?, *Diabetes Care*, 1994 ; 17 : 1050-1054.（エビデンスレベル V）

335) Bloomgarden ZT, Karmally W, Metzger MJ, et al: Randomized, controlled trial of diabetic patient education: improved knowledge without improved metabolic status, *Diabetes Care*, 1987 ; 10 : 263-272.

336) Reed L, Revel AO, CarterA, Saadi HF, Dunn EV: A clinical trial of chronic care diabetic clinics in general practice in the United Arab Emirates: a preliminary analysis, *Arch Physiol Biochem*, 2001 ; 109 : 272-280.

337) Dorresteijn JA, Kriegsman DM, Assendelft WJ, Valk GD: Patient education for preventing diabetic foot ulceration, *Cochrane Database Syst Rev*, 2014 ; 12 : CD001488.

338) Mash RJ, Rhode H, Zwarenstein M, et al: Effectiveness of a group diabetes education programme in under-served communities in South Africa: a pragmatic cluster randomized controlled trial, *Diabet Med*, 2014 ; 31 : 987-993.

339) 新城孝道：糖尿病と足病変，日医師会誌，2003；130：S278-S281.

340) 上野　孝，竹崎伸一郎，三浦祐里子，川名誠司：糖尿病性壊疽38例の臨床的検討，西日皮，2008；70：67-70.（エビデンスレベル VI）

341) Putz Z, Nadas J, Jermendy G: Severe but preventable foot burn injury in diabetic patients with peripheral neuropathy, *Med Sci Monit*, 2008 ; 14 : S89-91.

342) Balakrishnan C, Pak TP, Meiniger MS: Burns of the neuropathic foot following use of therapeutic footbaths, *Burns*, 1995 ; 21 : 622-623.

343) Petrofsky J, Lohman E 3rd, Lee S, et al: Effects of contrast baths on skin blood flow on the dorsal and plantar foot in people with type 2 diabetes and age-matched controls, *Physiother Theory Pract*, 2007 ; 23 : 189-297.

344) Armstrong DG, Sangalang MB, Jolley D, et al: Cooling the foot to prevent diabetic foot wounds: a proof-of-concept trial, *J Am Podiatr Med Assoc*, 2005 ; 95 : 103-107.

第4章
膠原病・血管炎に伴う皮膚潰瘍
診療ガイドライン

I. 「膠原病・血管炎に伴う皮膚潰瘍」診療ガイドライン策定の背景

　ガイドラインは,「特定の臨床状況において,適切な判断を行うために,医療者と患者を支援する目的で系統的に作成された文書」である。膠原病や血管炎はさまざまな診療科の関与する疾患であるが,皮膚病変の評価および皮膚潰瘍の治療は皮膚科医が中心的な役割を果たしている。日本皮膚科学会では皮膚科の臨床現場に即するよう膠原病・血管炎に伴う皮膚潰瘍の治療に重点を置いた診療ガイドラインを作成した。膠原病や血管炎に伴う皮膚潰瘍は,全身性強皮症を代表に全身性エリテマトーデス（SLE），皮膚筋炎,関節リウマチから,各種血管炎や抗リン脂質抗体症候群まで多種の疾患を背景として生じる。したがって,本ガイドラインを作成するにあたり,これら各々の疾患に応じた診断・治療アプローチが必要と考え,全身性強皮症,SLE，皮膚筋炎,関節リウマチ,血管炎,抗リン脂質 抗体症候群についてそれぞれのアルゴリズムと Clinical question（CQ）を作成した。本ガイドラインの目標は,臨床決断を支援する推奨をエビデンスに基づいて系統的に示すことにより,膠原病・血管炎潰瘍に対する診療の質を向上させるツールとして機能させることである。

II. 第 2 版での主な変更点

　改訂にあたり,SLE と皮膚筋炎をそれぞれの項に独立させるとともに,CQ およびその回答の見直しを行った。

III. 用語の定義

　本ガイドラインでは,わが国の総説および教科書での記載を基に,ガイドライン中で使用する用語を以下の通り定義した。また,一部は日本褥瘡学会用語委員会（委員長：立花隆夫）の用語集より引用し,ガイドライン内での統一性を考慮した。

　外用薬　皮膚を通して,あるいは皮膚病巣に直接加える局所治療に用いる薬剤であり,基剤に各種の主剤を配合して使用するものをいう。

　ドレッシング材　創における湿潤環境形成を目的とした近代的な創傷被覆材をいい,従来の滅菌ガーゼは除く。

　創傷被覆材　創傷被覆材は,ドレッシング材（近代的な創傷被覆材）とガーゼなどの医療材料（古典的な創傷被覆材）に大別される。前者は,湿潤環境を維持して創傷治癒に最適な環境を提供する医療材料であり,創傷の状態や滲出液の量によって使い分ける必要がある。後者は滲出液が少ない場合,創が乾燥し湿潤環境を維持できない。創傷を被覆することにより湿潤環境を維持して創傷治癒に最適な環境を提供する,従来のガーゼ以外の医療材料を創傷被覆材あるいはドレッシング材と呼称することもある。

　外科的治療　手術療法と麻酔薬を用いて行う外科的デブリードマンなどの観血的処

置をいう。

デブリードマン　死滅した組織，成長因子などの創傷治癒促進因子の刺激に応答しなくなった老化した細胞，異物，およびこれらにしばしば伴う細菌感染巣を除去して創を清浄化する治療行為。①閉塞性ドレッシングを用いて自己融解作用を利用する方法，②機械的方法（wet-to-dry dressing 法，高圧洗浄，水治療法，超音波洗浄など），③蛋白分解酵素による方法，④外科的方法，⑤ウジによる生物学的方法などがある。

閉塞性ドレッシング　創を乾燥させないで moist wound healing を期待する被覆法すべてを閉塞性ドレッシングと呼称しており，従来のガーゼドレッシング以外の近代的な創傷被覆材を用いたドレッシングの総称である。

wound bed preparation（創面環境調整）　創傷の治癒を促進するため，創面の環境を整えること。具体的には壊死組織の除去，細菌負荷の軽減，創部の乾燥防止，過剰な滲出液の制御，ポケットや創縁の処理を行う。

moist wound healing（湿潤環境下療法）　創面を湿潤した環境に保持する方法。滲出液に含まれる多核白血球，マクロファージ，酵素，細胞増殖因子などを創面に保持する。自己融解を促進して壊死組織除去に有効であり，また細胞遊走を妨げない環境でもある。

レイノー現象　寒冷や精神的緊張が加わったときに発作性に指趾血管の攣縮が生じ，指趾の境界明瞭な色調変化を来す現象である。典型的には白〜紫〜赤の三相性の変化を生じる。

指趾尖潰瘍　末梢循環障害を主たる基盤として手指や足趾の尖端に生じる皮膚潰瘍である。全身性強皮症で高頻度に出現し，皮膚硬化を欠き全身性強皮症の診断基準を満たさない例でも出現する。通常，疼痛を伴う。

皮膚石灰沈着　SLE，強皮症，皮膚筋炎を含む膠原病患者ではしばしば真皮から皮下の石灰沈着が認められる。一般に，皮膚石灰沈着は，①"metastatic" calcification，②tumoral calcification，③dystrophic calcification，④idiopathic calcification，⑤calciphy-laxis の 5 つに分類できる。①は，血中 Ca，P 濃度の異常を伴うものであり，副甲状腺機能亢進症，悪性腫瘍，いわゆるミルクアルカリ症候群，やビタミン D の過剰摂取による石灰沈着である。②は，稀な家族性疾患で血中 P 濃度の上昇と正常 Ca 値を示し，関節や圧迫を生じる部位に巨大な石灰沈着を生じるものである。③は血中の Ca や P 濃度には特に異常がなく，障害を受けた部位に発生する石灰沈着である。外傷後や感染後に生じることや，SLE，皮膚筋炎，強皮症などの膠原病患者に生じることも多い。四肢や臀部をはじめさまざまな部位に生じる。④は健常人に生じる単発もしくは多発の皮下石灰沈着であり，代謝異常を伴わない。⑤は慢性腎不全に発生する血中 Ca・P 濃度の異常を伴う血管壁の石灰沈着であり，二次的な皮膚の虚血・壊死を伴う。膠原病患者の石灰沈着は全身的な基礎疾患が先行する栄養障害性に分類され，③dystrophic calcification に相当し，組織中での石灰沈着形成機序はいまだ不明な部分も多いが，局所の炎症や血行障害などが原因と考えられている。

深在性エリテマトーデス（ループス脂肪織炎）　深在性エリテマトーデス（lupus

erythematosus profundus；LE profundus）は脂肪織を病変の主座とする LE の一病型とされる。LE panniculitis も同義語であるが，脂肪織炎のみの場合を LE panniculitis，脂肪織炎の上に円板状エリテマトーデスの皮疹を伴う場合に LE profundus として区別している場合もあるので注意が必要である。

PT-INR 値（プロトロンビン時間国際標準比） プロトロンビン時間とは，血漿に組織トロンボプラスチンとカルシウムの混合液を加えて凝固時間を測定し，主として外因性凝固機能を検査する。施設間での差異をなくすため，WHO により国際標準比が提唱された。ワルファリン治療での効果判定で使用されることが多く，数値が高い程，凝固しにくく出血しやすい。

網状皮斑 リベドとも呼ばれる。皮膚の末梢循環障害による一症状で，紫紅色の網目状の斑をいう。大理石様皮膚と livedo reticularis，livedo racemosa がある。大理石様皮膚は一過性で，冷たい外気に触れた際に生じ，暖めると消退する。一種の生理現象といえる。livedo reticularis と livedo racemosa は持続性で，血管の器質的変化により生じる。livedo reticularis は網目状の環が閉じており，livedo racemosa は環が閉じていない。

抗リン脂質抗体 ①IgG または IgM 型の抗カルジオリピン抗体，②IgG または IgM 型カルジオリピン依存性抗β2-グリコプロテインⅠ抗体，③個々の凝固因子の活性を抑制せず，リン脂質依存性に活性化部分トロンボプラスチン時間，希釈ラッセル蛇毒時間，血小板中和法などの血液凝固反応を抑制する免疫グロブリンをループスアンチコアグラントと定義し，国際血栓止血学会のループスアンチコアグラントガイドラインに沿った測定法で検出する。以上3種が一般的に測定される抗リン脂質抗体である。これらの方法で12週の間隔で2回以上証明される時，抗リン脂質抗体症候群と分類する。また，新たな抗リン脂質抗体としてフォスファチジルセリン依存性抗プロトロンビン抗体が注目されている。この抗体は抗リン脂質抗体症候群の臨床症状やループスアンチコアグラントの存在に相関を示し，良質な血漿が必要なループスアンチコアグラントに対してフォスファチジルセリン依存性抗プロトロンビン抗体は血清で測定可能である。

静脈血栓症 静脈内に生じる血栓症であり，発症機序として血液凝固反応が関わっており，赤血球を多く含むフィブリン血栓である。静脈血栓症の皮膚潰瘍の場合は，静脈のうっ滞による皮膚組織の酸素欠乏が原因となるため，潰瘍は浅く，境界不明瞭で，うっ血のため潰瘍底から容易に出血がみられることが多い。

動脈血栓症 動脈内に生じる血栓症であり，発症機序として血小板凝集が関与している。動脈性血栓症による皮膚潰瘍の場合は，動脈の栄養する範囲の皮膚組織の阻血が原因であることから潰瘍は深く，境界明瞭で，潰瘍底からの出血は少ないことが多い。

びらん 基底膜（表皮・真皮境界部，粘膜）を越えない皮膚粘膜の組織欠損で，通常瘢痕を残さずに治癒する。

潰　瘍 基底膜（表皮・真皮境界部，粘膜）を越える皮膚粘膜の組織欠損で，通常瘢痕を残して治癒する。

壊　疽 虚血などの結果，皮膚／皮下組織が壊死性で非可逆性変化に陥った状態である。

Ⅳ. Clinical Question（CQ）のまとめ

表1にCQ，および，それぞれのCQに対する推奨度と推奨文を付す。

表1 Clinical Question のまとめ

Clinical Question	推奨度	推奨文
1. 全身性強皮症（強皮症）に伴う皮膚潰瘍		
CQ1 カルシウム拮抗薬は強皮症の皮膚潰瘍の治療に有用か？	2D	強皮症の皮膚潰瘍におけるカルシウム拮抗薬の有用性を直接に評価した報告はないが，カルシウム拮抗薬はレイノー現象に有用であり，循環障害に起因する潰瘍に対する効果が期待できるため，強皮症の皮膚潰瘍に対する治療の選択肢の1つとして提案する。
CQ2 抗血小板薬は強皮症の皮膚潰瘍の治療に有用か？	2D	強皮症の皮膚潰瘍における抗血小板薬の有用性を直接に評価した報告はないが，抗血小板薬はレイノー現象に有用であり，循環障害に起因する潰瘍に対する効果が期待できるため，強皮症の皮膚潰瘍に対する治療の選択肢の1つとして提案する。
CQ3 プロスタグランジン製剤は強皮症の皮膚潰瘍の治療に有用か？	1C：アルプロスタジル 2B：ベラプロストナトリウム	プロスタグランジンは強皮症の指趾尖潰瘍に対する治療に有用であり，静注製剤（アルプロスタジルなど）の投与を推奨し，内服製剤（ベラプロストナトリウム）の投与は選択肢の1つとして提案する。
CQ4 アンジオテンシン変換酵素阻害薬，アンジオテンシンⅡ受容体拮抗薬は強皮症の皮膚潰瘍の治療に有用か？	2A（投与しないことを提案）	アンジオテンシン変換酵素阻害薬，アンジオテンシンⅡ受容体拮抗薬の強皮症皮膚潰瘍に対する有用性については十分な根拠がないので投与しないことを提案する。
CQ5 抗トロンビン薬は強皮症の皮膚潰瘍の治療に有用か？	1C	強皮症の皮膚潰瘍治療に対し抗トロンビン薬は有用であり，投与することを推奨する。
CQ6 エンドセリン受容体拮抗薬は強皮症の皮膚潰瘍の治療に有用か？	ボセンタン 1A：潰瘍新生抑制 2C：潰瘍治療	エンドセリン受容体拮抗薬であるボセンタンは強皮症の皮膚潰瘍の新生の抑制を目的として，投与することを推奨する。潰瘍縮小にも効果が期待できるため，適応を慎重に考慮しつつ潰瘍治療の選択肢の1つとすることを提案する。
CQ7 ホスホジエステラーゼ5阻害薬は強皮症の皮膚潰瘍の治療に有用か？	2C：シルデナフィル 2D：タダラフィル，バルデナフィル	ホスホジエステラーゼ5阻害薬は強皮症の皮膚潰瘍の治療に有用性が期待されるため，シルデナフィル，タダラフィル，バルデナフィルの投与を選択肢の1つとして提案する。なお，投与に当たっては適応を慎重に検討する必要がある。

CQ	質問	推奨度	解説
CQ8	強皮症患者が，難治性皮膚潰瘍の治療において外科的治療を行うのは有用か？	2C	局所の過剰なデブリードマンなどの外科的治療は潰瘍をさらに拡大させる場合があり十分な注意が必要であるが，保存的治療で軽快しない症例では，外科的治療を選択肢の1つとして提案する。
CQ9	強皮症患者が，難治性皮膚潰瘍や壊疽の治療において指趾切断術を行うのは有用か？	2C（行わないことを提案）	強皮症の皮膚潰瘍の指趾切断術は指の短縮や断端部潰瘍が問題となり，強皮症の皮膚潰瘍は再燃を繰り返すことがある。そのため，やむを得ない場合を除き，安易に指趾切断術を行わないことを提案する。
CQ10	強皮症の皮膚石灰沈着に対して，どのような治療が有用か？	2B：低用量ワルファリン 2C：ステロイド局注，塩酸ジルチアゼム，塩酸ミノサイクリン，ビスフォスフォネート製剤	低用量ワルファリン，ステロイド局注，塩酸ジルチアゼム，塩酸ミノサイクリン，ビスフォスフォネート製剤は石灰沈着を改善し，皮膚潰瘍の発生を予防できる可能性があるため，選択肢の1つとして提案する。
CQ11	強皮症の皮膚石灰沈着に対して，外科的治療は有用か？	2C	外科的摘出や炭酸ガスレーザーは疼痛緩和・関節可動域制限の改善，皮膚潰瘍発生予防に有用であると考えられ，適応を考慮しながら行うことを提案する。

2. 全身性エリテマトーデス（SLE）に伴う皮膚潰瘍

CQ	質問	推奨度	解説
CQ12	SLE患者に水疱やびらんの形成をみた場合に，どのような検査・治療を行えばよいか？	1D：蛍光抗体直接法・間接法，病理組織学的な精査，各種感染症検査 1D：ステロイド全身投与，ヒドロキシクロロキン投与，DDS投与	SLE患者に水疱の形成をみた場合には，水疱性エリテマトーデスをはじめとする種々の病態を念頭におき，鑑別診断のために蛍光抗体直接法・間接法，病理組織学的な検査，および各種感染症検査を推奨する。水疱性エリテマトーデスの治療として，ステロイド全身投与，ヒドロキシクロロキン投与，DDS（Diamino-Diphenyl-Sulfone）投与を推奨する。
CQ13	深在性エリテマトーデスに対して，どのような治療が有用か？	1C	進行すると皮膚潰瘍，瘢痕や陥凹を形成しうるため，ステロイド内服投与，ヒドロキシクロロキン投与，DDS（Diamino-Diphenyl-Sulfone）投与を推奨する。
CQ14	SLE患者に生じる下腿潰瘍にはどのような原因があるか，またどのような検査を行えばよいか？	1C	SLEの下腿潰瘍の原因として，血管炎，抗リン脂質抗体症候群をはじめとする血栓症，静脈性潰瘍や末梢動脈閉塞といった循環障害，感染症，壊疽性膿皮症などが挙げられる。原因検索として，血液検査，皮膚生検，原因菌に対する培養検査，下肢静脈エコーなどによる静脈還流障害・血栓症の検査，足関節血圧（Ankle Pressure），足関節上腕血圧比（Ankle Brachial Pressure Index；ABI），皮膚還流圧（Skin Perfusion Pressure；SPP）などによる下肢虚血の検査を推奨する。

CQ	質問	推奨度	解説
CQ15	SLE 患者に口腔内潰瘍の形成をみた場合に，どのような検査を行えばよいか？	1C	SLE の口腔内潰瘍は原疾患に伴う無痛性潰瘍が多いが，粘膜に生じた円板状エリテマトーデスの場合もあり，鑑別診断としては再発性アフタ性口内炎，扁平苔癬，白板症，そして単純ヘルペスや真菌などの感染症などが挙げられる。臨床症状による診断が困難な場合にはその原因精査のために蛍光抗体直接法を含む皮膚生検や感染症に対する検索を推奨する。また，SLE に生じる口腔内潰瘍は病勢を反映することがあるため，血液生化学検査・免疫学的検査，尿検査などによる病勢の再評価を推奨する。

3. 皮膚筋炎に伴う皮膚潰瘍

CQ	質問	推奨度	解説
CQ16	皮膚筋炎に合併した皮膚潰瘍の評価にどのような検査が有用か？	1D	皮膚筋炎患者に認められる皮膚潰瘍は，原病による潰瘍から感染症等の二次的な要因までさまざまな病態により生じうるため，病態を把握するために，皮膚生検や細菌・真菌・抗酸菌などの微生物学的検査などを行うことを推奨する。
CQ17	皮膚筋炎患者にみられた皮膚潰瘍に紫斑や壊死を伴っている場合に，肺病変の評価が必要か？	1C	皮膚筋炎患者の皮膚潰瘍に紫斑や壊死等の血管障害を示唆する所見を認めた場合には，間質性肺疾患の合併の有無について画像検査や血液ガス分析，呼吸機能検査，血液検査などの検査を行うことを推奨する。
CQ18	皮膚筋炎の皮膚石灰沈着には，どのような検査が有用か？	1C	皮膚石灰沈着は皮膚潰瘍の原因となる場合があり，その原因精査のために画像検査や内分泌学的な検索を行うことを推奨する。
CQ19	皮膚筋炎患者の皮膚石灰沈着に対して，どのような治療が有用か？	2B：低用量ワルファリン 2C：水酸化アルミニウムゲル，塩酸ジルチアゼム，プロベネシド，ビスフォスフォネート製剤 2D：外科的治療	低用量ワルファリン，水酸化アルミニウムゲル，塩酸ジルチアゼム，プロベネシド，ビスフォスフォネート製剤の投与は石灰沈着を改善し，皮膚潰瘍発生を抑制する可能性があり，選択肢の1つとして提案する。外科的治療も選択肢の1つとして提案する。
CQ20	皮膚筋炎患者に生じた脂肪織炎に対して，どのような治療が有用か？	1C：ステロイド全身投与 2C：シクロスポリン，メトトレキサート，アザチオプリン	皮膚筋炎患者に生じる脂肪織炎は病勢を反映し，瘢痕・潰瘍の原因にもなりうるため，その治療にステロイドの全身投与を推奨する。ステロイド治療に反応しない場合は，シクロスポリン，メトトレキサート，アザチオプリン等の免疫抑制薬の全身投与を治療の選択肢の1つとして提案する。

4. 血管炎に伴う皮膚潰瘍

CQ	質問	推奨度	解説
CQ21	血管炎による皮膚潰瘍の治療においてステロイドや免疫抑制薬の全身投与は有用か？	1C：ステロイド全身投与 1D：アザチオプリン，シクロホスファミド，シクロスポリン	血管炎による皮膚潰瘍の治療に，ステロイドの全身投与を推奨する。また，アザチオプリン，シクロホスファミド，シクロスポリン等の免疫抑制薬の全身投与の併用を推奨する。

CQ22	血管炎による皮膚潰瘍の治療において免疫グロブリン大量静注療法は有用か？	2C	血管炎による皮膚潰瘍の治療に，他の治療が奏効しない場合，免疫グロブリン大量静注療法を選択肢の1つとして提案する。
CQ23	血管炎による皮膚潰瘍の治療において外科的治療は有用か？	2C（行わないことを提案）	血管炎による皮膚潰瘍に対する治療は保存的治療を優先すべきで，骨切断／関節離断術を含めた外科的治療の有用性に対する十分な根拠がないので安易に行わないことを提案する。
5．関節リウマチに伴う皮膚潰瘍			
CQ24	リウマトイド血管炎に対してステロイドや免疫抑制薬の全身投与は有用か？	1C：ステロイド全身投与，シクロホスファミドパルス療法 2B：アザチオプリン	リウマトイド血管炎には第一選択として高用量のステロイド（プレドニゾロン0.5～1mg/kg/日）を推奨する。十分な効果が得られない場合は免疫抑制薬の全身投与を併用するが，シクロホスファミドパルス療法を推奨する。アザチオプリン等の併用を選択肢の1つとして提案する。
CQ25	リウマトイド血管炎に伴う皮膚潰瘍に対してDDS（Diamino-Diphenyl-Sulfone）は有用か？	1C	リウマトイド血管炎に対する治療として，DDSの投与を推奨する。
CQ26	リウマトイド血管炎の皮膚潰瘍の治療にTNF（tumor necrosis factor）阻害薬は有用か？	1C	リウマトイド血管炎に対する治療として，TNF阻害薬を推奨する。
CQ27	TNF阻害薬治療中にリウマトイド血管炎が発症・悪化した場合，TNF阻害薬を中止すべきか？	2C	TNF阻害薬使用中にリウマトイド血管炎が発症・悪化したと考えられる関節リウマチの報告が多数あるため，因果関係が強く疑われる症例では，TNF阻害薬を中止し他剤への変更を検討することを選択肢の1つとして提案する。
CQ28	リウマトイド血管炎の治療にリツキシマブ（抗CD20抗体）は有用か？	2C	高用量のステロイド，シクロホスファミドパルス療法，TNF阻害薬などで十分な治療効果が得られない場合，あるいはこれらの治療薬が使用できない症例では，リツキシマブを選択肢の1つとして提案する。
CQ29	関節リウマチに伴う難治性皮膚潰瘍に白血球除去療法（leukocytapheresis：LCAP），顆粒球・単球除去療法（granulocyte and monocyte/macrophage adsorptive apheresis：GCAP）は有用か？	2C：血管炎性あるいは非血管炎性の皮膚潰瘍 2D：壊疽性膿皮症	LCAPやGCAPを，関節リウマチに伴う血管炎性あるいは非血管炎性の難治性皮膚潰瘍，および難治性壊疽性膿皮症に対する治療の選択肢の1つとして提案する。

CQ			
CQ30	関節リウマチに伴う皮膚潰瘍の治療に末梢循環改善薬・抗血小板薬は有用か？	2D	関節リウマチに伴う皮膚潰瘍の治療に，アルガトロバン水和物，アルプロスタジル，サルポグレラート，シロスタゾール，ベラプロストなどの末梢循環改善薬・抗血小板薬を選択肢の1つとして提案する。

6．抗リン脂質抗体症候群に伴う皮膚潰瘍

CQ			
CQ31	抗凝固療法は抗リン脂質抗体症候群に伴う皮膚潰瘍の予防に有用か？	1D：皮膚潰瘍を生じたことのある例の再発予防 2D：皮膚潰瘍を生じたことのない例の予防	静脈血栓症による皮膚潰瘍を生じたことのある例では，その予防にワルファリンによる治療を行うことを推奨する。一方，これまでに皮膚潰瘍を生じたことのない例では，選択肢の1つとして提案する。
CQ32	抗血小板薬の投与は，抗リン脂質抗体症候群に伴う皮膚潰瘍の予防に有用か？	2D	血栓症のハイリスク群やワルファリンのみでは血栓症が再発する例では，アスピリンをはじめ，チクロピジン，ジピリダモールなどの抗血小板薬の併用を選択肢の1つとして提案する。
CQ33	長期間の抗凝固薬の投与は，抗リン脂質抗体症候群に伴う皮膚潰瘍の予防に有用か？	2D	永続的な投与を選択肢の1つとして提案する。
CQ34	抗リン脂質抗体症候群に伴う皮膚潰瘍に対して，どのような治療が有用か？	1C：劇症型に対するステロイド全身投与，血漿交換，ヘパリンなどの集学的な治療 1D：劇症型以外に対する抗凝固薬や抗血小板薬	広汎な皮膚壊死や指端壊死を伴う劇症型抗リン脂質抗体症候群では，ステロイド全身投与，血漿交換，ヘパリンなどの集学的な治療を行うことを推奨する。劇症型以外では，ワルファリンを中心とする抗凝固薬や抗血小板薬による治療を行うことを推奨する。

はじめに

　皮膚潰瘍を生じる膠原病・血管炎にはさまざまな疾患が含まれ，その原因も多岐にわたる。一方で，これらの原因は各疾患に共通しているものもあり，循環障害・感染・血栓・血管炎・脂肪織炎・石灰沈着などが挙げられる。もちろん，これらの原因が単独で皮膚潰瘍を形成しているとは限らず，例えば循環障害に感染を伴っている場合や，循環障害に血栓を伴う場合など複数の因子が存在することがあり注意が必要である。これらの原因を解決・除去することが，皮膚潰瘍を軽快させるために必須である。各々の原因に対しての対処法についての総論を簡単に述べる。

　循環障害に対しては，ベラプロストナトリウムやサルポグレラートなどの経口薬剤やプロスタグランジン E_1 リポ製剤やアルガトロバン水和物などの静注薬剤の投与が検討される。また，強皮症の指尖潰瘍ではコタツによる保温なども効果的である。

　感染については，発赤・腫脹・熱感・疼痛・機能低下のいわゆる"感染の5徴"をみとめる際には，全身的な抗菌薬の投与が望ましい。局所の外用薬については，感染に伴って生じた壊死組織の除去を兼ねてスルファジアジン銀含有クリームやカデキソマー・ヨウ素軟膏などを用いることが多い。ただし，臨床的な感染徴候に乏しい際に創培養で菌が検出されることのみを理由に抗菌薬を使用することは避けるべきである。colonization（定着）と infection（感染）を見極めたうえで抗菌薬の適応を考慮する。一方で，膠原病潰瘍は同じ場所に潰瘍を繰り返すことも多く，瘢痕化した創部は感染の発見が遅れやすいことが多く，あるいは膠原病や血管炎では原疾患の治療にコルチコステロイド（ステロイド）や免疫抑制薬の使用例が多いため，易感染性に対する注意が必要である。ドレッシング材は，滲出の多い際には有用であるが，感染時には不適で，数日間ドレッシング材を交換しない間に潰瘍が増悪してしまうこともある。

　血栓に対しては，抗凝固薬としてワルファリンや各種抗血小板薬の投与が必要となる。前にも述べたように循環障害を基盤に鬱滞した血液が血栓を生じたり，全身性エリテマトーデス（SLE）と抗リン脂質抗体症候群を合併している場合などの複数の原因因子の存在の可能性を忘れてはならない。

　血管炎や脂肪織炎は，現在活動性の病変において皮膚・皮下組織の壊死を来して潰瘍を形成する場合や，陳旧性の瘢痕化した病変が感染などを契機に潰瘍化を来す場合などがある。活動性の血管炎に伴う皮膚潰瘍の治療については，ステロイドや免疫抑制薬を中心とした原疾患のコントロールが優先となる。ただし，皮膚潰瘍に感染が合併しているとステロイドや免疫抑制薬の治療を強化することにより，易感染性に伴う潰瘍の増悪を生じる可能性がある。感染徴候を伴う際にはその治療を並行して行う必要がある。

　脂肪織炎は，臨床的な硬結や発赤・熱感などの症状が膠原病によるものか，感染によるものか，判断に苦慮することが多い。原因が双方いずれによる場合でも採血データで炎症反応の上昇を伴い，早期の鑑別は困難である。感染の有無の確認については採血でのプロカルシトニン値も判断材料となり，膠原病の疾患活動性が高くなってもプロカルシトニン値は上昇しないことが多い。ただし，リウマトイド因子陽性の症例では非特異

的反応によって偽陽性を呈することがあることやプロカルシトニン値の測定の保険適用は敗血症に限られていることに注意が必要である．また，病理組織学的な検討も積極的に考慮すべきだが，結果が出るまでに期間を要するため，実際の臨床では診断的治療として抗菌薬が投与されることも多い．

石灰沈着も自壊などによりしばしば潰瘍を形成する．石灰沈着の治療については，小さな石灰沈着に対するワルファリンなどの内服治療は検討に値するが，大きな石灰化病変に対しては，内服治療だけで消退することは通常なく，切除が必要となる．ただし，潰瘍化を生じる石灰化病変は，広範囲で時に深部まで及ぶことがあり，内服治療が奏効しない際には，患者への侵襲も考慮して小さな石灰沈着の段階でも早期切除を検討してもよい．

皮膚潰瘍の治療にあたっては，外用薬の選択も重要な要素である．スルファジアジン銀含有クリーム，デキストラノマーポリマー，カデキソマー・ヨウ素軟膏，ヨウ素含有軟膏，ポビドンヨード・シュガー，トラフェルミン（塩基性線維芽細胞成長因子）製剤，トレチノイントコフェリル軟膏，ブクラデシンナトリウム軟膏，プロスタグランジン E_1（アルプロスタジルアルファデクス）軟膏，ブロメライン軟膏などが選択される．これらの薬剤の選択にあたっては，褥瘡における TIME コンセプトにしたがった wound bed preparation を目指して用いる，あるいは，moist wound healing を目指して用いる外用薬が，膠原病・血管炎に伴う皮膚潰瘍の治療においても参考になる．

Wound bed preparation を目指した外用薬の選択

T：壊死組織の除去：カデキソマー・ヨウ素軟膏など
I：感染の制御・除去：カデキソマー・ヨウ素軟膏，スルファジアジン銀含有クリーム，ポビドンヨード・シュガーなど
M：湿潤環境の保持（滲出液の制御・除去）：
　滲出液が過剰な時：カデキソマー・ヨウ素軟膏，デキストラノマーポリマー，ポビドンヨード・シュガーなど
　滲出液が少ない時：スルファジアジン銀含有クリームなど
E：創辺縁の管理（ポケットの解消・除去）：推奨される薬剤はなし

Moist wound healing を目指した外用薬の選択

滲出液が適正〜少ない創面：トラフェルミン噴霧薬，プロスタグランジン E_1 軟膏など
滲出液が少ない創面：トレチノイントコフェリル軟膏など
滲出液が過剰または浮腫が強い創面：ブクラデシンナトリウム軟膏など

ただし，膠原病・血管炎に伴う皮膚潰瘍では強い痛みを訴えることも多い．そのため，外用薬の刺激症状を伴う症例では原則どおりに外用治療できないことも経験される．このような場合には，白色ワセリンやワセリン基剤の軟膏で単に保護することが選択される場合もある．

近年，ドレッシング材の登場により潰瘍治療において閉塞性ドレッシングがよく用いられているが，膠原病潰瘍では慎重な使用を促したい．一般に wound bed preparation

が得られ，潰瘍が軽快方向に向かっている時は，閉塞性ドレッシングによる moist wound healing が期待できる。しかしながら，膠原病潰瘍では短期間で潰瘍の状態が容易に変化し，数日間のドレッシング材の使用中に急速な潰瘍の増悪を生じ，逆に潰瘍が進行する場合もある。先に述べた潰瘍に感染を伴った場合のほか，循環状態や原病のコントロールが不安定な時期でも，軽快傾向の潰瘍がごく短期間で急速に増悪することが経験される。加えて，乾性壊疽（dry gangrene）の脱落による創治癒以外に軽快の見込めない難治性潰瘍も存在し，これらの症例において閉塞性ドレッシングは不適である。

　外科的治療についても触れておきたい。膠原病潰瘍は，原疾患の病勢によって潰瘍の状態が容易に変化する点で他の潰瘍と性質が異なる。例えば，全身性強皮症の指尖潰瘍は循環障害を改善することにより，wound bed preparation が得られ，保存的治療で軽快することがあれば，逆に一度軽快した潰瘍部位も容易に循環障害に陥り，潰瘍の再燃を繰り返すこともある。このような病態を考慮すると指趾切断術などの積極的な外科的治療は，その繰り返しによって次々と大きな手術を要することになり，適応は慎重に検討すべきである。いわゆる壊死しかけた組織も粘り強く保存的治療を繰り返すことにより温存が可能なことがあるため，デブリードマンに関しても明らかな壊疽以外はできるだけ組織の温存を図るべきである。ベッドサイドでの創処置においても，浮いた壊死組織の除去は必要だが，虚血性の下床組織はできるだけ温存に努める。摂子等で皮膚潰瘍の虚血性組織を傷つけずに，浮いた壊死組織のみを除去するにとどめることで創処置時の患者の痛みも軽減できる。膠原病・血管炎に伴う皮膚潰瘍の治療では疾患特有の経過を考慮する必要があり，粘り強く保存的な治療を優先し，手術に関しても植皮・骨搔爬（骨髄露出）・指趾切断術の順に，常に温存と低侵襲な治療を優先する姿勢を忘れてはならない。基本的に壊死性筋膜炎やガス壊疽などの緊急を要する感染症を除いては，原病のコントロールが良好であるという前提で外科的治療は適応すべきである。

　膠原病・血管炎に伴う皮膚潰瘍では，疼痛管理も問題となることがある。急性期の疼痛症状については非ステロイド性消炎鎮痛薬やアセトアミノフェンなどで疼痛コントロールが図られることが多いが，腎機能や肝機能の異常に注意が必要である。難治性の疼痛症状では，軽度から中等度の強さの痛みに用いるオピオイドとして，トラマドール塩酸塩／アセトアミノフェン配合錠，トラマドール塩酸塩，リン酸コデインなどが選択されることがある。疾患活動性の高い症例や皮膚潰瘍に感染を伴っている症例では，中等度から高度の強さの痛みに用いるオピオイドとして，モルヒネ塩酸塩やフェンタニル貼付剤（適正使用講習 e-learning の受講義務あり）などを稀に要することがある。末梢神経を栄養する血管に炎症が生じ，末梢神経障害性疼痛を生じることがあり，それらの際にはプレガバリンやデュロキセチンによる鎮痛が奏効する場合がある。症例によっては神経ブロックも有用である。

　皮膚症状から全身状態を推察し，各種検査を通じて患者のおかれている状態を把握すること，それに応じた治療を行うことは皮膚科医の役割であり，本ガイドラインが臨床の現場で役立つことを願う。

1 全身性強皮症（強皮症）に伴う皮膚潰瘍

序　論

　全身性強皮症（強皮症）は，皮膚や諸臓器の線維化と血管障害を主徴とし，膠原病の中でも皮膚潰瘍・壊疽を高頻度に生じる疾患である。現存する潰瘍・壊疽そのもののみならず結果として生じた機能障害は，本症患者の quality of life（QOL）に大きな影響を与える。強皮症の潰瘍は，指趾の末梢循環不全を基盤に指趾尖部に生じることが多く，皮膚硬化や屈曲拘縮にともなって指関節背面にも生じやすい。また，足踵，内踝，外踝も好発部位である。指趾尖潰瘍は冬期に生じることが多いが，年間を通じて治らない例もある。いきなり壊疽となる場合もある。小さな外傷から難治性の潰瘍になることも少なくなく，これは手術創も例外ではない。術前に十分に血流があると判断されても，手術創が潰瘍化する例は多い。また，皮下石灰沈着が自壊して潰瘍化することや，鶏眼およびその不適切な処置（特に自己処置）によって感染から潰瘍に至ることもしばしば経験される。このほか，強皮症に他の膠原病・血管炎が重複/合併することもあり，抗リン脂質抗体症候群の存在にも留意すべきである。一方，強皮症の診断基準を満たさない例（例えば，抗セントロメア抗体が陽性でレイノー現象は呈するが，指趾の硬化は欠く例）でも潰瘍・壊疽を呈することはあるので，必ずしも診断基準にとらわれることなく対処すべきである。

　強皮症の潰瘍治療には，内因的・外因的な悪化因子を取り除きながら，安静や保温を心がけ，局所と全身的な薬物療法をいろいろ組み合わせていくことが必要である。外科的治療においては，局所の過剰なデブリードマンなどの外科的治療は潰瘍をさらに拡大させる場合があり，十分な注意が必要である。同様に壊疽に対して指趾切断を行うと，断端から近位にさらに拡大することはしばしば経験される。保存的な治療を優先させ不必要な外科的侵襲を加えないことは，強皮症の潰瘍・壊疽の治療において極めて重要な点であり，壊疽も乾燥・自然脱落（autoamputation）を待つ方がよい場合も多い。

　全身薬物療法は，潰瘍治療に対して単独で有用性が示されているものは少ないが，これはその薬剤が有用でないということを意味するものではない。複数の薬剤を組み合わせた場合に有用であることは，実地診療上で経験されることである。外用療法も同様であり，病態に応じて適切な外用薬を選択する必要があり，プロスタグランジン E_1 含有軟膏やトラフェルミン噴霧薬などがよく用いられている。

　寒冷を避け，安静にすることも重要な因子である。症例によっては，外来通院から入院加療にして急速に改善する場合もある。また，皮膚潰瘍の疼痛のコントロールも重要である。

　以上の考え方に基づいて本症の皮膚潰瘍に対する診療ガイドラインを作成し，治療アルゴリズムを図1に示した。

図1　全身性強皮症に伴う皮膚潰瘍の治療アルゴリズム

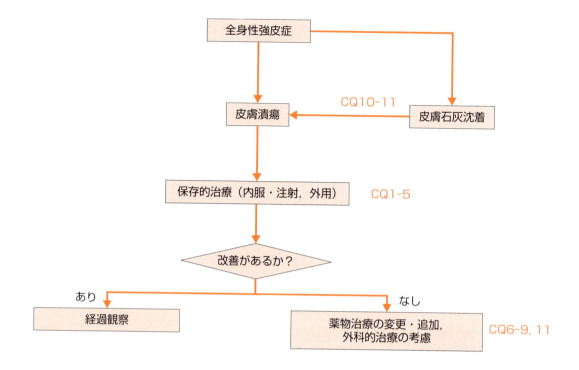

CQ1　カルシウム拮抗薬は強皮症の皮膚潰瘍の治療に有用か？

推奨文　強皮症の皮膚潰瘍におけるカルシウム拮抗薬の有用性を直接に評価した報告はないが，カルシウム拮抗薬はレイノー現象に有用であり，循環障害に起因する潰瘍に対する効果が期待できるため，強皮症の皮膚潰瘍に対する治療の選択肢の1つとして提案する。

推奨度 2D

- **解説**
  - 強皮症患者の皮膚潰瘍・壊疽に対するカルシウム拮抗薬の有用性に関しては，エキスパートオピニオンしかなく，エビデンスレベルⅥであり，推奨度2Dである。しかしながら，下記のレイノー現象に関するエビデンスが存在することから有用性が期待できる。
  - レイノー現象に対する有用性についての報告は，強皮症患者16例を対象としたランダム化クロスオーバー試験において，ニフェジピンはプラセボに比較して有意にレイノー現象の頻度，期間，程度を軽減した[1]。また，強皮症患者のレイノー現象に対するカルシウム拮抗薬のメタアナリシスで，5つの試験でニフェジピン（10〜20 mg 3回/日）が合計44名の強皮症患者に2〜12週間投与されプラセボと比較し，ニフェジピンは有意にレイノー現象の頻度，期間，程度を軽減したと報告されている[2]。したがって，カルシウム拮抗薬の潰瘍に対する有用性は不明であるものの，強皮症のレイノー現象には有用であることから，循環障害に起因する潰瘍に対する効果は期待で

きると考えられる。

【文献】

1) Finch MB, Dawson J, Johnston GD: The peripheral vascular effects of nifedipine in Raynaud's syndrome associated with scleroderma: a double blind crossover study, *Clin Rheumatol*, 1986 ; 5 : 493-498.
2) Thompson AE, Shea B, Welch V, Fenlon D, Pope JE: Calcium-channel blockers for Raynaud's phenomenon in systemic sclerosis, *Arthritis Rheum*, 2001 ; 44 : 1841-1847.

CQ2 抗血小板薬は強皮症の皮膚潰瘍の治療に有用か？

推奨文
推奨度 2D
強皮症の皮膚潰瘍における抗血小板薬の有用性を直接に評価した報告はないが，抗血小板薬はレイノー現象に有用であり，循環障害に起因する潰瘍に対する効果が期待できるため，強皮症の皮膚潰瘍に対する治療の選択肢の1つとして提案する。

● 解説
- 強皮症患者の皮膚潰瘍・壊疽に対する抗血小板薬の有用性に関してはエキスパートオピニオンしかなく，エビデンスレベルVIであり，推奨度2Dである。しかしながら，下記のレイノー現象に関するエビデンスが存在することから有用性が期待できる。
- 塩酸サルポグレラートおよびシロスタゾールについては，レイノー現象に対する有用性の検討がある。すなわち，強皮症患者57例を対象にした塩酸サルポグレラートの多施設共同症例集積研究で，冷感が29％の症例で改善，しびれ感が35％の症例で改善，疼痛が28％の症例で改善した[3]。強皮症患者10例を対象にしたシロスタゾールの症例集積研究で，レイノー現象の頻度，疼痛，範囲，色調，持続時間についてのスコアが3カ月後に有意に改善したと報告されている[4]。また，レイノー現象を有する症例を対象としたシロスタゾールのランダム化比較試験にて，シロスタゾール投与群では投与6週間後に平均橈骨動脈径の有意な拡大をみたとする報告もある[5]。

【文献】

3) 西岡 清, 片山一朗, 近藤啓文ほか: 全身性強皮症に伴うレイノー症状に対する薬物療法の評価, 厚生省特定疾患強皮症調査研究班平成7年度研究報告書；2248-2257.
4) 佐藤伸一, 室井栄治, 小村一浩ほか: 全身性強皮症に伴うレイノー症状に対するシロスタゾールの有効性, 臨床と研究, 2007 ; 84 : 984-986.
5) Rajagopalan S, Pfenninger D, Somers E, et al: Effects of cilostazol in patients with Raynaud's syndrome, *Am J Cardiol*, 2003 ; 92 : 1310-1315.

CQ3 プロスタグランジン製剤は強皮症の皮膚潰瘍の治療に有用か？

推奨文 プロスタグランジンは強皮症の指趾尖潰瘍に対する治療に有用であり，静注製剤（アルプロスタジルなど）の投与を推奨し，内服製剤（ベラプロストナトリウム）

19) Taniguchi T, Asano Y, Hatano M, et al: Effects of bosentan on nondigital ulcers in patients with systemic sclerosis, *Br J Dermatol*, 2012；166：417-421. （エビデンスレベル V）
20) Parisi S, Peroni CL, Laganà A, et al: Efficacy of ambrisentan in the treatment of digital ulcers in patients with systemic sclerosis: a preliminary study, *Rheumatology*, 2013；52：1142-1144. （エビデンスレベル V）
21) Chung L, Ball K, Yaqub A, et al: Effect of the endothelin type A-selective endothelin receptor antagonist ambrisentan on digital ulcers in patients with systemic sclerosis: results of a prospective pilot study, *J Am Acad Dermatol*, 2014；71：400-401. （エビデンスレベル III）

CQ7　ホスホジエステラーゼ 5 阻害薬は強皮症の皮膚潰瘍の治療に有用か？

推奨文　ホスホジエステラーゼ 5 阻害薬は強皮症の皮膚潰瘍の治療に有用性が期待されるため，シルデナフィル，タダラフィル，バルデナフィルの投与を選択肢の 1 つとして提案する．なお，投与に当たっては適応を慎重に検討する必要がある．

推奨度 2C　シルデナフィル

推奨度 2D　タダラフィル，バルデナフィル

● 解説
- ホスホジエステラーゼ 5 阻害薬であるシルデナフィルの強皮症皮膚潰瘍に対する有用性については，症例集積研究 1 編[22]および症例報告 2 編があり[23)24)]，エビデンスレベル V であり，推奨度 2C である．タダラフィルおよびバルデナフィルについては，レイノー現象に対するランダム化比較試験で有効性の報告があるが，皮膚潰瘍についての報告はなく，エキスパートオピニオンのみであるためエビデンスレベル VI であり，推奨度 2D である．
- シルデナフィルの皮膚潰瘍に対する有効性をみた 19 例の症例集積研究では，指尖潰瘍が有意に改善した[22]．シルデナフィルによるレイノー現象の改善に関しては，Fries らは強皮症患者 16 例を対象にランダム化クロスオーバー試験を行い，シルデナフィル投与により有意にレイノー現象の頻度の減少，時間の短縮，レイノースコアの低下が認められた[25]．また，限局皮膚硬化型 157 例を対象としたランダム化比較試験においても，シルデナフィル徐放剤はレイノー現象の頻度を有意に抑制した[26]．
- タダラフィルに関しては，39 例を対象としたランダム化クロスオーバー試験にてレイノー現象のスコア，頻度，期間を有意に改善しなかったとする報告[27]と 24 例を対象としたランダム化クロスオーバー試験でこれらを有意に改善したとする報告[28]がある．
- バルデナフィルに関しては，強皮症患者 38 名を含むレイノー病患者 53 人を対象としたプラセボ対照クロスオーバー試験で有意な改善が報告されている[29]．
- したがって，ホスホジエステラーゼ 5 阻害薬はレイノー現象には有用であると考えら

れ，特にシルデナフィルは皮膚潰瘍に対する効果も期待できると考えられるが，皮膚潰瘍に対する有用性はいまだ確定していない．また，わが国では肺動脈性肺高血圧症にしか保険適応がないことから適応を慎重に考慮する必要がある．

【文献】

22) Brueckner CS, Becker MO, Kroencke T, et al: Effect of sildenafil on digital ulcers in systemic sclerosis: analysis from a single centre pilot study, *Ann Rheum Dis*, 2010 ; 69 : 1475-1478. (エビデンスレベル V)
23) Gore J, Silver R: Oral sildenafil for the treatment of Raynaud's phenomenon and digital ulcers secondary to systemic sclerosis, *Ann Rheum Dis*, 2005 ; 64 : 1387. (エビデンスレベル V)
24) Colglazier CL, Sutej PG, O'Rourke KS: Severe refractory fingertip ulcerations in a patient with scleroderma: sucessful treatment with sildenafil, *J Rheumatol*, 2005 ; 32 : 2440-2442. (エビデンスレベル V)
25) Fries R, Shariat K, von Wilmowsky H, Bohm M: Sildenafil in the treatment of Raynaud's phenomenon resistant to vasodilatory therapy, *Circulation*, 2005 ; 112 : 2980-2985.
26) Herrick AL, van den Hoogen F, Gabrielli A, et al. Modified-release sildenafil reduces Raynaud's phenomenon attack frequency in limited cutaneous systemic sclerosis, *Arthritis Rheum*, 2011 ; 63 : 775-782.
27) Schiopu E, Hsu VM, Impens AJ, et al: Randomized placebo-controlled crossover trial of tadalafil in Raynaud's phenomenon secondary to systemic sclerosis, *J Rheumatol*, 2009 ; 36 : 2264-2268.
28) Shenoy PD, Kumar S, Jha LK, et al: Efficacy of tadalafil in secondary Raynaud's phenomenon resistant to vasodilator therapy: a double-blind randomized cross-over trial, *Rheumatology*, 2010 ; 49 : 2420-2428.
29) Caglayan E, Axmann S, Hellmich M, et al: Vardenafil for the treatment of raynaud phenomenon: a randomized, double-blind, placebo-controlled crossover study, *Arch Intern Med*, 2012 ; 172 : 1182-1184.

CQ8 強皮症患者が，難治性皮膚潰瘍の治療において外科的治療を行うのは有用か？

推奨文　推奨度2C

局所の過剰なデブリードマンなどの外科的治療は潰瘍をさらに拡大させる場合があり十分な注意が必要であるが，保存的治療で軽快しない症例では，外科的治療を選択肢の1つとして提案する．

● 解説

- 強皮症の皮膚潰瘍に対する外科的治療（指趾切断術を除く）については，症例集積研究が2編あり[30)31)]，デブリードマン，植皮，交感神経切除，関節拘縮手術などが検討され，エビデンスレベルVであり，推奨度2Cである．
- 強皮症の皮膚潰瘍に対するデブリードマンおよび分層植皮については，症例集積研究がある[32)]．デブリードマンについてはそれに伴う指の短縮が生じ，植皮については一部の症例で創部痛が残存した．
- 強皮症の皮膚潰瘍に対する交感神経切除については，システマティックレビュー[30)]と症例集積研究[33)]がある．交感神経切除後の短期的な治療効果はみられるものの，潰瘍の再燃や創治癒の遷延がみられた．治療による長期的な効果は明らかでない．
- 関節部位の強皮症の皮膚潰瘍に対する関節拘縮手術については，システマティックレ

ビュー[31]と症例集積研究[34]がある．PIP関節の屈曲拘縮に対する関節固定は有効だが，MP関節の過伸展に対する外科的治療は無効であり，特にfinger-in-palm deformityのような深刻な拘縮に対する外科的治療は骨切除が必要になり，指の短縮や整容面の観点からも慎重に対応すべきである．

- 強皮症の皮膚潰瘍に対する骨髄露出閉鎖療法とsuction blisterの組み合わせによる症例集積研究[35]がある．標準治療と比較して創治癒期間に有意差はないが，骨露出を生じて保存的治療で軽快が見込めない症例では，指の短縮を最小限にとどめる治療として選択肢の1つとなる．

　これらの報告は，保存的治療を最初に行うことを前提としたものである．一方で，保存的治療では軽快を見込めない皮膚潰瘍が存在することも事実である．強皮症の皮膚潰瘍の手術にあたっては，性急に行わず，保存的治療によって創の状態の改善を図った後に，患者のQOLを考慮して分層植皮等を試みてもよい．十分にそれらの症例では低侵襲な外科的治療から検討し，患指の温存を可能な限り図ることが望まれる．

【文献】

30) Kotsis SV, Chung KC: A systematic review of the outcomes of digital sympathectomy for treatment of chronic digital ischemia. *J Rheumatol*, 2003 ; 30 : 1788-1792.（エビデンスレベル V）
31) Bogoch ER, Gross DK: Surgery of the hand in patients with systemic sclerosis: outcomes and considerations. *J Reumatology*, 2005 ; 32 : 642-648.（エビデンスレベル V）
32) Gahhos F, Ariyan S, Frazier WH, Cuono CB: Management of sclerodermal finger ulcers. *J Hand Surg Am*, 1984 ; 9 : 320-327.（エビデンスレベル V）
33) Hartzell TL, Makhni EC, Sampson C: Long-term results of periarterial sympathectomy. *J Hand Surg Am*, 2009 ; 34 : 1454-1454.（エビデンスレベル V）
34) Jones NF, Raynor SC, Medsger TA: Surgery for scleroderma of the hand. *J Hand Surg Am*, 1987 ; 12 : 391-400.（エビデンスレベル V）
35) Yamaguchi Y, Sumikawa Y, Yoshida S, Kubo T, Yoshikawa K, Itami S: Prevention of amputation caused by rheumatic disease following a novel therapy of exposing bone marrow, occlusive dressing and subsequent epidermal grafting. *Br J Dermatol*, 2005 ; 152 : 664-672.（エビデンスレベル V）

CQ9 強皮症患者が，難治性皮膚潰瘍や壊疽の治療において指趾切断術を行うのは有用か？

推奨文 強皮症の皮膚潰瘍の指趾切断術は指の短縮や断端部潰瘍が問題となり，強皮症の皮膚潰瘍は再燃を繰り返すことがある．そのため，やむを得ない場合を除き，安易に指趾切断術を行わないことを提案する．

推奨度 2C 行わないことを提案

- **解説**
  - 強皮症の皮膚潰瘍に対する指趾切断術についての症例集積研究が1編あり[36]，エビ

デンスレベルⅤであり，推奨度2Cである。

- 壊疽の進行例や骨髄炎，化膿性関節炎を生じた強皮症の皮膚潰瘍に対して指趾切断術が行われた報告[37)38)]がある。壊疽に対する外科的切断では，新たなる断端潰瘍を生じ，更なる外科的切断が必要となることがある。明らかな壊疽の症例では自然脱落が最も指を温存できる。

- 全身性強皮症の患者のうち，平均で45％が経過中に何らかの指尖潰瘍を経験している。これらの潰瘍では治癒が遷延するものの，乾性の壊疽が多く，指の短縮を防ぐ観点から自然脱落が第一選択とされている。一方，外科的切断は主に保存的治療による軽快が困難な湿性の壊疽や骨髄炎による関節破壊に対して適応とされている[36)]。しかしながら，このような際，まずは切断術を行う前に可能な限り局所侵襲の少ない外科的治療を検討し，指趾の温存に努めるとともに切断後断端潰瘍を生じる危険性を回避すべきである。

【文献】

36) Bogoch ER, Gross DK: Surgery of the hand in patients with systemic sclerosis: outcomes and considerations, *J Reumatology*, 2005 ; 32 : 642-648.（エビデンスレベルⅤ）
37) Jones NF, Raynor SC, Medsger TA: Surgery for scleroderma of the hand, *J Hand Surg Am*,1987 ; 12 : 391-400.（エビデンスレベルⅤ）
38) Reidy ME, Steen V, Nicholas JJ: Lower extremity amputation in scleroderma, *Arch Phys Med Rehabil*, 1992 ; 73 : 811-813.（エビデンスレベルⅤ）

CQ10 強皮症の皮膚石灰沈着に対して，どのような治療が有用か？

推奨文 低用量ワルファリン，ステロイド局注，塩酸ジルチアゼム，塩酸ミノサイクリン，ビスフォスフォネート製剤は石灰沈着を改善し，皮膚潰瘍の発生を予防できる可能性があるため，選択肢の1つとして提案する。

推奨度2B 低用量ワルファリン

2C ステロイド局注，塩酸ジルチアゼム，塩酸ミノサイクリン，ビスフォスフォネート製剤

● 解説

- 膠原病患者の皮膚石灰沈着に対するワルファリン内服に関しては，ランダム化比較試験1編があり[39)]エビデンスレベルⅡであるが，症例数が少ないことから，推奨度2Bとした。また，ステロイド局注に関して症例集積研究1編[40)]，塩酸ジルチアゼムに関して症例集積研究および症例報告4編[41)〜44)]，塩酸ミノサイクリンに関して症例集積研究1編[45)]，ビスフォスフォネート製剤に関して症例集積研究1編[46)]があり，すべてエビデンスレベルⅤであり，推奨度2Cである。
- 皮膚石灰沈着は疼痛を伴うことがあり，それに伴う可動域制限から筋萎縮を引き起こすこともある。また，皮膚石灰沈着部位に細菌感染や潰瘍形成を引き起こすことがあ

る。したがって，潰瘍形成や疼痛などの症状を呈する石灰沈着は治療するのが好ましいと考えられる。一方，無症状の石灰沈着は経過観察でよい場合も多い。

- ワルファリンは，石灰化の過程においてグルタミン酸を γ-カルボキシグルタミン酸へ変換するビタミン K 依存性の酵素を阻害する作用を持つため，抗石灰化作用を持つと考えられる[47]。膠原病の皮膚石灰沈着に対するワルファリンのランダム化比較試験は 1 編ある[39]。Berger らは，まずパイロット研究として，皮膚石灰沈着を有する膠原病患者 4 例（皮膚筋炎 2 例，強皮症 1 例，皮膚筋炎／強皮症の重複症候群 1 例）に 1 mg／日の低用量ワルファリンを 18 カ月投与し，2 例で尿中 γ-カルボキシグルタミン酸濃度が低下し，全身シンチでの Tc-99m diphosphate の皮下への取り込みも減少した。1 例では石灰化病変の減少も認められた。さらに 4 例を加えた比較試験により，合計 8 例で 1 mg／日の低用量ワルファリンの効果を 18 カ月検討した。石灰化病変自体の変化は認められなかったものの，ワルファリン投与群の 2/3 例で全身シンチの Tc-99m diphosphate の取り込みが減少した。出血時間やプロトロンビン時間への影響はなく，石灰沈着の進行抑制に有用であると結論づけている。また，Cukierman らは，3 例の強皮症患者の石灰化病変に 1 mg／日の低用量ワルファリンを 1 年間投与し，2 cm までの石灰化病変に関しては良好な改善を認め，出血傾向などの副作用は認めなかったと報告している[48]。一方，Lassoued らは，長期間続く石灰沈着を持つ患者 6 例に対しワルファリン 1 mg／日を 1 年間投与したが，効果はみられなかったと報告している[49]。以上より，最近出現した小さい石灰化病変に関してはワルファリンの効果が期待できる。

- Hazen らは，強皮症患者石灰沈着部位にステロイド局注を行い良好な結果を得ている[40]。ステロイドの抗炎症作用による石灰沈着のコントロールと疼痛緩和として有用である可能性があるが，局所感染に注意する必要がある。

- 塩酸ジルチアゼムは細胞内への Ca イオンの流入を抑制することにより石灰沈着を抑制する可能性がある。Farah らは，塩酸ジルチアゼム 240 mg／日を 5 年間投与し，石灰沈着の悪化がなかった症例を報告している[41]。Dolan らも 2 年間の投与により石灰沈着が消退した症例を報告している[42]。Vayssairat らは，23 例の症例集積研究を行い，180 mg／日の塩酸ジルチアゼムの石灰化病変への効果を調べた。画像の比較できる 12 例中わずか 3 例だけが，画像上の軽度の改善を認め，石灰化病変への塩酸ジルチアゼムの効果は確認できなかったとしている[43]。Palmieri らは，4 人の特発性石灰沈着および 1 人の CREST 症候群の患者に，240〜480 mg／日の塩酸ジルチアゼムを投与し[44]，全例で改善を認めている。塩酸ジルチアゼムが投与できずにベラパミルに変更した患者では石灰沈着の改善を認めていない。以上のように，相反する報告があるが，効果を認めた報告では塩酸ジルチアゼムの投与量が多いことから投与量の問題もあるかもしれない。

- 塩酸ミノサイクリンは抗炎症作用とマトリックスメタロプロテアーゼの抑制作用で抗石灰化が期待される。Robertson らは，石灰沈着を持つ限局皮膚硬化型全身性強皮症患者 9 例に 50〜100 mg／日の塩酸ミノサイクリンの投与を行った症例集積研究を

報告している[45]。全例で症状の改善が認められ，平均 4.8 ± 3.8 カ月で効果が認められていた。なお，塩酸ミノサイクリンには間質性肺炎が副作用にあり，慎重な投与が必要である。
- ビスフォスフォネート製剤も浅層の小石灰沈着が消失し，深部の石灰沈着に関しては，部分的に改善して，疼痛・関節可動域制限の改善をみたという報告がある[46]。

【文献】

39) Berger RG, Featherstone GL, Raasch RH, McCartney WH, Hadler NM: Treatment of calcinosis universalis with low-dose warfarin, *Am J Med*, 1987 ; 83 : 72-76.（エビデンスレベル II）
40) Hazen PG, Walker AE, Carney JF, Stewart JJ: Cutaneous calcinosis of scleroderma. Successful treatment with intralesional adrenal steroids, *Arch Dermatol*, 1982 ; 118 : 366-367.（エビデンスレベル V）
41) Farah MJ, Palmieri GM, Sebes JI, Cremer MA, Massie JD, Pinals RS: The effect of diltiazem on calcinosis in a patient with the CREST syndrome, *Arthritis Rheum*, 1990 ; 33 : 1287-1293.（エビデンスレベル V）
42) Dolan AL, Kassimos D, Gibson T, Kingsley GH: Diltiazem induces remission of calcinosis in scleroderma, *Br J Rheumatol*, 1995 ; 34 : 576-578.（エビデンスレベル V）
43) Vayssairat M, Hidouche D, Abdoucheli-Baudot N, Gaitz JP: Clinical significance of subcutaneous calcinosis in patients with systemic sclerosis. Does diltiazem induce its regression?, *Ann Rheum Dis*, 1998 ; 57 252-254.（エビデンスレベル V）
44) Palmieri GM, Sebes JI, Aelion JA, et al: Treatment of calcinosis with diltiazem, *Arthritis Rheum*, 1995 ; 38 : 1646-1654.（エビデンスレベル V）
45) Robertson LP, Marshall RW, Hickling P: Treatment of cutaneous calcinosis in limited systemic sclerosis with minocycline, *Ann Rheum Dis*, 2003 ; 62 : 267-269.（エビデンスレベル V）
46) Rabens SF, Bethune JE: Disodium etidronate therapy for dystrophic cutaneous calcification, *Arch Dermatol*, 1975 ; 111 : 357-361.（エビデンスレベル V）
47) Gallop PM, Lian JB, Hauschka PV: Carboxylated calcium-binding proteins and vitamin K, *N Engl J Med*, 1980 ; 302 : 1460-1466.
48) Cukierman T, Elinav E, Korem M, Chajek-Shaul T: Low dose warfarin treatment for calcinosis in patients with systemic sclerosis, *Ann Rheum Dis*, 2004 ; 63 : 1341-1343.（エビデンスレベル V）
49) Lassoued K, Saiag P, Anglade MC, Roujeau JC, Touraine RL: Failure of warfarin in treatment of calcinosis universalis, *Am J Med*, 1988 ; 84 : 795-796.（エビデンスレベル V）

CQ11　強皮症の皮膚石灰沈着に対して，外科的治療は有用か？

推奨文　外科的摘出や炭酸ガスレーザーは疼痛緩和・関節可動域制限の改善，皮膚潰瘍発生予防に有用であると考えられ，適応を考慮しながら行うことを提案する。

推奨度 2C

● 解説

- 強皮症の手の皮膚石灰沈着に対する外科的処置に関しては症例集積研究 1 編[50]があり，**エビデンスレベル V** であり，**推奨度 2C** である。
- Bogoch らは強皮症患者の手に対して行われた外科的手術に関しての症例集積研究を行っている[50]。彼らは，34 編の報告をレビューしており，その中には手の石灰沈着に関しての報告が 13 編含まれている。外科的な切除は中等度の痛み・機能の改善を認めている。しかし，広範囲の切除の必要性と末梢循環が悪いことによる創傷治癒の

遅延，壊死，それによる関節可動制限の可能性を指摘している。歯科用バーによる小切開と石灰沈着の粉砕除去では創傷治癒期間の短縮（4〜14日）が認められているが，創部からの粉砕石灰物質の長期排泄の可能性も指摘している。炭酸ガスレーザーによる治療は，中等度以上の改善で判定すると81％が良好な結果を得ており，少量の出血と平均4〜10週間での創の治癒を認める。術後瘢痕も少なく，症状の緩和が20カ月〜3年続くと述べている。以上より，外科的摘出や炭酸ガスレーザーは有用であると考えられるが，創傷治癒の遅延などによる問題点があり，治療による有益性が上回ると考えられる症例に行うべきと考えられる。また，これらの治療を行っても再発することも多いことを考慮する必要がある。

【文献】

50) Bogoch ER, Gross DK: Surgery of the hand in patients with systemic sclerosis: outcomes and considerations. *J Rheumatol*, 2005 ; 32 : 642-648. (エビデンスレベル V)

2 全身性エリテマトーデス（SLE）に伴う皮膚潰瘍

序　論

　全身性エリテマトーデス（SLE）は，多彩な皮疹を呈し，ときにびらん・潰瘍を呈することがある。SLE の代表的な皮疹には，分類基準に含まれるものとして蝶形紅斑（頬部紅斑），円板状エリテマトーデス，口腔内潰瘍，光線過敏症が，分類基準に含まれない皮疹として，凍瘡状狼瘡，深在性エリテマトーデス，結節性皮膚ムチン沈着症，水疱型エリテマトーデス，lupus tumidus などがある[51)52)]。一般的に，SLE の皮疹自体に対して，ステロイドや免疫抑制薬の全身投与が適応になることは少なく，それぞれの皮疹に対して外用治療が主体となり，わが国でも 2015 年に認可されたヒドロキシクロロキン内服が行われる場合もある。例外的に深在性エリテマトーデスは，後に瘢痕・陥凹を形成することがあるため，早期からのステロイドなどの全身投与が必要になる。また，SLE にみられる非特異的皮膚症状の中に，末梢血管障害性・循環障害性皮膚症状があり，皮膚潰瘍や壊疽が出現することがあるが，抗リン脂質抗体症候群・血管炎による皮疹との鑑別のため，皮膚生検やさまざまな血液検査が必要になってくる。末梢血管障害や循環障害に対しては，循環改善薬や抗血小板薬などを必要に応じて投与していくことになる。抗リン脂質抗体症候群や血管炎が明らかになれば，それぞれに対しての治療が必要になってくる。詳細についてはそれぞれの項ならびに日本皮膚科学会の他のガイドラインを参照いただきたい。このほか，免疫抑制状態にあることが多いため，種々の感染症による潰瘍を生じることもしばしばあり，円板状エリテマトーデス上にみられる難治性潰瘍は瘢痕より生じた有棘細胞癌の場合もある。

　以上の考え方に基づいて SLE の皮膚潰瘍ならびに口腔内潰瘍に対する診療ガイドラインを作成した。また，SLE に認められた深在性エリテマトーデス／脂肪織炎，水疱性エリテマトーデスについて潰瘍との関連についても述べる。治療アルゴリズムを図2に示した。

【文献】

51) Hochberg MC: Updating the American College of Rheumatology revised criteria for the classification of systemic lupus erythematosus, *Arthritis Rheum*, 40：1725, 1997.
52) Petri M, et al: Derivation and validation of the Systemic Lupus International Collaborating Clinics classification criteria for systemic lupus erythematosus, *Arthritis Rheum*, 2012；64：2677-2686.

図2 全身性エリテマトーデス（SLE）に伴う皮膚潰瘍の治療アルゴリズム

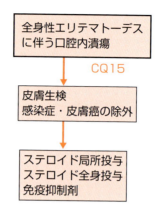
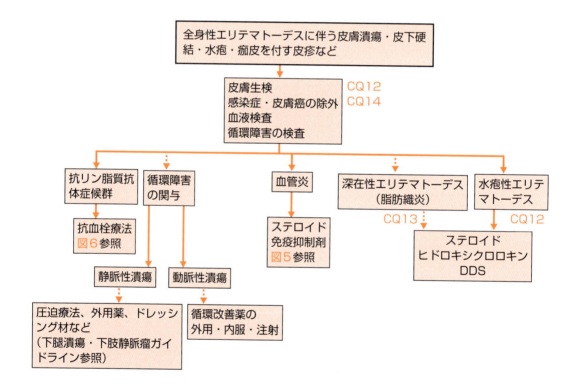

CQ12	SLE 患者に水疱やびらんの形成をみた場合に，どのような検査・治療を行えばよいか？

推奨文 SLE 患者に水疱の形成をみた場合には，水疱性エリテマトーデスをはじめとする種々の病態を念頭におき，鑑別診断のために蛍光抗体直接法・間接法，病理組織学的な検査，および各種感染症検査を推奨する。
水疱性エリテマトーデスの治療として，ステロイド全身投与，ヒドロキシクロロキン投与，DDS（Diamino-Diphenyl-Sulfone）投与を推奨する。

推奨度 1D	【検査】蛍光抗体直接法・間接法，病理組織学的な精査，各種感染症検査
推奨度 1D	【治療】ステロイド全身投与，ヒドロキシクロロキン投与，DDS 投与

● **解説**

- 水疱性エリテマトーデスの蛍光抗体直接法・間接法および病理組織学的な検査，また水疱を呈する感染性疾患除外のための各種感染症検査に関しては，エキスパートオピニオンのみであり[53]，エビデンスレベルVIであるが，一般的に行われており，診断に重要な検査であるため，推奨度1Dとした。ステロイド全身投与もエキスパートオピニオンのみであり[54]，エビデンスレベルVIであるが，医療の現場で標準的に行われている治療であり，推奨度1Dとした。ヒドロキシクロロキンは本薬剤の水疱性エリテマトーデスに対する効果については明らかなエビデンスは存在せず，エキスパートオピニオンのみであり[54]，エビデンスレベルVIであるが，皮膚エリテマトーデスに対する治療として海外では標準的に行われている治療であり，推奨度1Dとした。DDSに関しては症例集積研究が3編あり[55)~57)]，エビデンスレベルVであり，推奨度1Dである。

- SLE にみられる水疱性皮疹は比較的稀であり，その発症機序から，1型；高度の液状変性が水疱形成に進展したもの，2型；他の水疱性疾患を合併したもの，3型；ジューリング疱疹状皮膚炎の類似組織所見を呈し，原則としてVII型コラーゲンに対する自己抗体が証明されるものに分類される。3型が狭義の水疱性エリテマトーデスになり，Camisaらの診断基準では，i) アメリカリウマチ学会によるSLEの診断基準を満たす，ii) 露光部だけではなく非露光部にも水疱を形成する，iii) 病理組織学的にジューリング疱疹状皮膚炎に類似する，iv) ヒト皮膚をもちいた蛍光抗体間接法では基底膜に対する循環抗体が陰性または陽性，v) 蛍光抗体直接法で基底膜にIgG・IgA・IgMの沈着を認める，とされている[58)59)]。

- 以上のように，自己免疫性水疱症などとの鑑別のため，蛍光抗体法を含む病理組織学的精査が必要である。蛍光抗体法はすべての施設で施行可能ではないが，病理学的検査のみでも行うべきである。なお，鑑別が困難な場合には，免疫電顕が必要な場合も

ある[57)60)]。

- SLE 患者では，免疫抑制状態にあることが多く，各種感染症を併発することがある。原疾患によるもの以外にヘルペス属ウイルス感染症や伝染性膿痂疹をはじめとする各種感染症の可能性も検討すべきであり，微生物学的検査も必要である。
- 水疱性皮疹は SLE の悪化時，または腎炎の合併時に出現しやすいとされているため，注意が必要である。治療として，ステロイドの全身投与のほか，ヒドロキシクロロキン投与も行われている。ヒドロキシクロロキンは，海外では以前より SLE や皮膚エリテマトーデスの治療薬として広く用いられていたが，わが国でも 2015 年に皮膚エリテマトーデスおよび全身性エリテマトーデスの治療薬として保険承認されている。ヒドロキシクロロキンの皮膚エリテマトーデスおよび全身性エリテマトーデスに対する有用性はわが国でも報告されている[61)]。
- DDS が著効したという報告も多数ある[55)〜57)]。この場合，DDS（25 〜 50 mg/ 日）の低用量で，24 〜 48 時間で水疱の新生がなくなり，7 〜 10 日で皮疹が消失している。ただし，DDS の使用にあたっては，SLE では薬疹を生じやすいことに注意すべきである。

【文献】

53) Contestable JJ, Edhegard KD, Meyerle JH: Bullous systemic lupus erythematosus: a review and update to diagnosis and treatment, *Am J Clin Dermatol*, 2014 ; 15 : 517-524.（エビデンスレベル Ⅴ）
54) Okon LG, Werth VP: Cutaneous lupus erythematosus: Diagnosis and treatment, *Best Pract Res Clin Rheumatol*, 2013 ; 27 : 391-404.（エビデンスレベル Ⅴ）
55) Ludgate MW, Greig DE: Bullous systemic lupus erythematosus responding to dapsone, *Australas J Dermatol*, 2008 ; 49 : 91-93.（エビデンスレベル Ⅴ）
56) Burrows NP, Bhogal BS, Black MM, et al: Bullous eruption of systemic lupus erythematosus: a clinicopathological study of four cases, *Br J Dermatol*, 1993 ; 128 : 332-338.（エビデンスレベル Ⅴ）
57) Gammon WR, Briggaman RA: Bullous SLE: a phenotypically distinctive but immunologically heterogeneous bullous disorder, *J Invest Dermatol*, 1993 ; 100 28S-34S.（エビデンスレベル Ⅴ）
58) Camisa C, Sharma HM: Vesiculobullous systemic lupus erythematosus. Report of two cases and a review of the literature, *J Am Acad Dermatol*, 1983 ; 9 : 924-933.（エビデンスレベル Ⅴ）
59) Camisa C, Grimwood RE: Indirect immunofluorescence in vesiculobullous eruption of systemic lupus erythematosus, *J Invest Dermatol*, 1986 ; 86 : 606.（エビデンスレベル Ⅴ）
60) Yell JA, Allen J, Wojnarowska F, Kirtschig G, Burge SM: Bullous systemic lupus erythematosus: revised criteria for diagnosis, *Br J Dermatol*, 1995 ; 132 : 921-928.（エビデンスレベル Ⅴ）
61) Yokogawa N, Tanikawa A, Amagai M, et al: Response to hydroxychloroquine in Japanese patients with lupus-related skin disease using the cutaneous lupus erythematosus disease area and severity index（CLASI）, *Mod Rheumatol*, 2013 ; 23 : 318-322.（エビデンスレベル Ⅳ）

| CQ13 | 深在性エリテマトーデスに対して，どのような治療が有用か？ |

推奨文

推奨度 1C

進行すると皮膚潰瘍，瘢痕や陥凹を形成しうるため，ステロイド内服投与，ヒドロキシクロロキン投与，DDS（Diamino-Diphenyl-Sulfone）投与を推奨する。

● **解説**

- 深在性エリテマトーデスに対するステロイド内服治療に関しては，症例集積研究が4編[62)～65)]ありエビデンスレベルⅤであり，推奨度1Cである。深在性エリテマトーデスに対するヒドロキシクロロキン内服治療およびDDS内服治療に関しては，症例集積研究[66)67)]がそれぞれ1編あり，エビデンスレベルⅤであり，推奨度1Cである。
- 一般的にSLEの皮膚病変に対する治療としては，ステロイド外用薬，ヒドロキシクロロキン，DDS，サリドマイド，免疫抑制薬，抗ハンセン病薬のクロファジン内服，ステロイド全身投与が行われる[62)]。
- 深在性エリテマトーデスに対するステロイド初期量としては，SLEの病勢や皮疹の性状により投与量の幅がありプレドニゾロン5～60 mg/日が投与されているという報告[63)]や，3～25 mg/日（平均10.8 mg/日）という報告[64)]もあり，かなりのばらつきがある。しかし，皮膚潰瘍，瘢痕・陥凹の出現を最小限にするためプレドニゾロン0.5 mg/kg/日を基準として投与するのがよいと考えられる。
- ヒドロキシクロロキンは，海外では以前より広く用いられており，全身性エリテマトーデスに対する有効性については1編のシステマティックレビュー[67)]がある。わが国においても2015年に皮膚エリテマトーデスおよび全身性エリテマトーデスの治療薬として保険承認された。Parkらは，深在性エリテマトーデスの17例のうち，15例にヒドロキシクロロキンを投与し，58.9％の患者でヒドロキシクロロキン単独で奏効したと報告している[65)]。
- Ujiieら[66)]は，DDSを投与された深在性エリテマトーデス10例をまとめている。DDSは25～75mg/日の投与により平均約4.6週で皮疹の軽快が認められ，エビデンスレベルⅤである。このように，DDSの投与も選択肢の1つとなるが，SLEではDDSの使用により高率に薬疹を生じるので十分な注意が必要である。

【文献】

62) McCauliffe DP: Cutaneous lupus erythematosus, *Semin Cutan Med Surg*, 2001 ; 20 : 14-26.（エビデンスレベル Ⅴ）
63) 松田聡子，橋本　夏，松本聡子，佐々木祥人，堀　啓一郎：報告例からみた深在性エリテマトーデス病型分類と治療法の検討，臨皮，2005 ; 59 : 1255-1260.（エビデンスレベル Ⅴ）
64) Arai S, Katsuoka K: Clinical entity of Lupus erythematosus panniculitis/lupus erythematosus profundus, *Autoimmun Rev*, 2009 ; 8 : 449-452.（エビデンスレベル Ⅴ）
65) Park HS, Choi JW, Kim BK, Cho KH: Lupus erythematosus panniculitis: clinicopathological, immunophenotypic, and molecular studies, *Am J Dermatopathol*, 2010 ; 32 : 24-30.（エビデンスレ

イドの局所療法が第一選択である。

【文献】

70) Mays JW, Sarmadi M, Moutsopoulos NM: Oral manifestations of systemic autoimmune and inflammatory diseases: Diagnosis and clinical management, *J Evid Dent Pract*, 2012 ; S1 : 265-282.（エビデンスレベル V）
71) Parodi A, Massone C, Cacciapuoti M, et al: Measuring the activity of the disease in patients with cutaneous lupus erythematosus, *Br J Dermatol*, 2000 ; 142 ; 457-460.（エビデンスレベル V）
72) Orteu CH, Buchanan JA, Hutchinson I, Leigh IM, Bull RH: Systemic lupus erythematosus presenting with oral mucosal lesions: easily missed?, *Br J Dermatol*, 2001 ; 144 : 1219-1223.（エビデンスレベル V）
73) Schiodt M, Holmstrup P, Dabelsteen E, Ullman S: Deposits of immunoglobulins, complement, and fibrinogen in oral lupus erythematosus, lichen planus, and leukoplakia, *Oral Surg Oral Med Oral Pathol*, 1981 ; 51 : 603-608.（エビデンスレベル IV）
74) Hochberg MC: Updating the American College of Rheumatology revised criteria for the classification of systemic lupus erythematosus, *Arthritis Rheum*, 1997 ; 40 : 1725.（エビデンスレベル VI）
75) Petri M, et al: Derivation and validation of the systemic lupus international collaborating clinics classification criteria for systemic lupus erythematosus, *Arthritis Rheum*, 2012 ; 64 : 2677-2686.（エビデンスレベル VI）
76) Das NK, Dutta RN, Sengupta SR: Skin lesions in lupus erythematosus: A marker of systemic involvement, *Indian J Dermatol*, 2011 ; 56 : 537-540.（エビデンスレベル IVa）
77) Mays JW, Sarmadi M, Moutsopoulos NM: Oral manifestations of systemic autoimmune and inflammatory diseases:diagnosis and clinical management, *J Evid Based Dent Pract*, 2012 ; 12 : 265-282.

3 皮膚筋炎に伴う皮膚潰瘍

序　論

　皮膚筋炎は，多彩な皮疹を呈し，びらんや皮膚潰瘍を生じることがある。皮膚筋炎にしばしば出現する皮疹としては，手指関節背面の丘疹であるゴットロン丘疹，手指関節や四肢関節背面の（角化性）紅斑であるゴットン徴候，拇指の尺側，示指・中指橈側の角化性局面であるメカニックスハンド（機械工の手），上眼瞼の浮腫性紫紅色斑であるヘリオトロープ疹，顔面紅斑や浮腫，scratch dermatitis（むち打ち様紅斑）や多形皮膚萎縮，爪囲紅斑，爪上皮出血点，皮膚潰瘍，石灰沈着，水疱などが認められる。皮膚筋炎における皮膚潰瘍やびらんの原因としては，血管障害に伴った紫斑や壊死を伴った穿掘性潰瘍，著しい scratch dermatitis に伴った二次性に生じた浅い皮膚潰瘍やびらん，皮膚石灰沈着，脂肪織炎など多彩であり，原因に応じた治療が大切である。

　近年，皮膚筋炎では，疾患特異性の高い新たな自己抗体が同定されつつあり，臨床像の解析が進んできている。抗 melanoma differentiation-associated gene 5（抗 MDA-5）抗体が検出される皮膚筋炎は，皮膚症状が典型的で明らかな筋症状を欠く clinically amyopathic dermatomyositis（CADM）を呈し，急速進行性間質性肺炎を高率に伴うことが知られている。皮膚症状では，紫斑や壊死を伴った穿掘性潰瘍を呈することがある。一方，抗 transcription intermediary factor 1（TIF-1）抗体が検出される皮膚筋炎では高率に内臓悪性腫瘍を合併することが知られている。皮膚症状では，広範囲で

図3　皮膚筋炎に伴う皮膚潰瘍の治療アルゴリズム

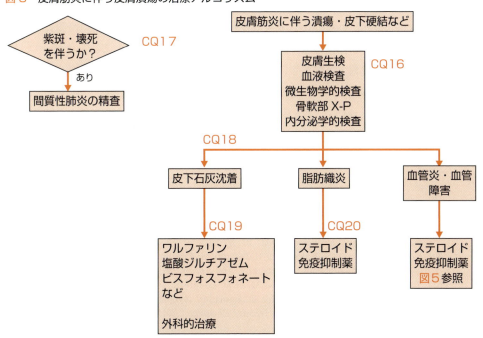

著しい炎症を伴うことが特徴であり，しばしば scratch dermatitis や水疱，びらん・浅い潰瘍を形成する。病理組織学的には表皮真皮境界部に著明な炎症細胞浸潤を伴うことが特徴である。このように，皮膚筋炎の潰瘍を診療する際には，潰瘍の形状や分布，その他の皮疹から病勢，急速進行性間質性肺炎や内臓悪性腫瘍など重篤な合併症を十分に精査・評価することが大切である。また，皮膚潰瘍の原因によっては，必ずしも皮膚筋炎の病勢と一致するわけではないことを念頭に置き，潰瘍治療と全身療法を分けて考えた方がよい。本ガイドラインでは皮膚筋炎に伴う潰瘍についての指針を作成し，治療アルゴリズムを図3に示した。

CQ16 皮膚筋炎に合併した皮膚潰瘍の評価にどのような検査が有用か？

推奨文
推奨度 1D

皮膚筋炎患者に認められる皮膚潰瘍は，原病による潰瘍から感染症等の二次的な要因までさまざまな病態により生じうるため，病態を把握するために，皮膚生検や細菌・真菌・抗酸菌などの微生物学的検査などを行うことを推奨する。

● **解説**
- 皮膚筋炎に伴う皮膚潰瘍の病態を把握するための皮膚生検や微生物学的検査の有用性についてはエキスパートオピニオンのみであり，エビデンスレベルVIであるが，臨床現場にて一般的に行われており，推奨度1Dとした。
- 皮膚筋炎に合併する皮膚潰瘍の頻度は，複数の症例集積報告において3〜19％と報告されている[78)〜80)]。皮膚筋炎に合併してくる皮膚潰瘍には，原病による潰瘍から，二次的な要因による潰瘍までさまざまな成因が存在する。主な要因として，vasculopathy，vasculitis，表皮真皮境界部の過剰な炎症性細胞の浸潤によるもの，感染症，痒みに伴う掻破行動によるびらん，などが挙げられる。したがって，皮膚生検や細菌・真菌・抗酸菌等に関する微生物学的検査を行い，潰瘍の原因精査を行うことを推奨する。
- なお，Yamasaki らによる症例集積解析では，皮膚筋炎の生命予後の独立危険因子として皮膚潰瘍が挙げられている[81)]。

【文献】

78) Ponyi A, Constantin T, Garami M, et al: Cancer-associated myositis: clinical features and prognostic signs, *Ann New York Acad Sci*, 2005 ; 1051 : 64-71.
79) Feldman D, Hochberg MC, Zizic TM, Stevens MB: Cutaneous vasculitis in adult polymyositis/dermatomyositis, *J Rheumatol*, 1983 ; 10 : 85-89.
80) Kono H, Inokuma S, Nakayama H, Suzuki M: Pneumomediastinum in dermatomyositis : association with cutaneous vasculopathy, *Ann Rheum Dis*, 2000 ; 59 : 372-376.
81) Yamasaki Y, Yamada H, Ohkubo M, et al: Longterm survival and associated risk factors in patients with adult-onset idiopathic inflammatory myopathies and amyopathic dermatomyositis: experience in a single institute in Japan, *J Rheumatol*, 2011 ; 38 : 1636-1643.

| CQ17 | 皮膚筋炎患者にみられた皮膚潰瘍に紫斑や壊死を伴っている場合に，肺病変の評価が必要か？ |

推奨文
推奨度 1C

皮膚筋炎患者の皮膚潰瘍に紫斑や壊死等の血管障害を示唆する所見を認めた場合には，間質性肺疾患の合併の有無について画像検査や血液ガス分析，呼吸機能検査，血液検査などの検査を行うことを推奨する。

● **解説**

- 皮膚潰瘍と間質性肺病変の合併に関しては，症例集積研究が5編と多数の症例報告が存在し，エビデンスレベルV であり，推奨度1C である。紫斑や壊死といった血管障害を示唆する皮膚潰瘍を伴う皮膚筋炎では，間質性肺疾患の合併頻度が高いと推測される。特に CADM の患者に皮膚潰瘍を伴った場合には，急速進行性間質性肺疾患に十分注意し，画像検査や血液ガス分析，血液検査などを定期的に行い早期診断に努めることを推奨する。

- 肺病変を有する CADM の患者において，急速に肺病変が進行した群と緩徐に肺病変が進行した群を比較すると，急速進行性の群は皮膚潰瘍が 6/9（67％）に認められ，緩徐進行性の群の合併頻度 3/9（17％）より高率であった[82]。

- Hamaguchi らは77例の皮膚筋炎を解析し，CADM で高率に検出される抗 MDA-5 抗体陽性皮膚筋炎では，皮膚潰瘍は 30/43（70％）に認められ，その他の自己抗体陽性の皮膚筋炎では 4/34（12％）と報告している[83]。同様に，Cao らは抗 MDA-5 抗体陽性皮膚筋炎では 12/15（80％），抗 MDA-5 抗体陰性皮膚筋炎では 4/49（8.2％）と報告しており[84]，Koga らは抗 MDA-5 抗体陽性皮膚筋炎では 10/17（59％），抗 MDA-5 抗体陰性皮膚筋炎では 7/62（12％）と報告している[85]。したがって，筋炎特異抗体である抗 ARS 抗体および可能であれば抗 MDA5 抗体，抗 TIF1γ抗体，抗 Mi-2 抗体を検査するとよい。

- Ishigaki らは 39 例の皮膚筋炎患者において，急性／亜急性の間質性肺炎を伴った皮膚筋炎患者に皮膚潰瘍が合併しやすく，潰瘍を伴わない患者と比較して有意に予後不良と報告している[86]。

【文献】

82) Ideura G, Hanaoka M, Koizumi T, et al: Interstitial lung disease associated with amyopathic dermatomyositis: review of 18 cases, *Respir med*, 2007 ; 101 : 1406-1411.（エビデンスレベル V）
83) Hamaguchi Y, Kuwana M, Hoshino K, et al: Clinical correlations with dermatomyositis-specific autoantibodies in adult Japanese patients with dermatomyositis: a multicenter cross-sectional study, *Arch Dermatol*, 2011 ; 147 : 391-398.（エビデンスレベル V）
84) Cao H, Pan M, Kang Y, et al: Clinical manifestations of dermatomyositis and clinically amyopathic dermatomyositis patients with positive expression of anti-melanoma differentiation-associated gene 5 antibody, *Arthritis Care Res*, 2012 ; 64 : 1602-1610.（エビデンスレベル V）
85) Koga T, Fujikawa K, Horai Y, et al: The diagnostic utility of anti-melanoma differentiation-associated gene 5 antibody testing for predicting the prognosis of Japanese patients with DM, *Rheumatology*, 2012 ; 51 : 1278-1284.（エビデンスレベル V）

86) Ishigaki K, Maruyama J, Hagino N, et al: Skin ulcer is a predictive and prognostic factor of acute or subacute interstitial lung disease in dermatomyositis, *Rheumatology international*, 2013 ; 33 : 2381-2389.（エビデンスレベル Ⅴ）

CQ18　皮膚筋炎の皮膚石灰沈着には，どのような検査が有用か？

推奨文　皮膚石灰沈着は皮膚潰瘍の原因となる場合があり，その原因精査のために画像検査や内分泌学的な検索を行うことを推奨する。

推奨度 1C

●解説

- 皮膚石灰沈着の検査に関しては，症例集積研究が6編[87)~92)]あり，エビデンスレベルⅤであり，推奨度1Cである。

- 皮膚や軟部組織の石灰沈着は，皮膚筋炎ではしばしば認められ，特に小児皮膚筋炎では約40％と高率に認められる。SLEでは頻度は少ないものの異所性の石灰沈着が認められることがある[93)]。石灰沈着の部位も皮膚軟部組織のみならず，脊柱部や肋骨部の石灰沈着などあらゆる部位に生じうる[94)]。小児皮膚筋炎では筋肉・皮下の石灰沈着の頻度が成人に比して高率である[95)]。

- 皮膚石灰沈着の分類[87)]のうち，皮膚筋炎やSLE患者の石灰沈着は，dystrophic calcificationに相当する。組織中での石灰沈着形成機序はいまだ不明な部分も多いが，組織障害や血管障害，虚血，年齢による組織変化がその誘因の1つとされる。さらに，石灰化の阻害因子の減少もしくは石灰化を促進する結晶核となる物質が出現した際に発生すると考えられている。また，石灰沈着が生じている患者組織中のCa結合アミノ酸やγ-カルボキシグルタミン酸が上昇していることや，尿中のγ-カルボキシグルタミン酸レベルの上昇も報告されている[88)]。

- 皮膚・軟部組織に石灰沈着を来す上記の病態の鑑別のために，血中Ca・P濃度，副甲状腺ホルモン（PTH）の測定が必要であると考えられる。しかしながら，近年の報告では全身性強皮症（強皮症）患者の肢端骨融解症と皮下石灰沈着との間には，指尖潰瘍などとともに正の相関が認められており[89)90)]，また，その石灰沈着とPTHとの相関を指摘する報告もあることから[91)]，PTH値の解釈には注意が必要であると思われる。

- 小児皮膚筋炎に伴う石灰沈着をBlaneらはX線像をもとにⅠ型：深部線状石灰沈着，Ⅱ型：深部塊状石灰沈着，Ⅲ型：皮下表層塊状石灰沈着，Ⅳ型：皮下網状レース状石灰沈着の4型に分類している[92)]。

- 石灰沈着はX線撮影の際に偶然に発見されることも多いが，皮下硬結などを触知した際には，その性状確認のために単純X線やCT撮影をすることも有用である[87)]。

【文献】

87) Boulman N, Slobodin G, Rozenbaum M, Rosner I: Calcinosis in rheumatic diseases, *Semin*

Arthritis Rheum, 2005 ; 34 : 805-812.（エビデンスレベル V）
88) Lian JB, Skinner M, Glimcher MJ, Gallop P: The presence of γ-carboxyglutamic acid in the proteins associated with ectopic calcification, *Biochem Biophys Res Commun*, 1976 ; 73 : 349-355.（エビデンスレベル V）
89) Avouac J, Guerini H, Wipff J, et al: Radiological hand involvement in systemic sclerosis, *Ann Rheum Dis*, 2006 ; 65 : 1088-1092.
90) Braun-Moscovici Y, Furst DE, Markovits D, et al: Vitamin D, parathyroid hormone, and acroosteolysis in systemic sclerosis, *J Rheumatol*, 2008 ; 35 : 2201-2205.
91) Serup J, Hagdrup HK: Parathyroid hormone and calcium metabolism in generalized scleroderma. Increased PTH level and secondary hyperparathyroidism in patients with aberrant calcifications. Prophylactic treatment of calcinosis, *Arch Dermatol Res*, 1984 ; 276 : 91-95.
92) Blane CE, White SJ, Braunstein EM, Bowyer SL, Sullivan DB: Patterns of calcification in childhood dermatomyositis, *Am J Roentgenol*, 1984 ; 142 : 397-400.（エビデンスレベル V）
93) Allanore Y, Feydy A, Serra-Tosio G, Kahan A: Usefulness of multidetector computed tomography to assess calcinosis in systemic sclerosis, *J Rheumatol*, 2008 ; 35 : 2274-2275.
94) Alpoz E, Cankaya H, Guneri P: Facial subcutaneous calcinosis and mandibular resorption in systemic sclerosis: a case report, *Dentomaxillofac Radiol*, 2007 ; 36 : 172-174.
95) Bowyer SL, Blane CE, Sullivan DB, Cassidy JT: Childhood dermatomyositis: factors predicting functional outcome and development of dystrophic calcification, *J Pediatr*, 1983 ; 103 : 882-888.

CQ19 皮膚筋炎患者の皮膚石灰沈着に対して，どのような治療が有用か？

推奨文 低用量ワルファリン，水酸化アルミニウムゲル，塩酸ジルチアゼム，プロベネシド，ビスフォスフォネート製剤の投与は石灰沈着を改善し，皮膚潰瘍発生を抑制する可能性があり，選択肢の1つとして提案する。外科的治療も選択肢の1つとして提案する。

推奨度 2B ワルファリン

2C 水酸化アルミニウムゲル，塩酸ジルチアゼム，プロベネシド，ビスフォスフォネート製剤

2D 外科的治療

● **解説**
・膠原病患者の皮膚石灰沈着へのワルファリン治療に関しては，ランダム化比較試験1編[96)]がありエビデンスレベルⅡであるが，症例数が少ないことから，推奨度2Bとした。水酸化アルミニウムゲル[97)98)]，塩酸ジルチアゼム[99)〜101)]，プロベネシド[102)103)]，ビスフォスフォネート製剤[104)〜107)]に関しては症例報告があり，すべてエビデンスレベルⅤであり，推奨度2Cである。外科的治療に関しては，エキスパートオピニオンのみでありエビデンスレベルⅥであり，推奨度2Dである。

・近年，原疾患に対するステロイドの早期投与により，皮膚石灰沈着の頻度は減少傾向にあるとされる。しかし，皮膚石灰沈着は疼痛を伴うことがあり，それに伴う可動域制限から筋萎縮を引き起こすことが報告されている。また，皮膚石灰沈着部位に細菌

関節リウマチ患者の皮膚では血管炎がない場合でも，血管の大小や動静脈に関係なく多くの血管に変性が認められることが知られており，「静脈鬱滞による下腿潰瘍」，「圧迫に伴う軟部組織の虚血性壊死による潰瘍」（関節の変形や拘縮および装具の不適切な装着などが原因），「皮膚の脆弱性を基盤とした外傷性潰瘍」などの原因となる。

本ガイドラインでは，リウマトイド血管炎の治療および関節リウマチに伴う難治性皮膚潰瘍の治療についての指針を作成し，治療アルゴリズムを図5に示した。

図5 関節リウマチに伴う皮膚潰瘍の治療アルゴリズム

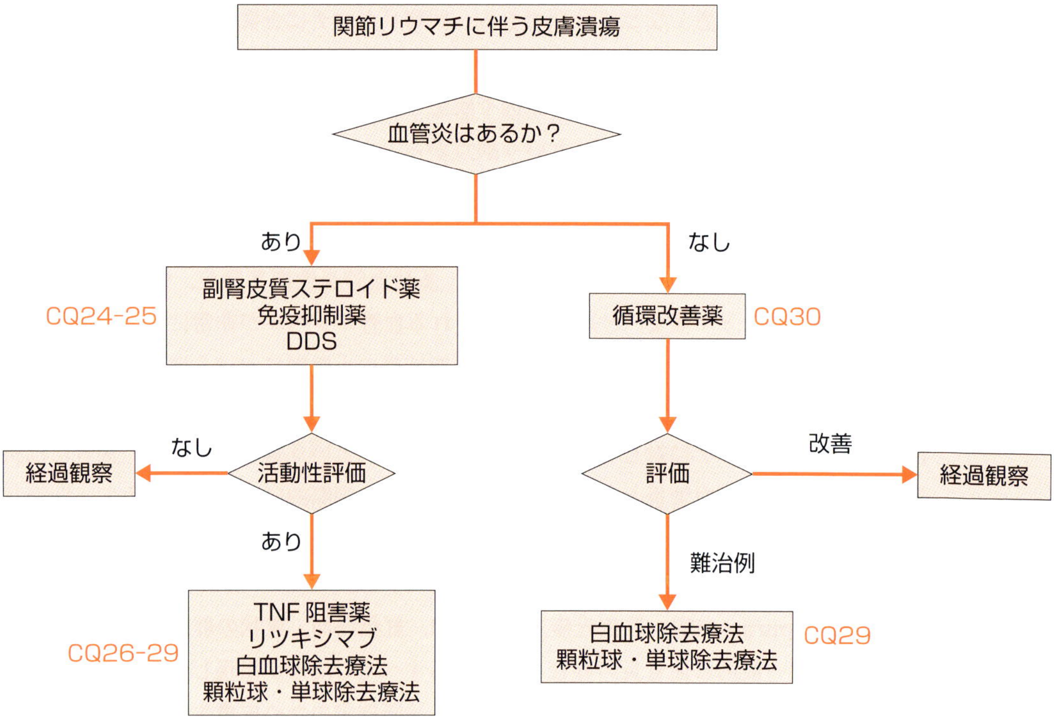

```
                関節リウマチに伴う皮膚潰瘍
                        ↓
                   血管炎はあるか？
                   ／         ＼
                あり           なし
                ↓              ↓
   CQ24-25  副腎皮質ステロイド薬    循環改善薬  CQ30
            免疫抑制薬
            DDS
                ↓              ↓
        なし                      改善
   経過観察 ← 活動性評価       評価 → 経過観察
                ↓              ↓
               あり           難治例
   CQ26-29  TNF阻害薬         白血球除去療法    CQ29
            リツキシマブ       顆粒球・単球除去療法
            白血球除去療法
            顆粒球・単球除去療法
```

DDS：Diamino-Diphenyl-Sulfone

【文献】

137) Wattiaux MJ, Kahn MF, Thevenet JP, Sauvezie B, Imbert JC: [Vascular involvement in rheumatoid polyarthritis. Retrospective study of 37 cases of rheumatoid polyarthritis with vascular involvement and review of the literature], *Ann Med Interne (Paris)*, 1987；138：566-587.
138) Salvarani C, Macchioni P, Mantovani W, et al: Extraarticular manifestations of rheumatoid arthritis and HLA antigens in northern Italy, *J Rheumatol*, 1992；19：242-246.
139) Kaye O, Beckers CC, Paquet P, Arrese JE, Pierard GE, Malaise MG: The frequency of cutaneous vasculitis is not increased in patients with rheumatoid arthritis treated with methotrexate, *J Rheumatol*, 1996；23：253-257.
140) Bartels C, Bell C, Rosenthal A, Shinki K, Bridges A: Decline in rheumatoid vasculitis prevalence among US veterans: a retrospective cross-sectional study, *Arthritis Rheum*, 2009；60：2553-2557.
141) Scott DG, Bacon PA, Tribe CR: Systemic rheumatoid vasculitis: a clinical and laboratory study of 50 cases, *Medicine*, 1981；60：288-297.
142) Geirsson AJ, Sturfelt G, Truedsson L: Clinical and serological features of severe vasculitis in

rheumatoid arthritis: prognostic implications, *Ann Rheum Dis*, 1987 ; 46 : 727-733.
143) Watts RA, Carruthers DM, Symmons DP, Scott DG: The incidence of rheumatoid vasculitis in the Norwich health authority, *Br J Rheumatol*, 1994 ; 33 : 832-833.
144) Luqmani RA, Watts RA, Scott DG, Bacon PA: Treatment of vasculitis in rheumatoid arthritis, *Ann Med Intern*, 1994 ; 145 : 566-576.
145) Agarwal A, Misra R, Dabadghao S, Pandey R: Rheumatoid vasculitis in India: a report of ten patients, *J Assoc Physicians India*, 1995 ; 43 : 500-504.
146) Voskuyl AE, Zwinderman AH, Westedt ML, Vandenbroucke JP, Breedveld FC, Hazes JM: The mortality of rheumatoid vasculitis compared with rheumatoid arthritis, *Arthritis Rheum*, 1996 ; 39 : 266-271.

CQ24 リウマトイド血管炎に対してステロイドや免疫抑制薬の全身投与は有用か？

推奨文 リウマトイド血管炎には第一選択として高用量のステロイド（プレドニゾロン0.5～1 mg/kg/日）を推奨する。十分な効果が得られない場合は免疫抑制薬の全身投与を併用するが，シクロホスファミドパルス療法を推奨する。アザチオプリン等の併用を選択肢の1つとして提案する。

推奨度 1C ステロイド全身投与，シクロホスファミドパルス療法

2B アザチオプリン

解説

- リウマトイド血管炎に対するステロイド全身投与の有用性に関しては，症例集積研究が2編 [147)148)] あり，エビデンスレベルVであり，推奨度1Cである。追加療法としての免疫抑制薬はシクロホスファミドパルス療法の有用性に関しては症例集積研究が3編 [147)～149)] あり，エビデンスレベルVであり，推奨度1Cである。アザチオプリンの有用性に関してはランダム化比較試験1編 [150)] がありエビデンスレベルIIであるが，有用性は示されなかったため，推奨度2Bとした。

- リウマトイド血管炎は関節リウマチに伴う血管炎の総称であるが，臨床的に非常にheterogeneityが高い疾患である。障害される血管は，小血管～大血管まで実に多彩であり，稀ではあるが大動脈炎を生じる場合もある [151)152)]。

- 病理組織で真皮の細静脈における白血球破砕性血管炎を認めた場合は，リウマトイド血管炎の予後は良いとする報告がある [149)151)152)]。しかしながら，Chenら [151)] は臨床的にpalpable purpura・血疱・皮膚潰瘍を認め，病理組織で真皮全層にわたる細静脈の白血球破砕性血管炎を認めるが脂肪織の小動脈における壊死性血管炎を証明できなかった症例で，比較的早い経過で全身性血管炎により死亡した2例を報告している。この2症例はいずれも多発性単神経炎を合併しており，動脈炎の存在が示唆されている。以上の観察に基づき，真皮の細静脈における白血球破砕性血管炎のみを認めるような症例であっても，画一的に予後良好と考えるべきではないと述べている。む

しろ，リウマトイド血管炎は i) 皮膚病理組織において結節性多発動脈炎に類似した脂肪織小動脈の壊死性血管炎が認められる場合，あるいは ii) 皮膚病理組織において真皮細静脈の白血球破砕性血管炎が認められる場合でも壊疽・消化管出血あるいは穿孔・心病変・多発性単神経炎などの動脈炎を示唆する臨床症状を伴う場合は予後不良と考え，積極的に免疫抑制療法を行う必要がある。

- リウマトイド血管炎の死亡率は 33 ～ 43％ と報告されている[148)153)154)]。Geirsson ら[155)]は，リウマトイド血管炎を合併した関節リウマチ患者 16 名と血管炎を伴わない関節リウマチ患者 16 名を対象に症例対照研究を行っている。リウマトイド血管炎を伴った群では 16 名中 7 名（43％）が血管炎により死亡しており，死亡例では壊疽，消化管潰瘍あるいは穿孔，心病変の頻度が有意に高かったと報告している。
- 治療の時期については，皮疹出現から 12 日目に消化管出血を来した症例も報告されており[147)]，動脈炎の存在が証明された場合，あるいは強く疑われる場合は可及的速やかに治療を行うことが望ましい。
- リウマトイド血管炎の治療については，少数の臨床試験や症例報告があるのみである[147)～149)156)157)]。一般的に高用量のステロイド内服（プレドニゾロン 0.5 ～ 1 mg/kg/日）が第一選択として使用され，十分な効果が得られない場合にはシクロホスファミドパルス療法が併用されている症例が多く報告されている[147)～149)156)]。しかしながら，これらの薬剤の至適投与量やその効果に関しては明確な指標はない。Scott ら[157)]は，メチルプレドニゾロンパルス療法とシクロホスファミドパルス療法の併用を 4 クール行う群とアザチオプリン，D-ペニシラミン，クロラムブシル，高用量のプレドニゾロンをそれぞれ単独で使用した群を比較する症例集積研究を行い，前者では皮膚潰瘍や神経症状が早期に改善し，再発率も低かったが（24％ vs 54％），死亡率には有意差がなかった（24％ vs 29％）と報告している。
- リウマトイド血管炎に対するアザチオプリンの有用性については，Nicholls ら[150)]により 15 例を対象としたランダム化比較試験で検討されている。7 例に実薬（アザチオプリン 2.5 mg/kg），8 例にプラセボが投与されたが，アザチオプリンの有用性は示されなかったと報告している。

【文献】

147) Scott DG, Bacon PA, Tribe CR: Systemic rheumatoid vasculitis: a clinical and laboratory study of 50 cases, *Medicine*, 1981 ; 60 : 288-297.（エビデンスレベル Ⅴ）
148) Gonzalez-Gay MA, Garcia-Porrua C: Systemic vasculitis in adults in Northwestern Spain, 1988-1997: Clinical and epidemiologic aspects, *Medicine Baltimore*, 1999 ; 78 : 292-308.
149) Abel T, Andrews BS, Cunningham PH, Brunner CM, Davis JS, Horowitz DA: Rheumatoid vasculitis: effect of cyclophosphamide on the clinical course and levels of circulating immune complexes, *Ann Intern Med*, 1980; 93 : 407-413.（エビデンスレベル Ⅴ）
150) Nicholls A, Snaith ML, Maini RN, Scott JT: Proceedings: controlled trial of azathioprine in rheumatoid vasculitis, *Ann Rheum Dis*, 1973 ; 32 : 589-591.（エビデンスレベル Ⅱ）
151) Chen KR, Toyohara A, Suzuki A, Miyakawa S: Clinical and histopathological spectrum of cutaneous vasculitis in rheumatoid arthritis, *Br J Dermatol*, 2002 ; 147 : 905-913.
152) Gravallese EM, Corson JM, Coblyn JS, Pinkus GS, Weinblatt ME: Rheumatoid aortitis: a rarely recognized but clinically significant entity, *Medicine*, 1989 ; 68 : 95-106.

153) Panush RS, Katz P, Longley S, Carter R, Love J, Stanley H: Rheumatoid vasculitis: diagnostic and therapeutic decisions, *Clin Rheumatol*, 1983 ; 2 : 321-330.（エビデンスレベル V）
154) Schneider HA, Yonker RA, Katz P, Longley S, Panush RS: Rheumatoid vasculitis: experience with 13 patients and review of the literature, *Semin Arthritis Rheum*, 1985 ; 14 : 280-286.（エビデンスレベル V）
155) Geirsson AJ, Sturfelt G, Truedsson L: Clinical and serological features of severe vasculitis in rheumatoid arthritis: prognostic implications, *Ann Rheum Dis*, 1987 ; 46 : 727-733.（エビデンスレベル IVb）
156) Winkelstein A, Starz TW, Agarwal A: Efficacy of combined therapy with plasmapheresis and immunosuppressants in rheumatoid vasculitis, *J Rheumatol*, 1984 ; 11 : 162-166.（エビデンスレベル V）
157) Scott DG, Bacon PA: Intravenous cyclophosphamide plus methylprednisolone in treatment of systemic rheumatoid vasculitis, *Am J Med*, 1984 ; 76 : 377-384.（エビデンスレベル III）

CQ25 リウマトイド血管炎に伴う皮膚潰瘍に対してDDS（Diamino-Diphenyl-Sulfone）は有用か？

推奨文 リウマトイド血管炎に対する治療として，DDSの投与を推奨する。

推奨度 1C

● 解説

- リウマトイド血管炎に伴う皮膚潰瘍に対するDDSの有用性に関しては，症例集積研究が4編[158)～161)]あり，エビデンスレベルVであり，推奨度1Cである。
- 病理組織学的に真皮内に白血球破砕性血管炎がみられるような予後良好なタイプや，病理組織学的に結節性多発動脈炎に類似した変化を呈する場合や臨床的に動脈炎の存在が疑われる症例で，ステロイドやシクロホスファミドパルス療法で十分な治療効果が得られない場合にDDSの投与を検討する。
- Bernardら[158)]は，リウマトイド血管炎に伴う難治性皮膚潰瘍に対してDDSが有効であった2例を報告している。1例目は難治性皮膚潰瘍にDDS 100 mg／日を追加投与したところ，治療開始後24日目で治癒し，DDS中止後も潰瘍の再発はみられていない。2例目は，DDS 100 mgとコルヒチン1 mgの追加投与により難治性皮膚潰瘍が4カ月で治癒している。2例とも病理組織学的に真皮内に白血球破砕性血管炎が認められている。
- 以上より，真皮内の白血球破砕性血管炎を示すリウマトイド血管炎に対してはDDSを選択肢の1つとしてもよいと考えられる。一方，皮膚型結節性多発動脈炎や結節性多発動脈炎においてもDDSの有効例が報告されている[159)～161)]。しかしながら，比較試験などによる明らかなエビデンスはなく，単独投与での有効性を示す症例報告も少ない。したがって，リウマトイド血管炎の中で，結節性多発動脈炎に類似した組織像を呈する場合や臨床的に動脈炎の存在が疑われる場合については，他の治療に抵抗性の場合にDDSの投与を考慮してよい。

【文献】

158) Bernard P, Arnaud M, Treves R, Bonnetblanc JM: Dapsone and rheumatoid vasculitis leg ulcerations, *J Am Acad Dermatol*, 1988 ; 18 : 140-141. (エビデンスレベル Ⅴ)
159) Guillevin L: Treatment of polyarteritis nodosa with dapsone, *Scand J Rheumatol*, 1986 ; 15 : 95-96. (エビデンスレベル Ⅴ)
160) Vignes S, Stoyanova M, Vasseur E, Haicault de la Regontais G, Hanslik T: Reversible lower limb lymphedema as the first manifestation of cutaneous periarteritis nodosa, *Rev Med Interne*, 2005 ; 26 : 58-60. (エビデンスレベル Ⅴ)
161) Thompson DM, Heaf PJ, Robinsin TW: Australia antigen polyarteritis treated with prednisone and dapsone, *Proc R Soc Med*, 1976 ; 69 : 389-390. (エビデンスレベル Ⅴ)

CQ26　リウマトイド血管炎の皮膚潰瘍の治療に TNF (tumor necrosis factor) 阻害薬は有用か？

推奨文　リウマトイド血管炎に対する治療として，TNF 阻害薬を推奨する。

推奨度 1C

● 解説

- リウマトイド血管炎に対する TNF 阻害薬による治療に関しては，症例集積研究は 9 編[162)〜170)]あり，エビデンスレベル Ⅴ であり，推奨度 1C である。
- リウマトイド血管炎を伴う関節リウマチ患者では，血管炎を伴わない関節リウマチ患者よりも血清中の TNF-α 濃度が上昇しており，TNF-α 刺激で血管内皮細胞から産生される CX3CL1 の血清中濃度とリウマトイド血管炎の重症度は相関する[171) 172)]。したがって，TNF-α はリウマトイド血管炎の発症機序に深く関与している可能性が考えられ，TNF 阻害薬はリウマトイド血管炎にも十分な有用性が期待できる。
- リウマトイド血管炎に対する TNF 阻害薬の有用性に関しては，症例集積研究と症例報告があるのみである。Puéchal ら[162)] は，高用量のステロイドとシクロホスファミドパルス療法に抵抗性であったリウマトイド血管炎に対して TNF 阻害薬が使用された 9 例について検討し，6 カ月後の評価で 5 例が完全寛解，1 例が部分寛解，1 例は無効，2 例は副作用で投与中止と報告している。皮膚潰瘍の再発は 2 例で認められ，治療中止後に再発した 1 例については治療再開により 3 カ月で治癒，治療中に再発した 1 例については増量により 2 カ月で治癒したと報告している。症例報告は 10 例あり，難治性皮膚潰瘍に著効した例が 4 例[165)166)168)170)]ある。このように，TNF 阻害薬はリウマトイド血管炎の治療に有用であり，従来の治療に抵抗性の症例にも効果が期待できると考えられるが，その副作用や同薬の使用により血管炎が発症する例や悪化する例が存在することにも注意すべきである（CQ24 参照）。

【文献】

162) Puéchal X, Miceli-Richard C, Mejjad O, et al: Anti-tumor necrosis factor treatment in patients with refractory systemic vasculitis associated with rheumatoid arthritis, *Ann Rheum Dis*, 2008 ;

67:880-884.（エビデンスレベル Ⅴ）
163）Richter C, Wanke L, Steinmetz J, Reinhold-Keller E, Gross WL: Mononeuritis secondary to rheumatoid arthritis responds to etanercept, *Rheumatology*, 2000 ; 39 : 1436-1437.（エビデンスレベル Ⅴ）
164）Garcia-Porrua C, Gonzalez-Gay MA: Successful treatment of refractory mononeuritis multiplex secondary to rheumatoid arthritis with the anti-tumour necrosis factor monoclonal antibody infliximab, *Rheumatology*（Oxford）, 2002 ; 41 : 234-235.（エビデンスレベル Ⅴ）
165）Bartolucci P, Ramanoelina J, Cohen P, et al: Efficacy of the anti-TNF-α antibody infliximab against refractory systemic vasculitides: an open pilot study on 10 patients, *Rheumatology*（Oxford）, 2002 ; 41 : 1126-1132.（エビデンスレベル Ⅴ）
166）Unger L, Kayser M, Nusslein HG: Successful treatment of severe rheumatoid vasculitis by infliximab, *Ann Rheum Dis*, 2003 ; 62 : 587-588.（エビデンスレベル Ⅴ）
167）Armstrong DJ, McCarron MT, Wright GD: Successful treatment of rheumatoid vasculitis-associated foot-drop with infliximab, *J Rheumatol*, 2005 ; 32 : 759.（エビデンスレベル Ⅴ）
168）van der Bijl AE, Allaart CF, Van Vugt J, Van Duinen S, Breedveld FC: Rheumatoid vasculitis treated with infliximab, *J Rheumatol*, 2005 ; 32 : 1607-1609.（エビデンスレベル Ⅴ）
169）Garcia-Porrua C, Gonzalez-Gay MA, Quevedo V: Should anti-tumor necrosis factor-α be the first therapy for rheumatoid vasculitis?, *J Rheumatol*, 2006 ; 33 : 433.（エビデンスレベル Ⅴ）
170）Benucci M, Li Gobbi F, Saviola G, Manfredi M: Improved rheumatoid digital vasculitis in a patient treated with TNF-α agent blocking（infliximab）, *Rheumatol Int*, 2008 ; 28 : 1253-1255.（エビデンスレベル Ⅴ）
171）Flipo RM, Cardon T, Copin MC, Vandecandelaere M, Duquesnoy B, Janin A: ICAM-1, Eselectin, and TNF-α expression in labial salivary glands of patients with rheumatoid vasculitis, *Ann Rheum Dis*, 1997 ; 56 : 41-44.
172）Matsunawa M, Isozaki T, Odai T, et al: Increased serum levels of soluble fractalkine（CX3CL1）correlate with disease activity in rheumatoid vasculitis, *Arthritis Rheum*, 2006 ; 54 : 3408-3416.

CQ27　TNF 阻害薬治療中にリウマトイド血管炎が発症・悪化した場合，TNF 阻害薬を中止すべきか？

推奨文　推奨度 2C

TNF 阻害薬使用中にリウマトイド血管炎が発症・悪化したと考えられる関節リウマチの報告が多数あるため，因果関係が強く疑われる症例では，TNF 阻害薬を中止し他剤への変更を検討することを選択肢の 1 つとして提案する。

● 解説

- リウマトイド血管炎の発症と TNF 阻害薬の関係については，コホート研究が 1 編[173]ありエビデンスレベル Ⅳa であり，推奨度 2C である。リウマトイド血管炎の発症・悪化には，原病に対する治療が不十分である可能性があるが，そのほかに TNF 阻害薬そのものの関与している症例があり，血管炎の発症・悪化が疑われる関節リウマチ患者では TNF 阻害薬の使用の有無を調べ，本剤の使用が発症・悪化に関与している可能性が強く疑われる場合は同薬の使用を中止し他剤への変更を検討すべきである。

- 近年，TNF 阻害薬が広く使用されるようになり，関節リウマチを始めとした多くの自己免疫疾患の治療における有用性が確立された。その一方で，同薬の副作用についても多くの報告が蓄積されてきている。代表的なものとしては重症感染症，結核を始めとする日和見感染症，脱髄性疾患，リンパ球増殖性疾患などがあるが，最近になり同薬使用後に血管炎，全身性エリテマトーデス，間質性肺疾患などの自己免疫疾患を

発症した患者の報告が増えてきている。

- 1999年にBrionら[174]によって，TNF阻害薬を使用した後に発症したリウマトイド血管炎の第1例目が報告されて以来，同様の報告が相次ぎ[175]〜[180]，TNF阻害薬の使用によりリウマトイド血管炎が悪化した症例[181]，視神経症を発症した症例[182]，糸球体腎炎を発症した症例[183]，ANCA関連血管炎を発症した症例[184][185]などが報告されている。Ramos-Casalsら[186]は，TNF阻害薬使用後に自己免疫疾患を発症した226例（関節リウマチ187例，クローン病17例，強直性脊椎炎7例，関節症性乾癬6例，若年性関節リウマチ5例，その他3例）を対象に検討を行い，113例（関節リウマチ95例）において血管炎が発症したと報告している。病理組織学的には白血球破砕性血管炎63%，壊死性血管炎17%，リンパ球性血管炎6%となっており，白血球破砕性血管炎の像をとることが圧倒的に多い。

- 発症率に関しては，Flendrieら[173]のコホート研究では3.9%と報告されている。TNF阻害薬の使用と血管炎の発症の因果関係に関しては未だ不明であるが，①血管炎の発症時期がTNF阻害薬による治療を開始した時期と一致すること，②エタネルセプト使用後に血管炎を発症したRA患者の中に注射部位に皮疹が初発し全身に拡大した症例があること，③TNF阻害薬中止後に90%以上の症例で血管炎が軽快すること，④同薬の再投与により75%の症例で皮疹が再発・再燃すること，⑤乾癬などその病態に血管炎が関与していない疾患にも血管炎が生じること，などから因果関係が強く疑われている。

【文献】

173) Flendrie M, Vissers WH, Creemers MC, de Jong EM, van de Kerkhof PC, van Riel PL: Dermatological conditions during TNF-α-blocking therapy in patients with rheumatoid arthritis: a prospective study, *Arthritis Res Ther*, 2005 ; 7 : R666-676.（エビデンスレベル IVa）
174) Brion PH, Mittal-Henkle A, Kalunian KC: Autoimmune skin rashes associated with etanercept for rheumatoid arthritis, *Ann Intern Med*, 1999 ; 131 : 634.（エビデンスレベル V）
175) Galaria NA, Werth VP, Schumacher HR: Leukocytoclastic vasculitis due to etanercept, *J Rheumatol*, 2000 ; 27 : 2041-2043.（エビデンスレベル V）
176) Cunnane G, Warnock M, Fye KH, Daikh DI: Accelerated nodulosis and vasculitis following etanercept therapy for rheumatoid arthritis, *Arthritis Rheum*, 2002 ; 47 : 445-449.（エビデンスレベル V）
177) McCain ME, Quinet RJ, Davis WE: Etanercept and infliximab associated with cutaneous vasculitis, *Rheumatology*（*Oxford*）, 2002 ; 41 : 116-117.（エビデンスレベル V）
178) Jarrett SJ, Cunnane G, Conaghan PG, et al: Anti-tumor necrosis factor-α therapy-induced vasculitis: case series, *J Rheumatol*, 2002 ; 30 : 2287-2291.（エビデンスレベル V）
179) Mohan N, Edwards ET, Cupps TR, et al: Leukocytoclastic vasculitis associated with tumor necrosis factor-α blocking agents, *J Rheumatol*, 2004 ; 31 : 1955-1958.（エビデンスレベル V）
180) Saint Marcoux B, De Bandt M: Vasculitides induced by TNF-α antagonists: a study in 39 patients in France, *Jt Bone Spine*, 2006 ; 73 : 710-713.（エビデンスレベル V）
181) Richette P, Dieudé P, Damiano J, Lioté F, Orcel P, Bardin T: Sensory neuropathy revealing necrotizing vasculitis during infliximab therapy for rheumatoid arthritis, *J Rheumatol*, 2004 ; 31 : 2079-2081.（エビデンスレベル V）
182) ten Tusscher MP, Jacobs PJ, Busch MJ, de Graaf L, Diemont WL: Bilateral anterior optic neuropathy and the use of infliximab, *BMJ*, 2003 ; 326 : 579.（エビデンスレベル V）
183) Stokes MB, Foster K, Markowitz GS, et al: Development of glomerulonephritis during anti-TNF-α therapy for rheumatoid arthritis, *Nephrol Dial Transplant*, 2005 ; 20 : 1400-1406.（エビデンス

　　　　レベル V）
184）Doulton TW, Tucker B, Reardon J, Velasco N: Antineutrophil cytoplasmic antibody-associated necrotizing crescentic glomerulonephritis in a patient receiving treatment with etanercept for severe rheumatoid arthritis, Clin Nephrol, 2004；62：234-238.（エビデンスレベル V）
185）Ashok D, Dubey S, Tomlinson I: C-ANCA positive systemic vasculitis in a patient with rheumatoid arthritis treated with infiximab, Clin Rheumatol, 2008；27：261-264.（エビデンスレベル V）
186）Ramos-Casals M, Brito-Zerón P, Muñoz S, et al: Autoimmune diseases induced by TNF-targeted therapies: analysis of 233 cases, Medicine（Baltimore）, 2007；86：242-251.（エビデンスレベル V）

CQ28　リウマトイド血管炎の治療にリツキシマブ（抗CD20抗体）は有用か？

推奨文　**推奨度 2C**
高用量のステロイド，シクロホスファミドパルス療法，TNF阻害薬などで十分な治療効果が得られない場合，あるいはこれらの治療薬が使用できない症例では，リツキシマブを選択肢の1つとして提案する。

● **解説**
- リウマトイド血管炎に対するリツキシマブによる治療に関しては，症例集積研究が5編[187）〜191）]あり，エビデンスレベル V であり，推奨度 2C である。ステロイド・シクロホスファミドパルス療法・TNF阻害薬による治療に抵抗する難治性リウマトイド血管炎にはリツキシマブを選択肢の1つとして提案する。
- 米国ではTNF阻害薬による治療に抵抗性の関節リウマチに対して，リツキシマブによる治療が食品医薬品局（FDA）で承認されている[192）193）]。
- リウマトイド血管炎に対するリツキシマブの有用性に関しては，症例報告があるのみである。Hellmannら[187）]は，ステロイドおよびメトトレキサートによる治療に抵抗性の難治性皮膚潰瘍を伴ったリウマトイド血管炎患者2例に対して，皮膚潰瘍の治療を目的としてリツキシマブ（1,000 mg，2週×2）を投与し，それぞれ5カ月後，7カ月後に皮膚潰瘍は治癒したと報告している。一方，Assmannら[188）]は，治療抵抗性の難治性皮膚潰瘍を伴ったリウマトイド血管炎患者4例（ステロイドとメトトレキサートあるいはレフルノミドを長期併用，3例はTNF阻害薬も併用，リツキシマブを導入する直前はプレドニゾロン0.5〜1 mg/kg/日を少なくとも4週間投与）に対して，リツキシマブ（1,000 mg，2週×2）を投与し，3例では4〜6週間で潰瘍が治癒し，ステロイドの減量が可能であったが，1例では改善はなく，炎症所見の悪化が見られたと報告している。以上の6症例では目立った副作用は報告されていない。Maherら[189）]は難治性多発性単神経炎を伴ったリウマトイド血管炎で，エタネルセプトとアナキンラ（IL-1受容体拮抗薬）が無効であった症例に対してリツキシマブを700 mg，週×4を1クールとして投与し，3クール終了後に完全寛解した1例を報告し，目立った免疫抑制やその他の副作用もなかったと述べている。また，リツキシマブはANCA関連血管炎やHCV関連クリオグロブリン血症にも有効であった

症例が報告されている[190)191)]。

- しかしながら，リツキシマブ投与により JC ウイルスの活性化による進行性多巣性白質脳症発症が報告されており，慎重に適応を検討すべきである。

【文献】

187) Hellmann M, Jung N, Owczarczyk K, Hallek M, Rubbert A: Successful treatment of rheumatoid vasculitis-associated cutaneous ulcers using rituximab in two patients with rheumatoid arthritis. *Rheumatology (Oxford)*, 2008 ; 47 : 929-930. (エビデンスレベル V)
188) Assmann G, Pfreundschuh M, Voswinkel J: Rituximab in patients with rheumatoid arthritis and vasculitis-associated cutaneous ulcers. *Clin Exp Rheumatol*, 2010 ; 28 : 81-83. (エビデンスレベル V)
189) Maher LV, Wilson JG: Successful treatment of rheumatoid vasculitis-associated foot drop with rituximab. *Rheumatology (Oxford)*, 2006 ; 45 : 1450-1451. (エビデンスレベル V)
190) Lamprecht P, Lerin-Lozano C, Merz H, et al: Rituximab induces remission in refractory HCV associated cryoglobulinaemic vasculitis. *Ann Rheum Dis*, 2003 ; 62 : 1230-1233. (エビデンスレベル V)
191) Keogh KA, Wylam ME, Stone JH, Specks U: Induction of remission by B lymphocyte depletion in eleven patients with refractory anti-neutrophil cytoplasmic antibody-associated vasculitis. *Arthritis Rheum*, 2005 ; 52 : 262-268. (エビデンスレベル V)
192) Edwards JC, Szczepanski L, Szechinski J, et al: Efficacy of B-cell-targeted therapy with rituximab in patients with rheumatoid arthritis. *N Engl J Med*, 2004 ; 350 : 2572-2581.
193) Cohen SB, Emery P, Greenwald MW, et al: Rituximab for rheumatoid arthritis refractory to anti-tumor necrosis factor therapy: results of a multicenter, randomized, double-blind, placebo-controlled, phase III trial evaluating primary efficacy and safety at twenty-four weeks. *Arthritis Rheum*, 2006 ; 54 : 2793-2806.

CQ29 関節リウマチに伴う難治性皮膚潰瘍に白血球除去療法（leukocytapheresis；LCAP），顆粒球・単球除去療法（granulocyte and monocyte/macrophage adsorptive apheresis；GCAP）は有用か？

推奨文 LCAP や GCAP を，関節リウマチに伴う血管炎性あるいは非血管炎性の難治性皮膚潰瘍，および難治性壊疽性膿皮症に対する治療の選択肢の 1 つとして提案する。

推奨度 2C 血管炎性あるいは非血管炎性の皮膚潰瘍

2D 壊疽性膿皮症

● **解説**
- 関節リウマチに伴う難治性皮膚潰瘍に対する LCAP や GCAP の有用性に関しては，症例集積研究が 4 編[194)〜197)]あり，エビデンスレベル V であり，推奨度 2C である。LCAP や GCAP の関節リウマチに併発した壊疽性膿皮症に対する有用性を検討した報告はなく，エキスパートオピニオンのみで，エビデンスレベル VI であり，推奨度 2D である。

- 抗リウマチ疾患修飾薬（disease modifying antirheumatic drugs；DMARD）や生物学的製剤で十分な治療効果が得られない関節リウマチの関節症状に対して，GCAPは非常に有用性が高い[198)～200)]。
- Moriら[194)]は関節リウマチ患者に生じた難治性皮膚潰瘍に対してGCAPが有効であった3例を報告している。いずれの症例も関節症状はコントロール良好であったが，一般的な循環改善薬や外用薬による治療に抵抗性の難治性皮膚潰瘍を合併していた。これらの患者に，GCAPを週1回で5週施行したところ，全症例において治療終了後に潰瘍が完全に治癒したと報告している。これらの症例は，①皮膚潰瘍が単発であった，②皮膚潰瘍以外に血管炎を疑わせるような皮膚症状や関節外症状はなかった，③皮膚潰瘍は外傷を受けやすい下腿，足背にあった，④関節リウマチのコントロールは良好であった，⑤皮膚生検でも血管炎の像はなかった，などの共通した特徴を有していることから，非血管炎性の皮膚潰瘍と考えられる。また，Kanekoら[195)]は，多発性の難治性皮膚潰瘍を伴うリウマトイド血管炎に対してGCAPを5日間隔で10回施行し，2回目終了後に肉芽形成がみられるようになり，7回目終了後にはほぼ上皮化したと報告している。
- GCAPは壊疽性膿皮症の治療にも有用性が高いことが示されている[194)201)]。関節リウマチに合併した壊疽性膿皮症に対するGCAPの有用性についての報告はないが，GCAPを治療の選択肢の1つに加えてもよいと考えられる。
- Hidakaら[202)]は，治療抵抗性の関節リウマチ患者を対象にLCAPの有用性についてランダム化比較試験を行い，関節リウマチ患者の関節症状にLCAPが有用であることを示した。他にも治療抵抗性の関節リウマチ患者の関節症状に対してLCAPの有用性を示す報告がある[203)～206)]。
- Hidakaら[196)]はリウマトイド血管炎患者9例に対して，LCAPを週1回のペースで7回施行したところ，全例において多発性単神経炎，皮膚潰瘍，指趾壊疽，リウマチ結節などの血管炎に関連した症状の改善を認めたと報告している。一方，Itohら[197)]は関節リウマチ患者に生じた難治性皮膚潰瘍に対するLCAPの有効例3例について報告している。2例はリウマトイド血管炎による皮膚潰瘍，1例は蜂窩織炎後に発症した皮膚潰瘍でリウマトイド血管炎の合併はない。これらの患者に，LCAPを週1回のペースで5回施行したところ，全症例において治療終了後に潰瘍が完全に治癒したと報告している。また，Fujimotoら[207)]は潰瘍性大腸炎に伴う壊疽性膿皮症の治療にLCAPが有用であった1例を報告している。関節リウマチに伴う壊疽性膿皮症に対するLCAPの有用性を示す報告はないが，LCAPを治療の選択肢の1つとしても良いと考えられる。

【文献】

194) Mori S, Nagashima M, Yoshida K, et al: Granulocyte adsorptive apheresis for leg ulcers complicated by rheumatoid arthritis: a report on three successfully treated cases, *Int J Dermatol*, 2004；43：732-735.（エビデンスレベル Ⅴ）
195) Kaneko T: Granylocyte and monocyte adsorption apheresisfor refractory skin disease, *Jpn J*

かった．
- ワルファリンや抗血小板薬の併用によって過凝固状態が改善された後に，皮膚潰瘍が残存する例では，植皮術などの外科的療法も試みてよい．

【文献】

226) Frances C, Niang S, Laffitte E, Pelletier F, Costedoat N, Piette JC: Dermatologic manifestations of the antiphospholipid syndrome: two hundred consecutive cases, *Arthritis Rheum*, 2005 ; 52 : 1785-1793. (エビデンスレベル V)
227) Thornsberry LA, LoSicco KI, English JC 3rd: The skin and hypercoagulable states, *J Am Acad Dermatol*, 2013 ; 69 : 450-462. (エビデンスレベル VI)
228) Konova E: Intravenous immunoglobulin therapy in antiphospholipid syndrome, *Clin Rev Allergy Immunol*, 2005 ; 29 : 229-236. (エビデンスレベル V)
229) Kumar D, Roubey RA: Use of rituximab in the antiphospholipid syndrome, *Curr Rheumatol Rep*, 2010 ; 12 : 40-44. (エビデンスレベル V)
230) Erkan D, Vega J, Ramón G, et al: A pilot open-label phase II trial of rituximab for non-criteria manifestations of antiphospholipid syndrome, *Arthritis Rheum*, 2013 ; 65 : 464-471. (エビデンスレベル IVa)

第5章
下腿潰瘍・下肢静脈瘤
診療ガイドライン

原因には，一次性下肢静脈瘤の未治療放置例と深部静脈血栓症後遺症がある。この2つは治療法が異なり，前者は原因である下肢静脈瘤の手術治療を行うべきで，後者は厳格な圧迫療法など保存的療法を継続しなければならない。なお，この病態は慢性静脈不全症（chronic venous insufficiency；CVI または，chronic venous disorders；CVD）と呼ばれる。

CEAP 分類　下肢の静脈性疾患は，1994 年 American Venous Forum で採択された CEAP 分類（2004 年改訂）を用いることが一般的である。これは，臨床徴候 C を 0～6，病因 E を c，p，s，n に，解剖学的部位 A を s，d，p，n に，病態生理学的機能不全 P を r，o，n で分類する（表 1）。

深部静脈血栓症（DVT）　主に下肢深部静脈に血栓が生じる病態をさす。肺血栓塞栓症（Pulmonary embolism；PE）と深部静脈血栓症（Deep vein thrombosis；DVT）は合併することも多いので総称して静脈血栓塞栓症（venous thromboembolism；VTE）または静脈血栓症（venous thrombosis；VT）と呼ぶこともある。血栓の成因として「ウィルヒョーの 3 要素（Virchow's triad）」①血管内皮細胞の障害，②血流の障害，③血液凝固性の亢進，が唱えられている。最近ではヒラメ静脈の血栓から始まり深部静脈血栓ができるとの考えがある。さまざまな原因があるが，膝関節人工関節置換

表1　CEAP 分類

臨床分類（Clinical classification）
- C0：視診・触診で静脈瘤なし
- C1：クモの巣状（径 1 mm 以下）あるいは網目状静脈瘤（径 3 mm 以下の静脈瘤）
- C2：静脈瘤（立位で径 3 mm 以上の静脈瘤）
- C3：浮腫
- C4：皮膚病変（C4a：色素沈着・湿疹，C4b：脂肪皮膚硬化・白色萎縮）
- C5：潰瘍の既往
- C6：活動性潰瘍

病因分類（Etiological classification）
- Ec：先天性静脈瘤
- Ep：一次性静脈瘤
- Es：二次性静脈瘤
- En：病因静脈不明

解剖学的分布（Anatomic classification）
- As：表在静脈
- Ap：交通枝（穿通枝）
- Ad：深部静脈
- An：静脈部位不明

病態生理的分類（Pathophysiologic classification）
- Pr：逆流
- Po：閉塞
- Pr, o：逆流と閉塞
- Pn：病態不明

Eklöf B, Rutherford RB, Bergan JJ, et al：Revision of the CEAP classification for chronic venous disorders：consensus statement. *J Vasc Surg*. 2004；40：1248-1252.

術後では約半数に DVT が生じるとの報告もある。DVT と PE はエコノミークラス症候群と呼ばれることもあるが，飛行機旅行以外でも生じるためこれは適切な病態名ではない。

深部静脈血栓症予防ガイドライン　肺血栓塞栓症／深部静脈血栓症（静脈血栓塞栓症）予防ガイドライン。深部静脈血栓症は肺塞栓症の原因であり，特に術後や出産後などに多く発症し不幸な転帰をとることが多い。そのため，2004 年に日本では初めて，予防的処置や投薬が保険適用となっている。

静脈血栓後遺症　静脈血栓後症候群（postthrombotic syndrome；PTS）ともいう。深部静脈血栓症（DVT）後の慢性期に，主に下肢静脈高血圧状態によって引き起こされる症状をさす。DVT 後の慢性期では側副血行の発達や深部静脈の再疎通により症状は軽減する。しかし，側副血行の発達不良や深部静脈の弁不全（弁逆流）が残ると下腿筋ポンプが十分作用せず，静脈血が何時でもうっ滞するため，下肢のだるさ・浮腫・腫脹・疼痛・二次性静脈瘤・湿疹・色素沈着・皮膚硬化・潰瘍等が生じる。

血栓性静脈炎　主に表在静脈の血栓による静脈炎をいう（深部静脈に生じるものは深部静脈血栓症として区別する）。バージャー病，ベーチェット病，凝固線溶系異常，血小板増多症，悪性腫瘍などに合併して生じるが，下肢では静脈うっ滞に伴い生じるものが多い。上肢では静脈注射など医原性が多い。

先天性静脈瘤　生まれつきあるが目立たず，多くは学童期から静脈の拡張が生じてくる。症状は成人の静脈瘤と同様だが，深部静脈が開存していればストリッピング手術を行うべき場合も多い。これに含まれる特徴的な病態として，下肢静脈瘤・血管腫（静脈奇形を含む）・患肢の延長を伴うクリッペル・トレノニー症候群（Klippel-Trenaunay syndrome）がある。

診断・検査の説明

ドプラ聴診　超音波ドプラ聴診器（図 3）を用いて血流の状態を聴く診断法である。末梢動脈閉塞性疾患や下肢静脈疾患の診断には不可欠である。下肢静脈瘤や下腿潰瘍の

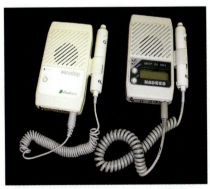

図3　ドプラ聴診器
聴診器のみ（左），血流方向検知機能のあるもの（右）などがある。

スクリーニングとしては，小型軽量で操作も簡便なドプラ聴診器は，初診時診断に最も有用な診断用具である。下肢静脈の診断では必ず立位で行い，プローブにゼリーをたっぷり付けて皮膚を圧迫しないように聴診する。深部静脈の血流や表在静脈（大・小伏在静脈とその分枝）の逆流の有無を確認できる。Valsalva 法や下腿ミルキング法などにより逆行性血流を生じさせ，逆流音を聴けば異常である。表在静脈では逆流音を聴取しないのが正常である。

　　トレンデレンブルグ検査（Trendelenburg test）　大・小伏在静脈および穿通枝の弁機能を調べる保存的検査である。下肢静脈瘤患者を臥位で下肢挙上して表在静脈と静脈瘤を空虚にする（このとき静脈瘤が空虚にならなければ，深部静脈の閉塞か静脈瘤自体が血栓で充満している）。次に挙上したまま大腿部に駆血帯（ゴムバンドなど）を巻き立位にさせ静脈瘤が充満するかどうかを観察する。すぐに充満してくる場合は，駆血帯より足側に不全交通枝があるか，または小伏在静脈の逆流が考えられる。静脈瘤が目立ってこない場合は，大伏在静脈の逆流のみで，それが駆血帯で阻止されている。その後に駆血帯を除去し静脈瘤が膨隆することが確認できれば，大伏在静脈の弁不全と考えられる。

　　ペルテス検査（Perthes test）　深部静脈の開存と穿通枝の弁機能をみる保存的検査である。下肢静脈瘤患者を立位とし静脈瘤を確認し，大腿部に駆血帯を巻く。その状態で足踏み運動か爪先立ち運動をさせ，この筋ポンプ作用により，静脈瘤が軽減したら，深部静脈は開存していると推定する。この運動にてあまり変化がない場合は，駆血帯より足側に不全交通枝があると推定する。逆に静脈瘤が増悪する場合は，深部静脈の閉塞を疑う。

　　下肢静脈造影検査　主に深部静脈の開存を確認する検査である。透視台を用いて半立位〜立位で行う。大腿，下腿と下関節上部に駆血帯を巻き，足背静脈を穿刺して造影剤を注入し，造影剤が深部静脈に流入していくのを透視下に確認しながら撮影し，深部静脈の確認ができたら駆血帯を外し分枝や静脈瘤も確認する。侵襲的検査であるが描出範囲が限定される。

　　下肢造影 CT 検査　一般的には上肢静脈から造影剤を注入し，下肢静脈の描出能を高めるために，スキャンタイミングをずらして，下肢の静脈相で CT 撮影する。3D 像を作成すれば，術前検査として有用である。また，血栓があれば，陰影欠損として確認できる。

　　下肢カラードプラエコー検査　超音波断層法で静脈や瘤の走行，分枝や穿通枝の局在診断を行うが，duplex scan 法を併用することで表在静脈のみならず，穿通枝不全の有無や深部静脈の状況を精査できる。

　　下肢 MRI 静脈撮影　MRI を用いて下肢静脈を撮影する非侵襲的検査法である。T2 強調像を元にして液体の信号を強調し，血流の方向を指定することによって，動脈の影響を排除して静脈のみを描出する。深部静脈と表在静脈その交通枝を含めて詳細に知ることができ，3D 像を作成すれば，術前の評価に最も有用な検査法である。ただし下腿浮腫等を伴っている場合は良好な画像は得られないことがある。また心ペースメーカー

②伏在大腿静脈接合部（saphenofemoral junction：以下 SFJ），あるいは伏在膝窩静脈接合部（sapheno-popliteal junction：以下 SPJ）より 5～10 cm 遠位側の伏在静脈の平均的な径が 4 mm 以上あること。また平均的な径が 10 mm 以下を推奨する。
　③下肢静脈瘤による症状（易疲労感，疼痛，浮腫，こむら返り等）があるか，うっ滞性皮膚炎を伴っている。
　④伏在静脈に弁不全があっても，terminal valve が正常で SFJ に弁不全が認められない場合は，血管内治療の適応とはしない。ただし，Dodd の穿通枝が逆流源となっている場合は除く。
2．除外基準：血管内治療の除外基準としては，以下のものがあげられる。
　①CEAP 分類の clinical class C1（くもの巣状，網目状静脈瘤）
　②DVT を有する，あるいは既往のある患者
　③動脈性血行障害を有する患者
　④歩行の困難な患者
　⑤多臓器障害あるいは DIC 状態の患者
　⑥経口避妊薬あるいはホルモン剤を服用している患者
　⑦重篤な心疾患のある患者
　⑧ショックあるいは前ショック状態にある患者
　⑨妊婦または妊娠の疑われる患者
　⑩ステロイド療法中の患者
　⑪ベーチェット病の患者
　⑫骨粗しょう症治療薬（ラロキシフェン），多発性骨髄腫治療薬（サリドマイド）を服用している患者
　⑬血栓性素因（プロテイン C 欠損症，プロテイン S 欠損症，アンチトロンビン Ⅲ 欠損症，抗リン脂質抗体症候群等）の患者

静脈学，2010；21（4）：289-309 より抜粋

内視鏡下下肢静脈瘤不全穿通枝切離術　（subfascial endoscopic perforator vein surgery；SEPS）下腿の広範囲の皮膚に色素沈着，硬化，萎縮または潰瘍があり，エコー検査等で不全穿通枝が同定され，これに逆流が確認された場合で，下肢静脈瘤手術を施行した後にも，この手術の効果が不十分と予想される場合に適応する手術で，直視下不全穿通枝切離術（Linton 手術）に代わる術式である。不全穿通枝の存在する部位より頭側から内視鏡を挿入し，筋膜下で不全穿通枝を焼灼切離するか，クリップを使用して切離する。

外用薬　皮膚を通して，あるいは皮膚病巣に直接加える局所治療に用いる薬剤であり，基剤に各種の主剤を配合して使用するものをいう。

創傷被覆材　創傷被覆材は，ドレッシング材（近代的な創傷被覆材）とガーゼなどの医療材料（古典的な創傷被覆材）に大別される。前者は，湿潤環境を維持して創傷治癒に最適な環境を提供する医療材料であり，創傷の状態や滲出液の量によって使い分ける必要がある。後者は滲出液が少ない場合，創が乾燥し湿潤環境を維持できない。創傷を被覆することにより湿潤環境を維持して創傷治癒に最適な環境を提供する，従来のガーゼ以外の医療材料を創傷被覆材あるいはドレッシング材と呼称することもある。

ドレッシング材　創における湿潤環境形成を目的とした近代的な創傷被覆材をいい，従来の滅菌ガーゼは除く。

Ⅳ. ガイドラインと診療アルゴリズムの基本指針

このガイドラインでは，下腿潰瘍の原因の大半を占める静脈還流障害の鑑別診断を行い，適切な治療に導けるようにすることを基本指針とした．静脈性下腿潰瘍においては，その原因である静脈うっ滞（静脈高血圧状態）に対する治療が大切で，最も重要な圧迫療法と一次性静脈瘤では手術や硬化療法の選択について，また二次性静脈瘤では厳格な圧迫療法が必要であることをアルゴリズムで示すことにした．

上記の基本指針を元に作成した診療アルゴリズムを図8に示す．

図8 下腿潰瘍・下肢静脈瘤診療アルゴリズム（先天性静脈瘤などを除く）

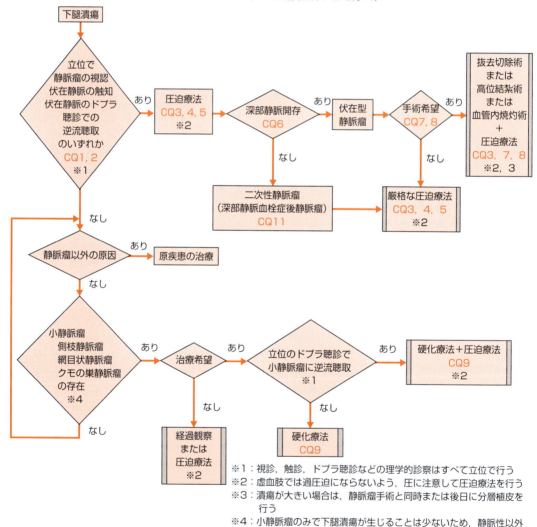

※1：視診，触診，ドプラ聴診などの理学的診察はすべて立位で行う
※2：虚血肢では過圧迫にならないよう，圧に注意して圧迫療法を行う
※3：潰瘍が大きい場合は，静脈瘤手術と同時または後日に分層植皮を行う
※4：小静脈瘤のみで下腿潰瘍が生じることは少ないため，静脈性以外の原因検索が必要

Ⅴ. Clinical Question（CQ）のまとめ

表2にCQ，および，それぞれのCQに対する推奨度と推奨文を付す．

表2 Clinical Question のまとめ

	Clinical Question	推奨度	推奨文
CQ1	下腿潰瘍があれば，その原因として下肢静脈の評価を行うことは有用か？	1C	大半の下腿潰瘍の原因は静脈還流障害であるため，一次性あるいは二次性静脈瘤による下腿潰瘍を疑い評価することを推奨する。
CQ2	下腿潰瘍の評価に際して下肢静脈のドプラ聴診を行うことは有用か？	1C	下腿潰瘍の評価に立位での下肢静脈のドプラ聴診を行うよう推奨する。
CQ3	一次性あるいは二次性静脈瘤による下腿潰瘍に圧迫療法は有用か？	1A	静脈性下腿潰瘍に対して圧迫療法を行うと，より早く静脈性下腿潰瘍が改善し，治癒率が上昇するため，一次性あるいは二次性静脈瘤を原因とする下腿潰瘍に圧迫療法を強く推奨する。
CQ4	壊死物質を伴った下腿潰瘍（一次性あるいは二次性静脈瘤による）にデブリードマンは有用か？	1C	下腿潰瘍の壊死物質を除去すると潰瘍の縮小が早くなることから，デブリードマン，特に外科的デブリードマンを積極的に行うよう推奨する。
CQ5	一次性あるいは二次性静脈瘤による下腿潰瘍に外用薬やドレッシング材は有用か？	2A	外用薬やドレッシング材の使用を選択肢の1つとして提案する。ただし，静脈性下腿潰瘍に対する治療の基本は圧迫療法である。
CQ6	下肢静脈瘤肢に，深部静脈の開存を確認するための画像検査を行うことは有用か？	1A	下肢静脈瘤では，術前検査として血管エコー（カラードプラエコー検査），静脈相の造影CT，MRI静脈撮影，下肢静脈造影検査などから，深部静脈の開存を確認することを推奨する。
CQ7	一次性静脈瘤による下腿潰瘍に抜去切除術，高位結紮術は有用か？	1A	一次性静脈瘤による下腿潰瘍に伏在静脈に対する静脈瘤手術（抜去切除術，高位結紮術）を推奨する。
CQ8	一次性静脈瘤による下腿潰瘍に血管内焼灼術（レーザー，高周波）は有用か？	1A	レーザー，高周波（ラジオ波）による下肢静脈瘤血管内焼灼術は，従来から行われている抜去切除術，高位結紮術と同等の有効性が示されているため，一次性静脈瘤による下腿潰瘍に対して血管内焼灼術を行うことを推奨する。
CQ9	下肢静脈瘤による下腿潰瘍に硬化療法は有用か？	1A	伏在型を除く小静脈瘤（側枝静脈瘤・網目状静脈瘤・クモの巣状静脈瘤）が原因である下腿潰瘍に対して，圧迫療法を併用する形での硬化療法を推奨する。
		2A	ただし，わが国では，ポリドカノール（ポリドカスクレロール®）の使用は，液状硬化療法については，直径8mmを超える一次性下肢静脈瘤の場合と，フォーム硬化療法については，直径12mmを超える一次性下肢静脈瘤に対する本剤の有効性および安全性は確認されていないことから伏在型静脈瘤に対しては，選択肢の1つとして提案する。
CQ10	一次性静脈瘤による下腿潰瘍に対し植皮は有用か？	2A	一次性静脈瘤による下腿潰瘍に対する治療として植皮を選択肢の1つとして提案する。ただし，一次性静脈瘤による下腿潰瘍に対する治療の基本は静脈瘤手術（抜去切除術，高位結紮術，血管内焼灼術）と圧迫療法である。
CQ11	二次性静脈瘤に静脈瘤手術（抜去切除術，高位結紮術，血管内焼灼術）は禁忌か？	1A（行わないことを推奨）	深部静脈血栓症による二次性静脈瘤において，深部静脈が閉塞している場合は，静脈瘤手術を行うと静脈還流をより悪化させる可能性が極めて高いため，静脈瘤手術を行わないことを推奨する。

CQ1 下腿潰瘍があれば，その原因として下肢静脈の評価を行うことは有用か？

推奨文
推奨度 1C

大半の下腿潰瘍の原因は静脈還流障害であるため，一次性あるいは二次性静脈瘤による下腿潰瘍を疑い評価することを推奨する。

解説

- 下腿潰瘍の原因については，エキスパートオピニオン[2)~4)]以外に分析疫学的研究[1)]1編がありエビデンスレベルIVbである。下腿潰瘍の原因として静脈還流障害によるものが多いことは周知の事実であることより，推奨度1Cである。

- 米国では年間60万例の下腿潰瘍が新規発生しており，その原因の約80％が静脈還流障害であるといわれている[1)2)]。ドイツからは下腿潰瘍の約80～90％は血管障害が原因との報告がある[3)]。わが国においては，大規模な下腿潰瘍の疫学調査は存在しないため，その正確な割合については不明であるが，下腿潰瘍の原因として静脈性潰瘍（一次性あるいは二次性静脈瘤による）を評価することは非常に重要である[4)~6)]。

- 下腿潰瘍の場合は，静脈性潰瘍（一次性あるいは二次性静脈瘤による）を疑い検査を行うべきである。ただし，下腿潰瘍全体の約10％では脈管疾患は関与しておらず，原因を明らかにすべく努めなければならない[1)~3)]。

- 静脈性潰瘍では，病歴や症状に特徴があり，問診により，その他の原因による下腿潰瘍と鑑別診断できることが多い。潰瘍が生じる前に一次性下肢静脈瘤や深部静脈血栓症の症状である下腿の腫脹，だるさ，かゆみが，朝より夕方に多くみられ，夜間就寝中のこむら返りの訴えのあることが多い。一次性静脈瘤では，立ち仕事従事者や足に力を入れるスポーツ歴のあることが多く，深部静脈血栓症では，血液凝固異常，長期臥床，悪性腫瘍の既往，下肢の外傷や固定，手術の既往（特に人工膝・股関節置換術などの治療歴）があるなど問診は重要である[4)6)]。

【文献】

1) Khachemoune A, Kauffman CL: Diagnosis of leg ulcers, http://www.ispub.com/journal/the_internet_journal_of_dermatology/volume_1_number_2_12/article/diagnosis_of_leg_ulcers.html （エビデンスレベル IVb）
2) Bowman PH, Hogan DJ: Leg ulcers: a common problem with sometimes uncommon etiologies, *Geriatrics*, 1999 ; 54 : 43-54. （エビデンスレベル VI）
3) Schimpf H, Rass K, Tilgen W: Differenzial diagnosen des ulcus cruris, *Akt Dermato*, 2009 ; 35 : 231-236. （エビデンスレベル VI）
4) 伊藤孝明：下肢静脈瘤，皮膚臨床，2009 ; 51 : 1475-1848. （エビデンスレベル VI）
5) 谷岡未樹：下腿潰瘍とは，宮地良樹編：まるわかり創傷治療のキホン，南山堂：2014 ; 259-262. （エビデンスレベル VI）
6) 伊藤孝明：下腿潰瘍のみかたとその評価，宮地良樹編：まるわかり創傷治療のキホン，南山堂：2014 ; 263-269. （エビデンスレベル VI）

| CQ2 | 下腿潰瘍の評価に際して下肢静脈のドプラ聴診を行うことは有用か？ |

推奨文 下腿潰瘍の評価に立位での下肢静脈のドプラ聴診を行うよう推奨する。

推奨度 1C

● 解説
- 小型軽量で操作も簡単なドプラ聴診器（図9）は，下腿潰瘍の原因として最も頻度の高い下肢静脈の静脈不全も簡便かつ確実に診断できる。典型的な症例であれば，あらかじめドプラ聴診を行うことによって，エコー検査を行わなくても静脈不全を正確に診断できたとする症例対象研究[7]や，表在静脈の逆流の確認においてドプラ聴診はエコー検査と比較して感度・特異度ともにほとんど劣らなかったとする報告[8]があり，ドプラ聴診は，現在でも有用なスクリーニング診断法であり[11)～14)]，外来診療で手軽に行えることより推奨度1Cとした。なお，普遍的な方法であるためエビデンスレベルの高い論文はない。
- ドプラ聴診は，Sigelらが1967年にドプラ法による診断と静脈造影所見を比較[9]して以来その有用性が認められ，小谷野らの検討でもGoldstandardである静脈造影所見とドプラ所見との一致率は72～96％と報告し，手軽に行える無侵襲診断法[10]と

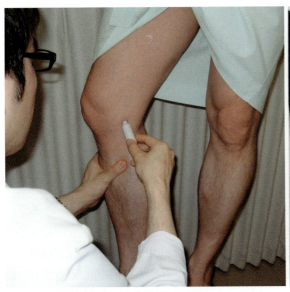 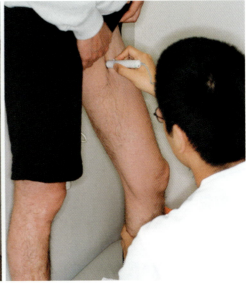

図9 下肢表在静脈のドプラ聴診の方法
まず立位で膝内側の大伏在静脈または静脈瘤直上の皮膚にプローブをおき，腓腹部を圧迫・圧迫解除しながら，静脈逆流の有無を検査する（左）。次に大伏在静脈の基部にプローブをおき，同様に逆流の有無を検査する（右）。逆流を聴けば表在静脈の弁不全と診断できる。小伏在静脈の検査は，下腿後面の膝窩部下方で同様に検査する。立位の伏在静脈で連続的な静脈音（上向音）を聴けば，下肢深部静脈の還流障害（DVTなど）が疑われる。

して普及している。
- 検査は，立位で下腿ミルキング法やValsalva法などにより逆行性血流を生じさせ，表在静脈の逆流音を聴取すれば静脈瘤または表在静脈弁不全と診断できる。大または小伏在静脈の直上にプローブを置いて聴診した際，連続的な上向音を聴取するときは二次性静脈瘤を疑う[13]。また，陳旧性の二次性静脈瘤の場合は，ドプラ聴診器で表在静脈の血流音を認めないこともあり[14]，その場合は深部静脈血栓の有無を画像検査等で確認する必要がある。

【文献】

7) Campbell WB, Niblett PG, Peters AS, et al: The Clinical Effective of Hand Held Doppler Examination for Diagnosis of Reflux in Patients with Varicose Veins. *Eur J Vasc Endvasc Surg*, 2005 ; 30 : 664-669.（エビデンスレベル IVb）
8) Kim J, Richards S, Kent PJ: Clinical examination of varicose veins—a validation study. *Ann R Coll Surg Engl*, 2000 ; 82 : 171-175.（エビデンスレベル V）
9) Sigel B, et al: Augmentation flow sounds in the ultrasonic detection of venous abnormalities: a Preliminary Report. *Invest Radiol*, 1967 ; 2 : 256-258.
10) 小谷野憲一，神谷 隆，坂口周吉：ドップラー血流計による下肢静脈疾患検査法．脈管学，1981 ; 21 : 377-380.
11) Campbell WB, Niblett PG, Ridler BM, Peters AS, Thompson JF: Hand-held Doppler as a screening test in primary varicose vains. *Br J Surg*, 1997 ; 84 : 1541-1543.（エビデンスレベル V）
12) 小谷野憲一：ドプラ法のテクニック，下肢静脈瘤の診療．中山書店：2008 ; 82-87.（エビデンスレベル VI）
13) 伊藤孝明：うっ滞性潰瘍・下腿静脈瘤．日本皮膚外科学会監修：皮膚外科学．秀潤社：2010 ; 540-549.（エビデンスレベル VI）
14) 伊藤孝明：足～下腿潰瘍に必須のドプラ聴診．臨皮．2014 ; 68 : 62-66.（エビデンスレベル VI）

CQ3 一次性あるいは二次性静脈瘤による下腿潰瘍に圧迫療法は有用か？

推奨文
推奨度 1A

静脈性下腿潰瘍に対して圧迫療法を行うと，より早く静脈性潰瘍が改善し，治癒率が上昇するため，一次性あるいは二次性静脈瘤を原因とする下腿潰瘍に圧迫療法を強く推奨する。

● 解説
- 静脈性下腿潰瘍に対する圧迫療法のシステマティックレビューが4編[15]～[18]あり，エビデンスレベルIであり推奨度1Aである。
- 静脈性下腿潰瘍に対して圧迫療法を行うと，表在静脈が圧排され静脈逆流が物理的に抑制される。そのため，行わなかった場合と比較してより早く下腿潰瘍が改善し，治癒率が上昇する[15]。また，静脈性下腿潰瘍の治癒後に，圧迫療法を継続すると再発率が低下する[16]。さらに，患者の圧迫療法に対するコンプライアンスが低下すると，下腿潰瘍再発率が上昇する[19]。そのため，下腿潰瘍の治癒後も，患者に対して圧迫療法の重要性を説明し，継続することが推奨される。
- 深部静脈血栓後遺症による下腿潰瘍は難治性であるが，軽症から中等症に対して厳密

な圧迫療法を行うことにより改善が期待できる[17]。また，深部静脈血栓症発症後に圧迫療法を継続することにより，血栓後遺症の発症率を有意に減少できる[18)20]。

- 作用機序としては，圧迫療法により表在静脈が圧排され静脈血の逆流が物理的に抑制され，下肢静脈高血圧が改善されるため下腿潰瘍の改善につながるとされている。

　圧迫療法は静脈性下腿潰瘍に対する治療において，できる限り行うべき基本的な治療である。ただし，PAD（peripheral arterial disease）を合併している場合は，圧迫療法を行うと下肢が虚血に陥る可能性がある。PADがある場合，圧迫療法が動脈性血流障害につながる場合がある。そのため，ABI（ankle brachial index）などで動脈血流障害が認められる場合には，過圧迫や不均一にならないように注意して圧迫療法を行う必要がある。圧迫療法の前後に後脛骨動脈および趾間動脈をドプラ聴診することで，動脈血流を評価することも提唱されている[21)22]。

- 圧迫療法は弾性包帯（図5）や弾性ストッキング（図6）を用いて行うが，以下に示す通り適切な材料を用いて適切な圧を得られるように配慮しなくてはならない。使用する包帯は通常の弾力性のない包帯より，弾性包帯の方が高い有効性がある。図10に弾性包帯を用いた圧迫療法の例を示す。

- 足関節部での圧迫圧により，治療効果が異なるので，おおむね表に示した圧を病態に合わせて適応する（表3）。褥瘡の体圧を測定する機器などを用いて足関節部の圧迫圧を測定することができる。弾性ストッキングを使用する場合も，弾性包帯と同様に

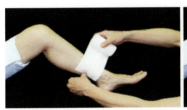
内果上部から巻き始める。

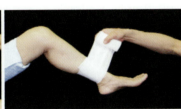
引っぱりながら内側から外側に1回巻いて，次に足背部で2回巻く。

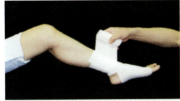
足背部から下腿に引きながら巻いていく。

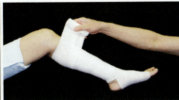
弾性包帯の幅が半分重なるように巻く。

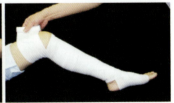

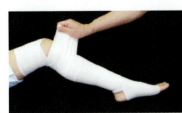
膝蓋部は隙間をつくり，下腿から大腿末梢にも巻きテープで固定。

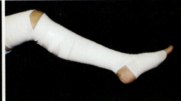

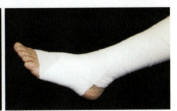
外側から見たところ。

図10　弾性包帯（10cm幅）の巻き方の例

表3 足関節部での圧迫圧（単位：mmHg）

20未満	血栓症予防，下肢静脈瘤予防，静脈瘤抜去切除術後，他多疾患による浮腫
20～30	軽度静脈瘤，高齢者静脈瘤
30～40	通常の静脈瘤，硬化療法後，軽度静脈血栓後遺症
40～50	下腿潰瘍を伴う下肢静脈瘤，浮腫の強い静脈瘤，DVT後遺症，リンパ浮腫
50以上	高度リンパ浮腫

阪口周吉編，臨床静脈学，中山書店，1993より抜粋・改変

適応疾患に合わせて，足関節部の圧を選択する。弾性ストッキングは伸縮性に乏しいため装着が困難な場合がある。着用補助機具のバトラー®やゴム手袋を用いるなどの工夫が，弾性ストッキング着用時に有用な場合がある（図7）。

【文献】

15) O'Meara S, Cullum NA, Nelson EA, Dumville JC: Compression for venous leg ulcers, *Cochrane Database Syst Rev*, 2012 : CD000265. （エビデンスレベル I）
16) Nelson EA, Bell-Syer SEM: Compression for preventing recurrence of venous ulcers, *Cochrane Database Syst Rev*, 2014 : CD002303. （エビデンスレベル I）
17) Kolbach DN, Sandbrink MW, Neumann HA, Prins MH: Compression therapy for treating stage I and II (Widmer) post-thrombotic syndrome, *Cochrane Database Syst Rev*, 2003 : CD004177. （エビデンスレベル I）
18) Kolbach DN, Sandbrink MW, Hamulyak K, Neumann HA, Prins MH: Non-pharmaceutical measures for prevention of post-thrombotic syndrome, *Cochrane Database Syst Rev*, 2004 : CD004174. （エビデンスレベル I）
19) Moffatt C, Kommala D, Dourdin N, Choe Y: Venous leg ulcers: patient concordance with compression therapy and its impact on healing and prevention of recurrence, *Int wound J*, 2009 ; 6 : 386-393. （エビデンスレベル II）
20) 伊藤孝明：うっ滞性潰瘍に圧迫療法は有用か？，宮地良樹編：EBM皮膚疾患の up-to-date，中外医学社：2015；110-112. （エビデンスレベル VI）
21) 伊藤孝明：下腿潰瘍のみかたとその評価，宮地良樹編：まるわかり創傷治療のキホン，南山堂：2014；263-269. （エビデンスレベル VI）
22) 伊藤孝明：足～下腿潰瘍に必須のドプラ聴診，臨皮，2014；68：62-66. （エビデンスレベル VI）

CQ4 壊死物質を伴った下腿潰瘍（一次性あるいは二次性静脈瘤による）にデブリードマンは有用か？

推奨文

推奨度 1C

下腿潰瘍の壊死物質を除去すると潰瘍の縮小が早くなることから，デブリードマン，特に外科的デブリードマンを積極的に行うよう推奨する。

● 解説
- 静脈性下腿潰瘍におけるデブリードマンの有用性については，壊死物質の除去は良好な肉芽組織を促進するとする外科的デブリードマンに関するコホート研究[23]があり，エビデンスレベルIVaであり推奨度1Cである。また，エキスパートオピニオンでも，外科的デブリードマンを行った群は行わなかった群に比較して有意に潰瘍の縮小が早いとしている[24)～26)]。

- 一般に壊死物質のような不活性化組織は感染防御能力が低下しており細菌が増殖し，創傷治癒を遅延させる．デブリードマンはこれら壊死組織や過剰な細菌を除去し，治癒に不利な状態を取り除くことを目的とする[27]．
- 二次性静脈瘤による潰瘍においても，壊死物質の除去は良好な肉芽組織を促進するとされており[23]，静脈性潰瘍においてもその表面に壊死物質が固着する場合は積極的にデブリードマンを行う．外科的デブリードマン以外のデブリードマンに関しては第1章「創傷一般ガイドライン」および第2章「褥瘡診療ガイドライン」を参照していただきたい．

【文献】

23) Cardinal M, Eisenbud DE, Armstrong DG, et al: Serial surgical debridement: A retrospective study on clinical outcomes in chronic lower extremity wounds. *Wound Rep Reg*, 2009 ; 17 : 306-311. (エビデンスレベル IVa)
24) Meissner MH, Eklof B, Smith PC, et al: Secondary chronic venous disorders. *J Vasc Surg*, 2007 ; 46 : 68s-83s. (エビデンスレベル VI)
25) Williams D, Enoch S, Miller D, et al: Effect of sharp debridement using curette on recalcitrant nonhealing venous leg ulcers: A concurrently controlled, prospective cohort study. *Wound Rep Reg*, 2005 ; 13 : 131-137. (エビデンスレベル IVa)
26) Blumberg SN, Maggi J, Melamed J, Golinko M, Ross F, Chen W: A histopathologic basis for surgical debridement to promote healing of venous leg ulcers. *J Am Coll Surg*, 2012 ; 215 : 751-757. (エビデンスレベル IVb)
27) Robson MC, Cooper DM, Aslam R, et al: Guidelines for the treatment of venous ulcers. *Wound Rep Reg*, 2006 ; 14 : 649-662. (エビデンスレベル VI)

CQ5 一次性あるいは二次性静脈瘤による下腿潰瘍に外用薬やドレッシング材は有用か？

推奨文 外用薬やドレッシング材の使用を選択肢の1つとして提案する．ただし，静脈性下腿潰瘍に対する治療の基本は圧迫療法である．

推奨度 2A

● 解説

- 静脈性下腿潰瘍に対する外用薬やドレッシング材の有用性を検討したシステマティック・レビューが数編ありエビデンスレベルIである[28)〜32)]．なお静脈性下腿潰瘍に対する治療の基本は圧迫療法であり，その使用は補助的なものであるため推奨度2Aとした．
- 一次性静脈瘤の伏在型による下腿潰瘍であれば，原因となる静脈高血圧状態を是正することであり，静脈瘤手術（抜去切除術，高位結紮術，血管内焼灼術）が第一選択となる[33]．
- しかし手術に同意が得られない場合や合併症のために手術を行えない場合，深部静脈血栓症後の二次性静脈瘤で深部静脈が開存していないなどの手術の禁忌例では，湿潤環境が潰瘍の治癒を促進させるため圧迫療法に併用して外用薬やドレッシング材を用

いてよい。しかしながら，外用薬やドレッシング材の種類による潰瘍治癒の明確な差は現在のところ提示できていない[28)〜32)34)]。

- 具体的には，潰瘍に壊死組織がある場合は，デブリードマン（**CQ4**）を行ってから外用薬やドレッシング材を用いるが，これらに関しては，第1章「創傷一般ガイドライン」および第2章「褥瘡診療ガイドライン」を参照していただきたい。
- 圧迫療法を行うことによって潰瘍部の圧痛が強い場合には，局所表面麻酔薬の1つであるアミノ安息香酸エチル軟膏 10 ％（Ethylaminobenzoate ointment 10%）が，皮膚潰瘍に対する外用麻酔薬としてわが国では処方可能で効果的である[33)39)]。また，粘滑・表面麻酔薬であるキシロカインゼリー 2%（リドカイン塩酸塩ゼリー 2%）も応用できるが，両剤ともに，接触皮膚炎や，稀にショックあるいは中毒症状を起こすことがあるので，これらの使用に際しては，十分な問診と患者の状態を把握する必要がある。

【文献】

28) Palfreyman SJ, Nelson EA, Lochiel R, Michaels JA: Dressings for healing venous leg ulcers, *Cochrane Database Syst Rev*, 2014 : CD001103.（エビデンスレベル Ⅰ）
29) Palfreyman S, Nelson EA, Michaels JA: Dressings for venous leg ulcers: systematic review and meta-analysis, *BMJ*, 2007 ; 335 : 244.（エビデンスレベル Ⅰ）
30) O'Meara S, Martyn-St James M: Foam dressings for venous leg ulcers（Review）, *Cochrane Database Syst Rev*, 2013 : CD009907.（エビデンスレベル Ⅰ）
31) O'Meara S, Martyn-St James M: Alginate dressings for venous leg ulcers（Review）, *Cochrane Database Syst Rev*, 2013 : CD010182.（エビデンスレベル Ⅰ）
32) Stacey MC, Jopp-Mckay AG, Rashid P, Hoskin SE, Thompson PJ: The influence of dressings on venous ulcer healing—a randomised trial, *Eur J Vasc Endovasc Surg*, 1997 ; 13 : 174-179.（エビデンスレベル Ⅱ）
33) 伊藤孝明：うっ滞性潰瘍・下肢静脈瘤，皮膚外科学，東京，秀潤社：2010 ; 540-549.（エビデンスレベル Ⅵ）
34) 相馬良直：下肢静脈瘤　3）静脈性潰瘍の保存的治療，皮膚臨床，2010 ; 52 : 1654-1658.（エビデンスレベル Ⅵ）
35) O'Meara S, Al-Kurdi D, Ologun Y, Ovington LG, Martyn-St James M, Richardson R: Antibiotics and antiseptics for venous leg ulcer（Review）, *Cochrane Database Syst Rev*, 2014 : CD003557.（エビデンスレベル Ⅰ）
36) Hansson C: The effects of cadexomer iodine paste in the treatment of venous leg ulcers compared with hydrocolloid dressing and paraffin gauze dressing, Cadexomer Iodine Study Group, *Int J Dermatol*, 1998; 37: 390-396.
37) Harding K, Gottrup F, Jawien A, et al: A prospective, multi-centre, randomized, open label, parallel, comparative study to evaluate effects of AQUACEL® Ag and Urgotul® Silver dressings on healing chronic venous leg ulcers, *Int Wound J*, 2012 ; 9 : 285-294.
38) Michaels JA, Campbell B, King B, et al: Randomized controlled trial and cost-effectiveness analysis of silver-donating antimicrobial dressings for venous leg ulcers（VULCAN trial）, *Br J Surg*, 2009 ; 96 : 1147-1156.（エビデンスレベル Ⅱ）
39) 伊藤孝明：薬物で痛みに対処する：6 その他の薬物．尹　浩信，谷岡未樹編：創傷と痛み，金原出版：2013 ; 65-68.（エビデンスレベル Ⅵ）

| CQ6 | 下肢静脈瘤肢に，深部静脈の開存を確認するための画像検査を行うことは有用か？ |

推奨文

推奨度 1A

下肢静脈瘤では，術前検査として血管エコー（カラードプラエコー検査），静脈相の造影CT，MRI静脈撮影，下肢静脈造影検査などから，深部静脈の開存を確認することを推奨する。

● 解説

- 下肢静脈瘤では，二次性静脈瘤の可能性もあり，治療方針決定のために，深部静脈の開存を確認する必要がある。深部静脈血栓症の有無を診断する画像検査においてはメタアナリシスが4編あり[40)〜43)]，エビデンスレベルIであり推奨度1Aである。しかし，慢性期の深部静脈血栓症の診断は画像検査でも困難なことが指摘されている[44)45)]。

- 深部静脈血栓症の診断についてのメタアタナリシスでは，血管エコー（カラードプラエコー検査），MRI静脈撮影は，下肢静脈造影と比較してほぼ同等であった[40)41)]。また，静脈相の造影CTと血管エコーを比較したメタアナリシスでもほぼ同等の成績であった[42)]。

- 深部静脈血栓症を診断するための画像検査では，従来下肢静脈造影検査がgold standardとされていたが[46)]，侵襲性と煩雑さのため，近年では施行される頻度が少なくなっている。それに替わって血管エコー，静脈相の造影CT，MRI静脈撮影の有用性が報告され，それぞれ1つずつメタアナリシス[40)〜42)]がある。低侵襲の検査法である血管エコーは下肢静脈造影検査と比較して，中枢型深部静脈血栓症の診断感度94.2％，末梢型深部静脈血栓症の診断感度63.5％，特異度93.8％であると報告されている[40)]。またMRI静脈撮影（異なる撮像法が複数存在する）は，静脈造影と比較し診断感度91.5％，特異度94.8％と報告されている[41)]。造影CTは血管エコーと比較し深部静脈血栓症の診断感度95.9％，特異度95.2％とほぼ同等の成績が報告されている[42)]。以上よりこれらの画像検査はいずれも深部静脈血栓症および深部静脈の開存を確認する上で有用と考えられる。

- 二次性静脈瘤の原因としては深部静脈血栓症後の血栓後遺症（post-thrombotic syndrome）が多いが，深部静脈血栓症は臨床症状を欠くことがあるので[47)]，過去に深部静脈血栓症の診断がなされていないこともある。特に，深部静脈が閉塞していれば，静脈瘤手術の適応はないので（CQ9），深部静脈の開存を確認する必要がある。深部静脈血栓症の危険因子として，血栓性素因，長期臥床や長時間手術，高齢者，肥満，悪性腫瘍，ホルモン療法，下肢〜足の骨折やギプス固定，下肢麻痺などがあり[48)49)]，問診により確認する。また下肢の腫脹がある場合，表在静脈の拡張があってもドプラ聴診で逆流を聴取しない場合，立位静止状態で表在静脈を上行する静脈音が聴取できる場合は，積極的に二次性静脈瘤を疑って精査すべきである[44)]。

【文献】

40) Goodacre S, Sampson F, Thomas S, van Beek E, Sutton A: Systematic review and meta-analysis of the diagnostic accuracy of ultrasonography for deep vein thrombosis, *BMC Med Imaging*, 2005；5：6-14.（エビデンスレベル I）
41) Sampson FC, Goodacre SW, Thomas SM, van Beek EJ: The accuracy of MRI in diagnosis of suspected deep vein thrombosis: systematic review and meta-analysis, *Eur Radiol*, 2007；17：175-181.（エビデンスレベル I）
42) Thomas SM, Goodacre SW, Sampson FC, van Beek EJ: Diagnostic value of CT for deep vein thrombosis: results of a systematic review and meta-analysis, *Clin Radiol*, 2008；63：299-304.（エビデンスレベル I）
43) Pomero F, Dentali F, Borretta V, et al: Accuracy of emergency physician-performed ultrasonography in the diagnosis of deep-vein thrombosis: a systematic review and meta-analysis, *Thromb Haemost*, 2013；109：137-145.（エビデンスレベル I）
44) 伊藤孝明：下肢静脈瘤 1）治療戦略総論，皮膚臨床，2010；52：1639-1646.（エビデンスレベル VI）
45) Park E, Lee W, Lee MW, et al: Chronic-Stage Deep Vein Thrombosis of the Lower Extremities: Indirect CT Venographic Findings, *J Comput Assist Tomogr*, 2007；31：649-656.（エビデンスレベル V）
46) 山本 聡：下肢静脈造影検査，*MB Derma*, 2004；89：24-30.（エビデンスレベル VI）
47) Wille-Jorgensen P, Jorgensen LN, Crawford M: Asymptomatic postoperative deep vein thrombosis and the development of postthrombotic syndrome. A systematic review and meta-analysis, *Thromb Haemost*, 2005；93：236-241.（エビデンスレベル I）
48) 日本循環器学会ほか：肺血栓塞栓症および深部静脈血栓症の診断・治療・予防に関するガイドライン，*Circulation Journal*, 2004；68：1079-1134.（エビデンスレベル VI）
49) 肺血栓塞栓症／深部静脈血栓症（静脈血栓塞栓症）予防ガイドライン作成委員会：肺血栓塞栓症／深部静脈血栓症（静脈血栓塞栓症）予防ガイドライン，メディカル・フロント・インターナショナル・リミテッド：2004.（エビデンスレベル VI）

CQ7 一次性静脈瘤による下腿潰瘍に抜去切除術，高位結紮術は有用か？

推奨文 一次性静脈瘤による下腿潰瘍に伏在静脈に対する静脈瘤手術（抜去切除術，高位結紮術）を推奨する。なお，静脈瘤手術と同等の効果が得られる血管内焼灼術については CQ8 を参照のこと。

推奨度 1A

● 解説
- 大規模な RCT をまとめたシステマティックレビュー[50]もありエビデンスレベル I であり推奨度 1A である。一次性静脈瘤による下腿潰瘍に圧迫療法に加えて伏在静脈に対する手術（抜去切除術，高位結紮術）を行うことにより，圧迫療法のみを行った場合に比べて下腿潰瘍の治癒率は変わらないが，手術を行った群では下腿潰瘍治癒後の再発率は有意に減少することが示されている[51,52]。ただし，圧迫療法に対する手術療法の優位性は明らかではない。
- 圧迫療法を行っても改善がみられない一次性静脈瘤による静脈性下腿潰瘍や，圧迫療法を行えない下腿潰瘍，あるいは下腿潰瘍治癒後の再発リスクを軽減したい場合には，手術（抜去切除術，高位結紮術）を推奨する。ただし静脈瘤手術の施行に際しては，それぞれの術式についてその有益性と有害性を説明し，患者の同意が得られた上で施行する。

【文献】

50) Mauck KF, Asi N, Undavalli C, et al: Systematic review and meta-analysis of surgical interventions versus conservative therapy for venous ulcers, *J Vasc Surg*, 2014；60：60S-70S.（エビデンスレベル I）
51) Gohel MS, Barwell JR, Taylor M, et al: Long term results of compression therapy alone versus compression plus surgery in chronic venous ulceration（ESCHAR）: randomized controlled trial, *BMJ*, 2007；335：83-89.（エビデンスレベル II）
52) Howard DP, Howard A, Kothari A, Wales L, Guest M, Davies AH: The role of superficial venous surgery in the management of venous ulcers: a systematic review, *Eur J Vasc Endovasc Surg*, 2008；36：458-465.（エビデンスレベル II）

CQ8 一次性静脈瘤による下腿潰瘍に血管内焼灼術（レーザー，高周波）は有用か？

推奨文
推奨度 1A

レーザー，高周波（ラジオ波）による下肢 静脈瘤血管内焼灼術は，従来から行われている抜去切除術，高位結紮術と同等の有効性が示されているため，一次性静脈瘤による下腿潰瘍に対して血管内焼灼術を行うことを推奨する。

● **解説**

- 一次性静脈瘤に対する血管内焼灼術は，複数のランダム化比較試験を解析したシステマティック・レビュー／メタアナリシス[53)〜56)]がありエビデンスレベル I である。また，従来からの手術治療と同等ないしそれ以上の有用性が示されており米国[57)]や英国[58)]のガイドラインにおいても，血管内焼灼術は抜去切除術，高位結紮術よりも推奨度が高いことより推奨度1Aである。

- 米国における静脈性下腿潰瘍のガイドラインでは，血管内焼灼術と手術は同等に推奨されている[59)]。しかしながら，静脈性下腿潰瘍に対する血管内焼灼術は潰瘍治癒率の改善，治癒期間の短縮に寄与するという直接的なエビデンスはない[60)61)]。

- 現在国内では，血管内レーザー治療（980 nm と 1,470 nm）と血管内高周波（ラジオ波）治療の2種類（4機種）による治療が保険適用となっている。機種間における有効性や合併症について比較したランダム化比較試験があり，980 nm のレーザーによる治療よりも，1,470 nm のレーザー[62)]や高周波（ラジオ波）[63)]による治療の方が同等の効果で合併症も少ないことが報告されている。

- 保険適用としての血管内焼灼術は，所定の研修を修了した医師が実施した場合に限り算定できる。また，実際の施行については，日本静脈学会の委員会が作成した下肢静脈瘤に対する血管内治療のガイドライン[64)]に基づいて行うのがよい。

【文献】

53) Nesbitt C, Bedenis R, Bhattacharya V, Stansby G: Endovenous ablation (radiofrequency and laser) and foam sclerotherapy versus open surgery for great saphenous vein varices, *Cochrane Database Syst Rev*, 2014：CD005624.（エビデンスレベル I）
54) Lane TR, Onida S, Gohel MS, Franklin IJ, Davies AH: A systematic review and meta-analysis on the role of varicosity treatment in the context of truncal vein ablation, *Phlebology*, 2015；30：

516-524.（エビデンスレベル Ⅰ）
55) Carroll C, Hummel S, Leaviss J, et al: Systematic review, network meta-analysis and exploratory cost-effectiveness model of randomized trials of minimally invasive techniques versus surgery for varicose veins, *Br J Surg*, 2014；101：1040-1052.（エビデンスレベル Ⅰ）
56) Boersma D, Kommann VN, van Eekeren RR, et al: Treatment modalityes for small saphenous vein insufficiency: Systematic Review and Meta-analysis, *J Endovasc Ther*, 2016；23：199-211.（エビデンスレベル Ⅰ）
57) Gloviczki P, Comerota AJ, Dalsing MC, et al: The care of patients with varicose veins and associated chronic venous diseases: clinical practice guidelines of the Society for Vascular Surgery and the American Venous Forum, *J Vasc Surg*, 2011；53：2s-48s.（エビデンスレベル Ⅰ）
58) National Institute for Health and Care Excellence (NICE): Varicose veins in the legs: Diagnosis and management of varicose veins. *Clinical guideline CG168*, London: NICE, 2013.（エビデンスレベル Ⅰ）
59) O'Donnell TF Jr, Passman MA, Marston WA, et al: Management of venous leg ulcers: clinical practice guidelines of the Society for Vascular Surgery® and the American Venous Forum, *J Vasc Surg*, 2014；60：3s-59s.（エビデンスレベル Ⅱ）
60) Samuel N, Carradice D, Wallace T, Smith GE, Chetter IC: Endovenous thermal ablation for healing venous ulcers and preventing recurrence, *Cochrane Database Syst Rev*, 2013：CD009494.（エビデンスレベル Ⅰ）
61) Mauck KF, Asi N, Undavalli C, Elraiyah TA, et al: Systematic review and meta-analysis of surgical interventions versus conservative therapy for venous ulcers, *J Vasc Surg*, 2014；60：60s-70s.（エビデンスレベル Ⅰ）
62) Doganci S, Demirkilic U: Comparison of 980nm laser and bare-tip fiber with 1470nm laser and radial fiber in the treatment of great saphenous vein varicosities: a prospective randomized clinical trial, *Eur J Endovasc surg*, 2010；40：254-259.（エビデンスレベル Ⅱ）
63) Almeida JI, Kaufman J, Göckeritz O, et al: Radiofrequency endovenous ClosureFAST versus laser ablation for the treatment of great saphenous reflux: a multicenter, single-blinded, randomized study (RECOVERY study), *J Vasc Interv Radiol*, 2009；20：752-759.（エビデンスレベル Ⅱ）
64) 日本静脈学会「下肢静脈瘤に対する血管内治療のガイドライン」作成小委員会編：下肢静脈瘤に対する血管内治療のガイドライン，静脈学，2010；21：289-309.（エビデンスレベル Ⅵ）

CQ9　下肢静脈瘤による下腿潰瘍に硬化療法は有用か？

推奨文　伏在型を除く小静脈瘤（側枝静脈瘤・網目状静脈瘤・クモの巣状静脈瘤）が原因である下腿潰瘍に対して，圧迫療法を併用する形での硬化療法を推奨する．ただし，わが国では，ポリドカノール（ポリドカスクレロール®）の使用は，液状硬化療法については，直径8mmを超える一次性下肢静脈瘤の場合と，フォーム硬化療法については，直径12mmを超える 一次性下肢静脈瘤に対する本剤の有効性および安全性は確認されていないことから伏在型静脈瘤に対しては，選択肢の1つとして提案する．

推奨度 1A　小静脈瘤に対する硬化療法

2A　伏在静脈瘤に対する硬化療法

●**解説**　・下肢静脈瘤に対する硬化療法に関しては，システマティックレビューが2編ありエビ

デンスレベルIである。なお，圧迫療法単独の場合と比較すると臨床症状と整容面でより有効であった[65]が，再発については手術の成績には及ばない[66]。小静脈瘤が原因の下腿潰瘍に対する硬化療法を行うことを推奨度1Aとした。ただし，わが国では，ポリドカノール（ポリドカスクレロール®）の使用は，液状硬化療法については，直径8 mmを超える一次性下肢静脈瘤の場合と，フォーム硬化療法については，直径12 mmを超える一次性下肢静脈瘤に対する本剤の有効性および安全性は確認されていないことから伏在型静脈瘤に対しては推奨度2Aとした。

- 下肢静脈瘤（下腿潰瘍の有無は問わない）に対する手術療法と硬化療法を比較した文献では，術後1年以内は硬化療法が優れるが，3～5年間の長期観察では硬化療法では再発が多くなり，手術の成績の方が優れている[66]。実際には，下腿潰瘍の原因となる下肢静脈瘤は，多くは伏在型静脈瘤である。

- 近年，伏在型静脈瘤に対してフォーム硬化療法が行われることがあり，文献では伏在型静脈瘤へのフォーム硬化療法は液状硬化療法より有効であると報告されている[67]。海外ではポリドカノールのフォーム製剤の大伏在静脈の静脈瘤への第III相臨床試験の結果が報告されている[68]。それによると，12カ月後の静脈の閉塞，逆流の消失において，フォーム硬化療法は83.4％に有効で液状硬化療法より優れていたが，手術よりは劣っていた。また2.5％に深部静脈血栓症が生じていた。この試験では，より長期的な再発率に関しては不明であり，下腿潰瘍について検討したものではない。

- 下腿潰瘍を有する下肢静脈瘤に対する圧迫療法単独群とフォーム硬化療法併用群とのランダム化比較試験では後者の方が治癒率は高いが統計学的有意差はなかったとする報告もある[69]。

- なお，伏在型を除く小静脈瘤が原因である下腿潰瘍や手術（伏在静脈の高位結紮，静脈抜去術など）の後に残存する静脈瘤に対しては硬化療法を行ってよいと考えられる[70]。

【文献】

65) Tisi PV, Beverley C, Rees A: Injection sclerotherapy for varicose veins. *Cochrane Database Syst Rev*, 2006 : CD001732. （エビデンスレベル I）
66) Rigby KA, Palfreyman SJ, Beverley C, Michaels JA: Surgery versus sclerotherapy for the treatment of varicose veins. *Cochrane Database Syst Rev*, 2004 : CD004980. （エビデンスレベル I）
67) Hamel-Desnos C, Allaert FA: Liquid versus foam sclerotherapy. *Phlebology*, 2009 ; 24 : 240-246.
68) Wright D, Gobin JP, Bradbury AW, et al: Varisolve® polidocanol microfoam compared with surgery or sclerotherapy in the management of varicose veins in the presence of trunk vein incompetence: European randomized controlled trial. *Phlebology*, 2006 ; 21 : 180-190.
69) O'Hare JL, Earnshaw JJ: Randomised clinical trial of foam sclerotherapy for patients with a venous leg ulcer. *Eur J Vasc Endvasc Surg*, 2010 ; 39 : 495-499.
70) 伊藤孝明：うっ帯性潰瘍・下肢静脈瘤，皮膚外科学，東京，秀潤社：2010 ; 540-549. （エビデンスレベル VI）

CQ10　一次性静脈瘤による下腿潰瘍に対し植皮は有用か？

推奨文
推奨度 2A
一次性静脈瘤による下腿潰瘍に対する治療として植皮を選択肢の 1 つとして提案する。ただし，一次性静脈瘤による下腿潰瘍に対する治療の基本は静脈瘤手術（抜去切除術，高位結紮術，血管内焼灼術）と圧迫療法である。

● 解説

- 一次性静脈瘤による下腿潰瘍に対して植皮が有用であるか検討したシステマティックレビュー[71]があるが，植皮が有用であるという結論には至っていないので推奨度 2A とした。

- 一次性静脈瘤による下腿潰瘍に植皮をする場合，下肢静脈高血圧を改善した後の方が良いというエキスパートオピニオン[72]や，植皮前後の圧迫療法が治癒を促進するというコホート研究[73]があり，治療の基本は静脈瘤手術（抜去切除術，高位結紮術，血管内焼灼術）と圧迫療法である。また潰瘍が大きい場合には，植皮を追加することで治療期間の短縮と潰瘍再発予防になるという症例集積研究[74]や，植皮が潰瘍の疼痛緩和になるという非ランダム化多施設共同前向き試験[75]があるため，静脈瘤手術と圧迫療法を前提に，植皮を行うことも考慮する。

- 一次性静脈瘤による下腿潰瘍は，下肢静脈高血圧と静脈血の還流障害による皮膚への酸素供給不足で発症する[76]。血行不全の潰瘍部に植皮をしても生着は不良であることは，周知の事実である。したがって，植皮を行う際は，潰瘍底の肉芽の状態を考慮する。肉芽の状態が良ければ，静脈瘤手術と同時に植皮を行っても良い。しかし，潰瘍底が不良肉芽に被覆されている場合や感染を伴う場合は植皮の生着は得がたいので[77]，静脈瘤手術によって，患肢の静脈還流改善により潰瘍底に良好な肉芽組織が形成された時点を選び二期的に行った方が良い。また，植皮術後も下肢の圧迫療法を行うことが重要である。

【文献】

71) Jones JE, Nelson EA: Skin grafting for venous leg ulcers, *Cochrane Database Syst Rev*, 2007 : CD001737.（エビデンスレベル I）
72) Black SB: Venous stasis ulcers, *Ostomy Wound Management*, 1995 ; 41 : 20-30.
73) Tzaneva S, et al: Surgical treatment of large vascular leg ulcers: a retrospective review evaluating risk factors for healing and recurrence, *Dermatol Surg*, 2014 ; 40 : 1240-1248.
74) 春田直樹，内田一徳，丹治英裕，新原 亮，浅原利正：静脈性潰瘍に対する SEPS 手術の成績と植皮術の位置づけ，日内視鏡外会誌，2006 ; 11 : 255-261.（エビデンスレベル V）
75) Salome GM, de Almeida SA, Ferreira LM: Evaluation of pain in patients with venous ulcers after skin grafting, *J Tissue Viability*, 2014 ; 23 : 115-120.（エビデンスレベル III）
76) Karateppe O, Unal O: The impact of valvular oxidative stress on the development of venous stasis ulcer valvular oxidative stress and venous ulcers, *Angiology*, 2010 ; 61 : 283-288.
77) 中川浩一，南　祥一郎：遊離植皮術，皮膚外科学，東京，秀潤社：2010 ; 172-183.

| CQ11 | 二次性静脈瘤に静脈瘤手術（抜去切除術，高位結紮術，血管内焼灼術）は禁忌か？ |

推奨文 深部静脈血栓症による二次性静脈瘤において，深部静脈が閉塞している場合は，静脈瘤手術を行うと静脈還流をより悪化させる可能性が極めて高いため，静脈瘤手術を行わないことを推奨する。

| 推奨度 1A | 行わないことを推奨 |

解説

- 深部静脈が完全閉塞している場合の静脈瘤手術については，行うべきではないとするエキスパートオピニオン[78)79)]が多い。また，深部静脈の再疎通例に対する静脈瘤手術については，ランダム化比較試験が1編[80)]あり，そのエビデンスレベルはⅡである。下肢の静脈うっ滞を悪化させる可能性が極めて高いため，行わないことを推奨する（1A）。血管内焼灼術については，日本静脈学会「下肢静脈瘤に対する血管内治療のガイドライン」の血管内治療の除外基準の1つとして，DVTを有する，あるいは既往のある患者[81)]をあげており，抜去切除術や高位結紮術と同様に行うべきではない。

- 二次性静脈瘤の多くは深部静脈血栓症の後遺症として，深部静脈の還流障害により表在静脈が側副血行路として拡張・蛇行したものである。そのため深部静脈が血栓により完全に閉塞している場合や，側副血行路として機能している表在静脈に対してストリッピングや高位結紮を行った場合は，解剖学的見地からも下肢の静脈うっ滞を悪化させる可能性が極めて高い[78)79)]。

- 一方，深部静脈が再疎通し，加えて表在静脈に逆流がある場合に関して，Barwellらは下腿潰瘍を有する慢性の表在・深部静脈不全に対して圧迫療法単独と圧迫療法+手術を併用した2群間を比較したランダム化比較試験を行っている。既存の下腿潰瘍の治癒率に2群間に有意差はなかったものの，潰瘍再発の制御率は圧迫療法+手術併用群が有意に優れていたと報告している[80)]。しかし，両群ともに深部静脈血栓症後の再疎通例は約10%しか含まれておらず，これらの再疎通例のみの成績については言及されておらず，その有効性は不明である。

【文献】

78) 細井 温：手術をしてはいけない下肢静脈瘤，宮田哲郎編：一般外科医のための血管外科の要点と盲点 Knack & pitfalls，文光堂：2001；221．（エビデンスレベル Ⅵ）
79) 伊藤孝明：うっ滞性潰瘍・下肢静脈瘤，皮膚外科学，東京，秀潤社：2010；540-549．（エビデンスレベル Ⅵ）
80) Barwell JR, Davies CE, Deacon J, et al: Comparison of surgery and compression with compression alone in chronic venous ulceration（ESCHAR study）: randomized controlled trial, *Lancet*, 2004; 363：1854-1859．（エビデンスレベル Ⅱ）
81) 日本静脈学会「下肢静脈瘤に対する血管内治療のガイドライン」作成小委員会：下肢静脈瘤に対す

る血管内治療のガイドライン 2009-2010年小委員会報告，静脈学，2010；21：289-309．（エビデンスレベル Ⅵ）

第6章
熱傷
診療ガイドライン

I．「熱傷」診療ガイドライン策定の背景

　熱傷はありふれた皮膚外傷の1つであり，開業医から基幹病院にいたるあらゆる医療機関にて遭遇する疾患である。軽症例は局所治療のみで治癒するが，中等症から重症例では全身管理を必要とし，局所治療においても植皮が必要となる症例が多い。不適切な初期治療や初期治療の遅れはその後の治療，経過に悪影響を及ぼしかねない。そのために的確な重症度判定，初期治療の開始が必要である。

　現在までに熱傷に対するガイドラインとして，日本熱傷学会より2009年3月に「熱傷診療ガイドライン」が公表され，2015年には改訂版が公表された。熱傷学会のガイドラインでは広範囲・重症熱傷の急性期・集中治療を主としている。そこで，本ガイドラインでは，重症のみならず軽症例も含め，一般に遭遇する熱傷患者に対し適切な診断・初期治療を開始することができることを目標とした。そのため本ガイドラインの主旨に基づき，手術療法に関しては急性期の減張切開を除き，個々の術式についての推奨は行っていない。

II．第2版での主な変更点

- 全項目において文献の追加収集を行うことで内容の刷新を行った。
- 新たに保険収載されたドレッシング材についても推奨度を決定した。
- Clinical question（CQ）の追加：電撃傷，化学熱傷に対する初期対応，減張切開について新たにCQの作成を行った。

III．用語の定義

　本ガイドラインでは，わが国の総説および教科書での記載を基に，ガイドライン中で使用する用語を以下の通り定義した。一部は日本熱傷学会熱傷用語集および日本褥瘡学会用語委員会の用語集より引用し，創傷・褥瘡・熱傷ガイドライン内での統一性を考慮した。

　I度熱傷：epidermal burn　表皮熱傷で受傷部皮膚の発赤のみで瘢痕を残さず治癒する。

　II度熱傷　通常これを深さにより2つに分類する。

- 浅達性II度熱傷（superficial dermal burn；SDB）水疱が形成されるもので，水疱底の真皮が赤色を呈している。通常1～2週間で上皮化し治癒する。一般に肥厚性瘢痕を残さない。
- 深達性II度熱傷（deep dermal burn；DDB）水疱が形成されるもので，水疱底の真皮が白色で貧血状を呈している。およそ3～4週間を要して上皮化し治癒するが，

肥厚性瘢痕ならびに瘢痕ケロイドを残す可能性が大きい。

Ⅲ度熱傷；deep burn　皮膚全層の壊死で白色皮革様，または褐色皮革様となったり完全に皮膚が炭化した熱傷も含む。受傷部位の辺縁からのみ上皮化するので治癒に1〜3カ月以上を要し，植皮術を施行しないと肥厚性瘢痕，瘢痕拘縮を来す。

burn index；BI（熱傷指数）　熱傷の重症度を示す指標の1つで，BI＝1/2×Ⅱ度熱傷面積（%）＋Ⅲ度熱傷面積（%）で示され，Schwarzら（1963）が考案した。BIが10〜15以上を重症としている。

prognostic burn index；PBI（熱傷予後指数）　熱傷の重症度を示す指標の1つ。PBI＝年齢（歳）＋BIで示される。

気道熱（損）傷　火災や爆発による煙，高圧水蒸気，有毒ガス等を吸引し，咽・喉頭や気管・気管支の粘膜損傷あるいは肺胞の損傷等をいう。

化学熱（損）傷　酸，アルカリ，重金属，毒ガスなどの化学薬品が皮膚，粘膜に付着，接触して起こる組織破壊を伴った種々の腐食現象。

電撃傷　感電，落雷，電気スパーク，弧光（アーク）などの電気的障害による損傷。電撃傷は電流そのものによる障害とジュール熱発生による損傷，スパークによる損傷がある。

total body surface area；TBSA　体表面積

外用薬　皮膚を通して，あるいは皮膚病巣に直接加える局所治療に用いる薬剤であり，基剤に各種の主剤を配合して使用するものをいう。

ドレッシング材　創における湿潤環境形成を目的とした近代的な創傷被覆材をいい，従来の滅菌ガーゼは除く。

創傷被覆材　創傷被覆材は，ドレッシング材（近代的な創傷被覆材）とガーゼなどの医療材料（古典的な創傷被覆材）に大別される。前者は，湿潤環境を維持して創傷治癒に最適な環境を提供する医療材料であり，創傷の状態や滲出液の量によって使い分ける必要がある。後者は滲出液が少ない場合，創が乾燥し湿潤環境を維持できない。創傷を被覆することにより湿潤環境を維持して創傷治癒に最適な環境を提供する，従来のガーゼ以外の医療材料を創傷被覆材あるいはドレッシング材と呼称することもある。

wound bed preparation（創面環境調整）　創傷の治癒を促進するため，創面の環境を整えること。具体的には壊死組織の除去，細菌負荷の軽減，創部の乾燥防止，過剰な滲出液の制御，ポケットや創縁の処理を行う。

TIME　Wound bed preparationの実践的指針として，創傷治癒阻害要因をT（組織），I（感染または炎症），M（湿潤），E（創縁）の側面から検証し，治療・ケア介入に活用しようとするコンセプトをいう。

moist wound healing（湿潤環境下療法）　創面を湿潤した環境に保持する方法。滲出液に含まれる多核白血球，マクロファージ，酵素，細胞増殖因子等を創面に保持する。自己融解を促進して壊死組織除去に有効であり，細胞遊走を妨げない環境でもある。

減張切開　減圧切開ともいう。軀幹，四肢，頸部の全周性・深達性熱傷における腫脹による四肢末梢部の血行障害，頸部・軀幹での呼吸運動障害を予防するために行う。

Ⅲ．用語の定義

熱傷の深達度により，焼痂切開（術）：escharotomy 〜筋膜切開（術）：fasciotomy が行われる。

Ⅳ．診療アルゴリズム

熱傷患者に遭遇した際にまず重症度判定を行うことを前提とし，診療アルゴリズムを作成した。診療アルゴリズムを図1に示す。

図1 熱傷診療アルゴリズム

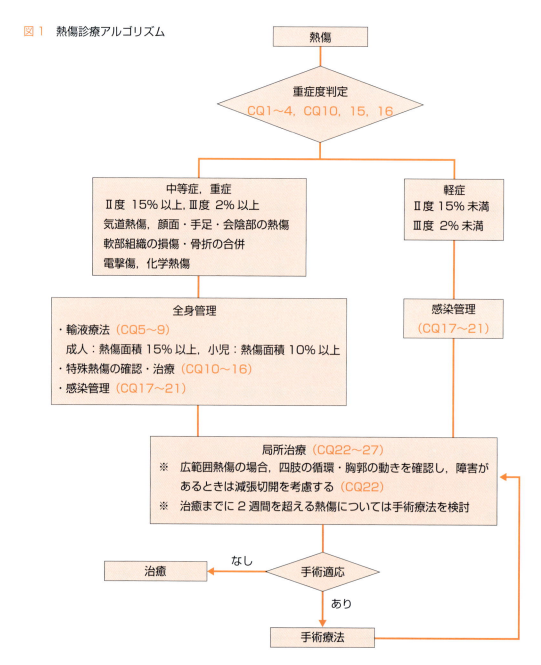

V. Clinical Question（CQ）のまとめ

表1にCQおよび，それぞれのCQに対する推奨度と推奨文を付す．

表1　Clinical Question のまとめ

Clinical Question	推奨度	推奨文
1. 重症度判定		
CQ1　熱傷の深度を推定するよい方法はなにか？	1C：臨床症状による分類，2B：レーザードプラ血流計測法，ビデオマイクロスコープ	熱傷深度の推定方法として，臨床症状による分類を推奨する．より精度の高いものとして，臨床症状による分類に加えレーザードプラ血流計測法やビデオマイクロスコープを併用することを選択肢の1つとして提案する．
CQ2　熱傷面積を推定するよい方法はなにか？	1D：9の法則，5の法則，Lund & Browder の法則　1C：手掌法	熱傷面積の推定方法として，9の法則，5の法則および Lund & Brower の法則を用いることを推奨する．
CQ3　熱傷の重症度判定に Artz の基準は有用か？	1D	Artz の基準およびその改変基準（Moylan の基準）を熱傷の重症度判定のツールとして用いることを推奨する．
CQ4　熱傷の予後因子および予後推定にはなにが有用か？	1D：熱傷面積　1C：気道損傷の有無，Ⅲ度熱傷面積，熱傷予後指数，年齢，Burn Index	熱傷面積（全体表面積に対するパーセンテージ：%TBSA：total body surface area），気道損傷の有無，Ⅲ度熱傷面積，熱傷予後指数（PBI：Prognostic Burn Index），年齢，Burn Index などを予後推定因子として推奨する．
2. 全身管理：輸液療法		
CQ5　どのような症例に輸液療法を行うのか？	1D	熱傷面積が成人で15%TBSA（total body surface area）程度以上，小児で10%TBSA 程度以上の症例に対して輸液療法を行うことを推奨する．ただし，それ以下の熱傷面積であっても全身状態を診て初期輸液療法を開始してもよい．
CQ6　初期輸液療法はいつから開始すればよいか？	1C	輸液治療が必要な症例では，受傷後できるだけ早期に輸液療法を開始することを推奨する．
CQ7　初期輸液にはなにを用いるか？	1B：等張電解質輸液　2A：コロイドの併用，HLS	初期輸液には，等張電解質輸液（乳酸リンゲル，酢酸リンゲルなど）を使用することを推奨する．コロイドの併用とHLS（hypertonic lactated saline）を，総輸液投与量を減少させる目的で選択肢の1つとして提案する．
CQ8　初期輸液量はどのように算定するか？	1A	初期輸液は Parkland 法（Baxter 法とも言われる）を用いて，輸液療法を開始することを推奨する．

Clinical Question	推奨度	推奨文
CQ9 輸液投与速度の指標にはなにを用いればよいか？	1D	輸液の投与速度は，尿量を指標とすることを推奨する。成人で0.5 ml/kg/時もしくは30〜50 ml/時，小児で1〜2 ml/kg/時以上に尿量を維持するように輸液速度を調整する。

3. 全身管理：気道熱傷

Clinical Question	推奨度	推奨文
CQ10 気道熱傷の存在を疑うべき因子はなにか？	1C	受傷機転（閉所での受傷，熱い蒸気または液体の吸引などでの受傷），身体所見（口または痰の中のスス，鼻毛先端の焦げ，顔面の熱傷など）を気道熱傷の存在を疑う所見として用いることを推奨する。
CQ11 気道熱傷の診断に気管支鏡検査は有用か？	1C	気管支鏡検査で所見を得られた場合に気道熱傷と診断することを推奨する。
CQ12 気道熱傷による呼吸障害の診断に胸部単純X線検査は有用か？	1C	呼吸障害を早期に診断するため胸部単純X線検査を経時的に行うことを推奨する。
CQ13 気道熱傷が疑われる場合に気管内挿管を行った方がよいか？	1C	気道熱傷が疑われる場合，可能であれば予防的挿管を行うことを推奨する。
CQ14 気道熱傷へのステロイド投与は有用か？	1B（行わないことを推奨）	気道熱傷治療のためのステロイド投与（全身および局所）は，十分な根拠がないので（現時点では）行わないことを推奨する。
CQ15 電撃による熱傷はどのように治療するのか？	1C	高電圧電撃による熱傷をみた場合，全身のモニタリングのため入院治療を推奨する。
CQ16 化学熱傷の初期対応はどうすればよいか？	1C	一部の例外を除き，化学熱傷の初期対応として十分な量による水洗浄を行うことを推奨する。ただし，特殊な初期対応が必要なものとしてフェノール，フッ化水素，セメント，生石灰などがある。

4. 感染管理

Clinical Question	推奨度	推奨文
CQ17 熱傷初期の予防的抗菌薬全身投与は有用か？	2B：汚染創を有する患者，易感染宿主状態の患者，小児例，周術期	汚染創を有する患者，糖尿病などを有する易感染宿主状態の患者，小児例や周術期などでは，創培養や施設・地域の特殊性を考慮して標的とする菌を設定し，抗菌薬の予防的全身投与を行うことを選択肢の1つとして提案する。なお，画一的な抗菌薬の予防的全身投与は，有効性を示す十分な根拠がないため，現時点では明確な推奨ができない。

Clinical Question	推奨度	推奨文
5. 破傷風について		
CQ18 熱傷創に対して，破傷風発症予防に抗破傷風療法は必要か？	1D	汚染された熱傷に対しては，破傷風トキソイド（Tt：Tetanus toxoid）あるいは抗ヒト破傷風免疫グロブリン（TIG；Tetanus immunoglobulin）を投与することを推奨する。
CQ19 水治療（シャワー，入浴，洗浄）は熱傷の感染予防に有用か？	1D：入院を要さないような比較的小範囲の熱傷の患者に対する水治療 2C：広範囲重症熱傷の患者に対する，感染対策を施した上での水治療	入院を要さないような比較的小範囲の熱傷患者では，水治療を推奨する。広範囲重症熱傷の患者のうち水治療を行うことが好ましいと判断される患者に対し，感染対策を施した上で水治療を行うことを選択肢の 1 つとして提案する。
6. 消毒について		
CQ20 熱傷の感染予防に消毒は有用か？	2B	感染の起因菌や各薬剤の抗菌スペクトルと創の状態とを合わせて検討し，消毒を行うことを選択肢の 1 つとして提案する。
7. 排便管理装置・システムについて		
CQ21 肛門周囲の熱傷の感染予防に，排便管理チューブは有用か？	1B	肛門周囲創部への便汚染によるガーゼ交換の回数，創部感染や尿路感染の頻度を減らせる可能性があるため，患者の全身状態，創部の状態等を考慮しつつ，排便管理チューブの使用を推奨する。
8. 局所治療		
CQ22 どのような場合に，減張切開を行うのか？	1A	四肢や前胸部の全周性あるいは全周性に近い深達性熱傷では，伸展性がなく輸液蘇生により四肢末梢循環障害や呼吸障害を生じうるため，減圧のための減張切開を推奨する。
CQ23 Ⅱ度熱傷に対してドレッシング材は有用か？	1A：銀含有ハイドロファイバー® 2A：銀含有アルギン酸塩，銀含有ポリウレタンフォーム／ソフトシリコン 2B：アルギン酸塩，ハイドロコロイド，ハイドロジェル，ポリウレタンフィルム 2C：キチン，ポリウレタンフォーム	銀含有ハイドロファイバー®を推奨する。銀含有アルギン酸塩，銀含有ポリウレタンフォーム／ソフトシリコン，アルギン酸塩，ハイドロコロイド，ハイドロジェル，ポリウレタンフィルム，キチン，ポリウレタンフォームを選択肢の 1 つとして提案する。

Clinical Question	推奨度	推奨文
9. 局所治療：外用薬		
CQ24 Ⅱ度熱傷の治療にはどのような外用薬を用いればよいか？	（初期治療） 1D：油脂性基剤軟膏 （Ⅱ度熱傷） 1A：トラフェルミン 1B：トレチノイントコフェリル，ブクラデシンナトリウム，プロスタグランジンE_1 2B：アルミニウムクロロヒドロキシアラントイネート（アルクロキサ），リゾチーム塩酸塩 （壊死組織を伴う慢性期潰瘍） 1A：ブロメライン軟膏 1B：カデキソマー・ヨウ素，デキストラノマー 1D：スルファジアジン銀	Ⅱ度熱傷の初期治療には，酸化亜鉛，ジメチルイソプロピルアズレン，ワセリンなどの油脂性基剤軟膏を推奨する。 Ⅱ度熱傷に対し，トラフェルミン，トレチノイントコフェリル，ブクラデシンナトリウム，プロスタグランジンE_1を推奨する。アルミニウムクロロヒドロキシアラントイネート（アルクロキサ），リゾチーム塩酸塩を選択肢の1つとして提案する。 深達性Ⅱ度熱傷の結果生じた壊死組織を伴う慢性期の潰瘍に対して，壊死組織除去を目的としたブロメライン軟膏，カデキソマー・ヨウ素，デキストラノマー，スルファジアジン銀を推奨する。
CQ25 広範囲Ⅲ度熱傷にスルファジアジン銀外用は有用か？	1B	広範囲Ⅲ度熱傷にはスルファジアジン銀を推奨する。
CQ26 小範囲Ⅲ度熱傷の壊死組織を除去するためにどのような外用薬を用いればよいか？	1A：ブロメライン 1B：カデキソマー・ヨウ素，デキストラノマー 1D：スルファジアジン銀	小範囲Ⅲ度熱傷に対し，壊死組織除去を目的とした外用薬としてブロメライン，カデキソマー・ヨウ素，デキストラノマー，スルファジアジン銀を推奨する。
CQ27 Ⅰ度熱傷，浅達性Ⅱ度熱傷に対して，ステロイド外用薬は有用か？	2D	ステロイド外用薬の抗炎症作用を期待し，受傷初期ではその使用を選択肢の1つとして提案する。

1 重症度判定

CQ1	熱傷の深度を推定するよい方法はなにか？

推奨文 熱傷深度の推定方法として，臨床症状による分類を推奨する。
より精度の高いものとして，臨床症状による分類に加えレーザードプラ血流計測法やビデオマイクロスコープを併用することを選択肢の1つとして提案する。

推奨度 1C	臨床症状による分類
2B	レーザードプラ血流計測法，ビデオマイクロスコープ

● **解説**
- 臨床所見による深度判定法（表2）は，深度評価の対照とされ広く臨床的に用いられているが，症例報告[1]しかなくエビデンスレベルVである。特定の機器を必要とせず，一般に広く普及しており推奨度1Cである。
- 熱傷深度の推定方法については，レーザードプラ血流計測定法とビデオマイクロスコープとを比較した前向きの非ランダム化比較試験[2]がありエビデンスレベルIIIである。受傷後72時間以内の27人の患者に対してsuperficialdermalburn（SDB）を検出する鋭敏度を比較している。どちらも鋭敏度は100％であり，SDBと診断できた患者は3週間以内に治癒していた。また，それ以外にも，レーザードプラ血流計測定法やビデオマイクロスコープによる分析疫学的研究や症例報告[3]～[5]があるが，機器が普及しておらず，推奨度2Bである。

表2 臨床症状による深度分類

分類	臨床症状
I度熱傷（epidermal burn）	紅斑，有痛性
浅達性II度熱傷（superficial dermal burn）	紅斑，水疱，有痛性 水疱は圧迫で発赤が消失
深達性II度熱傷（deep dermal burn）	紅斑，紫斑～白色，水疱，知覚鈍麻 水疱は圧迫しても発赤が消失しない
III度熱傷（deep burn）	黒色，褐色または白色 水疱（－），無痛性

最新皮膚科学大系，2．東京，中山書店：2003；241より引用，一部改変

【文献】

1) Heimbach D, Engrav L, Grube B, Marvin J: Burn depth: A review, *World J Surg*, 1992;16:10-15.（エビデンスレベル V）
2) McGill DJ, Sorensen K, MacKay IR, Taggart I, Watson SB: Assessment of burn depth: A prospective, blinded comparison of laser Doppler imaging and videomicroscopy, *Burns*, 2007 ; 33 :

833-842.（エビデンスレベル Ⅲ）
3) Pape SA, Skouras CA, Byrne PO: An audit of the use of laser Doppler imaging (LDI) in the assessment of burns of intermediate depth, *Burns*, 2001 ; 27 : 233-239.（エビデンスレベル Ⅳa）
4) Yeong EK, Mann R, Goldberg M, Engrav L, Heimbach D: Improved accuracy of burn wound assessment using laser Doppler, *J Trauma*, 1996 ; 40 : 956-961.（エビデンスレベル Ⅳa）
5) 磯野伸雄，仲沢弘明，野崎幹弘ほか：HI-SCOPE を用いた熱傷深度判定法，熱傷，1998 ; 24 : 11-18.（エビデンスレベル Ⅴ）

| CQ2 | 熱傷面積を推定するよい方法はなにか？ |

推奨文 熱傷面積の推定方法として，9 の法則，5 の法則および Lund & Browder の法則を用いることを推奨する。
熱傷面積の局所的な推定方法として，手掌法を用いることを推奨する。

| 推奨度 1D | 9 の法則，5 の法則，Lund & Browder の法則 |

| 1C | 手掌法 |

● **解説**
・9 の法則，5 の法則，Lund & Browder の法則を用いた熱傷面積の推定方法は，共にエキスパートオピニオン[6)~8)]しかなくエビデンスレベル Ⅵ である。しかしながら，広く臨床的に用いられており，また，歴史的背景を加味し，推奨度 1D とした。手掌法については，基準となる体表面積の求め方により多少の違いはあるが，約 1%（0.7 ～ 0.95）の熱傷面積を推定できるとした分析疫学的研究[9)~11)]があり，エビ

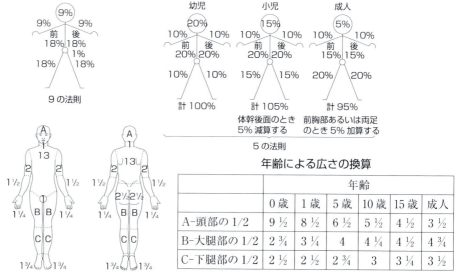

図2 熱傷面積算定法
熱傷治療マニュアル，中外医学社：2007 : 72-76 より引用

デンスレベルⅣaである．臨床現場に即し，実用的でもあるため推奨度1Cである．
9の法則，5の法則，Lund & Browderの法則については図2を参照．また，手掌法は，成人の場合に手掌を体表の約1％として概算する方法である．

【文献】

6) Wallace AB: The exposure treatment of burns, *Lancet*, 1951 ; 1 : 501-504. (エビデンスレベル Ⅵ)
7) Lynch JB, Blocker V: The rule of five in estimation of extent of burn. In: Converse JM, ed. *Reconstructive Plastic Surgery*, 1st Ed, Philadelphia: WB Saunders, 1964 ; 208. (エビデンスレベル Ⅵ)
8) Lund CC, Browder NC: The estimation of areas of burns, *Surg Gynecol Obste*, 1944 ; 79 : 352-358. (エビデンスレベル Ⅵ)
9) Sheridan RL, Petras L, Basha G, et al: Planimetry study of the percent of body surface represented by the hand and palm: sizing irregular burns is more accurately done with the palm, *J Burn Care Rehabil*, 1995 ; 16 : 605-606. (エビデンスレベル Ⅳa)
10) Perry RJ, Moore CA, Morgan BD, Plummer DL: Determining the approximate area of a burn: an inconsistency investigated and re-evaluated, *BMJ*, 1996 ; 312 : 1338. (エビデンスレベル Ⅳa)
11) Nagel TR, Schunk JE: Using the hand to estimate the surface area of a burn in children, *Pediatr Emerg Care*, 1997 ; 13 : 254-255. (エビデンスレベル Ⅳa)

CQ3 熱傷の重症度判定にArtzの基準は有用か？

推奨文
推奨度 1D

Artzの基準およびその改変基準（Moylanの基準）を熱傷の重症度判定のツールとして用いることを推奨する．

● 解説
- 熱傷の重症度判定におけるArtzの基準やその改変基準（Moylanの基準）は，共にエキスパートオピニオン[12)13)]しかなくエビデンスレベルⅥである．しかしながら，最も広く臨床的に用いられており，重症度判定の定義として実用的であるため推奨度1Dとした．
- Artzの基準およびその改変基準（Moylanの基準）は，熱傷面積や深さ，合併症などによって重症度を分類し，どの施設で治療すべきかを示した基準である（表3）．

【文献】

12) Artz CP, Moncrief JA: *The Treatment of Burns*, Philadelphia: WB Saunders, 1969 ; 94-98. (エビデンスレベル Ⅵ)
13) Moylan JA: First aid and transportation of burned patients. In: Artz CP, Moncrief JA, Pruitt BA Jr, eds. *Burns: A Team Approach*, Philadelphia: WB Saunders, 1979 ; 151-158. (エビデンスレベル Ⅵ)

表3 Artzの基準（文献12より一部改変）

重症熱傷
- II度 30%TBSA 以上
- III度 10%TBSA 以上
- 顔面，手，足のIII度熱傷
- 気道熱傷の合併
- 軟部組織の損傷や骨折の合併
- 電撃傷

中等度熱傷（一般病院で入院加療を要するもの）
- II度 15〜30%TBSA のもの
- III度 10%TBSA 以下のもの（顔，手，足を除く）

軽症熱傷（外来で治療可能なもの）
- II度 15%TBSA 以下のもの
- III度 2%TBSA 以下のもの

TBSA：total body surface area

CQ4　熱傷の予後因子および予後推定にはなにが有用か？

推奨文　熱傷面積（全体表面積に対するパーセンテージ：%TBSA；total body surface area）気道損傷の有無，III度熱傷面積，熱傷予後指数（PBI；Prognostic Burn Index），年齢，Burn Index などを予後推定因子として推奨する。

推奨度 1D　熱傷面積

1C　気道損傷の有無，III度熱傷面積，熱傷予後指数，年齢，Burn Index

● 解説
- 熱傷面積（%TBSA）に関してはエキスパートオピニオンしかなくエビデンスレベルVIであるが，熱傷の予後推定に関する文献[14)〜29)]において熱傷重症度を考える上で基本となるものである。また，予後推定に有用であるとの意見も多いため，推奨度1Dとした。
- 年齢[14)〜16)18)20)21)24)25)]（エビデンスレベル IVa〜V），気道熱傷[15)21)23)25)26)29)]（エビデンスレベル IVa〜IVb）が予後推定因子であるとする論文は多く，III度熱傷面積[24)25)]（エビデンスレベル IVa）を予後推定因子とする論文もみられた。いずれも熱傷患者数百人〜数千人を対象とした研究であり，推奨度1Cである。Burn Index[26)]，熱傷予後指数（PBI）[17)]についてはエビデンスレベル IVa〜IVbであり，わが国では臨床的に広く用いられており推奨度1Cである。また，自殺企図による受傷[27)]や精神疾患の合併[24)]も死亡率に関与しているという文献もみられた。

【文献】

14) Tobiasen J, Hiebert JH, Edlich RF: Prediction of burn mortality, *Surg Gynecol Obstet*, 1982 ; 154 : 711-714.（エビデンスレベル IVa）
15) Ryan CM, Schoenfeld DA, Thorpe WP, Sheridan RL, Cassem EH, Tompkins RG: Objective estimates of the probability of death from burn injuries, *N Engl J Med*, 1998 ; 338 : 362-366.（エビデンスレベル IVa）
16) 岩崎泰政, 岡林清司, 波多野裕二ほか：小児重症熱傷の治療経験と問題点の検討, 日皮会誌, 1997 ; 107 : 1253-1261.（エビデンスレベル IVb）
17) 岩崎泰政, 高橋博之, 森　保ほか：重症熱傷患者死亡例の検討, 皮膚臨床, 1991 ; 33 : 1387-1392.（エビデンスレベル IVb）
18) Saffle JR, Gibran N, Jordan M: Defining the ratio of outcomes to resources for triage of burn patients in mass casualties, *J Burn Care Rehabil*, 2005 ; 26 : 478-482.（エビデンスレベル V）
19) Berry CC, Patterson TL, Wachtel TL, Frank HA: Behavioural factors in burn mortality and length of stay in hospital, *Burns*, 1984 ; 10: 409-414.（エビデンスレベル IVb）
20) Moreau AR, Westfall PH, Cancio LC, Mason AD Jr: Development and validation of an age-risk score for mortality predication after thermal injury, *J Trauma*, 2005 ; 58 : 967-972.（エビデンスレベル IVa）
21) Belgian Outcome in Burn Injury Study Group: Development and validation of a model for prediction of mortality in patients with acute burn injury, *Br J Surg*, 2009 ; 96 : 111-117.（エビデンスレベル IVb）
22) George RL, McGwin G Jr, Schwacha MG, et al: The association between sex and mortality among burn patients as modified by age, *J Burn Care Rehabil*, 2005;26 : 416-421.（エビデンスレベル IVa）
23) Lionelli GT, Pickus EJ, Beckum OK, Decoursey RL, Korentager RA: A three decade analysis of factors affecting burn mortality in the elderly, *Burns*, 2005;31:958-963.（エビデンスレベル IVa）
24) Berry CC, Wachtel TL, Frank HA: An analysis of factors which predict mortality in hospitalized burn patients, *Burns*, 1982 ; 9 : 38-45.
25) Benito-Ruiz J, Navarro-Monzonis A, Baena-Montilla P, Mirabet-Ippolito V: An analysis of burn mortality: a report from a Spanish regional burn centre, *Burns*, 1991 ; 17 : 201-204.（エビデンスレベル IVa）
26) Kobayashi K, Ikeda H, Higuchi R, Nozaki M, et al: Epidemiological and outcome characteristics of major burns in Tokyo, *Burns*, 2005 ; 31 : S3-S11.（エビデンスレベル IVa）
27) Thombs BD, Bresnick MG: Mortality risk and length of stay associated with self-inflicted burn injury: evidence from a national sample of 30,382 adult patients, *Crit Care Med*, 2008 ; 36 : 118-125.
28) Kerby JD, McGwin G Jr, George RL, Cross JA, Chaudry IH, Rue LW 3rd: Sex differences in mortality after burn injury: results of analysis of the National Burn Repository of the American Burn Association, *J Burn Care Res*, 2006 ; 27 : 452-456.（エビデンスレベル IVa）
29) Meshulam-Derazon S, Nachumovsky S, Ad-El D, Sulkes J, Hauben DJ: Prediction of morbidity and mortality on admission to a burn unit, *Plast Reconstr Surg*, 2006 ; 118 : 116.（エビデンスレベル IVa）

2 全身管理：輸液療法

CQ5 どのような症例に輸液治療を行うのか？

推奨文 熱傷面積が成人で 15%TBSA（total body surface area）程度以上，小児で 10% TBSA 程度以上の症例に対して輸液療法を行うことを推奨する。ただし，それ以下の熱傷面積であっても全身状態を診て初期輸液療法を開始してもよい。

推奨度 1D 熱傷面積が成人で 15%TBSA 程度以上，小児で 10%TBSA 程度以上

● **解説**
- 受傷範囲（面積）により輸液療法の是非の検討を行った詳細な報告はなく，エキスパートオピニオンのみ[30)〜37)]でありエビデンスレベル VI である。Artz の診断基準[30)]において外来通院でよいとされる軽度熱傷の範囲がⅡ度熱傷面積 15%以下とされており，それ以上の受傷面積で入院加療を行う場合，実際に輸液療法はほぼ必須の治療法とされているため推奨度は 1D とした。小児については，米国熱傷学会の基準では 20%TBSA 以上の受傷範囲であれば輸液療法を開始するとされている[31)]。しかし Advanced Burn Life Support（ABLS）[32)]では体表面積の 10%以上のⅡ度熱傷は熱傷センターへの紹介とされており（表 4），重症例として考慮し 10%TBSA 以上の受傷範囲の小児患者への輸液療法は推奨度 1D とした。
- Artz の基準ではⅢ度熱傷範囲 2%以上の症例についても入院加療を要すると定められており，熱傷急性期においては入院症例については輸液療法を開始してもよいと思われる。
- 適切な補液により，受傷早期の低容量性ショックを回避できることが報告されている[31)33)〜36)]。
- Artz の基準およびその改変基準（Moylan の基準）は，熱傷面積や深さ，合併症などによって重症度を分類し，どの施設で治療すべきかを示した基準である（CQ3 の

表4 ALBS による熱傷センターへの紹介基準（文献 32 より改変引用）
1) 体表面積の 10% を超えるⅡ度熱傷
2) 顔面，手，足，外陰部，会陰部，主要な関節部の熱傷
3) 全ての年齢のⅢ度熱傷
4) 電撃傷，落雷
5) 化学熱傷
6) 気道熱傷
7) 熱傷治療と生命予後に影響を与えるような既往歴を有する患者
8) 病状と生命予後に影響を与える合併損傷を有する患者
9) 小児医療の質が保証されていない病院に搬送された小児熱傷
10) 社会的・精神的な特別のケアや，長期間のリハビリテーションを要する患者

その他の特殊な症例についての疑問点は，熱傷センターの診察を受けることで解決しうる。

表 3 参照）。

【文献】

30) Artz CP, Moncrief JA: *The Treatment of Burns*, 2nd ed, Philadelphia: WB Saunders, 1969 ; 94-98. （エビデンスレベル VI）
31) Pham TN, Cancio LC, Gibran NS: American Burn Association Practice Guidelines Burn Shock Resuscitation, *J Burn Care Re*s, 2008 ; 29 : 257-266. （エビデンスレベル VI）
32) American Burn Association: *Advanced Burn Life Support Course Provider's Manual*, Chicago,IL, USA: American Burn Association, 2011. （エビデンスレベル VI）
33) Atiyeh BS, Gunn SW, Hayek SN: State of the art in burn treatment, *World J Surg*, 2005 ; 29 : 131-148. （エビデンスレベル VI）
34) Warden GD: Burn shock resuscitation, *World J Surg*, 1992 ; 16 : 16-23. （エビデンスレベル VI）
35) Monafo WW: Initial management of burns, *N Engl J Med*, 1996 ; 335 : 1581-1586. （エビデンスレベル VI）
36) Hettiaratchy S, Papini R: Initial management of a major burn: II—assessment and resuscitation, *BMJ*, 2004 ; 329 : 101-103. （エビデンスレベル VI）
37) Moylan JA: First aid and transportation of burned patients. In: Artz CP, Moncrief JA, Pruitt BA Jr, eds. *Burns: A Team Approach*, Philadelphia: WB Saunders, 1979 ; 151-158. （エビデンスレベル VI）

CQ6 初期輸液療法はいつから開始すればよいか？

推奨文 輸液治療が必要な症例では，受傷後できるだけ早期に輸液療法を開始することを推奨する。

推奨度 1C

解説
- 初期輸液療法開始時期については，症例対照研究[38)39)]がありエビデンスレベル IVb であり推奨度1C である。
- 熱傷面積が 15～20％以上の場合適切な輸液療法がなされなければ血管透過性亢進による低容量性ショック（hypovolemic shock）が起こる。浮腫は最初の 6～8 時間に生じることが多く 18～24 時間あるいはそれ以上持続する[40)41)]。また，腎不全を生じた成人熱傷患者 76 例において生存者と死亡者では初期輸液を開始されるまでの時間に有意差があった（1.7 ± 1.0 時間 vs 4.4 ± 2.1 時間）[38)]。
- 1966～1983 年（24 例）と 1984～1997 年（36 例）の 2 グループについての検討では，死亡率は前者で 100％だったのが後者では 56％に減少していた。受傷してから輸液開始までの時間は前者 8.6 ± 1.7 時間であったのに比べ後者では 3.0 ± 0.5 時間まで短縮していた。1984 年以降の例では生存者は死亡者に比べて早期に輸液を開始されていた（1.7 ± 0.5 時間 vs 4.8 ± 0.9 時間）[41)]。

【文献】

38) Chrysopoulo MT, Jeschke MG, Dziewulski P, Barrow RE, Herndon DN: Acute renal dysfunction in severely burned adults, *J Trauma*, 1999 ; 46 : 141-144. （エビデンスレベル IVb）
39) Jeschke MG, Barrow RE, Wolf SE, Herndon DN: Mortality in burned children with acute renal failure, *Arch Surg*, 1998 ; 133 : 752-756. （エビデンスレベル IVb）

40) Monafo WW: Initial management of burns, *N Engl J Med*, 1996 ; 335 : 1581-1586.（エビデンスレベル VI）
41) Hettiaratchy S, Papini R: Initial management of a major burn: II—assessment and resuscitation, *BMJ*, 2004 ; 329 : 101-103.（エビデンスレベル VI）

CQ7　初期輸液にはなにを用いるか？

推奨文　初期輸液には，等張電解質輸液（乳酸リンゲル，酢酸リンゲルなど）を使用することを推奨する。
コロイドの併用とHLS（hypertonic lactated saline）を，総輸液投与量を減少させる目的で選択肢の1つとして提案する。

推奨度 1B　等張電解質輸液

推奨度 2A　コロイドの併用，HLS

● **解説**
- 熱傷患者の初期輸液治療において，等張電解質輸液とコロイド投与とを比較したランダム化比較試験があり[42)43)] エビデンスレベルIIであるが有意差が無かった。また，外傷，熱傷，術後の患者において等張電解質輸液とHLSとの死亡率の比較を行ったメタアナリシスが1編[44)]ありエビデンスレベルIであるがこちらも有意差は無かった。コロイドもHLSも等張電解質輸液に勝る有益性は示されていないため，最も普及している等張電解質輸液を推奨度1Bとした。またコロイド併用とHLSについては，生命予後は改善しなかったが総輸液量を減らすことが期待されるため推奨度2Aである。
- 熱傷受傷直後の血管透過性が亢進している時期のコロイドの投与は，等張電解質輸液に勝る利点はないとされている[45)]。79例の熱傷患者を乳酸リンゲル治療群とコロイド（2.5％アルブミン）＋乳酸リンゲル治療群に分けたRCTでは，乳酸リンゲル群はコロイド併用群より多くの輸液を要した（3.81 vs. 2.98 ml/kg body weight/％TBSA；total body surface area）。しかしながら，コロイド併用群でも有意な循環改善はなく，利尿期に胸水の蓄積を進行させた[42)]。また，乳酸リンゲル治療群（Parkland法）15例とコロイド投与群16例に分けて，膀胱内圧による腹腔内圧（IAP；intra-abdominal pressure）を計測したところ，乳酸リンゲル群では有意にIAP上昇を来し，コロイド群よりも多量の初期治療輸液を要した。両グループとも総輸液量とIAPに相関がみられ，血漿投与群ではIAPは合併症域値（25 mmHg）以下にとどまりIAP上昇抑制に効果があったが，生命予後に明らかな差は認められなかった[43)]。
- 外傷，術後，熱傷受傷などの重症患者におけるコロイド投与と死亡率との関係を調べた研究では，現在までにコロイドが死亡率を改善させるという結果は示されていな

い[46)51)]。また，19歳以下の70例の20%TBSA以上の患者で血清アルブミン値を2.5〜3.5g/dlに保ってコロイド投与を行ったグループ（36例）と＜1.5g/dlになったときだけコロイドを補充するグループ（34例）に分け比較した報告では，合併症，死亡率，入院期間，人工呼吸器管理などで差がなかったとされている[47)]。

- 以上のことよりコロイドの投与は総輸液量を減少させ，腹腔内圧上昇を抑制するが，現時点では生命予後に関しての改善効果があるとはいえない。しかしながら膠質浸透圧の低下は非熱傷部位の浮腫の増悪を来すことから，受傷後8〜12時間以後の低アルブミン状態もしくは膠質浸透圧が低下しているため呼吸や循環に影響がある場合には，コロイドの投与を勧める意見もあり[48)]，受傷後24時間以内にアルブミンを併用し循環の安定と死亡率の低下が得られたとする報告もある[52)]。Evans法やBrooke法のようなコロイドの投与を組み込んだ輸液療法も現実には用いられている。

- HLS群14例と乳酸リンゲル群22例を，尿量を0.5〜1.0ml/kg/時に保って比較したところ，HLS群と乳酸リンゲル群でそれぞれ3.1±0.9 vs 5.2±1.2ml/24時間/kg×%TBSAの輸液を必要とし，HLS群はより少ない輸液量で尿量を保ちIAPと最大吸気圧が有意に低くintra-abdominal hypertension（IAH）発生率も低かった（HLS群14%，乳酸リンゲル群50%）[49)]。しかしHLS群では乳酸リンゲル群よりも腎不全発生率と死亡率が高く，総輸液量の減少も認められなかったとする報告もある[50)]。またHLSはhypovolemiaの患者の死亡率を低下させるか否かを検討したメタアナリシスによると，外傷，熱傷，手術患者において高張液と等張液もしくはほぼ等張液を投与した場合を比較して，HLS投与群の死亡の相対危険度は外傷0.84，熱傷1.49，術後は0.51であった[44)]。結論としては，HLSは現時点では生命予後の改善効果については等張液よりも優れているというデータは得られていないが，総輸液量の減少，腹腔内圧上昇抑制に効果があるとされる。

- HLSは高張乳酸食塩水と訳され，乳酸リンゲルにナトリウムを添加して作製する。熱傷受傷後に失われる細胞外液，ナトリウムの補充を行い，等張液に比べて総輸液量を減らすことを目的に考案された。Monafo HLS, Fox HLS, 阪大方式HLSなどが

表5 HLSの種類

Monafo formula	HLS 250を，時間尿量30mlを保つように輸液する
Fox formula	HLS225を，時間尿量30mlを保つように輸液する
阪大方式HLS	時間尿量30〜50mlを保つようにHLS 300から輸液開始する

熱傷治療マニュアル，中外医学社：2007；P85より引用，一部改変

表6 HLSの組成と投与方法（文献49より一部改変引用）

製剤	Na (mEq/L)	Cl (mEq/L)	Lactate (mEq/L)	
HLS 300	300	88	212	2000ml投与後HLS 250へ
HLS 250	250	94	156	1000ml投与後HLS 200へ
HLS 200	200	100	100	1000ml投与後HLS 150へ
HLS 150	150	102	48	受傷後48時間まで

知られている（表 5, 6）。

【文献】

42) Goodwin CW, Dorethy J, Lam V, Pruitt BA Jr: Randomized trial off efficacy of crystalloid and colloid resuscitation on hemodynamic response and lung water following thermal injury, *Ann Surg*, 1983；197：520-531.（エビデンスレベル II）
43) O'Mara MS, Slater H, Goldfarb IW, Caushaj PF: A prospective, randomized evaluation of intra-abdominal pressures with crystalloid and colloid resuscitation in burn patients, *J Trauma*, 2005；58：1011-1018.（エビデンスレベル II）
44) Bunn F, Roberts I, Tasker R, Akpa E: Hypertonic versus near isotonic crystalloid for fluid resuscitation in critically ill patients, *Cochrane Database Syst Rev*, 2004：CD002045.（エビデンスレベル I）
45) Monafo WW: Initial management of burns, *N Engl J Med*, 1996；335：1581-1586.（エビデンスレベル VI）
46) Cochrane Injuries Group: Human albumin administration in critically ill patients: systematic review of randomized controlled trials: Cochrane Injuries Group Albumin Reviewers, *BMJ*, 1998；317：235-240.（エビデンスレベル I）
47) Greenhalgh DG, Housinger TA, Kagan RJ, et al: Maintenance of serum albumin levels in pediatric burn patients: A prospective, randomized trial, *J Trauma*, 1995；39：67-74.（エビデンスレベル II）
48) Warden GD: Burn shock resuscitation, *World J Surg*, 1992；16：16-23.（エビデンスレベル VI）
49) Oda J, Ueyama M, Yamashita K, et al: Hypertonic lactated saline resuscitation reduces the risk of abdominal compartment syndrome in severely burned patients, *J Trauma*, 2006；60：64-71.（エビデンスレベル III）
50) Huang PP, Stucky FS, Dimick AR, Treat RC, Bessey PQ, Rue LW: Hypertonic sodium resuscitation is associated with renal failure and death, *Ann Surg*, 1995；221：543-554.（エビデンスレベル IVb）
51) Perel P, Roberts I: Colloids versus crystalloids for fluid resuscitation in critically ill patients, *Cochrane Database Syst Rev*, 2012：CD000567.（エビデンスレベル I）
52) Park SH, Hemmila MR, Wahl WL, et al: Early albumin use improves mortality in difficult to resuscitate burn patients, *J Trauma Acute Care Surg*, 2012；73：1294-1297.（エビデンスレベル IVa）

CQ8　初期輸液量はどのように算定するか？

推奨文　初期輸液は Parkland 法（Baxter 法ともいわれる：表 7）を用いて，輸液療法を開始することを推奨する。

推奨度 1A

● 解説

- 初期輸液量についてはメタアナリシスが 1 編[53)]がありエビデンスレベル I であり推奨度は 1A である。なお一般的に用いられている方法だが，Parkland 法より計算される初期輸液量を超える輸液が必要であったと示されている。
- Baxter は熱傷急性期のアイソトープを用いた循環動態評価を動物実験にて行い，3.7〜4.3 ml/kg/%TBSA（total body surface area）の輸液が必要であり，熱傷受傷後は機能性細胞外液（ECF）が受傷面積に応じて急速に減少するが，乳酸リンゲル投与によって熱傷のショックを回避でき死亡率を低下させることを示した[54)]。実際の患者に尿量 40 ml/hr と意識レベルを指標に乳酸リンゲルを投与したところ，受傷

後 24 時間の輸液量は成人例の 70 % で 3.7 〜 4.3 ml/kg/%TBSA の範囲内であり，12 歳以下では 98％が 3.7 〜 4.3 ml/kg/%TBSA の範囲内であった[55]。

- 近年，Parkland 法よりも多くの初期輸液量を要したとの報告[53)56)57]があるが，過剰な輸液は浮腫を増強させて四肢のコンパートメント症候群や肺炎，ARDS，多臓器不全，敗血症，死亡率を増加させるとされている[58)59]。また 50 例の 20% TBSA 以上の熱傷患者を Parkland 法治療群と，侵襲的な胸腔内血液量モニタリングを行いながら治療した群の 2 群にランダムに分けて比較した報告によると，最初の 24 時間での輸液投与量は胸腔内血流量モニタリング群で有意に多く，Parkland 法では 48 時間以内の血管内脱水を引き起こしたが，前負荷と心拍出量に差がなく，死亡率と合併症発生率においても差はなかった[60]。すなわち Parkland 法よりも過剰な電解質輸液投与は前負荷や心拍出量を改善しないものと考えられる。

- 初期輸液の投与量が 2 ml/kg/%TBSA の群と 4 ml/kg/%TBSA の群を比較し，前者の群で総輸液量を少なく抑えて死亡率などの結果に差がなかったとの報告もなされており[63]，ABSL 2011 では成人の初期輸液投与量を 2 ml/kg/%TBSA で開始し，尿量などの反応を見て調整する方法を示している[64]。現在も世界中の多くの施設で，Parkland 法をもとにして初期輸液治療が行われている[61)62]が，適切な初期輸液量と速度についての結論は今後の検討が待たれる。

表7　Parkland 法（文献 62 より一部改変引用）

受傷後 24 時間の総輸液量＝ 4 ml × TBSA（%）×体重（kg）
受傷初期 8 時間に総輸液量の 50% を投与。 次の 16 時間に残り 50% を投与。
小児の場合，維持輸液を併用する。
体重 10 kg までの分として 4 ml/kg/ 時の維持輸液を投与する。 体重 10 kg を超えて 20 kg までの分として 2 ml/kg/ 時の維持輸液を追加する。 体重 20 kg 以上の分として 1 ml/kg/ 時の維持輸液を追加する。

例）25 kg の小児の場合，併用する維持輸液量は，10 × 4 ＋ 10 × 2 ＋ 5 × 1 ＝ 65 ml/ 時となる。

【文献】

53) Kramer G, Hoskins S, Copper N, Chen JY, Hazel M, Mitchell C: Emerging advances in burn resuscitation, *J Trauma*, 2007 ; 62 : S71-S72. （エビデンスレベル I）
54) Baxter CR, Shires GT: Physiological response to crystalloid resuscitation of severe burns, *Ann NY Acad Sci*, 1968 ; 150 : 874-894.
55) Baxter CR: Problems and complications of burn shock resuscitation, *Surg Clin North Am*, 1978 ; 58 : 1313-1322.
56) Friedrich JB, Sullivan SR, Engrav LH, et al: Is supra-Baxter resuscitation in burn patients a new phenomenon?, *Burn*s, 2004 ; 30 : 464-466.
57) Mitra B, Fitzgerald M, Cameron P, Cleland H: Fluid resuscitation in major burns, *ANZ J Surg*, 2006 ; 76 : 35-38.
58) Dulhunty JM, Boots RJ, Rudd MJ, Muller MJ, Lipman J: Increased fluid resuscitation can lead to adverse outcomes in major-burn injured patients, but low mortality is achievable, *Burns*, 2008 ; 34 : 1090-1097.
59) Klein MB, Hayden D, Elson C, et al: The association between fluid administration and outcome

following major burn: A multicenter study, *Ann Surg*, 2007 ; 245 : 622-628.
60) Holm C, Mayr M, Tegeler J: A clinical randomized study on the effects of invasive monitoring on burn shock resuscitation, *Burns*, 2004 ; 30 : 798-807.
61) Nguyen TT, Gilpin DA, Meyer NA, Herndon DN: Current treatment of severely burned patients, *Ann Surg*, 1996 ; 223 : 14-25.
62) Hettiaratchy S, Papini R: Initial management of a major burn: II—assessment and resuscitation, *BMJ*, 2004 ; 329 : 101-103.
63) Chung KK, Wolf SE, Cancio LC, et al: Resuscitation of severely burned military casualties: fluid begets more fluid, *J Trauma*, 2009 ; 67 : 231-237.（エビデンスレベル IVa）
64) American Burn Association: *Advanced Burn Life Support Course Provider's Manual*, Chicago, IL, USA: American Burn Association, 2011.

CQ9 輸液投与速度の指標にはなにを用いればよいか？

推奨文
推奨度 1D
輸液の投与速度は，尿量を指標とすることを推奨する。成人で 0.5 ml / kg / 時もしくは 30～50 ml / 時，小児で 1～2 ml / kg / 時以上に尿量を維持するように輸液速度を調整する。

● **解説**
- 適切な初期輸液の量と速度の指標についての報告はエキスパートオピニオンであり**エビデンスレベルは VI** である。時間尿量は臓器血流量を反映しており，循環動態の評価に時間尿量を用いることは一般的に広く認められている手法であるため，**推奨度 1D** とした。
- 初期輸液療法の目的は低容量性ショック（hypovolemic shock）の是正であり一般的に腎血流量を反映する尿量を臓器血流維持の指標とする[65)~67)]。腎機能の低下した症例では尿量のみを指標とすることはできないため注意を要する。また，その他の一般的なバイタルサイン（例えば血圧や脈拍数，末梢循環，頻呼吸など）や中心静脈圧（CVP；central venous pressure），乳酸値なども用いて循環動態の評価を行う。

【文献】
65) Warden GD: Burn shock resuscitation, *World J Surg*, 1992 ; 16 : 16-23.（エビデンスレベル VI）
66) Monafo WW: Initial management of burns, *N Engl J Med*, 1996 ; 335 : 1581-1586.（エビデンスレベル VI）
67) Hettiaratchy S, Papini R: Initial management of a major burn: II—assessment and resuscitation, *BMJ*, 2004 ; 329 : 101-103.（エビデンスレベル VI）

3 全身管理：気道熱傷

CQ10　気道熱傷の存在を疑うべき因子はなにか？

推奨文　受傷機転（閉所での受傷，熱い蒸気または液体の吸引などでの受傷），身体所見（口または痰の中のスス，鼻毛先端の焦げ，顔面の熱傷など）を気道熱傷の存在を疑う所見として用いることを推奨する。

推奨度 1C　受傷機転，身体所見

● 解説
- 身体所見から気道熱傷の合併を調べた症例対照研究[68]がありエビデンスレベル IVb である。一般的に用いられている診断法であり簡便に実施できるため推奨度 1C である。
- 大部分の専門家が受傷機転と身体所見について，気道熱傷を疑うための非侵襲的な方法として用いている[69]。挿管を必要とする患者では，口腔内スス（$p < 0.001$），顔の熱傷（$p = 0.025$）と体幹の熱傷（$p = 0.025$）の所見がある場合に正の相関がみられ，喉頭鏡検査での声帯浮腫より高い相関がみられたとの報告がある[68]。

【文献】

68) Madnani DD, Steele NP, de Vries E: Factors that predict the need for intubation in patients with smoke inhalation injury, *Ear Nose Throat J*, 2006；85：278-280.（エビデンスレベル IVb）
69) American Burn Association: Inhalation injury: diagnosis, *J Am Coll Surg*, 2003；196：307.（エビデンスレベル VI）

CQ11　気道熱傷の診断に気管支鏡検査は有用か？

推奨文　気管支鏡検査で所見を得られた場合に気道熱傷と診断することを推奨する。

推奨度 1C

● 解説
- 気管支鏡を用いた気道熱傷の診断に関してはコホート研究[70]があり，エビデンスレベル IVa である。広く用いられている検査であり，その診断価値も高く，推奨度 1C である。
- 気管支鏡の所見で，気管支内ススの付着，粘膜の蒼白と潰瘍化の所見が気道熱傷の診断と一致したと報告されている[71,72]。

【文献】

70) Masanès MJ, Legendre C, Lioret N, Saizy R, Lebeau B: Using bronchoscopy and biopsy to diagnose early inhalation injury: Macroscopic and histologic findings, *Chest*, 1995；107：1365-1369.（エビデンスレベル IVa）
71) American Burn Association: Inhalation Injury: Diagnosis, *J Am Coll Surg*, 2003；196：307.
72) Masanes MJ, Legendre C, Lioret N, Maillard D, Saizy R, Lebeau B: Fiberoptic bronchoscopy for the early diagnosis of subglottal inhalation injury: comparative value in the assessment of prognosis, *J Trauma*, 1994；36：59-67.

CQ12 気道熱傷による呼吸障害の診断に胸部単純 X 線検査は有用か？

推奨文 呼吸障害を早期に診断するため胸部単純 X 線検査を経時的に行うことを推奨する。

推奨度 1C

● 解説
- 胸部単純 X 線検査を用いて呼吸障害の診断をした報告に関しては，コホート研究[73)74)]がありエビデンスレベル IVa である。比較的簡便に行える検査でもあり推奨度 1C である。
- 胸部単純 X 線検査のグレード分類と血管外肺水分量，肺内シャント率（Qs/Qt），静肺的コンプライアンスはよく相関した[73)]。初期の胸部単純 X 線での異常所見は，人工呼吸器管理を必要としそうな患者の選択を可能にする重要な予測因子である[74)]。CT 検査などに比べて簡便にできる検査であり，急性期には経時的に評価することが推奨される。

【文献】

73) Peitzman AB, Shires GT 3rd, Teixidor HS, et al: Smoke inhalation injury: Evaluation of radiographic manifestations and pulmonary dysfunction, *J Trauma*, 1989；29：1232-1239.（エビデンスレベル IVa）
74) Lee MJ, O'Connell DJ: The plain chest radiograph after acute smoke inhalation, *Clin Radiol*, 1988；39：33-37.（エビデンスレベル IVa）

CQ13 気道熱傷が疑われる場合に気管内挿管を行った方がよいか？

推奨文 気道熱傷が疑われる場合，可能であれば予防的挿管を行うことを推奨する。

推奨度 1C

- ●解説
  - 予防的気管内挿管に関しては，コホート研究[75]がありエビデンスレベルIVaであり，推奨度1Cである。
  - 熱傷受傷時の呼吸障害は，気道熱傷のみならず頸部・胸部の熱傷での呼吸運動制限や気管の圧迫があるため[76]，気道熱傷の有無のみでの挿管の是非には結論が出せない。しかしながら顔面・頸部熱傷や気道熱傷に伴って気道の浮腫が生じると，経過とともに挿管困難となり危険なため予防的挿管を行うことを推奨する。早期の予防的挿管とCPAP（Continuous Positive Airway Pressure）による人工呼吸器管理が熱傷初期の呼吸器関連死を防止した可能性があるとの報告もある[75]。

【文献】

75) Venus B, Matsuda T, Copiozo JB, Mathru M, et al: Prophylactic intubation and continuous positive airway pressure in the management of inhalation injury in burn victims, *Crit Care Med*, 1981 ; 9 : 519-523.（エビデンスレベル IVa）
76) Gartner R, Griffe O, Captier G, et al: Acute respiratory insufficiency in burn patients from smoke inhalation, *Pathol Biol*, 2002 ; 50 : 118-126.

CQ14　気道熱傷へのステロイド投与は有用か？

推奨文　気道熱傷治療のためのステロイド投与（全身および局所）は，十分な根拠がないので（現時点では）行わないことを推奨する。

推奨度1B　行わないことを推奨

- ●解説
  - 気道熱傷に対する全身ステロイド投与に関しては，ランダム化比較試験が1編[77]ありエビデンスレベルIIであるが，死亡率低下や合併症予防における有用性が認められていない。また，熱傷による粘膜バリア機能が破綻した状態での易感染性を考慮し，推奨度1Bとした。局所ステロイド投与についても同様に推奨度1Bとした。
  - 気道熱傷合併熱傷患者に対してステロイドの全身投与をしても肺関連の病態や死亡率に差がないとする報告がなされている[78,79]。熱傷患者ではないが，36時間以上の挿管を行った成人患者の抜管前にステロイド全身投与を行い喉頭浮腫の軽減と再挿管発生率を低下させた文献[80]があり，ステロイド全身投与は浮腫の軽減に効果はあると考えられるが，気道粘膜に障害のある場合とは状況が異なっており比較はできない。

【文献】

77) Levine BA, Petroff PA, Slade CL, Pruitt BA Jr: Prospective trials of dexamethasone and aerosolized gentamicin in the treatment of inhalation injury in the burned patient, *J Trauma*, 1978 ; 18 : 188-193.（エビデンスレベル II）
78) Robinson NB, Hudson LD, Riem M, Miller E, et al: Steroid therapy following isolated smoke inhalation injury, *J Trauma*, 1982 ; 22 : 876-879.

79) Cha SI, Kim CH, Lee JH, et al: Isolated smoke inhalation injuries: Acute respiratory dysfunction, clinical outcomes, and short-term evolution of pulmonary functions with the effects of steroids. Burns, 2007 ; 33 : 200-208.
80) François B, Bellissant E, Gissot V, et al: 12-h pretreatment with methylprednisolone versus placebo for prevention of postextubation laryngeal oedema: a randomised double-blind trial. Lancet, 2007 ; 369 : 1083-1089.

CQ15 電撃による熱傷はどのように治療するのか？

推奨文 高電圧電撃による熱傷をみた場合，全身のモニタリングのため入院治療を推奨する。

推奨度 1C

- 解説
  - 電撃傷では，体内を通過する電流により皮膚だけでなくさまざまな臓器，組織の損傷を起こしうる。受傷機転，受傷部位や電流の通過経路，接触時間などはケースごとに異なり症例ごとの比較は難しく，報告は後ろ向きコホート研究や症例蓄積研究が主体となっている[81)~84)]ためエビデンスレベルはIVbであり，高電圧電撃による生体の侵襲は明らかであるため入院にて治療を行うことは推奨度1Cである。
  - 電撃傷患者を診た時には個々の症例に応じてモニタリングや採血検査を経時的に行う必要がある[83)84)]。また大きなダメージを受けた筋組織の早期デブリードマンの判断も必要であり[81)]，継続的な観察が必要である。受傷機転による比較を表8に示す。
  - 高電圧による電撃傷では特に注意が必要で，筋組織障害によるミオグロビン血症や腎障害を来しうるため早期のデブリードマンの検討[81)]や，皮膚の熱傷範囲から見込まれる以上の輸液治療[83)]が行われる。クラッシュ症候群治療に準じて，時間尿量約3 ml/kg/時を目標とする[85)]。

表8 受傷機転による比較（文献81より改変）

	雷撃	高電圧	低電圧
電圧（V）	$> 30 \times 10^6$	＞1000	＜600
電流（A）	＞200000	＜1000	＜240
接触時間	瞬間的	短時間	遷延する
電流の種類	直流	直流もしくは交流	主に交流
心停止（原因）	収縮不全	心室細動	心室細動
呼吸停止（原因）	直接的な中枢神経障害	間接的な外傷や呼吸筋の強直性攣縮	呼吸筋の強直性攣縮
筋収縮	単収縮	直流：単収縮；交流：強直性	強直性
熱傷	まれ，体表	深部の熱傷を生じる	体表に生じる
横紋筋融解症	通常生じない	高頻度に生じる	生じる事がある
鈍的外傷	爆風，衝撃波による	筋収縮，落下による	落下などによる
死亡率（急性期）	高率	中等度	低率

- 電撃傷死亡例のうち最も多い受傷原因は，送配電グリッドに接触したものや落雷によるものである[82)84)]。

【文献】

81) Hussmann J, Kucan JO, Russell RC, Bradley T, Zamboni WA: Electrical injuries—morbidity, outcome and treatment rationale, *Burns*, 1995 ; 21 : 530-535.（エビデンスレベル IVb）
82) Dokov W: Assessment of risk factors for death in electrical injury, *Burns*, 2009 ; 35 : 114-117.（エビデンスレベル IVb）
83) Koumbourlis AC: Electrical injuries, *Crit Care Med*, 2002 ; 30 : S424-S 430.（エビデンスレベル VI）
84) Davis C, et al: Wilderness mdical sciety pactice gidelines for the pevention and teatment of lghtning ijuries, *Wilderness & Environ Med*, 2012 ; 23 : 260-269.（ガイドライン）
85) Bosch X, Poch E, Grau JM: Rhabdomyolysis and acute kidney injury, *N Engl J Med*, 2009 ; 361 : 62-72.（エビデンスレベル VI）

CQ16　化学熱傷の初期対応はどうすればよいか？

推奨文　推奨度 1C

一部の例外を除き，化学熱傷の初期対応として十分な量による水洗浄を行うことを推奨する。ただし，特殊な初期対応が必要なものとしてフェノール，フッ化水素，セメント，生石灰などがある。

● 解説

- 化学熱傷の初期治療についての文献はコホート研究・症例対照研究のものが3編あり，エビデンスレベルはIVaからIVbであり推奨度は1Cである。
- 化学熱傷は火炎や熱湯による熱傷とは異なる臨床経過を示し，受傷物質によっても経過は異なる。また，その初期対応は慣習的に水洗浄が行われているが，化学熱傷に対する初期治療に関する報告はすべて後ろ向きコホート研究で，適切な処置を行った群とそうでない群で比較されている。適切な処置を施行した群では死亡率や，入院日数が減少し熱傷深度も浅いとの結果が得られている[86)~88)]。なお，適切な処置の定義は個々の報告により差異があるが，迅速な処置（受傷後10分以内が理想），十分な洗浄（15分以上）と考えられる[88)]。
- また，受傷物質によって初期対応が特殊なものがあり，下記のようなものがある[89)]。
  フェノール：水に溶けないため，ポリエチレングリコールを用いる。
  フッ化水素：疼痛軽減効果も認める。グルコン酸カルシウムの局所外用と動注（2～5％グルコン酸カルシウム）などを用いる[90)]。
  セメント：吸水性が強く強アルカリであり，衣服を除去し十分払い落したのちに水洗浄する。
  生石灰：水と反応し発熱するため洗浄前に十分払い落す。

【文献】

86) Sawhney CP, Kaushish R: Acid and alkali burns: considerations in management, *Burns*, 1989 ; 15 :

132-134.（エビデンスレベル IVa）
87) Brent J: Water-based solutions are the best decontaminating fluids for dermal corrosive exposures A mini review, *Clinical toxicology*, 2013 ; 51 : 731-736.（エビデンスレベル IVa）
88) Leonard LG, James J, et al: Chemical burns: effect of prompt first aid, *J Trauma*, 1982 ; 22 : 420-423.（エビデンスレベル IVb）
89) Palao R, Monge I, et al: Chemical burns: Pathophysiology and treatment, *Burns*, 2010 ; 36 : 295-304.
90) 鬼澤沙織，中村泰大，大塚藤男ほか：フッ化水素による手指化学熱傷の4例，日皮会誌，2010；120：2023-2030.

4 感染管理

CQ17 熱傷初期の予防的抗菌薬全身投与は有用か？

推奨文 汚染創を有する患者，糖尿病などを有する易感染宿主状態の患者，小児例や周術期などでは，創培養や施設・地域の特殊性を考慮して標的とする菌を設定し，抗菌薬の予防的全身投与を行うことを選択肢の1つとして提案する。
なお，画一的な抗菌薬の予防的全身投与は，有効性を示す十分な根拠がないため，現時点では明確な推奨ができない。

推奨度 2B 汚染創を有する患者，易感染宿主状態の患者，小児例，周術期

● 解説

- 周術期の予防的全身投与については，ランダム化比較試験が2編あり**エビデンスレベル II**である[91)92)]。植皮の生着率が向上したり，菌血症の頻度を低下させる可能性はあるものの，生命予後を改善したとするデータはないため，**推奨度2B**とした。

- 熱傷の感染予防のための画一的な抗菌薬全身投与について，ランダム化比較試験で検討した研究があり**エビデンスレベル II**である[93)]。この研究では，画一的な抗菌薬全身投与を行っても予後の改善や感染症の発症率の低下はみられなかったことから，さらには，菌交代現象の誘因となりうることから，明確な推奨ができず**B**とした。

- 画一的な抗菌薬の予防的全身投与については否定的な報告が多い。Ergünらは小児の広範囲熱傷77例に対して，予防的抗菌薬全身投与を行った群47例，非投与群30例で検討したところ，投与群の方が創感染の割合が有意に高く（投与群21.3%，非投与群16.7%），敗血症を生じた8例中7例は投与群で，投与群は入院期間も長く，他の部位（呼吸器，尿路など）の二次的な感染症にも関連していた，と報告している[91)]。また，イタリアで行われた多施設共同研究では，広範囲熱傷の患者634例（平均約40歳，平均35%TBSA；totalbody surface area）に外用薬にはスルファジアジン銀を用い pefloxacin（キノロン系抗菌薬）を4日間投与したところ，感染を起こさなかったのは104例（16%）であったが，いずれも比較的軽症例であり，投与後にはキノロン系，アミノグリコシド系に対する耐性菌が増加しており，このプロトコールでの抗菌薬の予防的全身投与の有用性は確認できなかったとしている[94)]。

- 小範囲熱傷での検討では，Bossらが外来で治療した294例の熱傷患者において，抗菌薬を全身投与した群133例と非投与群161例で創感染率を後ろ向きに検討したところ，それぞれ3.8%，3.1%と感染率に差はなく，受傷面積による検討ではTBSA 5%以上と5%以下の群では，前者に有意差をもって抗菌薬が投与されていたが，感染率を低下させなかったと報告している[95)]。

- どのような患者に抗菌薬の予防投与を行うべきかについてはさまざまな報告，意見がある。小児では成人と比較してトキシックショック症候群（TSS）の発症率が高いと

されており，しばしば致死的である[96]。Sheridan らは小児の熱傷患者に A 群 β 溶血性ブドウ球菌による感染症予防のために抗菌薬投与した群と，創培養で A 群 β 溶血性ブドウ球菌が検出されたときだけ投与した群を比較したところ，A 群 β 溶血性ブドウ球菌感染症はもともと発生頻度の少ない上に予防投与の有無に関わらず発生率に変化がないことから，不必要としている[97]。広範囲熱傷の患者では創洗浄や手術の際に，一時的に菌血症の状態になることが報告されているが[98]，Steer らは周術期にテイコプラニン（グリコペプチド系抗菌薬）を予防的に投与し菌血症の頻度や予後を検討したところ，菌血症の頻度は減少したが予後は投与群と非投与群で同等であったと報告している[92]。

- 一方で，感染のリスクが高いと考えられる患者や周術期の患者に対し，予防的投与の有効性を示す報告や，予防的投与を勧める意見も少なくない。Rashid らは，小児熱傷患者に対し TSS 発症予防に抗菌薬を投与したところ，TSS の発生頻度が減少したと報告している[99]。周術期についても，創部からは黄色ブドウ球菌と緑膿菌が専ら広く検出されることから，Wolf らは術前 1 時間から術後 24 時間までにバンコマイシンとアミカシンを併用投与する，と述べている[100]。
- 植皮の生着への影響については Ramos らが検討しており，熱傷創に分層植皮を受けた患者 77 例（平均年齢 41.7 歳，平均 TBSA 21.8％）90 回の植皮手技について，植皮部にはポリミキシンを外用し，予防的に抗菌薬全身投与をした群（44 回）と非投与群（46 回）で生着率を比較したところ，植皮が一部でも脱落した率は投与群 23％，非投与群 50％，10％以上の面積が脱落した率は投与群 9％，非投与群 35％で，いずれも有意差があったと報告している[93]。
- 患者ごとに基礎疾患，創部の状態などのバリエーションが非常に大きいため，上述のようにどのような患者に抗菌薬の予防投与を考慮すべきか，投与する抗菌薬についてもさまざまな意見があるが，汚染創を有する患者，糖尿病などを有する易感染宿主状態の患者，小児例や周術期などでは，創培養から分離された菌や，感染が想定される菌に感受性のある抗菌薬の予防投与を考慮する。
- また，熱傷患者に重篤な感染症，敗血症が生じた場合は熱傷患者に重篤な感染症，敗血症が生じた場合は日本版敗血症診療ガイドライン（2013 年）に準じて対処，治療を行う[101]。2010 年 2 月に発表された重症熱傷患者における抗菌薬の予防的全身投与と予後についてのシステマティックレビュー[102]によれば，投与群は非投与群と比較して死亡率が有意に低下していた。その中で「現在のガイドラインでは抗菌薬の予防的全身投与は周術期を除いて推奨されておらず，今回はそれに相反する結果であり，また収集したデータの中には質の弱い方法論によるものが含まれているため，今後の大規模なランダム化比較試験が必要である」と述べている。

【文献】

91) Ergün O, Celik A, Ergün G, Ozok G: Prophylactic antibiotic use in pediatric burn units. *Eur J Pediatr Surg*, 2004 ; 14 : 422-426. （エビデンスレベル Ⅱ）

92) Steer JA, Papini RP, Wilson AP, McGrouther DA, Nakhla LS, Parkhouse N: Randomized placebo-controlled trial of teicoplanin in the antibiotic prophylaxis of infection following manipulation of burn wounds, *Br J Surg*, 1997 ; 84 : 848-853.（エビデンスレベル II）
93) Ramos G, Resta M, Machare Delgado E, Durlach R, Fernandez Canigia L, Benaim F: Systemic perioperative antibiotic prophylaxis may improve skin autograft survival in patients with acute burns, *J Burn Care Res*, 2008 ; 29 : 917-923.（エビデンスレベル II）
94) Donati L, Periti P, Andreassi A, et al: Increased burn patient survival with once-a-day high dose teicoplanin and netilmicin. An Italian multicenter study, *J Chemother*, 1998 ; 10 : 47-57.（エビデンスレベル IVa）
95) Boss WK, Brand DA, Acampora D, Barese S, Frazier WH: Effectiveness of prophylactic antibiotics in the outpatient treatment of burns, *J Trauma*, 1985 ; 25 : 224-227.（エビデンスレベル IVa）
96) Church D, Elsayed S, Reid O, Winston B, Lindsay R: Burn wound infections, *Clin Microbiol Rev*, 2006 ; 19 : 403-434.
97) Sheridan RL, Weber JM, Pasternack MS, Tompkins RG: Antibiotic prophylaxis for group A streptococcal burn wound infection is not necessary, *J Trauma*, 2001 ; 51 : 352-355.（エビデンスレベル IVa）
98) Mozingo DW, McManus AT, Kim SH, Pruitt BA Jr: Incidence of bacteremia after burn wound manipulation in the early postburn period, *J Trauma*, 1997 ; 42 : 1006-1011.
99) Rashid A, Brown AP, Khan K: On the use of prophylactic antibiotics in prevention of toxic shock syndrome, *Burns*, 2005 ; 31 : 981-985.（エビデンスレベル IVa）
100) Wolf SE, Pruitt BA: Infection in burns. In: Burke AC, ed. *Infectious diseases in critical caremedicine*, New York: Informa Healthcare, 2007 ; 507-526.（エビデンスレベル VI）
101) 日本版敗血症診療ガイドライン，日集中医誌，2013 ; 20 : 124-173.
102) Avni T, Levcovich A, Ad-El DD, Leibovici L, Paul M: Prophylactic antibiotics for burns patients: systematic review and meta-analysis, *BMJ*, 2010 ; 340 : c241.

5 破傷風について

CQ18 熱傷創に対して,破傷風発症予防に抗破傷風療法は必要か?

推奨文
推奨度 1D
汚染された熱傷に対しては,破傷風トキソイド(Tt;Tetanus toxoid)あるいは抗ヒト破傷風免疫グロブリン(TIG;Tetanus immunoglobulin)を投与することを推奨する。

- **解説**
  - 熱傷を含めた一般創傷に対する抗破傷風療法について,これまでの文献をレビューした記述研究が3編[103)~105)]あり,エビデンスレベルはⅥである。汚染された熱傷においても他の一般創傷と同様に対処した方がよい,と述べられている[103)]。わが国における熱傷患者への抗破傷風療法の明確な基準は現在のところないが,いったん破傷風を発症すると致死的になりうること,汚染された熱傷創では抗破傷風療法を勧める意見があることから[106)],推奨度1Dとした。
  - 破傷風菌は田や畑,民家の庭など自然界に広く分布する[107)]嫌気性菌で,熱傷受傷後にも破傷風を発症することがある[108)109)]。破傷風の予防接種を3回行い完全免疫と考えられる18カ月の女児の熱傷25%TBSA(total body surface area)で,受傷後11日目に破傷風を発症した報告もある[110)]。熱傷を含む外傷受傷時の破傷風予防には異物の除去とデブリードマンを含む局所創処置が必須であり,それに加えてChurchらは「熱傷センターではヒト破傷風免疫グロブリン(TIG)250~500単位を投与し,完全一時免疫を得ていない患者や最終免疫から10年以上経過している患者では破傷風トキソイド(Tt)を投与する」としている[103)]。また,熱傷を含めた一般外傷ではAmerican Academy of Pediatrics Advisory Committee on Immunization Practices(AAPACIP),Advisory Committee on Immunization Practices(AICP)が,患者の破傷風に対するTt接種状況と創の状態(tetanus-prone woundか否か)に応じてTtもしくはTIGの投与を勧めている[104)111)]。
  - 臨床的に"tetanus-prone wound"と"non-tetanus-prone wound"を厳密に区別することは難しく,園芸中の擦過傷やTBSA1%以下の熱傷[112)]等の軽微な外傷からの発症や,明らかな外傷がなく破傷風を発症することも稀ではない。そのため,Rheeらは「最終免疫から10年以上経過したもの,もしくは免疫状態が不明のものには,外傷の程度に関係なくTtとTIGを投与すべきである」としているが[105)],軽微な外傷を含めた全例にTt,TIGを投与することは,現在のわが国の医療環境では現実的には困難のように思われる。米国の救急5施設での調査でも,"tetanus-prone wound"で初期免疫が不完全だった504例の中でTtとTIGを併用投与されたのは1例もなかったことから,ガイドラインと実際のTIGの使用間には乖離があるとしている[105)]。また,TIGの投与により破傷風に対する抗体価は24時間以内に上昇するが,Ttの投与による抗体価の上昇には少なくとも4日はかかることから,急性期

の予防としての効果はあまり期待できないが，予防接種による基礎免疫が完了していれば，Tt 投与により抗体価が上昇することで発症予防が期待できるともいわれている[113]。わが国での近年の年間患者報告数は 100 人前後で，10％前後の高い死亡率がある。したがって，一旦破傷風を発症すると致命的になりうることから，外傷に対する抗破傷風療法に準じ創の汚染状況に応じて，破傷風に対する初期免疫が不完全もしくは不明の患者，また，最終免疫から 5 年ないし 10 年以上経過している汚染された熱傷創を有する患者には Tt や TIG を投与することを勧める（表 9 参照）。

- なお，わが国では武内ら[114] が外傷患者 89 例に破傷風予防治療（TIG 60 例，Tt 9 例，併用 20 例）し，破傷風の発生や副作用の発現はなかったとしているが，検索しえた限り熱傷としての検討・報告はなかった。
- Tt の追加接種回数は患者の年齢や免疫状態によって異なるため，薬剤添付文書上の確認が必要である。

表 9　外傷に対する抗破傷風療法（文献 104 より一部改変引用）

免疫状態	創傷の種類	
	clean, minor	それ以外の創傷
Tt 接種歴 3 回以上	TIG なし Tt 最終接種から 10 年以上経過している場合，Tt 0.5 ml 接種	TIG なし Tt 最終接種から 5 年以上経過している場合，Tt 0.5 ml 接種
Tt 接種 3 回以下もしくは接種歴不明	TIG なし Tt 0.5 ml 接種	TIG 500 単位 Tt 0.5 ml 接種

Tt：破傷風トキソイド　TIG：ヒト破傷風免疫グロブリン

【文献】

103) Church D, Elsayed S, Reid O, Winston B, Lindsay R: Burn wound infections, *Clin Microbiol Rev*, 2006；19：403-434.（エビデンスレベル Ⅵ）
104) Brook I: Current concepts in the management of Clostridium tetani infection, *Expert Rev Anti Infect Ther*, 2008；6：327-336.（エビデンスレベル Ⅵ）
105) Rhee P, Nunley MK, Demetriades D, Velmahos G, Doucet JJ: Tetanus and trauma: a review and recommendations, *J Trauma*, 2005；58：1082-1088.（エビデンスレベル Ⅵ）
106) 相川直樹，青木克憲，山崎元靖：熱傷創感染症，化療の領域，1999；15：671-673.（エビデンスレベル Ⅵ）
107) 海老沢 功，高柳満喜子，倉田真理子，城川美佳：土壌中の破傷風菌の密度と分布，感染症誌，1984；60：277-282.
108) 宮沢紀子，松浦圭文，清野弘明：糖尿病性下腿壊疽より感染した重症破傷風の 1 例，日内会誌，2005；94：1155-1157.（エビデンスレベル Ⅴ）
109) 坂口 英，酒井和彦：高齢者破傷風の治療経験，西日皮，1990；52：696-700.（エビデンスレベル Ⅴ）
110) Karyoute SM, Badran IZ: Tetanus following a burn injury, *Burns Incl Therm Inj*, 1988；14：241-243.（エビデンスレベル Ⅴ）
111) Kruszon-Moran DM, McQuillan GM, Chu SY: Tetanus and diphtheria immunity among females in the United States: are recommendations being followed?, *Am J Obstet Gynecol*, 2004；190：1070-1076.（エビデンスレベル Ⅳb）
112) Larkin JM, Moylan JA: Tetanus following a minor burn, *J Trauma*, 1975；15：546-548.（エビデンスレベル Ⅴ）
113) 佐々木 亮：破傷風，ICU と CCU，2011；35：1065-1072.

114) 武内有城, 園　真廉, 井口光孝, 草深裕光：外傷患者の破傷風対策に関する検討. 日外傷会誌, 2007；21：367-374．（エビデンスレベル Ⅴ）

CQ19　水治療（シャワー，入浴，洗浄）は熱傷の感染予防に有効か？

推奨文　入院を要さないような比較的小範囲の熱傷患者では，水治療を推奨する。広範囲重症熱傷の患者のうち水治療を行うことが好ましいと判断される患者に対し，感染対策を施した上で水治療を行うことを選択肢の1つとして提案する。

推奨度 1D　入院を要さないような比較的小範囲の熱傷の患者に対する水治療

2C　広範囲重症熱傷の患者に対する，感染対策を施した上での水治療

● 解説
- 入院を要さないような比較的小範囲の熱傷患者に対する水治療については，エキスパートオピニオンがほとんどでありエビデンスレベルⅥである[115)〜118)]。日常診療でも自宅のシャワー，入浴を指導する機会は多くこれまでの膨大な症例の蓄積も考慮されるため推奨度1Dとした。広範囲重傷熱傷に対する水治療と感染に関しては，症例対照研究が1編あり，エビデンスレベルⅣbである[119)]が，院内感染の原因になることもあるため感染対策を施す必要があり推奨度2Cである。

　熱傷創部に対する水治療は多くの施設で行われている。1994年に発表された米国，カナダの熱傷ユニットの調査では，水治療は94.8％の施設で行われており，81.4％が入浴を行い，82.8％が患者の受傷面積に関わらず施行し，86.9％が入院中のいずれの期間においても施行していた[120)]。しかしながら，共用設備を用いた水治療は，緑膿菌や黄色ブドウ球菌，MRSAを含む院内感染の原因となりうることが指摘されている[119)〜122)]。また，共用設備を用いて入浴を行った群と，入浴を行わずに患者ベッドサイドで滅菌水洗浄とクロルヘキシジン洗浄を行った群では，死亡率，敗血症関連の死亡率，緑膿菌関連の死亡率ともに，入浴を行わなかった群が有意に低く，さらに緑膿菌のアミノグリコシド系に対する耐性も減ったとする報告もある[122)]。入浴による水治療は，正常部皮膚や他の感染していない創の細菌数も増加させたり，創部への感染により植皮片の脱落につながることがあるとも述べている。
- これらの菌は水治療設備のステンレスやパイプなど滅菌が困難な部位にも定着し[119)122)]，完全な予防は困難であるが，Akinらはストレッチャーを滅菌したディスポプラスチックシーツで覆ってストレッチャー上でシャワーを行い，ストレッチャーから創への汚染もないことから，感染予防に有効であった[123)]と報告している。
- 広範囲熱傷患者は長期間の入院療養を余儀なくされ，処置，手術等に伴う身体的，精神的ストレスにもさらされる。なお，水治療を行うことによる患者の精神的ストレス

の緩和，リフレッシュ効果なども期待されるが，検索しえた限り，患者の精神面に対する効果を検討した文献はなかった。

- 一方，入院を要しないような小範囲熱傷の患者では水治療を勧める意見は多く[115)116)]，日常診療でも自宅でのシャワー，入浴を指導する機会も多いと思われる。実際に水治療を行った群と行っていない群での感染率等についての検討は調べ得た限りなかったが，これまでの過去の膨大な診療経験も考慮して，小範囲熱傷の患者では水治療を推奨できるものと考えられる。一次縫合可能な単純創傷では，水道水と生理食塩水で洗浄した群で感染率に差はなかったとの研究結果がある[124)125)]。小範囲熱傷では「生理食塩水ないし滅菌水で洗浄を行う」とのエキスパートオピニオンが多く[115)117)118)]，一方で小範囲熱傷も単純創傷の範疇と考えると，水道水，生理食塩水いずれで洗浄しても感染率は変わらないと考えられるが，現時点でそれを比較検討した報告はない。

【文献】

115) 高柳健二，熊谷憲夫：外来での小範囲熱傷の治療，救急医学，2003；27：83-84.（エビデンスレベル VI）
116) 出口栄一：小範囲・軽症の熱傷（火傷），化学熱傷，電気損傷，小児外科，2003；35：966-970.（エビデンスレベル VI）
117) 川上正人：熱傷創の処置，救急医学，2001；25：346-348.（エビデンスレベル VI）
118) 鈴木 忠：新鮮熱傷，臨床外科，2004；59：343-345.（エビデンスレベル VI）
119) Simor AE, Lee M, Vearncombe M, et al: An outbreak due to multiresistant Acinetobacter baumannii in a burn unit: risk factors for acquisition and management, *Infect Control Hosp Epidemiol*, 2002；23：261-267.（エビデンスレベル IVb）
120) Shankowsky HA, Callioux LS, Tredget EE: North American survey of hydrotherapy in modern burn care, *J Burn Care Rehabil*, 1994；15：143-146.
121) Embil JM, McLeod JA, Al-Barrak AM, et al: An outbreak of methicillin resistant Staphylococcus aureus on a burn unit: potential role of contaminated hydrotherapy equipment, *Burns*, 2001；27：681-688.（エビデンスレベル V）
122) Tredget EE, Shankowsky HA, Joffe AM, et al: Epidemiology of infections with Pseudomonas aeruginosa in burn patients: the role of hydrotherapy, *Clin Infect Dis*, 1992；15：941-949.（エビデンスレベル V）
123) Akin S, Ozcan M: Using a plastic sheet to prevent the risk of contamination of the burn wound during the shower, *Burns*, 2003；29：280-283.（エビデンスレベル V）
124) Valente JH, Forti RJ, Freundlich LF, Zandieh SO, Crain EF: Wound irrigation in children: saline solution or tap water?, *Ann Emerg Med*, 2003；41：609-616.
125) Moscati RM, Mayrose J, Reardon RF, Janicke DM, Jehle DV: A multicenter comparison of tap water versus sterile saline for wound irrigation, *Acad Emerg Med*, 2007；14：404-409.

6 消毒について

CQ20 熱傷の感染予防に消毒は有効か？

推奨文
推奨度 2B
感染の起因菌や各薬剤の抗菌スペクトルと創の状態とを合わせて検討し，消毒を行うことを選択肢の1つとして提案する．

● 解説
- 熱傷に対する消毒薬の有効性については，スルファジアジン銀単独群とクロルヘキシジンを併用した群でのランダム化比較試験が1編あり[126]，エビデンスレベルⅡである．創部の黄色ブドウ球菌の定着頻度が減少することが示されているが，予後を改善させるかどうかは不明なため，推奨度2Bとした．
- 熱傷の創部に対する消毒についてはさまざまな意見，報告があり，いまだに議論の分かれるところである．わが国においては熱傷ではクロルヘキシジンもしくはポビドンヨードを用いるとする意見がある一方[127)～130)]，消毒自体すべきでないとする意見もある[131)132)]．オーストラリアNew South Wales州の熱傷に関するガイドライン[133]では「0.05％グルコン酸クロルヘキシジンか，グルコン酸クロルヘキシジンをしみこませたスポンジもしくは生理食塩水で洗う」ことを提唱している．Snellingらは平均約20％TBSA（total body surface area）の熱傷患者253例において，1％スルファジアジン銀単独外用群と比較してスルファジアジン銀に0.2％グルコン酸クロルヘキシジンを混合するか，ガーゼ交換の際に4％グルコン酸クロルヘキシジン含有石鹸で洗浄した群では，黄色ブドウ球菌の定着の頻度が減少したと報告している[126]．
- ポビドンヨードに関しては，臨床的に用いられる濃度で *in vitro* で線維芽細胞や表皮角化細胞に毒性があるとする報告があるが[134]，分層網状植皮部にポビドンヨードとワセリン外用で比較したところ，創傷治癒期間に統計学的有意差はなかったとする報告もある[135]．なお，腎機能障害や甲状腺機能異常を有する患者や高齢者等では，創面からの吸収（ヨード中毒）の問題もあり，広範囲の使用には注意を要する[136]．

【文献】

126) Snelling CF, Inman RJ, Germann E, et al: Comparison of silver sulfadiazine 1% with chlorhexidine digluconate 0.2 % to silver sulfadiazine 1% alone in the prophylactic topical antibacterial treatment of burns. *J Burn Care Rehabil*, 1991；12：13-18.（エビデンスレベル Ⅱ）
127) 高柳健二，熊谷憲夫：外来での小範囲熱傷の治療．救急医学，2003；27：83-84.（エビデンスレベル Ⅵ）
128) 川上正人：熱傷創の処置．救急医学，2001；25：346-348.（エビデンスレベル Ⅵ）
129) 鈴木 忠：新鮮熱傷．臨床外科，2004；59：343-345.（エビデンスレベル Ⅵ）
130) 相川直樹，青木克憲，山崎元靖：熱傷創感染症．化療の領域，1999；15：671-673.（エビデンスレベル Ⅵ）
131) 夏井 睦：創傷治癒の基本理論．臨床外科，2008；63：915-919.（エビデンスレベル Ⅵ）
132) 水原章浩：創傷治癒の基本的考え方．外科，2008；70：293-300.（エビデンスレベル Ⅵ）

133) http://www.health.nsw.gov.au/resources/gmct/burninjury/pdf/clinical_practice_guidelines.pdf （エビデンスレベル IV）
134) Ward RS, Saffle JR: Topical agents in burn and wound care, *Phys Ther*, 1995 ; 5 : 526-538.
135) Vehmeyer-Heeman M, Van den Kerckhove E, Gorissen K, Boeckx W: Povidone-iodine ointment:no effect of split skin graft healing time, *Burns*, 2005 ; 31 : 489-494. （エビデンスレベル IVa）
136) Aiba M, Ninomiya J, Furuya K, et al: Induction of a critical elevation of povidone-iodine absorption in the treatment of a burn patient: report of a case, *Surg Today*, 1999 ; 29 : 157-159. （エビデンスレベル V）

7 排便管理装置・システムについて

CQ21 肛門周囲の熱傷の感染予防に排便管理チューブは有効か？

推奨文
推奨度 1B
肛門周囲創部への便汚染によるガーゼ交換の回数，創部感染や尿路感染の頻度を減らせる可能性があるため，患者の全身状態，創部の状態等を考慮しつつ，排便管理チューブの使用を推奨する。

● 解説
- 熱傷に対する排便管理チューブの使用については非ランダム化比較試験が1編[137]あり，エビデンスレベルⅢであり推奨度1Bである。
- 臀部，大腿，会陰部の熱傷では排便による創部の汚染がしばしば問題となり，感染や植皮片の脱落等のリスクにさらされる。また，鎮静状態の患者では便失禁の状態となりその都度ガーゼ交換を行うことになるが，便失禁患者は *Chlostridium difficile* を含む院内感染のリスクを増大させる[138]。
- 創部の汚染を回避するために，人工肛門の造設や禁食，麻薬などを使用しさまざまな方法で排便のコントロールが行われてきた。近年肛門周囲の皮膚剥離および創の改善に排便管理チューブの有用性が報告されている。液状または半液状の便失禁のある患者42例に使用したところ，皮膚脆弱性の危険因子を有する患者でも92％以上で臀部，肛門周囲の皮膚状態が維持，改善され有効であった[139]。肛門周囲に創を有する熱傷患者に排便管理チューブを使用した群，それ以前の使用しなかった群の各106例で検討したところ，死亡率に有意差はなかったものの皮膚皮下組織感染症は46.2％から19.8％へ，尿路感染症は27.4％から14.2％へと有意に減少し，経費の面でも有用であったとしている[137]。
- 肛門周囲の熱傷7例，重度の表皮剥離13例の計20例で前向きに検討したものでは，肛門周囲皮膚の重症度スコアはチューブ挿入後有意に低下し，熱傷患者でのガーゼ交換の平均回数は3.3回/日から1.5回/日へ，便失禁患者でのベッドリネンの交換回数も9.3回/日から1.2回/日へ減少した[140]。わが国では西堀らが熱傷患者5例（臀部熱傷の術後3例，広範囲熱傷2例）での使用経験で，創部汚染もなく排便管理に有効であったと報告している[141]。人工肛門造設を考慮する前に非観血的治療として用いられるべきとも述べられている[140]。
- 合併症として肛門弛緩症，肛門部潰瘍[142]，直腸潰瘍[143]，抗凝固療法中の患者でチューブとの関連が否定できない下部消化管出血[139)143]等が報告されており，患者の状態に留意する必要がある。

【文献】

137) Echols J, Friedman BC, Mullins RF, et al: Clinical utility and economic impact of introducing a bowel management system. *J Wound Ostomy Continence Nurs*, 2007; 34: 664-670. （エビデンスレ

ベル Ⅲ）
138) Donskey CJ: The role of the intestinal tract as a reservoir and source for transmission of nosocomial pathogens, *Clin Infect Dis*, 2004 ; 39 : 219-226.
139) Padmanabhan A, Stern M, Wishin J, Mangino M, Richey K, DeSane M: Flexi-Seal Clinical Trial Investigators Group. Clinical evaluation of a flexible fecal incontinence management system, *Am J Crit Care*, 2007 ; 16 : 384-393.（エビデンスレベル Ⅴ）
140) Keshava A, Renwick A, Stewart P, Pilley A: A nonsurgical means of fecal diversion: the Zassi Bowel Management System, *Dis Colon Rectum*, 2007 ; 50 : 1017-1022.（エビデンスレベル Ⅳa）
141) 西堀　晶，平松幸恭，加藤　敬，加藤優子，浅井真太郎：熱傷患者に対して便失禁管理システムを使用した経験，熱傷，2008 ; 34 : 284-289.（エビデンスレベル Ⅴ）
142) Bordes J, Goutorbe P, Asencio Y, Meaudre E, Dantzer E: A non-surgical device for faecal diversion in the management of perineal burns, *Burns*, 2008 ; 34 : 840-844.（エビデンスレベル Ⅴ）
143) Sparks D, Chase D, Heaton B, Coughlin L, Metha J: Rectal trauma and associated hemorrhage with the use of the ConvaTec Flexi-Seal fecal management system: report of 3 cases, *Dis Colon Rectum*, 2010 ; 53 : 346-349.

8 局所治療

CQ22 どのような場合に減張切開を行うのか？

推奨文
推奨度 1A
四肢や前胸部の全周性あるいは全周性に近い深達性熱傷では，伸展性がなく輸液蘇生により四肢末梢循環障害や呼吸障害を生じうるため，減圧のための減張切開を推奨する。

● **解説**

- 減張切開に対してはシステマティックレビューが1編[144]ありエビデンスレベルはIである。予後を改善させるかどうかは不明であるが推奨度1Aである。
- 減張切開は四肢・軀幹の全周性ないし全周性に近い深達性II度熱傷またはIII度熱傷の時，四肢末梢循環障害の有無や呼吸状態をみて考慮され，熱傷深度によっては，皮下組織までの焼痂切開に止まらず，筋膜切開が必要となることがある。
- 四肢の全周性のIII度熱傷においては，減張切開は具体的には四肢の長軸方向に切開を加え減張する[145]。Salisburyら[146]の報告では，四肢の全周性のIII度熱傷において，四肢の減張切開に手指の減張切開を加えた前向き試験で，手指の減張切開を追加した群では四肢の減張切開だけの群に比べて有意に（7.5％対20.8％）手指の壊死が減少したという。また全周性の四肢熱傷において，パルスオキシメーターの酸素飽和度が95％未満の患者では，減張切開により酸素飽和度が正常に回復した[147]という報告がある。Saffleら[148]は上肢の全周性のIII度熱傷において，Intra-muscular pressure（IMP）を測定し，IMPはドプラー所見よりも正確でIMPが30 mmHg以上の場合は減張切開を勧めている。
- 前胸部の熱傷においては，Demlingら[149]は30％のIII度 Scald burn 羊モデルを用いて，前胸部熱傷群において前胸部を減張切開することにより，肺のコンプライアンス，尿量，心拍出量は有意に改善したという。

【文献】

144) Orgill DP, Piccolo N: Escharotomy and decompressive therapies in burns, *J Burn Care Res*, 2009 ; 30 : 759-768.（エビデンスレベル I）
145) Saffle J: Escharotomy. In : *Practice guidelines for burn care*, American Burn Association Publication, 2001 ; 53S-58S.（エビデンスレベル IV）
146) Salisbury RE, Taylor J, Levine N: Evaluation of digital escharotomy in burned hands, *Plast Reconstr Surg*, 1976 ; 58 : 440-443.（エビデンスレベル II）
147) Bardakjian VB, Kenney JG, Edgerton MT, Morgan RF: Pulse oximetry for vascular monitoring in burned upper extremities, *J Burn Care Rehabil*, 1988 ; 9 : 63-65.（エビデンスレベル IV）
148) Saffle J, Zeluff G, Warden G: Intramuscular pressure in the burned arm: measurement and response to escharotomy, *Am J Surg*, 1980 ; 140 : 825-831.
149) Demling RH, Zhuy D, Lalonde C: Early pulmonary and hemodynamic effects of a chest wall burn (effect of ibu-profen), *Surgery*, 1988 ; 104 : 10-17.

| CQ23 | Ⅱ度熱傷に対してドレッシング材は有用か？ |

推奨文　銀含有ハイドロファイバー®を推奨する。
銀含有アルギン酸塩，銀含有ポリウレタンフォーム / ソフトシリコン，アルギン酸塩，ハイドロコロイド，ハイドロジェル，ポリウレタンフィルム，キチン，ポリウレタンフォームを選択肢の1つとして提案する。

推奨度	
1A	銀含有ハイドロファイバー®
2A	銀含有アルギン酸塩，銀含有ポリウレタンフォーム / ソフトシリコン
2B	アルギン酸塩，ハイドロコロイド，ハイドロジェル，ポリウレタンフィルム
2C	キチン，ポリウレタンフォーム

● 解説
- 銀含有ハイドロファイバー®には2編のランダム化比較試験[150)151)]があり，エビデンスレベルはⅡである。疼痛緩和，処置回数，瘢痕形成，コストはいずれもスルファジアジン銀と比較して有意に優れており，加えて2014年に真皮に至る熱傷に対し保険適用が承認されたため，推奨度1Aである。
- 日本で承認されている銀含有ドレッシング材の内，銀含有アルギン酸塩には1編のランダム化試験[152)]があり，エビデンスレベルⅡである。比較対象はスルファジアジン銀であり，創治癒までの期間が短縮した。銀含有ポリウレタンフォーム / ソフトシリコンにも2編のランダム化比較試験[153)154)]があり，いずれもエビデンスレベルⅡである。比較対象は銀含有ポリエステル・レーヨンで，創治癒までの期間が1編では非劣性，1編では有意に短縮している。しかし，いずれのドレッシング材も日本では皮下組織に至る創傷用でしか保険適用がないので推奨度を2Aとした。保険適用については留意すること。
- ハイドロコロイドには5編，ハイドロジェルには3編，ポリウレタンフィルムには2編のランダム化比較試験[150)]があり，いずれもエビデンスレベルⅡである。しかしながら，油脂性基剤の軟膏と比較して創治癒までの期間に有意差がみられなかったことより，推奨度2Bとした。また，アルギン酸塩には1編ランダム化比較試験[150)]があり，エビデンスレベルⅡである。しかしながら，スルファジアジン銀と比較して創治癒までの期間に有意差がみられなかったため，推奨度2Bとした。
- キチン，ポリウレタンフォームにはそれぞれ1編の症例集積研究[156)157)]があり，いずれもエビデンスレベルⅤである。熱傷に対する症例数が少ないため推奨度2Cである。
- 浅達性Ⅱ度熱傷は通常手術適応はなく，適切な局所療法により治癒する。深遠性Ⅱ

度熱傷は薄い壊死組織層が創部表面にみられるが，小範囲であれば壊死組織を適切な局所外用療法で融解するか，外科的にデブリードマンした後に保存的治療で治癒可能である。熱傷創に対するドレッシング材は浅達性Ⅱ度熱傷と壊死組織除去後の深遠性Ⅱ度熱傷などのⅡ度熱傷が対象となる。Ⅲ度熱傷は厚い壊死組織を有し，外科的治療の適応となるため通常はドレッシング材の対象とはならない。

- Ⅱ度熱傷に対するドレッシング材の効果に関する 2013 年の Cochrane review[150] ではさまざまなドレッシング材とパラフィンガーゼやスルファジアジン銀を比較した 30 編のランダム化比較試験が掲載されている。そのうち，日本で使用可能なドレッシング材を検討しているのは 13 編である。そのほかの 17 編はわが国では未承認のドレッシング材であるため除外した。なお，欧米の文献で記載されているパラフィンはわが国での白色ワセリンなどの油脂性基剤に相同のものであり，推奨文では"油脂性基剤の軟膏"と記載したが，解説文では原著を尊重して"パラフィン"と記載する。

- 銀含有ハイドロファイバー®とスルファジアジン銀のランダム化比較試験には 2 編[150)151)]があり 152 例を対象として行われた。2 編とも疼痛緩和，処置回数，瘢痕形成，コストは銀含有ハイドロファイバー®に有意性を認めた。1 編が比較して創治癒までの期間に有意差を認め，もう 1 編は治癒率に有意差を認めなかったものの，銀含有ハイドロファイバー®の 74％に対してスルファジアジン銀が 60％と高かった。また 1 編の非ランダム化比較試験[155]があり，パラフィンガーゼと比較して創治癒までの期間に有意差が認められた。

- ハイドロコロイドとパラフィンガーゼのランダム化比較試験は 3 編，236 例を対象として行われた[150]。いずれの報告でも創治癒までの日数はパラフィンガーゼと比較して有意差はみられなかった。ハイドロコロイドとスルファジアジン銀のランダム化比較試験は 2 編，72 例を対象として行われており[150]，1 編の報告では創治癒までの期間に有意差はなかったが，他の 1 編ではハイドロコロイドが有意に創治癒までの期間が短かった。

- ハイドロジェルについては同一著者からランダム化比較試験が 3 編報告されている[150]。これらの報告では対照としてパラフィンガーゼ，スルファジアジン銀の両者を含むデータとなっており，ともにハイドロジェルが創治癒までの期間が短く，1 編では有意差がみられるが，もう 1 編ではみられていない。

- ポリウレタンフィルムとパラフィンガーゼのランダム化比較試験は 1 編あり，55 例を対象として行われている[150]が，治癒までの期間に有意差はなかった。また，ポリウレタンフィルムとクロルヘキシジン飽和パラフィンガーゼのランダム化比較試験が 1 編あり，ポリウレタンフィルムでは創治癒までの期間が有意に短縮していた[150]。なお，この違いがクロルヘキシジンによるものか不明であるが，治癒率の比較では 10 日目まではポリウレタンフィルムが治癒率は高いが，10 日を過ぎると差がなくなる。

- アルギン酸塩とハイドロファイバー®には 1 編ずつのスルファジアジン銀を対照としたランダム化比較試験があり，いずれも創治癒までの期間に差はなかった[150]。なお，

- アルギン酸塩やハイドロファイバー®はわが国での保険適用が皮下組織にいたる創傷であることに留意が必要である。
- キチンは以前からわが国において熱傷を含む創傷のドレッシング材として使用されているが，熱傷創に対する有効性を検討した報告は少なく，採皮創や外傷を含めた120例の症例集積研究が1編のみである[156]。120例中熱傷は21例であり，有効・極めて有効が80％であったが，評価として止血効果や鎮痛効果も含めており創治癒に対する効果は不明である。また，ポリウレタンフォームも熱傷創のみを対象として有効性を検討した報告はなく，採皮創や褥瘡を含めた150例の症例集積研究が1編のみである[157]。そのうち熱傷は35例であり，創面の改善度で有効・著効が94％であった。
- わが国での熱傷に対するドレッシング材の報告は。ハイドロコロイド[158]〜[161]・ハイドロファイバー[162)163]，ハイドロジェル[164)165]に関する論文はあるがいずれもドレッシング材単独の有効性を検討しているものであり，他の治療法と比較したものではない。
- Ⅱ度熱傷に対するドレッシング材の効果に対するCochrane review[150]のうち，7編では創部感染症の発症率について言及されている。ハイドロコロイドとパラフィンガーゼのランダム化比較試験が3編，ポリウレタンフィルムとパラフィンガーゼのランダム化比較試験が1編，ポリウレタンフィルムとクロルヘキシジン飽和したパラフィンガーゼのランダム化比較試験が1編，ハイドロジェルとスルファジアジン銀の緑膿菌感染に対するランダム化比較試験が1編，銀含有ハイドロファイバー®とスルファジアジン銀のランダム化比較試験が1編であり，ドレッシング材は対照と比較して創部感染発症率に有意差がないとの結論で一致している。
- Cochrane review[150]のうちドレッシング交換の頻度について言及しているランダム化比較試験は8編あり，1編ではドレッシング材の交換頻度が多くなったとしているが，6編ではパラフィンガーゼやスルファジアジン銀と比較して交換頻度は少なく，1編では差がないとしている。
- ドレッシング材が適切な湿潤環境保持や細菌感染に対するバリアとしての機能を十分発揮するには，創周囲の健常皮膚に密着していることが必要である。しかしながら，広範囲に使用することは実際には難しく，コスト面の制約もあるため，ドレッシング材で覆うことが可能な比較的小さな熱傷創が適応となる。各ドレッシング材の特性を理解し，受傷面積，受傷部位，感染の有無やリスク，滲出液の量，年齢などから決定する必要がある。また，創部感染に対する配慮も必要であり，創部感染のリスクが高いと判断される場合には銀含有ドレッシング材の使用か，外用療法が望ましい。

【文献】

150) Wasiak J, Cleland H, Campbell F, et al: Dressings for superficial and partial thickness burns, *Cochrane Database Syst Rev*, 2013 : CD002106. (エビデンスレベル Ⅱ- 論文内のランダム化比較試験を引用したため)
151) Muangman P, Pundee C, Opasanon S, Muangman S: A prospective, randomized trial of silver containing hydrofiber dressing versus 1% silver sulfadiazine for the treatment of partial

thickness burns, *Int Wound J*, 2010 ; 7 : 271-276.（エビデンスレベル Ⅱ）
152) Tang H, Lv G, Fu J, et al: An open, parallel, randomized, comparative, multicenter investigation evaluating the efficacy and tolerability of Mepilex Ag vursus silver sulfadiazine in the treatment of deep partial-thickness burn injuries, *J Trauma Acute Care Surg*, 2015 ; 78 : 1000-1007.（エビデンスレベル Ⅱ）
153) Opasanon S, Muangman P, Namviriyachote N: Clinical effectiveness of alginate silver dressing in outpatient management of partial-thickness burns, *Int Wound J*, 2010 ; 7 : 467-471.（エビデンスレベル Ⅱ）
154) Gee Kee EL, Kimbel RM, Cuttle L, et al: Randomized controlled traial of three burns dressings for partical thickness burns in children, *Burn*s, 2015 ; 41 : 946-955.（エビデンスレベル Ⅱ）
155) Saba SC, Tsai R, Galt P: Clinical evaluation comparing the efficacy of Aquacel® Ag hydrofiber® dressing versus petrolatum gauze with antibiotic ointment in partial-thickness burns in a pediatric burn center, *J Burn Care Res*, 2009 ; 30 : 380-385. （エビデンスレベル Ⅱ）
156) 九州地区ベスキチン®研究会：キチン創傷被覆材（ベスキチン®W）の臨床的有用性の検討―九州地区多施設における臨床研究―，西日皮，1993 ; 55 : 941-946.（エビデンスレベル Ⅴ）
157) 野崎幹弘，副島一孝，仲沢弘明ほか：ポリウレタンフォームドレッシング材ライオフォーム TM の皮膚欠損創（褥瘡，熱傷創，採皮創），皮膚穿刺部位への臨床使用経験，*Prog Med*, 1996 ; 1101-1114.（エビデンスレベル Ⅴ）
158) 石橋康正，中川秀己，中西 浩ほか：DuoDERM の皮膚潰瘍に対する治療経験，臨医薬，1986; 2: 1575-1584.（エビデンスレベル Ⅴ）
159) 小野一郎，群司裕則，舘下 亨ほか：縫合創及び熱傷・皮膚潰瘍創に対する Hydrocolloid 被覆材（HCD-02）の有用性の検討，西日皮，1996; 58: 319-329.（エビデンスレベル Ⅴ）
160) 鈴木敏彦，山下理恵，田中正英ほか：スルファジアジン銀含有ハイドロコロイド型創傷被覆材の開発，薬理と治療，2000 ; 28 : 621-633.（エビデンスレベル Ⅴ）
161) 原田昭太郎，中西 浩，川端康浩ほか：ソーブサン（アルギン酸カルシウム線維）の皮膚潰瘍に対する臨床効果，臨床医薬，1994 ; 2 : 473-495.（エビデンスレベル Ⅴ）
162) 上野輝夫，塚田貞夫，平敷貴也ほか：採皮創及び熱傷創に対する Hydrocel の臨床試験成績，西日皮，1998 ; 60 : 206-211.（エビデンスレベル Ⅴ）
163) 岸邉美幸，川上重彦，野崎幹弘ほか：Ⅱ度熱傷に対するカルボキシメチルセルロースナトリウム（アクアセル®）の臨床効果，熱傷，2006 ; 32 : 249-257.（エビデンスレベル Ⅴ）
164) 相川直樹，野崎幹弘，田熊清継ほか：ハイドロゲル型創傷被覆材（NMD-101）のⅡ度熱傷創，採皮創及び外傷性皮膚欠損創に対する臨床試験成績，薬理と治療，2002 ; 30 : 863-874.（エビデンスレベル Ⅴ）
165) 加藤 敬，浅井真太郎，平松幸恭ほか：新しいハイドロゲル創傷被覆材を熱傷に使用した経験，熱傷，2006 ; 32 : 44-51.（エビデンスレベル Ⅴ）

9 局所治療：外用薬

CQ24 Ⅱ度熱傷の治療にはどのような外用薬を用いればよいか？

推奨文
Ⅱ度熱傷の初期治療には，酸化亜鉛，ジメチルイソプロピルアズレン，ワセリンなどの油脂性基剤軟膏を推奨する。

Ⅱ度熱傷に対し，トラフェルミン，トレチノイントコフェリル，ブクラデシンナトリウム，プロスタグランジン E_1 を推奨する。

アルミニウムクロロヒドロキシアラントイネート（アルクロキサ），リゾチーム塩酸塩を選択肢の1つとして提案する。

深達性Ⅱ度熱傷の結果生じた壊死組織を伴う慢性期の潰瘍に対して，壊死組織除去を目的としたブロメライン軟膏，カデキソマー・ヨウ素，デキストラノマー，スルファジアジン銀を推奨する。

推奨度	
1D	【初期治療】 油脂性基剤軟膏
1A	【Ⅱ度熱傷】 トラフェルミン
1B	トレチノイントコフェリル，ブクラデシンナトリウム，プロスタグランジン E_1
2B	アルミニウムクロロヒドロキシアラントイネート（アルクロキサ），リゾチーム塩酸塩

推奨度	
1A	【壊死組織を伴う慢性期潰瘍】 ブロメライン軟膏
1B	カデキソマー・ヨウ素，デキストラノマー
1D	スルファジアジン銀

● **解説**
- Ⅱ度熱傷に対する油脂性基剤軟膏についてはエキスパートオピニオン[166]のみであり，エビデンスレベルⅥである。初期治療においては創面の湿潤環境を保持することが重要と考えられるため推奨度1Dとした。
- Ⅱ度熱傷に対するトラフェルミンの有効性を示したシステマティックレビューが1編[167]，ランダム化比較試験が2編[168)169]あり，エビデンスレベルⅠおよびⅡであり，推奨度1Aである。
- トレチノイントコフェリルは熱傷を含む各種皮膚潰瘍に対し，ベンダザックと比較し

9. 局所治療：外用薬 335

た二重盲検のランダム化比較試験が 1 編[170]，リゾチーム塩酸塩と比較した非盲検の
ランダム化比較試験が 1 編[171]ありエビデンスレベルⅡである。ブクラデシンナトリ
ウムは熱傷を含む各種皮膚潰瘍に対し，基剤およびリゾチーム塩酸塩と比較した二重
盲検のランダム化比較試験が 1 編ずつ[172)173]ありエビデンスレベルⅡである。プロ
スタグランジン E_1 は熱傷を含む各種皮膚潰瘍に対し，リゾチーム塩酸塩と比較した
非盲検のランダム化比較試験が 1 編[174]ありエビデンスレベルⅡである。しかしこれ
らの報告では熱傷深度など熱傷潰瘍の状態に関する詳細な記載がないことから推奨度
1B とした。

- リゾチーム塩酸塩は熱傷を含む各種皮膚潰瘍に対し，基剤（プラセボ），ベンダザッ
クと比較したランダム化比較試験が 1 編[175]，熱傷潰瘍に対する症例集積研究が 1
編[176]ありエビデンスレベルⅡ，Ⅴである。アルミニウムクロロヒドロキシアラント
イネートは熱傷を含む皮膚潰瘍，びらんや湿疹，皮膚炎 62 症例に対して基剤と比較
した二重盲検のランダム化比較試験が 1 編[177]ありエビデンスレベルⅡであるが，熱
傷に特化した報告ではなく症例数が少ないこと，また熱傷に関する詳細な記載，評価
がないことから推奨度 2B とした。

- Ⅱ度熱傷においては真皮の損傷は部分的であり，抗菌作用のみならず創傷治癒を考慮
した外用薬の選択が必要となる。一般的な創傷に対する外用療法の基本は，創面を保
護して湿潤環境を維持するという点に集約されるが[178]，熱傷創は初期に深度を正確
に判定することが困難であり，かつⅠ度～深達性Ⅱ度熱傷が混在していることも多
いため，使用すべき外用薬を限定するのは困難である。したがって初期治療の段階で
は創面の保護を目的として油脂性基剤軟膏を用いてもよいが，創の性状がはっきりし
てくれば，創面の性状にあった外用薬を選択する。

- 抗生物質（抗菌薬）含有軟膏は油脂性基剤の軟膏であり，同様に創面保護，湿潤環境
維持の目的で使用してもよいが，長期に使用すると耐性菌の発生を招く恐れがあるた
め，短期間の使用に限るべきである。

- 熱傷により生じた慢性期の潰瘍に対しては，TIME コンセプトに従い wound bed
preparation を目指した，あるいは moist wound healing を目指した外用薬を選択す
る。また，主薬の成分だけでなく，創表面の状態に応じて基剤を適切に選択すること
も大切である。なお，wound bed preparation に適した外用薬として，褥瘡診療ガイ
ドラインでは表 10 のような局所治療を推奨しているが，熱傷においても T（壊死組
織の除去）あるいは M（湿潤環境の保持）に用いる外用薬は同じである。

- 深達性Ⅱ度熱傷の結果，壊死組織を伴う潰瘍が生じた場合は，外科的デブリードマ
ンを行った後，上記外用治療を選択する。全身状態が悪い場合や壊死組織が薄く外科
的デブリードマンが行えない場合は，壊死組織除去を目的としたブロメライン，スル
ファジアジン銀，カデキソマー・ヨウ素，デキストラノマーの外用を考慮する
（CQ26 参照）。

- Ⅱ度熱傷に対するトラフェルミンを含む成長因子療法のシステマティックレ
ビュー[167]では，至適用量の考察が不足している点を指摘しているものの，標準的治

表 10

T（壊死組織の除去）	カデキソマー・ヨウ素，スルファジアジン銀，デキストラノマー，ブロメライン軟膏など
I（感染の制御・除去）	カデキソマー・ヨウ素，スルファジアジン銀など
M（湿潤環境の保持）	滲出液が過剰なとき：カデキソマー・ヨウ素，デキストラノマー，ブクラデシンナトリウムなど 滲出液が少ないとき：アルミニウムクロロヒドロキシアラントイネート，抗生物質（抗菌薬）含有軟膏，トレチノイントコフェリル，プロスタグランジンE_1，リゾチーム塩酸塩，ワセリンなどの油脂性基剤軟膏
E（創辺縁の管理）	推奨される外用薬なし

療に加えうる有効かつ安全な治療として評価されている。

- Akita らは成人 102 人の II 度熱傷患者をトラフェルミン治療群と非トラフェルミン治療群とに無作為割り付けしたランダム化比較試験[168]を行っている。その結果，創治癒までの期間はトラフェルミン治療群で有意に短縮しており，また瘢痕の弾性，硬度の評価，水分保持能力のいずれの項目においても有意にトラフェルミン治療群が優れていたと報告している。Hayashida らは小児 II 度熱傷患者 20 例においてランダム化比較試験[169]を行い，トラフェルミン治療群で有意に治癒期間短縮や瘢痕の改善効果がみられたと報告している。

  小室らはトラフェルミンを用いて保存的治療を行った II 度熱傷患者 32 例（小児を含む）について，受傷後 3 日以内の投与群と 4 日以降の投与群との比較検討を行っており，上皮化までの平均日数，累積治癒率ともに 3 日以内の投与群の方が統計学的に優れていたと報告している[179]。藤原らは受傷後 48 時間以内に治療を開始した新鮮 II 度熱傷患者 20 例について，トラフェルミン使用群と白色ワセリンのみを使用した対照群との比較検討を行い，トラフェルミン使用群で上皮化までの日数が有意に短縮したと報告している[180]。また，塩沢らはトラフェルミンを使用した深達性 II 度熱傷患者 171 例（乳幼児，小児を含む）とトラフェルミンを使用せずに保存的治療を行った歴史対照 53 例との症例対照研究[181]を行い，トラフェルミン治療群において肥厚性瘢痕を生じる症例が有意に少なかったと報告している。

- トラフェルミンは噴霧式の液状製剤であり，熱傷創の湿潤環境保持のため，何らかの外用薬やドレッシング材との併用が必要である。近年では人工真皮の併用や水疱内注入を行った報告[182,183]もあるが，併用する外用薬やドレッシング材の選択に関する定まった方法は提唱されていない。

- 熱傷潰瘍 44 例を含む各種皮膚潰瘍 152 例に対し，トレチノイントコフェリルとベンダザックとを比較した二重盲検のランダム化比較試験が L-300 臨床試験研究班により行われている[170]。この報告では熱傷深度や受傷後の日数などに関する記載はないが，トレチノイントコフェリル外用群の外用後 1 週間の肉芽形成が有意に優っていたと報告している。また，熱傷潰瘍 36 例を含む各種皮膚潰瘍 217 例に対し，トレチノイン

トコフェリルとリゾチーム塩酸塩とを比較した非盲検のランダム化比較試験もあるが，こちらも熱傷深度や受傷後の日数などに関して詳細な記載がなく，熱傷潰瘍では両群間で有意差はみられなかったと報告している[171]。

- 新村らは熱傷潰瘍20例を含む褥瘡，皮膚潰瘍150例に対し，ブクラデシンナトリウムと基剤，また，熱傷潰瘍40例を含む褥瘡，皮膚潰瘍275例に対し，ブクラデシンナトリウム含有軟膏とリゾチーム塩酸塩について二重盲検のランダム化比較試験を行っている[172)173]。これらの報告によると，潰瘍面積縮小率，肉芽形成，表皮形成の各項目においてブクラデシンナトリウムが有意に優っているが，熱傷深度や受傷後の日数などに関して詳細な記載はない。なお，ブクラデシンナトリウムは外用により血中濃度が上昇し，一定期間維持される傾向があることが報告されており[184]，広範囲に外用する場合には血圧，尿量，血糖値の測定など全身作用に注意する必要がある。

- 今村らは熱傷潰瘍26例を含む褥瘡，皮膚潰瘍171例に対し，プロスタグランジンE_1とリゾチーム塩酸塩とを比較した非盲検のランダム化比較試験を行っている[174]。この報告では熱傷深度や受傷後の日数などに関する詳細な記載がないが，熱傷潰瘍においてプロスタグランジンE_1外用群が有意に高い有効率を示している。一方，潰瘍面積の縮小率は両群間で有意差がなかった。

- リゾチーム塩酸塩と基剤（プラセボ），ベンダザックを比較したランダム化比較試験があり，リゾチーム塩酸塩の基剤（プラセボ）に対する優位性が示されている[175]。また川上らは浅達性II度熱傷28例，深達性II度熱傷40例についてリゾチーム塩酸塩を使用した症例集積研究[176]を行っており，この報告ではII度熱傷全般において高い改善度を示しているが，深達性II度熱傷の陳旧例（受傷後5日以降の外用開始例）では，肉芽形成が過剰となり上皮化が遷延する可能性を指摘している。

- 近喰は熱傷を含む皮膚潰瘍，びらんや湿疹，皮膚炎62症例に対してアルミニウムクロロヒドロキシアラントイネートと基剤とを比較した二重盲検のランダム化比較試験[177]を行っており，全症例に対する有効率は実薬が有意に勝っていたと報告しているが，各々の症例数は少なく熱傷を含め各疾患ごとの有意差検定，評価は行われていない。

【文献】

166) 神谷崇文，小野一郎：熱傷創の外用療法の考え方とその実際，*Mon Book Derma*, 2008；146：21-28.（エビデンスレベル VI）
167) Zhang Y, Wang T, He J, Dong J: Growth factor therapy in patients with partial-thickness burns:a systematic review and meta-analysis. *Int Wound J*, 2016；13：354-366.（エビデンスレベル I）
168) Akita S, Akino K, Imaizumi T, et al: Basic fibroblast growth factor accelerates and improves second-degree burn wound healing. *Wound Rep Reg*, 2008；16：635-641.（エビデンスレベル II）
169) Hayashida K, Akita S: Quality of Pediatric Second-degree Burn Wound Scars Following the Application of Basic Fibroblast Growth Factor: Results of a Randomized, Controlled Pilot Study. *Ostomy Wound Manage*, 2012；58：32-36.（エビデンスレベル II）
170) 大浦武彦，平山 峻，丹下一郎ほか：L-300軟膏の皮膚潰瘍に対する臨床的有用性の検討―ベンダザック軟膏を対照薬とした Controlled Comparative Study―．臨医薬，1991；7：437-456.（エビデンスレベル II）
171) L-300臨床試験研究班：L-300軟膏の皮膚潰瘍に対する臨床評価―Controlled Comparative Study

による塩化リゾチーム軟膏との比較—，臨医薬，1991；7：645-665.（エビデンスレベル II）
172) 新村眞人，山本桂三，岸本三郎ほか：褥瘡・皮膚潰瘍に対する DT-5621（ジブチリルサイクリック AMP 含有軟膏）の臨床効果検討—基剤（マクロゴール）を対照とした二重盲検比較試験—，薬理と治療，1990；18：245-258.（エビデンスレベル II）
173) 新村眞人，石橋康正，今村貞夫ほか：DT-5621 の褥瘡・皮膚潰瘍に対する臨床効果—塩化リゾチーム軟膏との無作為割付け群間比較試験—，臨医薬，1991；7：677-692.（エビデンスレベル II）
174) 今村貞夫，相模成一郎，石橋康正ほか：G-511 軟膏の褥瘡・皮膚潰瘍に対する臨床試験—塩化リゾチーム軟膏を対照とした電話法による無作為割付け比較試験—，臨医薬，1994；10：127-147.（エビデンスレベル II）
175) KH-101 研究班：KH-101 軟膏（リフラップ軟膏）の皮膚潰瘍に対する治療効果の検討—well controlled comparative study の新解析—，西日皮，1986；48：553-562.（エビデンスレベル II）
176) 川上重彦，塚田貞夫，難波雄哉ほか：II 度熱傷創に対するリゾチーム軟膏の臨床効果，熱傷，1989；15：109-117.（エビデンスレベル V）
177) 近喰秀大：創傷・潰瘍組織修復剤 Alkixa Ointments の皮膚疾患に対する臨床効果の検討—Double blind controlled study—，薬理と治療，1977；5：172-176.（エビデンスレベル VI）
178) Hinman CD, Maibach H: Effect of air exposure and occlusion on experimental human skin wounds, *Nature*, 1963；200：377-378.
179) 小室明人，岸邊美幸，山元康徳ほか：トラフェルミン（フィブラストスプレー®）を用いた II 度熱傷創の治療，熱傷，2009；35：27-39.（エビデンスレベル III）
180) 藤原 修，副島一孝，野崎幹弘ほか：新鮮深達性 II 度熱傷創の bFGF 製剤による局所治療の経験，熱傷，2008；34：29-37.（エビデンスレベル III）
181) 塩沢 啓，迎 伸彦，西村剛三：bFGF による肥厚性瘢痕の抑制効果，形成外科，2009；52：543-549.（エビデンスレベル IVb）
182) 三川信之，巣瀬忠之，苅部大輔ほか：人工真皮と bFGF，形成外科，2009；52：517-527.
183) 黒川正人，諸岡久香，神野千鶴：II 度熱傷に対する水疱内 bFGF 注入療法と bFGF 噴霧後ハイドロゲル被覆療法の効用，熱傷，2009；35：21-26.
184) 伊東陽子，青山 久，横尾和久ほか：ブクラデシンナトリウム含有軟膏の熱傷創面からの吸収，熱傷，1998；24：13-21.

CQ25　広範囲 III 度熱傷にスルファジアジン銀外用は有用か？

推奨文　広範囲 III 度熱傷にはスルファジアジン銀を推奨する。

推奨度 1B

● 解説
- III 度熱傷に対するスルファジアジン銀の外用に関しては，有効性を示した非ランダム化比較試験が 2 編[185)186)]あり，エビデンスレベル III，推奨度 1B である。広範囲 III 度熱傷における外用治療の主目的は外科的デブリードマンが施行されるまでの間，創面よりの感染を予防することにあるが，スルファジアジン銀は本邦，海外ともに熱傷治療に広く使用されており優れた抗菌作用を示す報告が複数存在している。また乳剤性基剤のため広範囲に外用しやすいことも大きな利点である。
- Pegg らは種々の程度の熱傷患者に対し，スルファジアジン銀治療群 314 例，Maphenide（本邦未発売）治療群 156 例，対照群としてゲンタマイシン硫酸塩などで治療された歴史対照 175 例を含めた非ランダム化比較試験[185)]を行い，スルファジアジン銀治療群は対照群，Maphenide 治療群と比較して死亡率，細菌培養の陽性率，並びに細菌培養における緑膿菌，ブドウ球菌，プロテウス，カンジダの検出率が有意

に低下していたと報告している。わが国では大山らにより Artz の基準に準じた中等症から重症の熱傷患者 31 例に対して，スルファジアジン銀とゲンタマイシン硫酸塩の効果を検討した非ランダム化比較試験[186]が行われており，スルファジアジン銀はクレブシエラ，セラチア，他のグラム陰性菌，カンジダなどに対して高い有効性を示したと報告している。

- 小野らは熱傷創より分離される細菌のうち，経時的に緑膿菌の検出率が高くなることから緑膿菌に対する各種抗菌薬の MIC（minimum inhibitory concentration）を検討している。これによるとスルファジアジン銀と Maphenide には耐性株が認められなかったことから，これら 2 剤を熱傷創の局所抗菌薬としている[187]。また，由良らは緑膿菌に対するスルファジアジン銀の耐性獲得試験，殺菌能試験を行い，耐性が生じにくいこと，良好な殺菌能を有することを報告している[188]。一方でスルファジアジン銀を含む銀製剤に抵抗性を示す感染症の報告[189]もなされている。Li らの報告[190]では，低濃度の銀の存在下で銀に対する細菌の抵抗性が獲得されることが示されており，Atiyeh らは十分な濃度では銀に対する抵抗性を生じないが，MIC に近い低濃度では抵抗性が生じ得るため創部に適切な銀濃度を維持する必要性を指摘している[191]。また，多量の滲出液を伴う広範囲熱傷ではスルファジアジン銀が失活し，その効果が著しく低下するとの報告[192]もあり，このような状況下では複数回の外用を考慮すべきである。

- スルファジアジン銀は乳剤性基剤のため高い組織浸透力を有し，壊死組織の自己融解を促進させることで壊死組織除去効果が期待できる（CQ26 参照）。

- スルファジアジン銀の副作用として白血球減少，メトヘモグロビン血症，銀の沈着，サルファ剤に対するアレルギー反応などが報告されている。特に広範囲の熱傷創にスルファジアジン銀を外用する際には，これら副作用の発現に十分な注意が必要と考えられる。なお，白血球減少に関しては他の外用薬でもみられることがあり，スルファジアジン銀に特異的な副作用と見なすべきではないとの意見がある[193]。また，銀の細胞毒性が創傷治癒を遅らせるため，採皮創や浅達性 II 度熱傷など表皮角化細胞が活発に増殖している創部では極力スルファジアジン銀は使用すべきではないとの意見もある[191]。

【文献】

185) Pegg SP, Ramsay K, Meldrum L, Laundy M: Clinical comparison of maphenide and silver sulfadiazine, *Scand J Plast Reconstr Surg*, 1979 ; 13 : 95-101.（エビデンスレベル III）
186) 大山勝郎：熱傷創に対する silver sulfadiazine cream（T-107）と Gentamycin 軟膏の比較検討．熱傷，1980 ; 6 : 87-96.（エビデンスレベル III）
187) 小野一郎，大浦武彦，真部正志ほか：熱傷患者に対する軟膏療法について―silver sulfadiazine cream と他剤との比較―．熱傷，1982 ; 8 : 3-12.（エビデンスレベル VI）
188) 由良二郎，安藤正英，石川　周：Silver sulfadiazine（T107）の褥瘡，慢性皮膚潰瘍に対する臨床評価―二重盲検法による placebo との比較検―，Chemotherapy，1984 ; 32 : 208-222.
189) Heggers JP, Robson MC: The emergence of silver sulphadiazine-resistant Pseudomonas aeruginosa, *Burns*, 1979 ; 5 : 184-187.
190) Li XZ, Nikaido H, Williams KE: Silver-resistant mutants of Escherichia coli display active efflux of

Ag⁺ and are deficient in Silver Sulfadiazine, *J Bacteriol*, 1997 ; 179 : 6127-6132.
191) Atiyeh BS, Costagliola M, Hayek SN, et al: Effect of silver on burn wound infection control and healing : review of the literature, *Burns*, 2007 ; 33 : 139-148.（エビデンスレベル Ⅵ）
192) Hoffmann S: Silver sulfadiadine: An antibacterial agent for topical use in burns, *Scand J Plast Reconstr Surg*, 1984 ; 18 : 119-126.（エビデンスレベル Ⅴ）
193) Frederick W: The Side Effect of silver sulphadiazine, *J Burn Care Res*, 2009 ; 30 : 464-470.（エビデンスレベル Ⅴ）

CQ26 小範囲Ⅲ度熱傷の壊死組織を除去するためにどのような外用薬を用いればよいか？

推奨文 小範囲Ⅲ度熱傷に対し，壊死組織除去を目的とした外用薬としてブロメライン，カデキソマー・ヨウ素，デキストラノマー，スルファジアジン銀を推奨する。

推奨度	
1A	ブロメライン
1B	カデキソマー・ヨウ素，デキストラノマー
1D	スルファジアジン銀

●解説

- ブロメラインについてはⅢ度熱傷に対する壊死組織除去効果を検討したランダム化比較試験 194) が1編あり，エビデンスレベルⅡであり推奨度1Aである。
- デキストラノマー，カデキソマー・ヨウ素に関しては，熱傷潰瘍を含む各種皮膚潰瘍を対象とした非ランダム化比較試験 195)196)，症例集積研究 197) があり，エビデンスレベルⅢ，Ⅴであり，推奨度1Bである。これらの報告では壊死組織除去効果を含む高い改善率を示しているが，熱傷に特化した報告ではなく症例数がやや少ない。
- スルファジアジン銀については褥瘡に関するエキスパートオピニオン 198)199) 以外に壊死組織除去効果を検討した論文はなく，エビデンスレベルⅥであるが，スルファジアジン銀は熱傷に対する使用経験が多く感染予防効果も期待できる（**CQ25**参照）ため推奨度1Dとした。
- 幼牛血液抽出物含有軟膏についてはⅢ度熱傷に対する有用性を示したランダム化比較試験 200) が1編あり，エビデンスレベルⅡである。しかし，本剤は1963年に製造，承認された薬剤であり，近年は使用される頻度が非常に低いことから推奨度評価は行わなかった。
- フラジオマイシン硫酸塩・結晶トリプシンの壊死組織除去効果に関してはエキスパートオピニオンしかなく，エビデンスレベルⅥである。本剤も1962年に製造，承認された薬剤であり，近年は使用される頻度が非常に低いことから推奨度評価は行わなかった。
- 安西らは33例の深達性Ⅱ度ないしⅢ度熱傷患者（受傷後7～10日）に対し，ブロ

メラインと不活性化されたブロメラインを同基剤に混合したプラセボを使用したランダム化比較試験[194]を行っている。この報告では同一患者の創面を二分して実薬と偽薬とを外用し，壊死組織の融解度，出血，疼痛を評価しており，Ⅲ度熱傷患者では壊死組織除去効果において実薬が有意に優れていたと報告している。その他，ブロメラインの有用性を報告した症例報告は多数存在する。小川らは熱傷潰瘍28例を含む潰瘍に対するブロメラインの壊死組織除去効果を検討し，熱傷潰瘍においては86%の有用率が得られたと報告している[201]。ブロメラインを使用する場合には，疼痛が高頻度に発生することに注意を払う。吸水性の高いマクロゴール基剤のため，滲出液の減少や創面水分量の低下時には壊死組織の除去作用が減弱するので注意する[198]。

- スルファジアジン銀は水分含有量の多い乳剤性基剤を有し，基剤の浸透特性により壊死組織の軟化・融解が生じることで，創面の清浄化作用を発揮するとされる[199]。ただし滲出液が多い時は創面の浮腫を来たす恐れがある，ポビドンヨードと併用すると効力が低下する，他剤との併用，特に外皮用酵素製剤との併用は避けるべきである[198]，など使用上の注意がいくつか存在する点に留意する。

【文献】

194) 安西 喬，富沢尊儀，村松正久ほか：ブロメライン軟膏の壊死組織に対する影響，形成外科，1972；15：456-462．（エビデンスレベル Ⅱ）
195) SK-P-9701 研究班：各種皮膚潰瘍に対する SK-P-9701（デキストラノマーペースト）の臨床試験成績，臨医薬，2000；16：1419-1437．（エビデンスレベル Ⅲ）
196) 久木田 淳，大浦武彦，青木虎吉ほか：各種皮膚潰瘍に対する NI-009 の臨床評価—エレース® C 軟膏を対照薬とした群間比較試験—，臨医薬，1990；6：817-848．（エビデンスレベル Ⅲ）
197) 朝田康夫，東田敏明，尾高達雄ほか：各種皮膚潰瘍に対する NI-009 の臨床効果（臨床第三相試験），臨医薬，1990；6：101-117．（エビデンスレベル Ⅴ）
198) 日本褥瘡学会「褥瘡予防・管理ガイドライン」策定委員会：Nをnにする壊死組織の除去，褥瘡予防・管理ガイドライン，東京，照林社：2009；107-113．（エビデンスレベル Ⅵ）
199) 立花隆夫，宮地良樹：薬剤による保存的治療，形成外科，2003；46：459-470．（エビデンスレベル Ⅵ）
200) 末次敏之，矢代昭夫，山崎律子ほか：熱傷に対するソルコセリル軟膏の臨床効果，基礎と臨，1975；9：2433-2452．（エビデンスレベル Ⅱ）
201) 小川 豊，黒岡定浩，片上佐和子ほか：ブロメライン軟膏の熱傷，褥瘡，その他種々の創に対する壊死組織除去効果，新薬と臨，1999；48：69-77．（エビデンスレベル Ⅴ）

CQ27　Ⅰ度熱傷，浅達性Ⅱ度熱傷に対して，ステロイド外用薬は有用か？

推奨文　ステロイド外用薬の抗炎症作用を期待し，受傷初期ではその使用を選択肢の1つとして提案する。

推奨度 2D

●解説
- 熱傷に対するステロイド外用薬の有用性についてはエキスパートオピニオン[202]〜[204]しかなく，エビデンスレベルⅥであり，推奨度2Dである。一方，熱傷を含む物理

的損傷を受けた皮膚に対してステロイド外用薬の抗炎症効果はないとするランダム化比較試験（二重盲検を含む）も3編[205)〜207)]ある。しかし，Ⅰ度ないしⅡ度熱傷に対するステロイド外用薬の有用性を指摘するエキスパートオピニオンが大勢をしめること，わが国においては熱傷に対しステロイド外用薬を数多く使用してきたことなどを考慮した。

- 山中らはⅠ度熱傷では組織の破壊と炎症を早期に取り除くため，受傷直後より very strong 以上のステロイド外用薬を短期間用いることを勧めている[202)]。田熊らはⅠ度熱傷で発赤・疼痛が強い部位には，ステロイド外用薬を用いることを勧めている[203)]。また，等らはⅠ度ないしⅡ度熱傷において，ステロイド外用薬は急性期の発赤浮腫の抑制，疼痛の軽減に優れた効果はあるが，創治癒の遷延作用，上皮化抑制作用も有することから，その使用期間は受傷当初の2日間が限度としている[204)]。

- 一方，Pedersen らは12人の健常人ボランティアに人工的にⅠ度熱傷ないし浅達性Ⅱ度熱傷を作成し，疼痛と紅斑の程度を指標としてプロピオン酸クロベタゾールとプラセボの抗炎症効果を比較した二重盲検のランダム化比較試験を行い，両群間に有意差はみられなかったと報告しており[205)]，Faurschou らの報告[206)]では20人の健常人ボランティアを対象として sun burn（UVB照射）に対するステロイド外用薬の効果を検証したが，照射後にステロイドを外用しても臨床的な有用性を認めなかった。

- また，村松らは新鮮Ⅱ度熱傷創に対するベタメタゾン吉草酸塩・ゲンタマイシン硫酸塩の効果について，ゲンタマイシン硫酸塩を対照薬とした二重盲検試験を行っている[207)]。これによると腫脹，疼痛を軽減させる作用は両群間で差はなく，ベタメタゾン吉草酸塩・ゲンタマイシン硫酸塩は使用開始2日目までは上皮化を促進するが，4日目以降は抑制するとしている。また，ベタメタゾン吉草酸塩・ゲンタマイシン硫酸塩を3日間外用した後にゲンタマイシン硫酸塩を使用した群と当初よりゲンタマイシン硫酸塩のみを使用した群との間で，他覚所見の総合判定，上皮化完成日数，総合的な薬効判定を比較し有意差を認めなかったとしている。

【文献】

202) 山中恵一，水谷 仁：熱傷創の初期治療の原則，*Mon Book Derma*，2008；146：16-20.（エビデンスレベル Ⅵ）
203) 田熊清継，佐々木淳一：9. 創処置と局所療法，田熊清継，佐々木淳一：BURN―熱傷の初期治療と局所療法・抗菌化学療法の指標，大阪，医薬ジャーナル社，2008；129-156.（エビデンスレベル Ⅵ）
204) 等 泰三，岡野善郎，森内宏志：日常の問い合わせから―副腎皮質ホルモン―，薬局，1988；1085-1093.（エビデンスレベル Ⅵ）
205) Pedersen JL, Moiniche S, Kehlet H: Topical glucocorticoid has no antinociceptive or anti-inflammatory effect in thermal injury, *Br J Anaesth*, 1994；72：379-382.
206) Faurschou A, Wulf HC: Topical corticosteroids in the treatment of acute sunburn a randomized, double-blind clinical trial, *Arch Dermatol*, 2008；144：620-624.
207) 村松正久，関口忠男：新鮮なⅡ度熱傷創面に対するステロイド軟膏の使用経験，形成外科，1972；15：318.

*太字は「用語の定義」欄に収載した語を示す。

【日本語索引】

あ
アキレス腱反射　162
アザチオプリン　235, 239, 245
アスピリン　259
圧迫療法　**271**, 280
アルガトロバン　212, 254
アルギン酸　69
アルギン酸塩　95, 113
アルプロスタジル　210, 254
アロディニア　35
アンジオテンシン変換酵素阻害薬　211
アンブリセンタン　213

い
Ⅰ度熱傷（epidermal burn）　**294**
一次性下肢静脈瘤　**265**
陰圧閉鎖療法（negative pressure therapy）
　　　　　　6, 11, **46**, 106, 118, **135**, 173

う
うっ滞性皮膚炎　**265**

え
栄養サポートチーム（NST）　**135**, 185
栄養状態　185
壊疽　136
塩酸サルポグレラート　209
塩酸ジルチアゼム　217, 233
塩酸ミノサイクリン　217
炎症期　7
エンドセリン受容体拮抗薬　212

お
汚染（contamination）　19, **131**
音叉法　162

か
下肢静脈高血圧　**265**
下肢静脈瘤手術　273
下肢深部静脈　266
下腿潰瘍　264, 278, 279, 280, 282, 288

下腿静脈脈波検査　271
下部消化管出血　328
カラードプラエコー検査　285
ガラス板圧診法　56
カルシウム拮抗薬　208
間質性肺病変　230
患者教育　193
関節拘縮手術　215
感染（infection）　19, **131**

き
機械的（mechanical）　167
気管支鏡検査　313
キチン　77, 100, 113
キナプリル　211
急性皮膚創傷（急性創傷）　7, **136**
経皮酸素分圧　155
胸部単純X線検査　314
銀イオン　95, 99

く
クロウトウ　**131**
クロファジン　225
クロラムブシル　246

け
鶏眼　**131**, 191
経皮酸素分圧（TcPO₂）　**133**, 155, 157
外科的（surgical or sharp）　167
外科的治療　**134**
血液透析　186
血管造影　**133**
血管内焼灼術　**274**, 287, 291
血漿交換　261
結節性多発動脈炎　240
血糖コントロール　184
減張切開　295

こ
抗 ARS 抗体　231
抗 MDA-5 抗体　231
抗 Mi-2 抗体　231

抗TIF1γ抗 231
高圧酸素療法（hyperbaric oxygen therapy） 135, 188
高位結紮術 274, 286, 291
硬化療法 274
交感神経切除 215
口腔内潰瘍 227
抗血小板薬 209
抗血小板療法 82, 88, 105, 122
好酸球性多発血管炎性肉芽腫症 240
高周波（ラジオ波）焼灼術 287
酵素的（enzymatic） 167
抗トロンビン薬 212
抗ヒト破傷風免疫グロブリン 322
肛門弛緩症 328
肛門部潰瘍 328
抗リン脂質抗体 198
骨シンチグラフィ 148
骨髄炎 148
骨髄露出閉鎖療法 216, 241

さ

III度熱傷 295
細菌感染 147
在宅版K式スケール 58
サイトカイン 5
サリドマイド 225
サルポグレラート 254

し

シーティング 47, 67
視覚的アナログスケール 37
シクロスポリン 235, 239
シクロホスファミド 239, 245
自己多血小板血漿 136
自己融解的（autolytic） 167
四肢虚血 155, 159
指趾切断術 216
指趾尖潰瘍 197
持続性自発痛 35

湿潤環境 9
湿潤環境下療法（moist wound healing） 5, 7, 46, 134
ジピリダモール 259
シャルコー足（関節） 131, 137
重症下肢虚血（虚血肢） 134, 156, 186
主観的包括的評価 62, 68
消毒 326
上皮化／上皮形成 5
小伏在静脈 266
静脈血栓後遺症 269
静脈血栓症 198
静脈性下腿潰瘍 264
静脈瘤手術 291
静脈瘤性症候群 267
初期輸液 308
褥瘡 44, 131
褥瘡危険因子評価表 58
植皮 290
シルデナフィル 214
シロスタゾール 209, 254
心因性疼痛 34
侵害刺激 34
侵害受容性疼痛 34
神経障害 179
神経障害性疼痛 34
進行性多巣性白質脳症発症 252
深在性エリテマトーデス 197, 225
振動覚検査 162
深部静脈 285
深部静脈血栓症 268
深部損傷褥瘡（deep tissue injury） 46

す

水酸化アルミニウムゲル 233
推奨度の分類 2
水中油型基剤（O/W） 23
水疱性エリテマトーデス 223
水溶性基剤 22

スキンケア 193
ステロイド局注 217
ストリッピング手術 273

せ
成熟期 7
生石灰 317
生物学的（biological） 167
セメント 317
洗浄 135

そ
創傷一般 2
創傷被覆材 5, 45, 135
増殖因子／成長因子 5
増殖期 7
創面環境調整（wound bed preparation） 4, 7, 46, 81, 135, 166
足関節上腕血圧比 132, 155, 156
足趾上腕血圧比 132, 155, 156
足趾爪白癬 190
足白癬 190
足浴 135, 193
ソフトシリコン 69

た
体圧分散寝具 69
体圧分散マットレス 64
体圧分散用具 46
対称性多発神経障害 163
対称性ポリニューロパチー 163
体性痛 34
大伏在静脈 265
タダラフィル 214
炭酸ガスレーザー 219
弾性ストッキング 272
弾性包帯 272

ち
チクロピジン 259
直腸潰瘍 328

て
定着（colonization） 19, 131
低用量ワルファリン 217, 233
テキサス大学分類 144
デブリードマン（debridement） 5, 10, 47, 81, 89, 134, 166, 167
電撃傷 295
電撃痛 35

と
等張電解質輸液 308
糖尿病 130
糖尿病性潰瘍・壊疽 136
糖尿病性潰瘍の外用療法 170
糖尿病性神経障害 180, 181
糖尿病性皮膚障害 131
トキシックショック症候群 319
ドプラ聴診 269, 279
トラフェルミン 169
ドレッシング材 5, 45, 134, 171, 295
トレンデレンブルグ検査 270

な
内臓神経 34
内臓痛 34

に
Ⅱ度熱傷 294
二次性下肢静脈瘤 265
ニフェジピン 208
乳剤性基剤 22
入浴 193

ね
熱傷指数 295
熱傷予後指数 295

は
バイオフィルム 47, 132
ハイドロゲル 69
ハイドロコロイド 69, 72, 74, 78, 113
ハイドロジェル 77, 102, 113
ハイドロファイバー® 69, 95, 100

ハイドロポリマー 100, 113
排便管理チューブ 328
破傷風トキソイド 322
抜去切除術 273, 286, 291
バルデナフィル 214
ハンマートウ 131

ひ

ビスフォスフォネート製剤 217, 233
ヒドロキシクロロキン 223, 225
皮膚（組織）灌流圧測定 133
皮膚灌流圧（SPP） 133, 155, 157
皮膚石灰沈着 197, 217, 232
皮膚創傷治癒過程 136
標識白血球シンチグラフィ 148

ふ

フェノール 317
フッ化水素 317
フットケア 134
物理療法 135
プロスタグランジン 209
プロスタグランジン E_1 169
プロトロンビン時間国際標準比 198
プロベネシド 233

へ

閉塞性動脈硬化症（ASO） 57, 132, 156
閉塞性ドレッシング 6, 45, 123, 135
ベラプロスト 254
ベラプロストナトリウム 210
ペルテス検査 270
胼胝 135, 191

ほ

ポケット 47, 105, 106, 131
ホスホジエステラーゼ5阻害薬 214
ボセンタン 212
発作痛 35
ポリウレタンフィルム 60, 71, 74, 76
ポリウレタンフォーム／ソフトシリコン
　　　　　　　　　　　　　　　100, 113

ポリウレタンフォーム 60, 77, 95, 99, 113

ま

末梢動脈疾患（PAD） 57, 82, 131, 137, 155
末梢動脈閉塞症 132
慢性静脈不全症 267
慢性皮膚創傷（慢性期皮膚創傷，慢性創傷）
　　　　　　　　　　　　　　　5, 136

み

ミオグロビン血症 316
水治療 324

め

メトトレキサート 235
免疫グロブリン大量静注療法 240, 261
免疫抑制薬 225
免荷装具 175

も

モノフィラメント試験（法） 134, 162

ゆ

輸液治療 306
油脂性基剤 22
油中水型基剤（W/O） 23
指押し法 56

よ

ヨード中毒 326
予防的挿管 314

ら

ラップ療法 123

り

リウマトイド血管炎 243
リツキシマブ 239, 251, 261
臨界的定着（critical colonization） 15, 19,
　　　　　　　　　　　　　　　47, 131

る

ループス脂肪織炎 197

れ

レイノー現象 197, 208
レーザー焼灼術 287

ろ

ロサルタン　211

わ

ワルファリン　82, 88, 105, 122, 258, 259

【外国語索引】

3段階除痛ラダー　41
5の法則　302
9の法則　302
ABI（ankle brachial pressure index）**132**, 155, 156
ASO（arteriosclerosis obliterans）　57, **132**, 156
bacterial balance の概念　**131**, 147
bacterial burden　19
Baxter 法　310
Braden Scale　58
CEAP 分類　**268**
Chapel Hill 分類　237
Charcot's® osteiarthropathy　**131**
chemical（antiseptic）デブリードマン　167
Claw toe　**131**
CLI（critical limb ischemia）　**134**, 156
colonization　19, **131**
contamination　19, **131**
critical colonization　15, 19, **47**, **131**
CT 血管造影（CTA）　159
CTA（computed tomogram angiography）　133
DDS（Diamino-Diphenyl-Sulfone）　223, 225
deep tissue injury　**46**
DESIGN®　**45**, 120, **131**, 145
DESIGN-R®　29, **45**, 120, **131**
DPN（distal symmetric polyneuropathy）　163
DSA（digital subtraction angiography）　133

DTI　**46**, 73, 74
D-ペニシラミン　246
Fontaine 分類　**134**
GCAP　252
Hammer toe　**131**
Harris-Benedict の式　62
HLS　308
hyperbaric oxygen therapy　188
IDSA（Infectious Disease Society of America）　147
IMP（Intra-muscular pressure）　330
infection　19, **131**
initial debridement　166
IWGDF（International Working Group on the Diabetic Foot）　145, 147
K 式スケール　58
LCAP　252
LDL アフェレーシス　189
livedoid 血管炎　240
Lund & Browder の法則　302
maintenance debridement　166
moist wound healing　5, 7, **46**, **134**
MR 血管造影（MRA）　159
MRA（magnetic resonance angiography）　134
MRI 静脈撮影　270
negative pressure therapy　11
NERDS　19
neuropathic pain　34
nociceptive pain　34
NOPQRST　37
noxious stimuli　34
NPUAP 分類　**45**
NRS（Numeric Rating Scale）　37
NST　**135**
OH スケール　58, 64

PAD（peripheral arterial disease） 57, 82, **131**, 137, 155
PAOD（peripheral arterial occlusive disease） **132**
Parkland 法 311
PICO® 106, 118
platelet rich plasma（PRP） 136
Principles of Best Practice 36
psychogenic pain 34
PT-INR 値 **198**, 258
RENASYS® 106, 118
Semmes-Weinstein monofilament test **134**, 162
SGA（Subjective Global Assessment） 62, 68
SNaP® 106, 118
SPP（skin perfusion pressure） **133**, 155, 157
STONES 19
suction blister 216, 241
TASC II（Trans Atlantic Inter-Society Consensus II） **132**

TBI（toe brachial pressure index） **132**, 155, 156
TCC（total contact cast） 175
TcPO$_2$（transcutaneous oxygen tension） **133**, 155, 157
TIME **4, 46**, 47
TNF 阻害薬 248, 249
TSS 319
VAC® 106, 118
VAS（Visual Analogue Scale） 37
VII 型コラーゲン 223
VRS（Verbal Rating Scale） 37
Wagner 分類 144
wet-to-dry dressing **45**, 86
wet-to-wet dressing 5
WHS（Wound Healing Society） 20
Wong-Baker FACES® scale 37
wound bed preparation **4**, 7, **46**, 81, **135**, 166

創傷・褥瘡・熱傷ガイドライン 2018　　定価(本体 4,000 円+税)

2012 年 7 月 3 日　第 1 版発行
2018 年 6 月 5 日　第 2 版第 1 刷発行

編　者　公益社団法人 日本皮膚科学会
　　　　創傷・褥瘡・熱傷ガイドライン策定委員会

発行者　福村　直樹
発行所　金原出版株式会社
　　　　〒113-0034 東京都文京区湯島 2-31-14
　　　電話　編集 (03) 3811-7162
　　　　　　営業 (03) 3811-7184
　　　FAX　(03) 3813-0288　　　　　　　　　Ⓒ日本皮膚科学会,2012, 2018
　　　振替口座　00120-4-151494　　　　　　　検印省略
　　　http://www.kanehara-shuppan.co.jp/　　Printed in Japan
ISBN 978-4-307-40057-2　　　　　　　　　　　横山印刷／永瀬製本所

JCOPY <出版者著作権管理機構 委託出版物>
本書の無断複製は著作権法上での例外を除き禁じられています。複製される場合は，そのつど事前に，出版者著作権管理機構(電話 03-3513-6969，FAX 03-3513-6979, e-mail : info@jcopy.or.jp)の許諾を得てください。

小社は捺印または貼付紙をもって定価を変更致しません。
乱丁，落丁のものは小社またはお買い上げ書店にてお取り替え致します。

定評ある 金原出版の診療ガイドライン

2018.4

食道癌診療ガイドライン 2017年版
日本食道学会／編
◆B5判 148頁 3図 原色26図 ◆定価（本体2,800円＋税）

胃癌治療ガイドライン
日本胃癌学会／編　医師用 2018年1月改訂【第5版】
◆B5判 108頁 4図 原色7図 ◆定価（本体1,300円＋税）
構造化抄録CD-ROM付

GIST診療ガイドライン 2014年4月改訂
日本癌治療学会・日本胃癌学会・GIST研究会／編
◆B5判 72頁 9図 原色1図 ◆定価（本体2,800円＋税）

大腸癌治療ガイドライン
大腸癌研究会／編　医師用 2016年版
◆B5判 128頁 9図 原色5図 ◆定価（本体1,600円＋税）

遺伝性大腸癌診療ガイドライン 2016年版
大腸癌研究会／編
◆B5判 108頁 18図 原色12図 ◆定価（本体1,600円＋税）

肝癌診療ガイドライン 2017年版
日本肝臓学会／編
◆B5判 264頁 2図 ◆定価（本体3,600円＋税）

膵癌診療ガイドライン 2016年版
日本膵臓学会　膵癌診療ガイドライン改訂委員会／編
◆B5判 280頁 28図 原色5図 ◆定価（本体3,200円＋税）

頭頸部癌診療ガイドライン 2018年版
日本頭頸部癌学会／編
◆B5判 192頁 11図 ◆定価（本体3,200円＋税）

EBMの手法による 肺癌診療ガイドライン 2016年版
日本肺癌学会／編
◆B5判 352頁 24図 ◆定価（本体3,800円＋税）

乳癌診療ガイドライン 2018年版
日本乳癌学会／編
① 治療編　◆B5判 400頁 ◆定価（本体5,000円＋税）
② 疫学・診断編　◆B5判 320頁 ◆定価（本体4,000円＋税）

子宮頸癌治療ガイドライン 2017年版
日本婦人科腫瘍学会／編
◆B5判 224頁 2図 ◆定価（本体3,200円＋税）

子宮体がん治療ガイドライン 2013年版
日本婦人科腫瘍学会／編
後援 日本産科婦人科学会・日本産婦人科医会・婦人科悪性腫瘍研究機構・日本放射線腫瘍学会・日本病理学会
◆B5判 210頁 1図 ◆定価（本体2,800円＋税）

卵巣がん治療ガイドライン 2015年版
日本婦人科腫瘍学会／編
後援 日本産科婦人科学会・日本産婦人科医会・婦人科悪性腫瘍研究機構・日本放射線腫瘍学会・日本病理学会
◆B5判 200頁 2図 ◆定価（本体2,800円＋税）

外陰がん・腟がん治療ガイドライン 2015年版
日本婦人科腫瘍学会／編
◆B5判 112頁 カラー6図 ◆定価（本体2,300円＋税）

婦人科がん治療ガイドラインエッセンシャル 2016年版
日本婦人科腫瘍学会／編
◆A6変型判 368頁 25図 ◆定価（本体4,000円＋税）

科学的根拠に基づく 皮膚悪性腫瘍診療ガイドライン 2015年版
日本皮膚科学会・日本皮膚悪性腫瘍学会／編
◆B5判 200頁 12図 ◆定価（本体4,500円＋税）

がん免疫療法ガイドライン
日本臨床腫瘍学会／編
◆B5判 130頁 36図 ◆定価（本体2,000円＋税）

造血器腫瘍診療ガイドライン 2013年版
日本血液学会／編
◆B5判 344頁 ◆定価（本体5,000円＋税）

分子腫瘍マーカー診療ガイドライン 第1版
日本分子腫瘍マーカー研究会／編
◆B5判 224頁 83図 ◆定価（本体2,800円＋税）

がん疼痛の薬物療法に関するガイドライン 2014年版
日本緩和医療学会／編
◆B5判 344頁 34図 ◆定価（本体3,000円＋税）

制吐薬適正使用ガイドライン 2015年10月
日本癌治療学会／編
◆B5判 112頁 8図 ◆定価（本体2,200円＋税）

がん薬物療法における曝露対策合同ガイドライン 2015年版
日本がん看護学会・日本臨床腫瘍学会・日本臨床腫瘍薬学会／編
◆B5判 112頁 ◆定価（本体2,000円＋税）

金原出版　〒113-0034 東京都文京区湯島2-31　TEL03-3811-7184（営業部直通） FAX03-3813-0288
本の詳細、ご注文等はこちらから　http://www.kanehara-shuppan.co.jp/

皮膚悪性腫瘍（固形癌とリンパ腫）の
診療ガイドラインを改訂・合本した決定版！

科学的根拠に基づく
皮膚悪性腫瘍診療ガイドライン
第2版

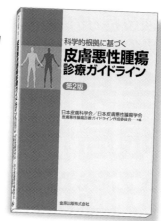

編集 日本皮膚科学会／日本皮膚悪性腫瘍学会

本ガイドラインは、「皮膚悪性腫瘍診療ガイドライン（メラノーマ・有棘細胞癌・基底細胞癌・乳房外パジェット病）」と、「皮膚リンパ腫診療ガイドライン」の2つのガイドライン改訂版を、共同で推奨度や用語を統一する協議を行い、ガイドライン作成委員会によるアンケート調査のご意見を参考にしつつ合本化したものである。より良質で、新たな治療法を組み入れた改訂版を目指し、現時点における本邦での標準的診療を示した。

主な内容

第1部 皮膚悪性腫瘍診療ガイドライン 第2版

I. **悪性黒色腫（メラノーマ）** メラノーマの発生予防を目的とした紫外線防御は勧められるか　ほか
II. **有棘細胞癌（SCC）** 有棘細胞癌の発生率を減少させる目的で紫外線防御を行うことは勧められるか　ほか
III. **基底細胞癌（BCC）** 基底細胞癌の発生予防を目的とした紫外線防御は勧められるか　ほか
IV. **乳房外パジェット病** 外陰部や肛門周囲に発生した
乳房外パジェット病患者に対して、隣接臓器癌の精査は勧められるか　ほか

第2部 皮膚リンパ腫診療ガイドライン 第2版

I. **原発性皮膚リンパ腫の病型と病期分類**
原発性皮膚リンパ腫の病型／用語の定義／病期分類／予後解析
II. **原発性皮膚リンパ腫の治療ガイドライン**
原発性皮膚リンパ腫の診療アルゴリズム（1）病期分類まで
原発性皮膚リンパ腫の診療アルゴリズム（2）各病型の治療指針
臨床設問（Clinical Question：CQ）の要約
III. **各治療法の推奨度と解説**
菌状息肉症・Sézary症候群
主な皮膚T/NK細胞リンパ腫（菌状息肉症・Sézary症候群以外）
皮膚のみに病変を有する成人T細胞白血病・リンパ腫（ATLL）概説
その他の稀な病型
皮膚B細胞リンパ腫
IV. **補　遺** ボリノスタット　モガムリズマブ　インターフェロン-γ
塩酸ゲムシタビン　ブレンツキシマブ・ベドチン　SMILE療法

読者対象 皮膚科医

◆B5判　200頁　12図　◆**定価（本体4,500円+税）**　ISBN978-4-307-40053-4

2015・7

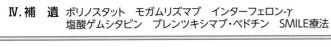

金原出版　〒113-8687 東京都文京区湯島2-31-14　TEL03-3811-7184（営業部直通）FAX03-3813-0288
本の詳細、ご注文等はこちらから　http://www.kanehara-shuppan.co.jp/

強皮症・皮膚線維化疾患についてまとめた
初のガイドライン!

全身性強皮症・限局性強皮症・好酸球性筋膜炎・硬化性萎縮性苔癬
の診断基準・重症度分類・診療ガイドライン

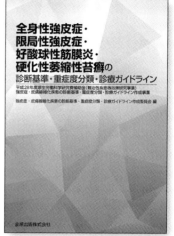

強皮症・皮膚線維化疾患の診断基準・重症度分類・診療ガイドライン作成委員会 編

本研究班は、全身性強皮症の早期診断・早期治療を目的として、2003年に診断基準を、2010年に早期診断基準を作成した。2013年に欧米で診断基準が改訂されたことを受け、全身性強皮症の診断基準・重症度分類・診療ガイドラインとして改訂した。これに加えて、従来診断基準・重症度分類・診療ガイドラインが存在しなかった皮膚線維化疾患である限局性強皮症・好酸球性筋膜炎・硬化性萎縮性苔癬についても世界に先駆けて作成された。

主な内容

第Ⅰ章 〔全身性強皮症〕 ①皮膚 ②肺 ③消化管 ④腎 ⑤心臓 ⑥肺高血圧症 ⑦血管 ⑧リハビリテーション

【CQ抜粋】副腎皮質ステロイドは皮膚硬化の治療に有用か? 末期肺病変への進展を予測する有用な指標は? 上部消化管病変の症状に対して生活習慣の改善は有用か? 正常血圧性SRCは、どのように診断するか? 右心カテーテルを施行する基準は? 血管病変の出現を予測する指標はあるか? リハビリテーションは手指拘縮の予防や改善に有用か? ほか

第Ⅱ章 〔限局性強皮症〕 【CQ抜粋】皮膚生検は診断のために有用か? 本症は自然に疾患活動性が消失することがあるか? 関節の屈曲拘縮・可動域制限に対する治療は何か? ほか

第Ⅲ章 〔好酸球性筋膜炎〕 【CQ抜粋】発症誘因には何があるか? 全身性強皮症との鑑別に役立つ所見は何か? ステロイド治療抵抗性の症例に免疫抑制薬は有用か? ほか

第Ⅳ章 〔硬化性萎縮性苔癬〕 【CQ抜粋】他の病名で呼ばれることはあるか? 診断に皮膚生検は有用か? 自然軽快することはあるか? 副腎皮質ステロイドの外用薬は有用か? 光線療法は有用か? ほか

〔読者対象〕皮膚科医

◆B5判 232頁 11図 カラー4図
◆定価(本体3,500円+税) ISBN978-4-307-40055-8

金原出版 〒113-0034 東京都文京区湯島2-31-14 TEL03-3811-7184(営業部直通) FAX03-3813-0288
本の詳細、ご注文等はこちらから http://www.kanehara-shuppan.co.jp/